名中医治疗痿证医案精选

主　编　刘燊仡

副主编　胡　悦　李维峻

　　　　杜丽妍　王子亮

中国纺织出版社有限公司

图书在版编目（CIP）数据

名中医治疗痿证医案精选 / 刘燊仡主编 . -- 北京：中国纺织出版社有限公司，2023.6
ISBN 978-7-5180-1041-7

Ⅰ . ①名… Ⅱ . ①刘… Ⅲ . ①痿证－医案 Ⅳ .
① R255.6

中国国家版本馆 CIP 数据核字（2023）第 053552 号

责任编辑：樊雅莉　高文雅　责任校对：楼旭红　责任印制：王艳丽

中国纺织出版社有限公司出版发行
地址：北京市朝阳区百子湾东里 A407 号楼　邮政编码：100124
销售电话：010—67004422　传真：010—87155801
http://www.c-textilep.com
中国纺织出版社天猫旗舰店
官方微博 http://weibo.com/2119887771
三河市宏盛印务有限公司印刷　各地新华书店经销
2023 年 6 月第 1 版第 1 次印刷
开本：710×1000　1/16　印张：22.5
字数：369 千字　定价：88.00 元

《名中医治疗痿证医案精选》编委会

前 言
FOREWORD

中医学历史悠久，中医药宝库博大精深。继承和发展，是中医学术研究的永恒主题，继承是为了更好地发展。收集整理古今名中医医案是继承中医学宝贵遗产的一项重要内容。医案既是临床医生在诊疗过程中对于病证案例的真实记述，又是总结和传授临床经验的重要方法之一。

痿证是一类临床上常见、多发的疑难性疾病，其病因病机复杂，临床表现常呈多学科、边缘性特征。痿证医案，尤其是现代医案多散见于内、外、妇、儿等各科医案中，读者很难在短时间内全面阅读了解。鉴于此，我们组织人员，从中医专病角度编写了《名中医治疗痿证医案精选》，希望能对提高中医痿证的诊疗水平发挥一定促进作用。

本书意在选取中医临床名家治疗痿证的验案，以资临床借鉴。其遴选标准：一是医案必须出自中医名家；二是医案必须有复诊情况，是能够判断治疗效果的验案。全书共分绪论、正文和附篇3部分。绪论阐述了痿证的概念、源流、分类、病因病机、常见证候及常用治法等；正文以西医病名为纲，以医家为目，对所收集的病案进行分类编写；附篇收录了几位有代表性的当代知名专家的诊疗经验与验案，以使读者了解目前的诊疗进展。

根据《中华人民共和国野生动物保护法》《中华人民共和国陆生野生动物保护实施条例》《濒危野生动植物种国际贸易公约》和国务院下发的《关于禁止犀牛角和虎骨贸易的通知》精神，犀牛角、虎骨、穿山甲、羚羊角等不能入药。鉴于中医古籍中有的处方含有上述品种，为保持古籍处方原貌，故本书中涉及含有犀牛角、虎骨、穿山甲、羚羊角等的处方，均未删除，但临床上切勿使用，若使用此类处方，可根据卫计委卫药发（1993）第 59 号文件精神执行。

个别医案中所用药物，如川乌、草乌等，有一定的毒副作用，临床上应慎用。

本书在编写过程中得到了中国中医科学院望京医院、中国纺织出版社有限公司及其他有关单位的大力支持，在此一并表示衷心感谢。

由于编者水平有限，不足之处在所难免，恳请中医同道及广大读者不吝指正。

刘燊仡

2022 年 8 月于北京

目　录
CONTENTS

第二章　吉兰—巴雷综合征（急性感染性多发性神经根炎）

第三章　多发性硬化

第四章　急性脊髓炎

第五章　运动神经元病

第六章　进行性肌营养不良症

第七章　多发性神经炎

第八章　脊髓空洞症

第九章　周期性瘫痪

第十章　脑炎后遗症

第十一章　癔症性瘫痪

附篇一　五迟五软

附篇二　谢海洲从肾论治痿证经验

绪 论

一、概述

（1）概念

《广韵》曰："萎，蔫也。"金代张子和云："弱而不用者为痿。"明代吴崑谓："痿与萎同。"可见古之痿乃人体各组织器官枯萎、萎缩，甚至弃而不用的一类病证。广义的痿是指功能衰退甚至无以为用的一类疾病，如肺痿、阳痿、足痿等。狭义的痿即指由各种原因导致肢体筋脉弛缓，手足软弱无力，甚至足不任地，手不能举，肌肉萎缩的一种病证。我们当前论述的即是狭义的痿证。

（2）历史沿革

《黄帝内经》最早对痿证进行了比较系统的论述，为历代辨痿治痿奠定了理论基础。考《黄帝内经》全书，痿证统称痿、痿躄或痿疾。根据发病部位不同有筋痿、皮痿、骨痿、脉痿、肉痿、足痿之名，根据症状差异有痿易、风痿之称，根据兼症特点又称作痿厥、痿痹、痹。《素问·痿论》对痿证专门进行了详细论述，指出本病的病因，或因情志太过，或由外感湿热，或由房劳过度，或由感热劳倦，致使五脏有热，津液耗伤，五脏之所合受累而成。"肺热叶焦，则皮毛虚弱急薄，著则出痿躄也。心气热，则下脉厥而上，上则下脉虚，虚则生脉痿，枢折挈、胫纵而不任地也。肝气热，则胆泻口苦，筋膜干，筋膜干则筋急而挛，发为筋痿；脾气热，则胃干而渴，肌肉不仁，发为肉痿；肾气热，则腰脊不举，骨枯而髓减，发为骨痿。"《素问·痿论》提出皮痿、脉痿、筋痿、肉痿、骨痿等五痿的见症，强调了"肺热叶焦"在痿证发病中的意义及"治痿独取阳明"大法在痿证治疗中的重要作用。对后人治痿具有重要指导意义。除《素问·痿论》外，《黄帝内经》论及痿证的有十余篇二十余处，分别就摄生不当、运气变化、体质差异、外湿之邪与痿证发病的关系，以及痿证的发病机制等进行了论述。如《素问·生气通天论》指出："因于湿，首如裹，湿热不攘，大筋软短，小筋弛长，软短为拘，弛长为痿。"强调了湿热的致病作用。这些论述对后世医家产生了深远的影响。

张仲景未立专篇论及痿证，只在《伤寒论》中提到"伤寒汗吐下，经脉动惕者，久而成痿"，在《金匮要略》中提到"咸则伤骨，骨伤则痿"。分别从误治及过食咸味等方面进行论述。补充了《黄帝内经》对痿证的认识不足。但对治痿之方未予记载。

晋代葛洪《肘后备急方》，隋代巢元方《诸病源候论》，唐代孙思邈《备急千金要方》、王焘《外台秘要方》，宋代许叔微《普及本事方》、张杲的《医说》及《圣济总录》《太平惠民和剂局方》等均未立专篇论及痿证，只是把痿证的症状散在罗列于风、痹诸方的论述中。如《诸病源候论》指出："手足不随，由体虚腠理开，风气伤脾胃之经络也，足太阴为脾之经，脾与胃合；足阳明为胃之经，胃为水谷之海也，脾主一身之肌肉虚，受风邪所侵，故不能为胃通行水谷之气，致四肢肌肉无所禀受，而风邪在经络，搏于阳经，气行则迟，关机缓纵，故令手足不随也。"认为脾气虚弱是痿证的内因，外因是感受外邪，强调了风邪在痿证中的关键作用。至宋代《三因极一病证方论·五痿叙论》中有"随情妄用，喜怒不节，劳佚兼并，致内脏精血虚耗，荣卫失度……使皮毛、筋骨、肌肉痿弱无力以运动，故致痿躄"的论述，指出"痿躄证属内脏气不足之所为也"。对痿证的病机概述进行了完善。

金元医家在《黄帝内经》基础上深化了对痿证的认识。《儒门事亲·指风痹痿厥近世差玄说》把风、痹、厥证的证候与痿证作了鉴别。指出："夫四末之疾，动而或劲者为风；不仁或痛者为痹；弱而不用者为痿；逆而寒热者为厥。""风者必风热相兼；痹者必风寒湿合；痿者必火乘金；厥者或寒或热皆从下起。"又对《素问》内热熏蒸、肺热成痿的病机作了进一步探讨，指出"痿病无寒"。张元素《病机气宜保命集》中提到"肺热叶焦发痿躄是气郁不利""若衰火之炎，痿躄则愈""三阳有余则痿""脾病四肢不用，其治可补，十全散、加减四物去邪留正"。李东垣《脾胃论》曰："脾胃虚弱……两脚痿软……当先助元气，理庚辛之不足，黄芪人参汤主之。"朱丹溪纠正了"风痿混同"之弊，以《难经》

泻南方补北方的观点阐发了《素问·痿论》治痿独取阳明的治疗方法。而在具体辨证施治方面又分列湿热、湿痰、气虚、血虚、瘀血，分证治之。如《丹溪心法·痿》"湿热，东垣健步丸，加燥湿降阴火之苍术、黄芩、黄柏、牛膝之类；湿痰，二陈汤加苍术、白术。""亦有食积死血，妨碍不能下降者，大率属热，用参术四物黄柏之类。"

　　明清时期对痿证的论述更加全面。明代孙一奎在《赤水玄珠》中专立"痿证门"，指出"治阳明之法只可治脾肺。若夫肝之筋痿、心之脉痿、肾之骨痿，其受病又自不同，岂可只取阳明而治之。朱丹溪以《难经》泻南补北之法摘为治痿之方，提出"若胃口不开，饮食少进者，当以芳香辛温之剂进之，不可拘于此例，宜藿香养胃汤主之"。《景岳全书》针对"痿无寒证"之说，指出痿证因"元气败伤则精亏不能灌溉、血虚不能营养者亦不少矣。若概从火论，则恐真阳亏败及土衰水涸者有不能堪"。同时强调"痿证最忌发表，亦恐伤阴也"。在痿证的治疗方面，依证选药，指出"凡痿由湿热……宜二妙散……若阴虚兼热，宜《医学正传》加味四物汤、虎胫骨丸，或丹溪补阴丸、滋阴八味丸主之，若绝无火证……唯鹿角胶丸最善或加味四斤丸、八味地黄丸、金刚丸之类……若阴虚无湿或多汗者，俱不宜轻用苍术"。而秦景明的《症因脉治》中专立痿证论，对挛、痿、瘫痪进行了鉴别，以及对内伤痿证之肺热、心热、肝热、脾热、肾热痿软的症状及方药进行了论述。明代李中梓《医宗必读》、清代愈嘉言《医门法律》等对痿证的病机及治法进行了补充。叶天士注重脏腑相关，强调肝、肾、肺、胃在发病及治疗中的重要作用。《临证指南医案·痿·邹滋九按》更总括前论明确指出本病乃"肝肾肺胃四经之病"，指出肝、肾、肺、胃四脏气血津精不足是导致痿证的主要原因。清末张锡纯《医学衷中参西录》把痿证的病因病机归为气虚痰郁、宗筋失养、骨髓枯涸三个方面。"痿证大旨，当分三端：有肌肉痹木，抑搔不知疼痒者。其人或风寒袭入经络，或痰涎郁塞经络，或风寒痰涎，互相凝结经络之间，以致血脉闭塞，而其原因，实由于胸中大气虚损……有因身之筋拘挛，而不能伸者……有筋非拘挛，肌肉非痹木，唯觉骨软不能履地者，乃骨髓枯涸，肾虚不能作强也"等。

　　总之，历代医家对痿证的论述，极大丰富了中医学内容，为后世临床治疗起到了指导作用。

二、病因病机

综观历代医家之论述，可将痿证的病因病机归纳如下。

（一）病因病机

痿证是指肢体筋脉弛缓软弱无力，日久因不能随意运动而致肌肉萎缩的一种病证。导致肢体痿软的原因很多，如《灵枢·口问》认为痿厥的形成乃由"奇邪之走空窍"，即正气不足，邪气居之。《灵枢·九宫八风》曰："犯其湿雨之地，则为痿。"《素问·六元正纪大论》指出"民病寒湿，足痿不收"。此外，《素问·痿论》中提到："有所失亡，所求不得……发为痿躄……悲哀太甚……传为脉痿……思想无穷，所愿不得，意淫于外，入房太甚……发为筋痿……有渐于湿，以水为事，居处相湿……发为肉痿……远行劳倦，逢大热而渴……发为骨痿。"可见外感寒湿、湿热之邪、情志内伤、劳倦色欲等均能损伤内脏精气，导致经脉失养，发生痿证。汉代张仲景《伤寒论》中论述了伤寒汗吐下后又复发汗，阴阳气血俱虚，不能濡养筋脉而成痿证。此乃从误治方面讨论了痿证的病因。隋代巢元方《诸病源候论》中"手足不随者，由体虚腠理开，风气伤于脾胃之经络也，足太阴为脾之经，脾与胃合；足阳明为胃之经，胃为水谷之海也。脾主一身之肌肉，为胃消行水谷之气，以养身体四肢。脾气弱，即肌肉虚，受风邪所侵，故不能为胃通行水谷之气，致四肢肌肉无所禀受。而风邪在经络，搏于阳经，气行则迟，关节缓纵，故令身体手足不随也。"明确指出，痿证病因为内有脾胃虚弱，外受风邪。而金元时期医家多提倡热多寒少，有"痿病无寒"的说法。明代医家对痿证的病因有了深入的讨论。如王肯堂《证治准绳》论述了五劳、五志、六淫等致痿原因。《景岳全书·痿证》针对"痿病无寒"的说法，提出"元气败伤则精虚不能灌溉，血虚不能营养者，亦不少矣，若概从火论，则恐真阳衰败，及土衰火涸者有不能堪。故当酌寒热之浅深，审虚实之缓急，以施治疗，庶得治痿之全。"由此可见痿证的致病因素甚为复杂，可因湿热、肺热、津亏、液涸、血虚、阳虚、肾虚等而导致。概括起来不外虚实内外之分，其中以热证、虚证为主。痿证具体病机可归纳如下。

（1）肺热津伤，津液不布

肺主一身之气，"宣五谷味，熏肤、充身、泽毛，若雾露之溉"。如若感受温热毒邪，或病久余热灼津，或五脏病热，伤及肺阴，则肺热熏灼，不能布散津液以润泽五脏，四肢筋脉失养，发而成痿。正如《素问·痿论》所言："肺热叶焦，则皮毛虚弱急薄，著则生痿躄也。"《儒门事亲》也有"痿之为状……总由肺受火热叶焦之故，相传于四脏，痿病成矣"之说。

（2）湿热浸淫，气血不运

湿热浸淫，影响气血运行，筋脉失养，致使筋脉肌肉弛缓不用，发为痿证。湿热的产生有二：一者因外感暑湿，或久居湿地，或长期冒雨涉水，自外及内，浸淫经脉，使营卫被遏，郁而生热，气血运行失畅，造成筋脉肌肉失于濡养而弛纵不收；二是因为素喜膏粱厚味，嗜酒浓茶，饮食失节，损伤脾胃，运化失调，湿热内生，导致脾胃失健，不能升清于肺，肺失于"雾露之溉"，百脉失养，筋脉肌肉失濡，痿证乃作。《素问·痿论》"有渐于湿，以水为事，若有所留，居处相湿，肌肉濡渍，痹而不仁，发为肉痿"，及《素问·生气通天论》"因于湿，首如裹，湿热不攘，大筋软短，小筋弛长，软短为拘，弛长为痿"均属此类。

（3）脾胃虚弱，精微不输

《黄帝内经》云："中焦受气取汁，变化而赤是谓血。"脾胃为气血生化之源。胃主受纳、腐熟水谷，脾主运化，又主四肢。倘若素体脾胃虚弱，或饮食不节损伤脾胃，或久病体弱成虚，或迁延误治脾胃致虚，气血津液生化之源不足，五脏失濡，肌肉筋脉失养，渐致关节不利、肌肉瘦削、肢体痿弱不用。所以《素问·痿论》有"阳明虚则宗筋纵，带脉不引，故足痿不用"的说法，并提出"治痿独取阳明"。

（4）肝肾大亏，髓枯筋痿

肝藏血，主筋，为罢极之本；肾藏精，主骨，属作强之官。若久病体虚，气血阴精虚耗，或房劳过度伤及肝肾，或因劳作超常，罢极本伤。上述原因均可使肝肾亏虚，精血溃耗，宗筋失养而现痿证。

（5）脾肾亏虚，筋脉失养

肾主藏精，主骨生髓，为先天之本。脾主运化，主肌肉四肢，为后天之本，脾肾互资相济。先天禀赋不足，肾失温煦，脾失健运，气血生化乏源，筋脉失养发为痿证。或久病体虚、劳神过度、饮食失节、情志失调等因素损伤脾胃，先天失养，五脏之精血无以化生，精亏血虚，筋骨失养发为痿证，甚则痿废。

（6）肺胃阴虚，筋失濡润

肺乃一身之华盖，主气司呼吸，宣发布散津液及水谷精微。《灵枢·决气》提到"上焦开发，宣五谷味，熏肤、充身、泽毛，若雾露之溉"。《素问·痿论》谓"五脏因肺热叶焦，发为痿躄"。阳明乃气血之海，主润宗筋，喜润而恶燥。陈士铎有言："人有胃火熏蒸，日冲肺金，遂至痿弱不能起立也。"现肺胃阴虚，不能运化输布津液，四肢筋脉失养，痿弱不用，发为痿证。

总之痿证大多由于湿热浸淫，肺热叶焦，津失敷布，五脏失濡，虚火内燃，肾水不足，水不制火，火灼肺金，导致肺热津伤；脾胃虚弱运化失健，湿热内蕴，四肢百骸失于气血之充养；肝肾亏损，下元不足，肝失藏血，血虚筋脉失濡，肾虚精伤，骨髓枯涸，则骨骼软弱少力。病位与肺、脾、肝、肾四脏关系密切。

（二）病理转归

痿证的主要病因虽有以上几种区分，但常常互相传变。如肺热叶焦，津失敷布，久则五脏失濡，导致肺胃阴虚、肝肾虚损。湿热亦能下注于肾，伤及肾阴。所以本病病证常常涉及诸脏，而不局限于一经一脏。另外，感受寒热之邪，阻滞经脉，津液凝而生湿成痰，痹而成瘀；脾肾阳虚无以温化，痰湿内生，客于经脉，久而成瘀；七情郁结，气道不利等导致气滞血瘀，痰湿郁阻，诸上因素均可导致痰瘀等病理产物变生，痰瘀痹阻，气血运行受阻、脏腑经脉失去滋养而成痿证。

（三）病位

痿证的病位在肢体筋脉、骨髓、肌肉。《素问·痿论》云："肺热叶焦，则皮毛虚弱急薄，著则生痿躄也。"《医宗必读》有"……脾与胃以膜相连，而开窍于口，故脾热则胃干而渴。脾主肌肉，热蓄于内，则精气耗伤，故肌肉不仁，发为肉痿。"病变涉及肺、脾、胃、肝、肾等脏腑。《素问·太阴阳明论》"今脾病不能为胃行其津液，四肢不得禀水谷气，气日以衰，脉道不利，筋骨肌肉皆无气以生，故不用焉。"《素问·痿论》曰："阳明者，五脏六腑之海，主润宗筋，宗筋主束骨而利机关也。"又云："肝气热，则胆泄口苦，筋膜干，筋膜干则筋急而挛，发为筋痿……肾气热，则腰脊不举，骨枯而髓减，发为骨痿。"可见痿证涉及肺、胃、脾、肝、肾等脏腑。

三、辨证论治

（一）辨证要点

明代秦景明把痿证分为外感痿证和内伤痿证两类,外感痿证又分为风湿痿软、湿热痿软和燥热痿软三型。其中风湿痿软的主症为"小筋弛长,手足瘫痪,痿弱不能举动,皮肤不仁,关节重痛"。湿热痿软的主症为"身体重着,走注疼痛,首如裹,面臃肿,小便黄赤,手足发热,小筋弛长"。清代李用粹也把痿证分为湿热痿、湿痰痿、气虚痿、血虚痿、阳虚痿、食积痿、血瘀痿、痢后痿八种类型。故痿证临床辨证应分清虚实。凡起病急、发展较快,属于肺热伤津,或湿热浸淫,多属实证。病史较久,起病与发展较慢,以脾胃肝肾亏虚为多,二者均属虚证。亦有虚实夹杂的,如湿热久恋,伤脾耗气或肾阴被灼,乃成虚实夹杂。又如脾胃亏虚、食积不运或肝肾不足导致瘀血内生,均会在临床上出现虚实夹杂之表现。所以本病的辨证中须注意以下几点。

（1）本病辨证内伤为多,多属虚证,但其中夹杂痰、湿、瘀等病理产物导致虚实夹杂者,亦不少见。

（2）本病的病理性质为虚多实少,热多寒少。

（3）与本病相关的脏腑为肝、肾、肺、脾、胃。其中多以肝肾亏虚为本,肺热叶焦为标。而脾胃居中,运转上下,其重要性不容忽视。

（二）鉴别诊断

痿证须与痹证、厥证相鉴别。痹证是指由于风寒湿邪侵袭,致使肢体经脉气血运行不畅,而出现的肢体疼痛、酸楚、重着、麻木,关节肿大、活动不利,甚至变形的一种病证。厥证是指由于机体阴阳失调,气机逆乱而出现的突然昏倒,不省人事,或伴有四肢逆冷的一类病证。三者的病因病机及临床表现均有相似之处。但痿证以脏腑、经脉失养,肢体筋脉痿软无力为突出特点。痹证以外邪入表,或化热生火,痹阻经脉,肢体关节肿胀、疼痛、活动受限为特点。厥证往往具有明显情志变化等诱因,导致气机逆乱,出现神志不清、昏仆等特点。

另外,痿证还应与偏枯相鉴别。偏枯亦称半身不遂,是中风症状,病见一侧上下肢偏废不用,常伴有语言謇涩、口眼㖞斜。其瘫痪久则患肢肌肉枯瘦,此乃中风而致，二者临床不难鉴别。

（三）治疗要点

痿证的临床症状以痿软不用为主。痿证可因湿热、肺热、津亏、液涸、血虚、阳虚、肾虚等而导致。概括起来不外虚实内外之分，其中以热证、虚证为主。实证当以清热利湿、散寒除湿、活血祛瘀、化痰通络等法治其标为主。虚证当以滋补肺阴、补益肝肾、健脾和胃、温肾助阳等法为主。但由于痿证病因多样，病情复杂，所以临床治疗上应注意灵活多变，辨证论治，方可起效。

（四）分证论治

治疗痿证，《素问·痿论》有"治痿独取阳明"之说，对后世的治疗有一定指导意义。"阳明者，五脏六腑之海，主润宗筋，宗筋主束骨而利机关也。""冲脉者，经脉之海，主渗灌溪谷，与阳明会于宗筋。"可见阳明经在全身经脉中的主导作用。但"治痿独取阳明"并非治痿之独法，历代医学家对本病的病因病机有较全面的认识，从湿热、火热、痰浊、瘀血、元气亏损、情志失调等因素进行了讨论，在临床中总结出滋阴降火，清肺润燥，补脾益胃，调补肝肾，活血化瘀等治法，有效地指导了临床。临床上应当"圆机活法"，不能一见痿证便按常法"独取阳明"。因致痿病因除有阳明虚外，尚有湿热、寒湿、气血虚、情志内伤等诸多因素，其所引发的症状亦不同，故治法亦各异。所以当根据具体病情，因人因地因时制宜，辨证施治。再则痿证的发生并非一日所为，具有其缓慢进展的病程，所以治疗不宜峻补，当轻补缓调。

痿证的病因病机较为复杂，外及六淫，内涉五脏，临床表现有多种形式，故在治疗上要辨别其所在部位、病邪浅深、病情轻重，根据不同的证候分别治疗。除药物治疗外，针灸、推拿按摩、气功、食疗等都可以配合运用以提高疗效。

（1）肺热伤津

主症： 先见发热，热退即见两足痿软不用，渐至肌肉消脱，皮肤枯燥，心烦口渴，咳呛无痰，咽喉干痛不爽，小便短赤热痛，舌红苔黄，脉细数。

病机分析： 肺位上焦，可布津于全身，后天水谷精微，经脾气散津，上归于肺后，使肺脏津气得以充养，肺朝百脉，将津气转输于全身，筋骨经脉得其濡养，以维持其正常的运动功能。若邪气扰肺，或热病后邪热未清，肺金受其熏灼，则津液受伤，上源生化无本，致筋脉失于濡润，手足痿弱不用，正如《素问·痿论》所说："肺热叶焦，则皮毛虚弱急薄，著则生痿躄也。"肺津不足，皮毛失润，则皮肤枯燥，津伤则口渴；阴虚内热则心烦，加之肺失肃降则呛咳无痰，咽喉干痛不爽；小便短赤热痛，舌红苔黄，脉细数皆阴津不足，虚热内炽之征。

治法：清燥润肺。

方药：清燥救肺汤加减。方用桑叶、石膏清燥热；阿胶、麦冬、火麻仁润肺养阴；人参、甘草补益肺气；杏仁、枇杷叶肃肺止咳。诸药合用，使肺燥得清，肺阴得滋，津液得布，则枯痿之筋骨复得润养，自能逐步恢复正常。口干甚者，加沙参、玉竹、石斛以润燥生津；日久气血亏虚者加黄芪、当归以补气养血。

（2）脾胃虚弱

主症：平素纳少便溏。或久病脾胃气虚，纳呆少食，倦怠乏力，面色无华，渐见下肢痿软无力，肌肉消脱，舌淡，苔薄白，脉细弱无力。

病机分析：脾主肌肉四肢，胃为水谷之海，气血生化之源，若素体脾虚或久病致虚，可使脾胃受纳、运化功能失常，气血生化乏源，四肢失养而发为痿证。如《素问·太阴阳明论》所说："脾病而四肢不用，何也？岐伯曰：四肢皆禀气于胃，而不得至经，必因于脾，乃得禀也。今脾病不能为胃行其津液，四肢不得禀水谷气，气日以衰，脉道不利，筋骨肌肉，皆无以生，故不用焉。"气虚不能上荣于面，则面色无华；舌淡，苔薄白，脉细弱皆脾胃虚弱之征。

治法：补中益气。

方药：补中益气汤加减。方用人参、黄芪、白术、甘草以补脾肺之气，升麻、柴胡升清以降浊，陈皮理气，当归和血，姜枣调和营卫，使脾胃得健，肢体得荣，则痿弱自除。若久病气血亏虚者，可重用黄芪、人参、当归，并加丹参、白芍、龙眼肉补益气血；若气阴两虚而症见少气懒言，气喘等者，合用生脉饮以双补气阴；纳差甚者加白扁豆、山药以健脾；兼阴虚则加用玉竹、石斛、麦冬等。

（3）阳明热结

主症：热病之后，下肢痿弱不用，口干喜饮，大便秘结，自觉腹胀，时有潮热、面赤，舌红苔黄，脉实有力。

病机分析：此由邪热与有形之积相合而成。邪热内羁，耗伤津液，肢节失养故下肢痿弱不用。邪热内结，腑气不通则大便秘结，腹胀，时有潮热；邪热上扰而面赤，耗灼阴津则口干喜饮；舌红苔黄，脉实有力皆阳明热结之征。正如陈士铎《辨证录》所说："痿证终年不能起床，面色光鲜，足弱无力，止平其胃火，则火熄而足自坚凝。若不平胃火而徒用补阴之剂，则饮食越多而两足益弱。"

治法：泻热通便。

方药：大承气汤加减。方用大黄泻热通便，芒硝软坚润燥，厚朴行气宽中，枳实消积导滞，以荡胸中热结，邪去则内热除，津液通而痿躄除。阴伤见口干、舌红者，可加用麦冬、玄参、生地黄滋养阴液，或用增液承气汤。日久气阴俱亏，虚热夹杂者，用新加黄龙汤。治疗时要注意中病即止，不可过用，以防损伤正气。

（4）湿热浸淫

主证：肢体日渐痿弱无力，以下肢为常见。兼见微肿，手足麻木，喜凉恶热，身重面黄，胸脘痞闷，小便赤涩热痛，舌苔黄腻，脉濡数。

病机分析：久处湿地，或涉水淋雨，或受外来之湿邪，日渐久积，蕴而化热，浸淫筋脉，致筋脉弛缓不用，发为痿证，如《素问·生气通天论》所说："因于湿，首如裹，湿热不攘，大筋软短，小筋弛长，软短为拘，弛长为痿。"《素问·痿论》："有渐于湿，以水为事，若有所留，居处相湿，肌肉濡渍，痹而不仁，发为肉痿。"湿为阴邪，易伤下部故痿弱无力以下肢多发，湿性重滞故身重倦怠；湿阻中焦故胸脘痞闷；湿热下注，则小便赤涩热痛；苔黄腻，脉濡数皆湿热之征。

治法：清热化湿。

方药：四妙散加减。方用苍术苦温燥湿，黄柏苦寒清热，牛膝补肝肾并引药下行，薏苡仁健脾渗湿利关节，使湿热除则筋脉自舒。临床具体运用时可加用萆薢、防己、茯苓、泽泻等以加大利湿清热力度。若兼见肌肉消瘦，五心烦热，舌红少苔，脉细数等表现，表明此为湿热伤阴，可酌情加入山药、沙参、天花粉、麦冬等以清热生津。

（5）寒湿浸淫

主症：下肢沉重，痿弱无力，足不任身。畏寒肢冷，或见肢体微肿，大便溏薄，舌淡，苔薄白或白腻，脉沉缓。

病机分析：除湿热外，寒湿亦可导致痿证。如《素问·气交变大论》说："岁火不及，寒乃大行……暴挛痿痹，足不住身。"其发生多由久卧湿地或涉水淋雨，感受湿邪；或劳累过度，卫外不固，寒湿之邪乘虚侵袭，寒湿浸淫筋脉，则见下肢沉重，痿弱无力，足不任身；寒湿侵于肌肉则见肢体微肿，下迫大肠则大便溏薄；寒湿阻滞气机，阳气不得四布则畏寒肢冷；苔白腻，肢沉缓皆寒湿之征。

治法：温阳化湿。

方药：苓桂术甘汤加减。方用茯苓健脾渗湿，桂枝通阳化气，白术健脾燥湿，甘草补脾和中。并可随症加用羌活、独活、薏苡仁、威灵仙、木瓜等去湿通络；寒甚加附子以温阳散寒；肢体水肿加防己、泽泻以利水祛湿。

（6）痰浊阻络

主症：下肢软弱无力。并见形体肥胖，体重倦怠，眩晕脘胀，食后易吐，大便不通，舌胖苔浊，脉滑。

病机分析：脾为生痰之源。若酷嗜肥甘，则痰浊内生，停滞中焦，留入四肢，则见体重倦怠，下肢软弱无力；痰阻于中焦，气机不畅则见脘胀，食后易吐；痰浊上扰清窍则眩晕；痰结肠腑，气道不通则大便不行。舌胖苔浊，脉滑皆痰湿内阻之征。如李用粹《证治汇补》所说："湿痰痿者，肥盛之人，元气不能运动其痰，致湿痰内停，客于经脉。使腰膝麻痹，四肢痿弱，脉来沉滑。此膏粱酒湿之故，所谓土太过，令人四肢不举是也。宜燥脾行痰。"

治法：健脾化痰。

方药：二陈汤加减。方用陈皮、半夏燥湿祛痰；茯苓健脾利湿，和中化饮；甘草健脾和中。若痰多色黄，大便不通加瓜蒌、黄芩以清热化痰；眩晕甚加胆南星、天麻以祛风除痰。

（7）肺胃阴虚

主症：下肢痿软无力。发热，肌肉消瘦，伴咳嗽少痰，口干喜饮，气短，饥而不思食，大便干结，舌红少苔，脉细数。

病机分析：胃主纳食，为水谷之海，若感受热病，或肝郁化火，或反复呕吐，均可耗伤胃阴，胃失其柔濡滋润之功，宗筋弛纵而见下肢痿弱无力，肌肉消瘦；阴津不足，虚热内扰则口干喜饮，饥不思食；胃阴不足，肠道失润，则大便干结；舌红少苔，脉细数皆胃阴不足之征。

治法：养阴益胃。

方药：清燥救肺汤、沙参麦冬汤、玉女煎等加减。方用沙参、麦冬生津润燥，清养肺胃；玉竹、天花粉生津解渴；白扁豆、生甘草益气培中，甘缓和胃；桑叶疏达肺络，轻宣燥热，使胃阴复，宗筋得润则弛纵自复。胃阴亏甚加天冬、生地黄、玄参；大便干结加杏仁、火麻仁或用养胃汤加减。

（8）髓海空虚

主症：头部外伤后肢体不遂，足痿不用，肌肉消脱，或小儿先天不足而见颅大，目滞，足软迟行或足软不行。

病机分析：脑为髓之海，是人体的重要器官，为"元神之府"，与人体的运动密切相关，肢体轻或有力或懈怠安卧皆由髓海充足与否来决定。若头部外伤，髓海受损则不能维持正常运动，出现肢体不遂、足痿不用、肌肉瘦削等症。若小儿先天不足，髓海不充亦发为此证。

治法：补肾荣脑。

方药：健肾养脑汤加减。方用紫河车、龙眼肉、桑葚、熟地黄以补肾荣脑；太子参、云苓健脾益气；白芍、丹参养血和营；赤芍、当归、生蒲黄活血祛瘀；石菖蒲、远志开窍宁神。健忘加何首乌、胡桃肉等补肾填精；头痛甚加川芎、白芷等养血活血通络；上肢痿弱加桑枝、片姜黄等通经络；下肢不遂加牛膝等健骨强筋；关节屈伸不利重用薏苡仁祛湿通络；瘀血甚加土鳖虫、三七等活血通络。

（9）脾肾两虚

主症：四肢痿软无力，或见肌肉萎缩，甚至瘫痪。伴有形寒畏冷，头晕耳鸣，腰膝酸软，脘腹胀满，食少纳呆，大便溏薄。

病机分析：先天不足，后天失养，脾肾两虚；或久病侵及脾肾，脾肾两虚，阳气不足，筋脉、肌肉失去温煦濡养而见肢体痿软无力。阳虚无以推动水谷精微的生产及输布，久而可致肢体萎缩，甚至瘫痪。阳虚无以温煦，则形寒畏冷。肾阳虚衰，则有腰膝酸软。脾阳虚衰，健运失职，则脘腹胀满，食少纳呆。清气不升，则见头晕耳鸣、大便溏薄。

治法：健脾温肾。

方药：金匮肾气丸合附子理中丸加减。方用附子、肉桂、山茱萸等补肾温阳。党参、白术、茯苓、陈皮等健脾理气，以利中焦。黄芪补气健脾升清阳。若阴寒甚，可加用马钱子，并重用肉桂、附子等温阳通络。若兼瘀血，可加用鸡血藤、当归、熟地黄等养血通络。若兼痰湿，可加用半夏、薏苡仁、木瓜、白扁豆等化痰祛湿。

（10）肝肾亏虚

主症：腿胫大肉渐脱，膝胫痿弱不能久立，甚至步履全废。或伴目眩发落，腰膝酸软，咽干，耳鸣，遗精，早泄或遗尿，舌红少苔或无苔，脉细数。

病机分析：肝藏血，主筋，为罢极之本；肾藏精，主骨，为作强之官。精血充盛，则筋骨坚强，活动正常；若先天不足，房事过度或热邪久羁等，均可导致精血亏损，使筋骨经脉失去濡养而发为痿证，而见腿胫大肉渐脱，膝胫痿弱不能久立。如《素问·痿论》所说："思想无穷，所愿不得，意淫于外，入房太甚，宗筋弛纵，发为筋痿。"肾藏精，肾虚不藏故遗精早泄，腰为肾之府，精虚髓空，腰脊失养，故腰膝酸软；肝肾阴虚，水亏木旺则头目昏眩；舌红少苔或无苔，脉细数皆为阴虚内热之征。

治法：补益肝肾。

方药：健步虎潜丸加减。方用熟地黄、龟甲胶补肾益精，黄柏、知母清热润燥，虎骨强壮筋骨，锁阳补肾壮阳，干姜温通行气。热甚者去干姜，加玄参、枸杞子以养阴清热；精血亏甚加猪脊髓、牛骨胶、阿胶以填补真阴，或用六味地黄丸加味治疗；若久病阴损及阳，肢体痿软无力，不能久立，腰膝酸软，目眩发落，头晕耳鸣，畏寒肢冷，遗精或阳痿早泄，步履全废，腿胫大肉消脱，舌红无苔，脉细数或沉细无力者，当双补阴阳。药用：鹿茸、海狗肾、淫羊藿、狗脊、菟丝子、龟甲、阿胶、熟地黄、白芍、枸杞子等，或用地黄饮子加减。

（11）气虚血瘀

主症：肢体不遂，肌肉萎缩不用，乏力气短，肢体麻木或瘫软，舌淡或紫黯，或有瘀斑，脉沉细无力或涩。

病机分析：气为血之帅，气行则血行，气滞则血瘀。若气虚或气滞，则血不能正常运行，瘀而为患，肢体失养而见肢体不遂，瘫软，日久肌肉不得荣养而消瘦；气血滞涩则肢体麻木。舌紫黯，有瘀斑，脉涩皆气虚血瘀证。

治法：益气活血。

方药：补阳还五汤加减。方中重用黄芪以益气；当归尾、赤芍、川芎、桃仁、红花活血化瘀；地龙通络除痹。气虚甚者加人参大补元气；血瘀甚者可加穿山甲、水蛭活血通络；兼血虚者加丹参养血活血，改当归尾为当归；下肢痿弱甚者加川续断、桑寄生、牛膝补益肝肾；阳气不足，畏寒肢冷者加附子、桂枝等温通经络。

痿证除以上证型外，常相间而病，即多种因素复合而病。如湿热与肾虚并存，脾肾俱虚，虚中夹瘀、夹痰等。治疗上就应分清虚实，辨别孰轻孰重而合理用药。

四、痿证范围

痿证属临床中的疑难杂症，涉及范围较广，可见于现代医学的多发性神经炎、急性脊髓炎、脊髓压迫症、脊髓空洞症、脊髓脱髓鞘病变、运动神经元病、多发性硬化、进行性肌营养不良症、周期性瘫痪、重症肌无力、韦尼克脑病、线粒体肌病、脊髓灰质炎后遗症、小儿大脑发育不良、脑外伤后遗症、外伤性截瘫等。凡以肢体痿软无力，甚至肌肉萎缩为主要临床表现者，均可参考本书有关内容进行辨证。

第一章
重症肌无力

一、现代医学对本病的认识

重症肌无力是一种由乙酰胆碱受体抗体引起的自身免疫性疾病，其发病主要是机体体内增高的乙酰胆碱受体抗体造成骨骼肌运动终板上乙酰胆碱受体数量减少和功能失常而致神经—肌肉接头间传递障碍。主要临床表现为受累肌肉极易疲劳，经休息后可部分恢复。全身肌肉均可受累，以眼肌为主，呼吸肌受累则出现肌无力危象，甚至危及生命。目前抗胆碱酯酶药物只能使肌无力的症状获得一过性改善，长期服用弊多利少。其他治疗方法如激素、免疫抑制剂虽有一定疗效，但均不理想。重症肌无力是一种神经—肌肉接头间传导系统阻滞，引起某些横纹肌易于疲劳、无力，甚至瘫痪的自身免疫性疾病。在人体正常情况下，当神经冲动抵达运动神经末梢时，后者释放乙酰胆碱至运动终板部位，引起动作电位，使肌纤维发生收缩。如果乙酰胆碱的生成不足，释放减少，运动终板对乙酰胆碱的反应减弱，或存在对抗乙酰胆碱的物质，均可引起神经—肌肉接头间的传导功能障碍，故临床特征为：①受累的横纹肌稍行收缩，即易疲劳，患病肌肉在重复活动不长时间后迅速无力。②经过休息，肌力有程度不等的恢复。

本病自幼儿至青春期皆可发病，女性多于男性，小儿约占成年患者的 1/5，起病大多缓慢，晨起情况较好，入暮趋重，眼外肌、延髓支配肌、颈肌和肩胛带肌群最常受累，有时可累及全身肌肉及呼吸肌，上肢较下肢为早，近端较远端为早，受累肌肉的分布可因人而异，即在同一患者也可因时而异。多数患者在病程中有缓解和复发或时轻时重，部分患者可局限于一部分肌肉，少数患者也可呈暴发型病情迅速恶化，在几天或几周内死亡，进入晚期常变化较小，很少进展。

（一）病因病机

神经—肌肉接头间传导功能障碍的发生与感染、情绪刺激、过度疲劳、创伤、分娩及某些药物如箭毒、琥珀酰胆碱、奎宁、奎尼丁、氯仿、吗啡、巴比妥类药物、肾上腺皮质激素，氯丙嗪、链霉素、新霉素、卡那霉素、黏菌素、多黏菌素、四环素等均可能诱发本病或促使加剧。由于有些患者有胸腺的异常改变，8% ~ 18%的患儿在病程中尚有甲状腺功能的紊乱。目前的研究，在相当一部分患者的血清中又存在抗横纹肌、抗终板蛋白、抗胸腺等组织的自体抗体，有些患者伴有其他的自体免疫疾病，因此，目前趋向于认为本病属于自体免疫性疾病。

（二）临床分型

临床上一般分为四型：眼肌型、全身型、延髓型和肌无力危象。

（1）眼肌型

眼肌型最为多见，常为首发症状，表现为暂时性眼睑下垂、斜视、复视、闭合无力等，有时病情经过，呈"翘翘板"样，即原先受累的一侧眼肌下垂恢复后，转为另一侧的暂时性眼睑下垂。疲劳后加重，休息后有恢复倾向，神经系统检查无异常发现者，当可诊断。尚可做疲劳试验，即在受累肌肉快速而重复的收缩，如反复开眼闭眼，后出现暂时瘫痪。对有怀疑的患者，可做诊断性的试验：①新斯的明的肌内注射（婴儿 0.25 毫克，儿童 0.5 ~ 1.0 毫克），10 ~ 30 分钟后肌力显著恢复可以确诊本病；②应用感应电持续刺激受累肌肉后短时间不发生收缩反应，也为诊断的一个依据。

（2）全身型

一部分患儿由眼肌下垂逐渐进展而累及全身广泛的肌肉，少数并有肌萎缩现象，可称为肌无力性肌病。

（3）延髓型

当延髓肌等受累时，说话时间较长则声调逐渐低弱，而带鼻音，咀嚼肌、吞咽肌、面部表情肌等易于疲劳，重者下颌下垂而无力闭合，颈项不能抬起，饮水自鼻孔流出，呼吸道分泌物无力咳出，可致窒息。

（4）肌无力危象

是一种十分严重的情况，为延髓肌和呼吸肌进行性无力，达到不能维持正常换气功能的程度所形成，大多有一定的诱发因素，如因感染病情加重后出现呼吸困难、发绀、昏迷等为肌无力危象的表现。

（三）治疗

当前对于本病的治疗，尚无特效疗法，新斯的明类药物属于抗胆碱酯酶药物，只是起到暂时维持作用；激素不良反应大；换血疗法不安全；胸腺切除，疗效不确切，很少采用。因此，发挥中医药治疗的优势，有很宽广的前景。

二、中医学对本病的认识

重症肌无力属于中医"痿证"范畴。引起痿证的病因有外感与内伤两大类。外感时邪或疫气化热伤津，或由内伤脾肾虚亏，湿困脾土运化失调，均不能营养肌肉筋骨，津液气血不足而形成痿证。治疗上，医家多遵循《素问·痿论》中"治痿独取阳明"之说而施以辨证论治，体现了西医不可比拟的临床疗效。

（一）命名

重症肌无力的临床特征是一部分或全身骨骼肌异常地容易疲劳，甚至病至后期骨骼肌可发生萎缩。而《素问·痿论》中有皮痿、脉痿、筋痿、肉痿、骨痿五痿之分，其中"脾气热，则胃干而渴，肌肉不仁，发为肉痿"的描述与重症肌无力症状有类似之处。

眼肌型重症肌无力临床表现为眼睑下垂，晨起稍轻，午后加重，不耐疲劳，伴以仰视或抬起眼皮而现，或伴斜视、复视、眼球固定而不灵活等，《北史》有"睑垂覆目不得视"的记载。巢元方《诸病源候论·睢目候》中称"睢目"，亦名"侵风"。《圣济总录·卷第一百一十》称"眼睑垂缓"。黄庭镜《目经大成》称为"睑废"。后世称为"上胞下垂"。

重症肌无力可出现面肌无力，语音逐渐减低，言语不清，吃力，吞咽困难，饮水呛咳等。声音嘶哑，中医称为"音暗"。

呼吸困难，是肌无力危象。中医称为"大气下陷"。如张锡纯《医学衷中参西录》指出："胸中大气下陷，气短不足以息。或努力呼吸，有似乎喘，或气息将停，危在顷刻。"

综上所述，中医虽无重症肌无力之病名，但是根据其临床特点及中医的理论认识，将其归属为"痿证"范围。具体还可以结合病位、病性，分别用"睑废""音喑"和"大气下陷"等进行概述。一般来说，成人眼肌型及少年型多属"睑废"范围；成人重症肌无力轻度、中度全身型、迟发重症型、伴肌萎缩型多属"痿证"范围；成人重症激进型多属"大气下陷"范围。

（二）病因病机

中医认为痿证的主要成因，有"五脏使人痿"之说，并从肺主皮毛，心主血脉，肝主筋膜，脾主肌肉，肾主骨髓等关系，将痿证分为痿躄、脉痿、筋痿、肉痿、骨痿五种，而重症肌无力明显与肉痿有关，病机主要应责之于"脾虚"。《素问·太阴阳明论》指出："脾病而四肢不用，何也？岐伯曰：四肢皆禀气于胃，而不得至经，必因于脾，乃得禀也。今脾病不能为胃行其津液，四肢不得禀水谷气，气日以衰，脉道不利，筋骨肌肉皆无气以生，故不用焉。"这一论述强调四肢不用，疲软乏力乃脾病所致，脾不为胃行其津液，气血不充而引起肌肉病变，与重症肌无力的临床表现及病理机制颇为吻合。

因脾为后天之本，主运化水谷精微，"主身之肌肉"。全身肌肉均依赖脾胃所运化之水谷精微化生气血的滋养，才能丰满健壮，运动自如。若脾虚气弱，中气不足，运化功能障碍，气血精微无以上荣，则可导致肌肉瘦削，软弱无力，甚至痿废不用。而四肢乃人体之末，同样需要气血精微的濡养以维持正常生理功能。而四肢的营养，依靠清阳的升腾宣发，故《素问·阴阳应象大论》有"清阳实四肢"之说。若脾失健运，清阳不升，布散无力，则水湿内蕴，浊阴凝聚，四肢筋脉失养而致肢体倦怠无力，甚至弛缓不用。正如《素问·太阴阳明论》云："今脾病不能为胃行其津液，四肢不得禀水谷气，气日以衰，脉道不利，筋骨肌肉皆无气以生，故不用焉。"另素有脾虚，复感外湿，湿为阴邪，损伤阳气，脾阳虚损，无以温煦运化水湿，水湿停滞，气血运行受阻，肢体肌肉失去气血精微之濡润，而发痿软无力。故《素问·痿论》所载："有渐于湿，以水用事，若有所留，居处潮湿，肌肉濡渍，痹而不仁，发为肉痿。"

至于本病之声音嘶哑，乃因脾虚气陷，肺虚气衰，肾虚无根，致使气机无力鼓动声门而出现。本病之吞咽困难，中医责之于肾与胃。咽为胃之系，上接口腔，下贯胃腑，是胃接纳水谷之门户。脾胃虚衰，则摄纳运化无权；又肾为胃关，胃肾亏损，则吞咽困难。

根据中医学理论，眼与脏腑相关，将眼由外向内划分为肉轮、血轮、气轮、风轮、水轮，分属于脾、心、肺、肝、肾的"五轮学说"来研究。所谓"轮"是比喻眼珠转动似车轮之意。眼之有轮，各应于脏，脏有所病，每现于轮，这是轮藏标本关系。肉轮部位在眼胞眼睑，内属于脾，脾主肌肉，故名"肉轮"。脾在五行属土，其色黄主运化，故肉轮以色黄润泽，开合自如为顺。若目胞络脉失和，常可导致眼睑肿胀麻木不仁，重垂无力，开合失常。可见与脾虚密切相关。

脾气主升，上充于肺，积于胸中而为宗气（大气），司呼吸，贯百脉，中气下陷，胸中之大气难以接续，肺之升举无力，故气短不足以息，若胸中大气亦下陷，则气息将停，危在顷刻。

脾为中脏，虚久不复，常可波及四旁，往往导致五脏之间的关系失去平衡，从而产生相应症状，直接关系本病的发展转归和预后。脾为肺之母，若脾肺气虚，卫外不固，则外邪易侵，客于睑肤，而使目胞重垂废闭，筋脉纵缓，失于约束，甚至吞咽困难，呼吸无力，语声低微，痰涎堵塞，肺气垂绝，因而窒息。故临床上常因感冒诱发致使病情反复或加重，甚至及危生命。如果累及肝肾，影响风水二轮，则可出现复视、斜视。眼球转动不灵，甚至遗尿，腰脊酸软，头昏目眩，全身无力等证。因肝藏血，主筋为罢极之本，肾藏精主骨，为作强之官，精血充盛则筋骨坚强活动正常，如病久精血亏损，精亏则不能灌溉，血虚则不能营养，往往阴虚内热，灼液伤津，筋脉因而失去濡养，最终败伤元气，形成坏证，正如张景岳所云："元气败伤则精虚不能灌溉，血虚不能营养者，亦不少矣。"邹滋九亦云："肝主筋，肝伤则四肢不为人用而筋骨拘挛，肾藏精，精血相生，精伤不能灌溉四末，血虚不能营养筋骨，肺主气，为高清之藏，肺虚则高源化绝，化绝则水涸，水涸则不能濡润筋骨，阳明为宗筋之长，阳明虚则宗筋纵，宗筋纵则不能束筋骨以流利关节，此不能步履，瘦弱筋缩之证作矣。"

总之，本病的变化发展转归与肺、肝、肾、胃四脏有着极其密切的关系。脾病可以影响他脏，而他脏有病也可影响脾脏，从而形成多脏同病的局面，即五脏相关，但矛盾的主要方面，仍然在于脾胃虚损。

（三）辨证论治

本病起病隐匿，往往先从一组肌肉开始，逐渐发展到多组肌群，也可以同时发病。一般来说，初期多表现为脾胃虚弱、中气不足，临床症见眼睑下垂、复视、倦怠乏力、纳呆、腹胀、便溏等。若脾胃虚弱，日久气血生化无源，肝肾精血失去充养则会致肝肾精血不足，筋脉肌肉失养，临床多表现出肌无力症状兼有腰膝酸软、头晕、耳鸣等症状。脾虚日久，影响肾阳或素有肾阳不足，脾阳复失温煦致脾肾阳虚，临床表现为脾肾阳虚。若久病不愈致脾气虚极而大气下陷，临床表现出呼吸困难、痰涎壅盛、大汗淋漓等元阳欲脱之证，临床除了补气回阳固脱外，要配合西医积极抢救。

脾为后天之本，气血生化之源，脾旺则诸脏得养，功能自强，肌肉有力，缓纵自收。李念莪说："足阳明胃主纳水谷，变化气血以充一身，故为五脏六腑之海而下润宗筋，宗筋主束骨而利机关也。"因此，对于本病的治疗，应遵循《素问·痿论》"治痿独取阳明"之旨，以补脾益损，升阳举陷为治疗大法，以恢复脾胃纳运功能，以充后天气血生化之本，肌肉才能丰满强健有力，运动自如。此外，本病亦应兼顾养血益精以固肝肾。至于肌无力危象，则临床除了补气回阳固脱外，要配合西医积极抢救。对于兼证的处理，则可随症加减，灵活变通。

（1）外感时邪

主症：此证多有外感表现。如发热或发热恶寒，口渴咽干等。并见疲软乏力，气短懒言，日见消瘦，久则肌肉萎缩，行走困难，脉细数，舌红苔薄黄或黄。

治法：清热祛邪，养阴润肺。

方药：清燥救肺汤、银翘散等加减。

（2）脾胃气虚

主症：一侧或双侧眼睑下垂，晨起稍轻，午后加重，眼肌不耐疲劳，常须仰视或抬起眼皮而视，伴有面色萎黄，食欲不振，倦怠无力，舌淡苔白，脉缓而弱。

治法：健运脾胃，补气升提。

方药：升降散、补中益气汤等加减。

（3）脾虚湿困

主症：眼睑下垂，晨轻暮重。常兼头晕困倦，全身无力，口淡或口黏不爽，纳食不馨或便下稀溏等表现，苔白或腻，脉濡。

治法：以运脾化湿，益气通络为主。

方药：六君子汤、参苓白术散等加减。

（4）脾肾阳虚

主症： 四肢痿软无力，不能站立，两眼睑下垂，视物成双，吞咽困难，咀嚼无力，语言謇涩或见呼吸困难。伴腰脊酸软，畏寒肢冷，咽干耳鸣。舌质淡紫，少苔，脉弱。

治法： 温补脾肾。

方药： 右归丸、附子理中丸等加减。

（5）肝肾亏损

主症： 多有肢体痿软，肌肉萎缩，行动困难，疲乏无力。伴有复视、斜视、目珠固定或转动而不灵活，视物不清，或心烦易怒，或腰膝酸软，或头晕耳鸣，脉沉细或细尺弱，舌红苔薄，或舌干瘦红赤，脉象沉细无力或细数。

治法： 补益肝肾。

方药： 左归丸或六味地黄丸加减。

（6）大气下陷

主症： 呛咳喉干，心烦口渴。突然呼吸困难，痰涎壅盛，气息将停，危在顷刻等肌无力危象。本证多见于重症肌无力危象所致的呼吸肌麻痹者。

治法： 本证患者病情危重，宜中西医结合积极救治，西医可行人工辅助呼吸，中医则当大补元气，急速回阳固脱。

方药： 参附汤等加减。

另外，有学者提出，本病应从奇经和络脉论治，《素问·痿论》"治痿者独取阳明何也……冲脉者，经脉之海也……与阳明合于宗筋……皆属于带脉而络于督脉……"其中指出痿证发生与奇经之督脉、带脉、细小络脉有关，而后世医家如《清代名医医话医案·徐玉台》亦云"筋痿、骨痿皆属奇经络病"，林佩琴《类证治裁》所云治痿"温行流畅奇络"。为本病从奇经和络脉论治提供了参考。

奇经八脉在经络中占有极为重要的位置，它对十二经脉、络脉起广泛的联系作用，并有主导地调节全身气血的盛衰，溢蓄正经脉气的作用。奇经中督脉从肾别出，又为"阳脉之海"，故它的功能是督领阳气和真元。督脉虚损，奇阳（奇经之阳气）虚乏，统率、督促全身阳气的作用减弱，肌肉筋脉失于濡养乃是导致痿废之变的根本原因。络脉从经脉分出，把经脉运行的气血津液输布到脏腑周身，发挥着"行气血而营阴阳"的生理功能，也是脏腑组织、四肢百骸发挥正常生理功能的保障。

奇经亏虚，真元颓废，元气元阳不足，推动振奋之力不足而现疲乏无力，行动迟缓等沉寂之象；奇阳亏虚，鼓动无力，经气传导失职，络气虚滞，动力乏源，经气传导功能障碍气血渗灌无力，全身肌肉骨骼失却气血濡养而日渐颓废；脏腑筋脉失其温养则出现肢体无软无力等症。

奇经络脉与十二经脉纵横交错，沟通人体上下表里，联络各脏腑器官，通行气血，"内属于脏腑，外络于肢节"。五脏虚损，气血衰惫，贮藏运行正经气血的奇经和络脉也会随着衰惫而枯涸。所以脏腑功能与奇经和络脉相互影响。此理论的提出为该病的治疗提供了一条新的思路。

三、医案

（一）眼肌型重症肌无力

1. 尚尔寿　镇肝息风，健脾化痰通络法治疗重症肌无力医案

李某，女，6 岁。于 1990 年 11 月 22 日入院。

病史： 患儿于 1989 年 7 月无明显诱因出现双侧眼睑下垂，在某医科大学附属医院诊治，经做新斯的明试验及其他有关检查，诊断为重症肌无力。予嗅吡斯的明治疗，症状基本消失。三个月后，无明显诱因，患儿双侧眼睑下垂再度复发，并且双侧眼睑下垂症状交替加重，伴有复视及轻度抬颈无力。当地医院再予嗅吡斯的明治疗，疗效不显，又加用激素进行治疗仍不显效。之后又在当地医院服用中药数剂，病情一直没有改善。1990 年 7 月，患儿父亲来尚尔寿主任医师的专科门诊，详述病情（患儿当时未来），据其父所述病情，并详细参考了某医科大学附属医院的有关检查，予复肌宁片及复肌宁 1 号方带回去给患儿服用，服药一个月后，患儿病情好转，双眼睑下垂交替加重的现象明显减轻，眼睑下垂基本固定在右眼上，复视基本消失，抬颈有力，接近正常。于 1990 年 11 月 22 日来尚尔寿主任医师专科门诊治疗，据证于当日收入某医院儿科病房。

入院体检： ①双侧眼睑下垂，以右眼为重，眼裂减小（双目上视时，测量上下睑缘间最大距离即为眼裂），左眼 6 毫米，右眼 4 毫米。②右眼球活动受限，右眼外展露白 2 毫米，内收露白 2 毫米（正常人外展、内收眼球均不露

白），左眼球活动尚可、无复视。③四肢肌力正常、生理反射存在，病理反射未引出。④颈肌正常、无吞咽困难及咀嚼无力现象，呼吸均匀、语言清晰、面部肌肉正常。实验室检查：①免疫球蛋白测定：IgG 8.26 mg/mL（正常值：6.05～10.41 mg/mL），IgA 1.36 mg/mL（正常值：0.7～1.38 mg/mL），IgM 1.36 mg/mL（正常值：0.77～1.37 mg/mL）。②补体 C3 测定：1.26μ/mL。③ AchR·Ab 未测。

入院时全身情况：双侧眼睑下垂，以右眼为重，右眼球活动受限，面色㿠白，动则汗出，时有盗汗，食欲不振，且有偏食习惯，二便尚可，舌质黯红，苔薄白，脉细弱。入院诊断：眼肌型重症肌无力。中医病名：睢目。辨证：肝脾肾俱亏，肝风内动，风痰阻络。治法：镇肝息风，健脾化痰通络。

处方：①复肌宁片：每次 3 片，每日 3 次。②复肌宁 1 号方加减：胆南星 3 克，石菖蒲 6 克，麦冬 10 克，伸筋草 10 克，牡蛎（先煎）10 克，珍珠母（先煎）10 克，赤芍 6 克，僵蚕 6 克，牛膝 6 克，龙齿（先煎）6 克，云苓 10 克，佛手 6 克，黄芪 10 克，党参 6 克，桃仁 6 克，钩藤（后下）10 克，半夏 6 克，陈皮 6 克，升麻 3 克，炒鸡内金 5 克，焦三仙各 10 克，炙甘草 3 克。

入院前至入院后服药两个月，患儿左眼基本恢复正常，右眼睑在劳累及睡眠不足情况下仍有轻度下垂，但双侧眼裂接近正常且等大：7 毫米。右眼眼球活动受限较入院时明显减轻，右眼外展露白由入院时 2 毫米减为 1 毫米，右眼内收基本不露白。全身其他情况良好，病情显著好转，准予出院。出院时嘱：继服复肌宁片一个月，复肌宁 1 号方半个月以巩固疗效。

［闫洪琪，马立森．当代名医尚尔寿疑难病临证精华 [M].北京：新世界出版社，1992.］

【评析】 重症肌无力是由于神经—肌肉接头间传递障碍影响肌肉收缩功能的慢性疾病，现代医学尚无特效疗法。中医历代医家多将本病归属于"痿证"范畴，尚尔寿从肝从风论治，并研制出治疗本病的专药——复肌宁。复肌宁粉（片）组成包括：明天麻、全蝎、蜈蚣、地龙、牛膝、杜仲、黄芪等。尚尔寿认为，诸筋罢极弛缓应责之于肝。凡情志所伤、饮食失宜、劳倦过度皆可致肝血亏虚，血不养筋则宗筋弛纵不能耐劳；肝血不足则肾精亏损，肝肾阴虚，水不涵木，肝风内动风阳灼津为痰，肝风夹痰阻滞经络，气血痹阻，筋脉肌肉失养而弛缓痿废；正气不足风邪浸淫筋脉，"伤于风者上先受之"，风邪客于睑肤，使眼睑缓纵而下垂。责之病本在肝，在风。本案辨证为气血亏虚，肝风内动，风痰上扰，故在治疗上采用镇肝息风，化痰通络之法，取得较好疗效。

2. 杨兰水 宽胸散结，益气健脾法治疗重症肌无力医案

吴某，女，36岁。

病史： 患者于1968年7月4日因眼涩，视物双像，至某医院眼科就诊，经检查，发现双眼外直肌肌力减退，眼睑下垂，复视，左眼黄斑区有灰黄色渗出物。诊断为中心性视网膜炎、复视。用烟草酸、维生素B₁₂治疗无效。同年8月12日出现咀嚼无力，吞咽困难，饮水发呛，颈项酸软无力，头向前屈，用手托扶方能直立，进而咽部发憋，有轻度呼吸困难。神经科检查：甲状腺不大，心肺正常，脑神经、腱反射及四肢肌力均正常，新斯的明试验阳性。确诊为重症肌无力。服用麻黄素、新斯的明一个多月后，症状未见改善。于10月5日转来我院中医治疗。刻下症见：眼涩，上眼睑下垂，视物双像，吞咽困难。头低垂，咽部发憋，气短，食少纳呆，面色萎黄，少华，面无笑容。舌质淡瘦，苔薄白，脉沉迟无力。证属气阴两虚，脾失健运。治以宽胸散结，益气健脾。

处方： 瓜蒌30克，薤白12克，党参15克，白术12克，赤茯苓12克，厚朴9克，枳壳9克，陈皮9克，菖蒲12克，莲子12克，枸杞子12克，甘草6克。水煎服，每日1剂。

10月12日二诊： 上方连服6剂，症状略有减轻。原方加鹿角片12克、玉竹9克、山药15克以加强益阴补脾之力。服法同前。

11月2日三诊： 上方服20剂，食欲增加，症状大部消失，为消除余症，恢复视力，拟滋养心肾，益脾养阴。处方：人参4.5克，白术9克，黄芪15克，枸杞子15克，鹿角片15克，玉竹12克，女贞子15克，山药15克，薏苡仁24克，何首乌9克，熟地黄30克，甘草6克。水煎服，每日1剂。

此方服三十余剂后，症状完全消失，肌力恢复正常。随访10年未再复发。

［河北中医验案选编选组．河北中医验案选[M]．石家庄：河北人民出版社．1982.］

【评析】 重症肌无力，根据其"病在肌肉，症在无力"的特点，属中医"痿证"范畴。脾主肌肉四肢，主运化水谷精微，化生气血。故李念莪有云："足阳明胃主受纳水谷，变化气血以充一身，故为五脏六腑之海而下润宗筋，宗筋主束骨而利机关也。"若脾虚气弱，水谷不化精微，气血亏虚，则肌肉筋脉失养，肢

体无力痿废不用。眼与五脏相关，眼睑内属于脾，脾主肌肉，故称"肉轮"。脾虚则可有眼睑无力、下垂，开合失常。脾为后天之本，其病久可损及肝肾，影响风水二轮，出现复视、斜视、周身乏力、腰膝酸软等症状。而脾为肺之母，脾气亏虚，游溢精气，上归于肺，肺脏失养，肺气不宣，则有气短、语声低微等表现。同时，肺为高清之脏，肺虚则高源化绝，化绝则水涸，水涸不能濡润筋骨。从而导致肾水不足，加重痿软无力的表现。故当治以补脾益气，养阴血，柔筋脉，除痿软。方中党参、白术、赤茯苓、陈皮、薏苡仁、山药、枳壳、黄芪、厚朴等补脾益气，以利气血之化生。枸杞子、熟地黄、何首乌、莲子、鹿角、女贞子、玉竹等滋补肝肾、润肺养阴。脾脏喜燥恶湿，故方中加以瓜蒌、薤白、厚朴、陈皮等化痰除湿，以助脾胃中焦气机之宣畅。本方之立意全面，药物配伍合理，故可取得良效。

3. 黄振鸣　补益肝肾法治疗重症肌无力医案

刘某，男，5 岁。1982 年 4 月 22 日初诊。

病史：家长代诉。患者于 1980 年初，自觉头晕作呕，眼花，继之视物模糊，并发现右眼斜向外侧，右眼睑下垂，观左侧物体时，右眼不能转向左侧，视物体有双重影像，模糊不清，头晕加剧，前额痛连及巅顶和脑后，并有麻木感，精神不振，不欲视物，心悸，口干咽燥，溲短而黄，大便干结，胃纳不佳，夜睡不宁。曾经三家医院检查，诊断为重症肌无力，经治疗效果不显而转我科治疗。检查：精神萎靡，面色无华，右眼睑下垂，右眼球斜向外侧，舌红少苔，脉细而数。辨证：肝肾阴虚，肝阳上亢。治法：平肝潜阳，育阴清热。

处方：羚羊角 9 克，全蝎 1 克，怀山药 12 克，牡丹皮 6 克，云苓 9 克，山茱萸 6 克，生地黄 12 克，石斛 6 克，金蝉花 3 克，水煎服。

1982 年 4 月 30 日二诊：服药 7 剂，纳食稍增，头痛已减，余诸症如前。守原法稍增减。处方：羚羊角 6 克，全蝎 1 克，怀山药 12 克，云苓 9 克，山茱萸 6 克，生地黄 6 克，石斛 6 克，女贞子 6 克，枸杞子 6 克，水煎服，8 剂。

1982 年 5 月 8 日三诊：药后自觉视物稍清，眼睑上提稍有力，精神转佳，睡眠好转，诸症皆轻。药合病机，收效明显，守法续服。

1982 年 6 月 2 日四诊：服上方二十余剂，觉精神大振，纳食日增，右眼睑上提有力，歪斜的眼球能开始转动，唯视物模糊，仍有复视，时觉头晕眼花。此属肝肾不足，精血亏损，不能上奉于目所致。治拟益肝肾，补精血。处方：山茱萸 6 克，熟地黄 9 克，怀山药 6 克，女贞子 6 克，枸杞子 6 克，五味子 6 克，菟丝子 6 克，玉竹 6 克，水煎服。

1982 年 6 月 19 日五诊：服药十余剂，病情稳定，诸症已缓解，后因在烈日下玩耍，感受暑邪，当晚发热 39 ℃，头痛，汗出，咽痛，口干渴，小便短而黄，神疲乏力，曾服阿司匹林、感冒灵等，热退又复，投以清暑解表，利湿清热法。处方：绵茵陈 10 克，豆卷 6 克，荷梗 6 克，莲叶 6 克，冬瓜子 10 克，蝉蜕 3 克，钩藤（后下）6 克，连翘 6 克，薏苡仁 18 克，水煎服，5 剂。

1982 年 6 月 24 日六诊：服药后，暑邪已退，仍觉神疲乏力，眼睑无力升提，头晕，纳差。按原法稍加减。处方：党参 6 克，怀山药 6 克，云苓 10 克，山茱萸 6 克，枸杞子 6 克，玉竹 6 克，女贞子 6 克，五味子 6 克，全蝎 1 克，水煎服，7 剂。

1982 年 7 月 1 日七诊：头晕消失，食欲有增，眼睑上提有力，右眼球能活动，续服前方 7 剂。

1982 年 7 月 8 日八诊：进药后精神大有好转，面色转红润，诸症基本痊愈，右眼睑活动正常，眼球活动灵活，可旋转至内眦角，守原方续进 4 剂而愈。

[黄振鸣. 奇难杂症 [M]. 广州：广东科学技术出版社，1983.]

【评析】 重症肌无力是神经系统疾患中较常见的疾病，根据本病眼睑下垂，咀嚼与吞咽困难，四肢肌肉无力等主要临床表现，属于痿证范畴。中医药治疗本病，以健脾益气，补肾壮阳或脾肾两治为主。本案属肝肾阴虚，肝阳上亢型。治以滋阴潜阳，症状减轻，中途不慎外感暑湿之邪，急则治其标，调整治法为清暑祛湿解表。表证消除后又改为前法治之，疗效显著。

4. 袁学山　健脾益肾法治疗重症肌无力医案

陈某，男，20 岁。1986 年 9 月 10 日初诊。

病史：双眼睑下垂 3 年，昼轻夜重，时有复视，曾在几家医院诊为"重症肌无力性眼睑下垂"。应用新斯的明、强的松等药物治疗无效，求诊于中医。症如上述，舌质淡，苔薄白，脉弦细。三代家族中无同类病史。体格及常规化验体查无异常。眼科检查：双眼睑下垂，平视睑缘遮盖瞳孔约 1.5 毫米。眼裂宽度缩小，阻断额肌后上睑不能上举。左眼外展轻度受限，无复视像，双眼球无突出及震颤，角膜虹膜瞳孔正常。晶体玻璃体透明。眼底正常。诊为痿证。证属脾肾气虚。治以健脾益气，温肾壮阳。

处方： 黄芪 60 克，党参 15 克，白术 12 克，升麻 9 克，柴胡 9 克，葛根 30 克，枳实 9 克，淡附片（先煎）15 克，巴戟天 30 克，炙甘草 12 克。水煎服。

服药 6 剂，患者感觉良好，无明显不良反应，遂将黄芪量增至 120 克、淡附片亦渐增至 60 克。并嘱淡附片先煎 1 ~ 2 小时。继服四十余剂后，上睑下垂消失，左眼球运动自如不受限。随访 3 年未见复发。

［蔡剑前 . 诊籍续焰—山东中医验案选 [M]. 青岛：青岛出版社，1992.］

【评析】 重症肌无力是一种神经—肌肉接头间传递障碍自身免疫性疾病，可累及眼睑、面部咀嚼、舌咽呼吸等有关肌肉，治疗上比较棘手。即使采用新斯的明、激素、手术，但确有效果者寥寥无几。此证当属中医"痿证"之范畴。结合本例患者以眼睑下垂为主，且病程日久，根据脾生肌肉及五轮学说，眼睑为脾所主，其不能上举为脾虚下陷，病久及肾，故属脾肾两虚，遵《黄帝内经》"治痿独取阳明"之旨，治以健脾益气，兼以温肾壮阳。方中重用黄芪以补脾气，配白术、党参、炙甘草以增黄芪补脾气之力；葛根、升麻、柴胡、枳实鼓舞脾胃以升举阳气；附子、巴戟天温肾壮命门之火以助脾胃生化之源。

5. 范中林　六经辨证治疗重症肌无力医案二则

病案 1：太阴证睑废

文某，女，6 岁。

病史： 1976 年 1 月 20 日晚，家长突然发现患儿眼缝缩小，眯眼斜视。旋即右眼胞下垂，无力睁开，复视。1976 年 2 月，某医院肌内注射新斯的明试验，呈阳性反应，诊为眼肌型重症肌无力待查。同年 3 月 28 日，北京某医院确诊为眼睑重症肌无力。1977 年 3 月 29 日，转某医院中医诊治一年。虽曾短暂开大睑裂，但上眼胞重新下垂后，反复治疗无效。1978 年 5 月 10 日来诊，按太阴证睑废论治，三个月基本治愈，后巩固治疗一年余。初诊：右眼睑下垂而肿，视物困难，复视，午后尤重。面色微黄，乏力。舌质润红而黯，苔白灰黄，根部厚腻浊密布。此系脾湿之邪，蕴积已久，表实未解，上窜眼胞所致。证属足太阴睑废，法宜开闭除湿，宗张仲景甘草麻黄汤方意主之。

处方： 麻黄 3 克，法半夏 12 克，甘草 6 克。3 剂。

辨证：眼睑属脾。脾生肌肉四肢，不但专司运化水谷之精微，而且有传导水湿之功用。患儿面黄乏力，乃脾困之象。更以舌象分析，苔虽白黄黏腻，但质淡湿润，显系表实未解，寒邪久闭；脾湿之邪，蕴积益深。眼睑属于脾，今水湿之邪不得外泄，而循经上窜于眼睑，以致眼睑肿垂，无力开裂，故属足太阴之证。

《金匮要略》云："里水……甘草麻黄汤亦主之。"吴谦等按：里水之"里"字，当是"皮"字。其意乃皮水表实无热者，则当用此发其汗，使水从皮毛而去。今本其意而变通其法：以麻黄之辛温，开诸闭，祛水邪；半夏性燥而去温，脾胃得之而健；甘草味甘，火土之色，补太阴大有奇功；配麻黄，更有通利寒湿之效，麻黄、半夏、甘草配伍，辛甘化阳，阳盛则湿消；甘草倍麻黄，化湿而不伤元气。

上方服 3 剂后，眼皮稍可活动。原方加桂枝，温通经脉，辛以散邪；配杏仁，疏理肺窍，入手太阴以利水之上源。再服 1 剂，患儿眼睑开裂稍大，后随症加减。

1978 年 6 月初，患儿曾有一整日可略微睁开右眼睑。苔浊腻始退，脾湿稍减。原方加减续服 12 剂。

二诊：舌质转淡红，白腻苔续减。湿浊内困已有消退之象，唯眼睑变化无进展。改服自制"针砂散"（针砂、硼砂、绿矾、白矾、神曲、麦芽、木通、广香、甘草），加强疗效（后又以甘草麻黄汤加减配合服）。处方："针砂散"方每味 10 克，共研细末。第一周，每日晨空腹服一次，每次 2 克；一周后，三天服一次，每次 2 克；共服三周。

三诊：舌质淡红，白腻苔大有减退。脾湿渐化，脉络始通，眼睑开合较前自如。但余邪未尽，应益土行水。本苓桂术甘并小半夏汤方意主之。处方：茯苓 15 克，桂枝 6 克，白术 12 克，法半夏 12 克，苍术 9 克，大腹皮 9 克。10 剂。

四诊：病情大有好转，原患眼午后较重，近日晚间观察，双目基本一致。舌质已正常，白厚腻苔已退。患眼睑稍厚，开裂较正常眼略小。病虽向愈，参之舌象等，尚属脾湿之邪未尽解，输化功能仍嫌不足。亟应抓住转机，健脾化湿，理气和中，助其运化之力，上方加减续服 15 剂。

五诊：1978 年 8 月初，"睑废"基本治愈，视物已正常。唯眼胞仍稍厚，乃脾虚兼湿之象。以五苓散利水健脾，再除余邪。处方：猪苓 10 克，茯苓 15 克，泽泻 10 克，白术 12 克，桂枝 6 克，五加皮 10 克。3 剂。

其后，曾间服上方汤剂；或服剩余之针砂散（有时间隔二三周服一次）。

1979 年 3 月 8 日，患儿再赴某医院复查，未见异常，为重症肌无力恢复期。1979 年 7 月 18 日访问家长，患者眼睑恢复良好。

【评析】 现代医学所称重症肌无力，是以骨骼肌无力为特征的一种神经—肌肉接头间传递功能障碍性疾病。相当于中医之上胞下垂，因其难治难愈，又名"睑废"。目为五官之一，"五脏六腑之精气，皆上注于目"。十二经脉，亦均与眼部密切关联。眼病虽为局部疾患，多由内脏病变而引起，内服药则重于整体考虑。大体说来，此证可分为先天与后天两大类：先天性患者，往往因发育不全而形成，常发于双眼；后天性多由于脾弱气虚，脉络失和等所致，常发于一目。本病例，当属后者。

本例睑废，以六经辨证应属太阴证。太阴者，土也。在脏为脾，在气为湿。寒邪侵入太阴与湿相搏，于是寒湿阻滞经络，精微物质不得上呈，眼睑失养，以致上胞肿垂，无力开合。寒湿内困于阴土难以消除之际，仅用补中益气，升阳举陷之常规方药，不能除其寒湿之邪，故效果不显；应散寒除湿以祛邪，脾阳得伸，运化复常，精微物质得以上呈，此才是治病之本。故遵张仲景太阴病亦可以从外而解之变法，"于寒湿中求之"。先投以甘草麻黄汤，促使邪从皮毛速去（现代医学认为，加注麻黄素亦可加强新斯的明疗效），并以五苓散除余邪而收功。

病案 2：太阴少阴证睑废

撒某，女，17 岁。

病史： 1978 年 4 月 22 日，忽觉眼不能睁，视物双影，眼胞肿胀不适。在北京某医院检查，做新斯的明试验和肌电图检查，确诊为眼肌型重症肌无力。转某医院治疗，服中药半年余，未获效。同年 10 月 18 日来诊，经治五个月，眼睑开始恢复正常。初诊：左眼胞下垂，无力睁开。双眼胞皆水肿，双膝关节疼痛，月经色黯，有乌黑瘀血块。面色萎白无华，额面部湿疹较多。唇色淡白，舌淡黯微红，边缘有齿痕，苔灰白夹淡黄，根部厚腻而紧密，脉沉细。此为太阴少阴合病睑废，兼有太阳表邪未去，先宜温经解表为治，以麻黄细辛附子汤加味主之。

处方： 麻黄 10 克，制附片（久煎）30 克，辽细辛 3 克，桂枝 6 克，炮姜 20 克，血余炭 20 克，甘草 15 克。

二诊：服上方 2 剂，关节痛稍减。眼肌有轻微跳动感。苔转灰白腻，余症如前。精神萎靡，四肢不温，虽值年少，但肾阳不足，须从根本入手，峻补先天，以四逆汤主之。处方：制附片（久煎）60 克，干姜片 30 克，炙甘草 30 克。

三诊：上方服 3 剂，眼肌颤动消失，眼胞水肿稍减。左眼睑仍重垂无力。宜温补脾肾，助阳驱阴，拟四逆汤并理中汤加减再进。处方：制附片（久煎）60 克，干姜片 30 克，炙甘草 15 克，炒白术 25 克，茯苓 25 克，上肉桂（冲服）10 克，生姜 60 克。

四诊：原方加减，每日 1 剂，坚持服两月余。至 1979 年 1 月 1 日，左眼睑有两次短暂开裂，前后持续约一小时。仍遵原法，四逆汤、理中汤交替使用，或合为一方。当月月经不调，夹紫黑血块，则加炮姜、血余炭；兼有表证，则加麻黄、桂枝等，又服两月余。

五诊：1979 年 3 月初，左眼上胞下垂明显好转，眼睑已能睁开，比正常略小，双眼胞尚有轻度水肿。左右眼视物，常不能协调。面额部湿疹明显消退。经色转为正常，但有少量瘀血块。食纳尚可，舌质稍转淡红润，苔薄白。逐渐阳复阴消，仍有脾肾阳虚之象。以理中汤并桂枝去芍药加附子汤调理。处方：桂枝 10 克，炙甘草 15 克，生姜 30 克，大枣 30 克，炒白术 20 克，茯苓 20 克，制附片（久煎）30 克。

上方随症加减，并用苓桂术甘汤、小半夏汤、针砂散等配合使用。1979 年 4 月以后，偶有双眼视物不协调，双眼上胞轻微水肿。继续调理，以期巩固。

［范中林医案整理小组．范中林六经辨证医案选 [M]．沈阳：辽宁科学技术出版社，1984．］

【评析】　上例与本例，西医辨病均属眼肌型重症肌无力；但按六经辨证，则有所不同，故其立法处方，也随之而异。

前例睑废，证属太阴，脾困于湿，主要病机在于水湿溢于经络肌肤，不得外泄，而上串于眼胞，以致眼睑肿垂。此例属太少二阴合病，脾肾阳虚，病在于脾，根在于肾。其眼睑下垂，眼胞水肿，面色萎白，月经色黯而有瘀块，舌现齿痕而苔灰白厚腻，均为脾阳衰弱，脾虚湿胜，运化失权，下不能温经血于胞宫，上不能输精微于眼睑；而精神萎靡，四肢不温，舌淡脉沉微，显系肾阳衰惫，阴气弥漫，五脏之伤，穷必及肾；肾气之伤，又令脾失温养。虽辨病均属睑废，但辨证论治同中有异。因此，本例不仅不能重复补益中州，升阳举陷之常规；而且不能简单再遵文例"太阳病亦可从外面解之变法"。必须峻补元阳，温肾健脾为治。这正体现了中医学辨证施治，辨证与辨病相结合，同病异治，异曲同工之妙。

6. 黄调钧　益气升提法治疗重症肌无力医案

黄某，男，18 岁。

病史：右眼睑下垂二十余天，朝轻暮重，视物有重影。在某医院诊断为右上睑下垂，眼肌型重症肌无力。今上述病情仍在，右风轮稍外斜，视物有重影，易疲倦，或眨眼频频，或耸嘴，稍烦躁，口不干，舌质黯红，舌苔薄黄，脉滑数。诊断：中医：睑废；西医：重症肌无力。证属气虚下陷，治以益气升提。

处方：炙黄芪、党参、枳壳、太子参各 15 克，白术、白芍、桔梗各 10 克，升麻、柴胡、当归、陈皮各 7 克，炙甘草 4 克，大枣 6 个，5 剂；补中益气丸。

二诊：服药 5 剂后，症状减轻，右眼睑下午稍难睁开，视物有重影，一诊方加炙黄芪 10 克，7 剂；中成药同前。

三诊：右眼上睑下垂减轻，眼睑睁开较前好转，有时视物有重影，于二诊方加僵蚕 15 克、净全蝎 5 克，去党参，7 剂。

四诊：右眼上睑不下垂，有时视物有重影，或眨眼频频，或耸嘴，右风轮稍外斜，活动自如，三诊方去升麻、柴胡、陈皮，加天麻 10 克、制白附 6 克，7 剂；中成药同上。

五诊：右眼上睑不下垂，但左眼上睑稍下垂，早上睡醒后双眼能睁大，但半小时后左眼上睑稍下垂，晨轻暮重，眨眼频作，右风轮较左风轮水平位置稍偏上，四诊方去白芍，7 剂；中成药同上。

[张洪，罗进华. 黄调钧治疗疑难病验案举隅 [J]. 实用中西医结合临床，2005，5（4）：58.]

【评析】　重症肌无力是一种神经—肌肉接头间传递障碍的获得性自身免疫性疾病。《医学心语》："目有五轮，合乎五脏，眼眶属脾，为肉轮。"脾主肌肉，脾气健运，输布精微，营养充足，则眼睑肌肉得养而开合正常。今脾虚气陷，不能正常输布水谷精微以化生气血，胞睑先养，经络阻滞，故胞睑肌肉痿软无力而下垂，眼睛难以睁大。

黄老师认为，本病的治疗重点当责之于脾，益气升提是根本。方中黄芪、党参、白术、炙甘草补气健脾，诸药合用，具有补中益气、升阳举阳之功效；脾气健运，使水谷精微输布上荣，胞睑得养而上举有力。肝开窍于目，肝气通于目，肝风内动则视物重影、眨眼频频、目外斜视，故加牵正散（僵蚕、净全蝎、天麻、制白附）平肝息风。

7. 王永炎　祛风胜湿醒脾法治疗重症肌无力医案

王某，女，7岁。

病史： 患者1989年9月22日无明显诱因突然发现右眼视物成双，第2天晨起右侧眼睑下垂，在北京某医院诊断为眼肌型重症肌无力。住院8个月，两眼睑交替下垂，未见好转。遂于1990年5月20日来我院治疗。入院时症见：左眼肉胞明显下垂，遮掩黑暗，晨轻暮重，纳呆食少，舌质淡红，舌苔薄白腻，脉濡数。治以祛风胜湿醒脾。

处方： 防风10克，白芷6克，白豆蔻（打碎）3克，粉葛根15克，藿香15克，佩兰10克，薏苡仁30克，茯苓15克，谷精草10克，望月砂10克，川芎6克，琥珀粉（分冲）1克，钩藤（后下）10克，白蒺藜6克。上方用15剂诸症缓解，随访至今未再复发。

［刘金民. 王永炎教授治疗痿证验案2则 [J]. 北京中医药大学学报，1995，18（2）：57.］

【评析】　眼肌型重症肌无力，属于中医"睑废""上胞下垂"范畴，临床大都宗"治痿独取阳明"而法以健脾益气升提，王永炎教授辨证求因，不落俗套。该患者虚象不显，肉轮下垂，纳呆便溏，舌苔微腻，为湿邪碍脾，经气不营。患者病发突然，两眼交替而发，有风邪善行数变的特点。所以病位在脾，病机为湿阻经气，风邪浸淫。治以祛风胜湿醒脾而愈。经云"审察病机，无失气宜"，此之谓也。

8. 刘炳凡　调理脾胃，滋养肝肾法治疗重症肌无力医案

詹某，男，6岁半。于1986年4月16日来诊。

母代诉： 患儿两眼睑下垂已1年，左眼球不能运转，右眼球运转不灵活，伴有复视，视物时头向右偏，肌体消瘦，口干，食纳欠佳，夜尿多，大便干结。曾在湖南某医院、岳阳某医院就诊，诊断为眼肌型重症肌无力。用吡啶斯的明、补中益气汤治疗，效果不佳。察其舌质淡，苔薄白少津，脉细数。此乃脾胃升降失

司，水津不布，累及肝肾失养，予以调脾醒胃，畅其升降之枢为治。

处方：党参 12 克，白术 10 克，茯苓 10 克，炙甘草 5 克，法半夏 5 克，广陈皮 5 克，黄芪 15 克，蒺藜 10 克，白芍 12 克，肉苁蓉 12 克，决明子 15 克，桑叶 12 克，砂仁（后下）3 克，麦芽 10 克，鸡内金 3 克，25 剂，水煎服，每日 1 剂。

5 月 10 日二诊：服药后，眼睑开合好转，眼球运转比以前稍灵活，易汗出、畏热、口干，夜尿多，舌质淡红、苔薄白，脉弦小。根据五轮八廓理论，胞睑属脾，瞳子属肾，黑球属肝，故酌加滋肾养肝之品。处方：党参 12 克，白术 10 克，茯苓 10 克，炙甘草 5 克，法半夏 5 克，广陈皮 5 克，黄芪 15 克，女贞子 15 克，墨旱莲 10 克，怀山药 12 克，枣皮 6 克，枸杞子 12 克，菟丝子 12 克，桑叶 10 克，益智仁 3 克，金樱子 15 克，鸡内金 3 克，25 剂。

5 月 30 日三诊：服药五十余天，眼睑开合自如，下垂现象基本消失，眼球运转较正常人差，汗出已止，夜尿仍每晚 1～3 次，眠食正常，舌质淡、苔薄白，脉弦小。仍予益脾气、补肝肾。上方：去桑叶、法半夏、广陈皮、怀山药、枣皮。加晚蚕沙（包煎）、谷芽各 10 克，20 剂。

6 月 22 日四诊：双眼睑下垂消失，开合自如，眼球运转正常，复视消失，舌质淡、苔薄白，脉缓。仍予上方以巩固疗效。随访两年未见复发。

［刘光宪. 刘炳凡临证秘诀 [M]. 长沙：湖南科学技术出版社，2004.］

【评析】　眼肌型重症肌无力系现代医学病名，但根据其症状，类似于中医学《诸病源候论》所称之"睢目""侵风"；《目经大成》谓之"睑废"，俗称"眼睑下垂"。本病以肌肉收缩无力，活动后加重，休息后好转为特征。其发病机制：现代医学认为系神经—肌肉接头间传递障碍，以致肌群不能随意活动。据国内有关资料报道，其发病过程与自身免疫有关。目前治疗的主要药物为新斯的明、二磷酸腺苷、肾上腺皮质激素。

据刘炳凡体会：本病的特征是上睑下垂，有发生于单侧者，亦有发生于双侧者。轻者半掩睛瞳，重者上睑无力展开，失去自主，患者为了瞻视，常借额肌之牵引而睁眼，或用手拈起眼睑，方能视物，或呈现仰头视物姿态，甚则引起其他并发症，如眼球活动不灵活，复视、斜视等。中医认为本病之病机为肾气虚，肌腠疏松，筋脉弛缓，邪气乘虚而入。或因视力疲劳，眼肌松弛无力。"邪之所凑，其气必虚"，用西药新斯的明等治疗，可收一时之效。久之，以致眼肌缓纵或垂覆于目，或面肌无力，咀嚼困难。目为肝窍，眼胞属脾，"五脏六腑之精华皆上注于目"。故遵刘炳凡对本病的治疗经验，注重先后天的相互关联，从整体出发，予以健脾渗湿，补肾益气，使五脏调和而达阴平阳秘。其主方即补中益气汤以桔梗易柴胡，一则免耗肝阴；再则以升提肺气，启皮毛；眼睑下垂多伴有微肿，故加茯苓、薏苡仁、蚕沙以渗湿；枸杞子、菟丝子以补肾益精。

对本病之预防，刘炳凡认为，首先，应注意脾胃健运，因饥、饱、劳、逸均能伤脾；其次，防止视力过于疲劳，更不宜在光线昏暗的环境中勉强使用目力，因本病常见于勤奋伏案作业之后；最后，若出现本病的预兆——视疲劳，即可以用黄芪 60 克，苍术 6 克，煎汤代茶，至疲劳消失为度，可以起到预防的效果。

9. 刘弼臣 健脾益气，养阴通络法治疗重症肌无力医案二则

🍅 病案 1

徐某，女，1.5 岁。

病史： 患儿半年来因感冒后发现右眼睑下垂，纳食不可，二便正常，曾在武汉数家医院诊断治疗，新斯的明试验阳性，诊为重症肌无力，服用新斯的明，维生素 B_6 3 个月，右眼睑下垂能够上提，但左眼睑下垂表现朝轻暮重，特来门诊治疗。现症：眼睑下垂，先右后左，呈翘板式的表现，早起好转，入暮增重，心烦口渴不已，大便干秘，苔白，中心剥脱，舌红。辨证：脾虚阴津耗伤，无以上荣形成睑废。治法：健脾益气，佐以养阴通络。

处方： 西洋参 6 克，生黄芪 10 克，石斛 10 克，茯苓 10 克，生白术 10 克，柴胡 10 克，葛根 10 克，玉竹 10 克，制马钱子（冲服）0.2 克，当归 10 克。10 剂，每日 1 剂，水煎 60 mL，分 4 次服。

二诊： 药后左眼已能提 1/2，入暮较早晨略重，口干作渴已解，大便如常，食欲增加，苔剥好转，再拟原方加减，经过一个多月的治疗，基本告愈，改散剂巩固治疗。

🍅 病案 2

王某，女，4 岁。

病史： 右眼睑下垂伴斜视已 1 年，曾去石家庄、天津、上海、武汉、广州等

医院治疗，并经新斯的明试验阳性，确诊为眼肌型重症肌无力，服用西药嗅吡斯的明及中药补中益气丸未能奏效。因见《健康报》报道，特来门诊求治。刻下症见：右眼睑下垂无力，朝轻暮重，眼球内斜固定不移，必须仰面，伴以面黄、体倦、懒于行动，苔白，纳可。辨证：脾虚气弱，中气下陷，肝血不足致成睑废斜视。治法：益气升提，佐以牵正通络。

处方：党参 10 克，黄芪 10 克，茯苓 10 克，炒白术 10 克，甘草 3 克，白附子 10 克，钩藤（后下）10 克，制马钱子（冲服）0.2 克，柴胡 10 克，升麻 5 克，葛根 10 克，宣木瓜 10 克。20 剂，每日 1 剂，水煎分服。

二诊：服药 11 剂时，右眼已能睁开上提，眼球已能转动不太斜视，白昼视物走路和常人一样，唯黑夜仍觉疲劳无力，仍从原意接治，先后共服 60 剂药而愈。

[刘弼臣. 刘弼臣临床经验辑要 [M]. 北京：中国医药科技出版社，2002.]

【评析】　眼肌型重症肌无力临床表现为眼睑下垂，晨起较轻，午后加重，劳累后症状明显。患者须仰视或抬起眼皮视物。或伴有斜视、复视等表现。据中医眼科理论，眼与脏腑相关，划分为肉轮、血轮、气轮、风轮、水轮，分属于脾、心、肺、肝、肾五脏，又称为"五轮学说"。其中眼睑为肉轮，属脾。故本病的发生与脾脏关系密切。病案 1 乃脾虚湿阻，久郁化热，湿热伤津，筋脉肌肉失养而致。治当以补气健脾，健运中焦，养阴清热。方中以黄芪、白术、茯苓、柴胡益气健脾，中焦气行，运化如常，则水湿不复停滞，湿热可清。西洋参、石斛、葛根、玉竹、当归等补阴润燥。病案 2 乃脾气虚弱，无以升清上养胞睑而致诸症的发生。故治以补气升提之法。方中党参、黄芪、茯苓、白术补益中焦。升麻、柴胡与参、芪同用以升清举睑。木瓜除湿以通络。白附子、钩藤通络以助清阳升腾。两案中同用马钱子。《本草纲目》言其性寒，用于伤寒热病，咽喉痹痛，消痞块。然《医学衷中参西录》谓其"开通经络透达关节之力，远胜于他药"。刘弼臣运用马钱子意在疏通经络。并指出据其临床观察，马钱子除有通络止痛生肌作用外，尚有疏邪清热之功，并起到避免重症肌无力危象的作用。现代药理学研究也表明，马钱子所含生物碱主要为斯的宁，具有兴奋神经中枢的作用。然其药不良反应大，须炮制后入药，严格依照药典规定剂量使用。同时刘弼臣建议与补益之品配伍，从而两者相得益彰。

10. 李声岳　健脾益肾，升阳举陷法治疗重症肌无力医案

徐某，男，72岁。

主诉： 左眼上睑下垂，睁眼有疲劳感两月余。患者两个多月前无明显诱因感左眼上睑下垂，睁眼有疲劳感，休息后或晨起时减轻，曾就诊于某院神经科，做新斯的明试验阳性，X线胸片检查未见胸腺病变，诊断为眼肌型重症肌无力，给予石杉碱甲片1片（50 μg）口服，每日3次，溴新斯的明1片（15毫克）口服，每日3次，虽然症状可暂时性缓解，但是不能停药，甚至不能减少药量。就诊时诉仍有睁眼疲劳感，上午双眼睑裂基本等大，下午左眼睑裂明显小于右眼，且症状轻重与气候变化有关。伴神疲乏力、腰膝酸软，舌质红，苔薄白，脉缓。检查：视力双眼0.8，眼球活动好，无复视，左眼上睑下垂，遮盖瞳孔3毫米，瞳孔正常。诊断：中医：睑废（脾肾两虚）；西医：眼肌型重症肌无力。治法：健脾益肾，升阳举陷。

处方： 葛根40克，黄芪30克，党参20克，白术12克，当归15克，熟地黄15克，柴胡10克，升麻3克，桔梗10克，知母10克，炙甘草15克，6剂，水煎服，每日1剂，分3次服。

守方随症加减治疗3周后，觉睁眼疲劳感开始减轻；治疗3个月后，将西药石杉碱甲片、溴新斯的明每日各减1片，半年后又各减1片，1年后各减半片，1年半后停服西药。现患者双眼睑裂等大，除感冒时略感左眼睁眼疲劳外，余无特殊不适感。

[张燕平.李声岳治疗眼肌型重症肌无力经验[J].中医杂志，2006，47（2）：97-98.]

【评析】 中医学将眼肌型重症肌无力归属为"睑废"范畴，认为多因先天禀赋不足或后天失养，气血亏虚，脉络瘀阻，致胞睑肌肉筋脉失养而废。《诸病源候论·目病诸候》中指出本病因"血气虚，则肤腠开而受风，客于睑肤之间，所以其皮缓从垂覆于目，则不能开……"临床治疗多从脾肾入手，即健脾益气、温肾益精，常用补中益气汤、右归饮等加减治疗。李声岳在借鉴前人经验的基础上，独创自己特色，认为气虚下陷是该病主要病机，故以葛根为主，组方"葛根举陷汤"主之。葛根举陷汤的组成：葛根40克，黄芪30克，党参20克，白术12克，当归15克，柴胡10克，升麻3克，桔梗10克，炙甘草15克。方中葛根为君药，其味甘辛平，入脾胃经，具有升阳生津、解肌退热的作用。方中重用葛根40克，

其意有二：一是君药宜重；二是重用则力宏，善于升阳举陷。葛根甘平无毒，重用不会有明显不良反应。配黄芪、党参、白术、当归补益气血、濡养肌肉，发挥升举上睑作用为臣药；佐以柴胡、升麻、桔梗助葛根之升举阳气；使以甘草益气养血，调和诸药。对肾虚精亏者，加熟地黄、菟丝、桑葚、枸杞子等；肾阳不足者，加肉桂、附子等；脾虚泄泻者，加山药、莲子、白扁豆、薏苡仁等；表虚外感者去党参、当归，减黄芪为 15 克，加入防风、荆芥、金银花、连翘、桑叶等；气阴两虚者，加沙参、知母、麦冬、女贞子、黄精等；兼夹痰湿者加茯苓、法半夏、陈皮、浙贝母、藿香等。

葛根举陷汤加减治疗该病取得满意疗效，但在临床应用中，要注意药量的变化。如本方中君药葛根性和味平，用于治疗眼部顽疾，故当重用；而升麻辛燥，为辅药，大剂量应用会出现头痛、震颤、四肢强直性收缩等不良反应，《本草经疏》："升麻，凡吐血鼻衄，咳嗽多痰，阴虚火动，肾经不足，及气逆呕吐，惊悸怔忡，癫狂病，法应忌之。"故升麻用量不宜大。由于该病主要病机为气虚下陷，对气虚卫表不足者应慎用破气、辛热之品，而宜用敛补益气实表的甘酸药物等，这些在葛根举陷汤中都得到很好体现。

11. 王俊民　健脾益气，温化水湿法治疗重症肌无力医案

何某，男，40 岁。1970 年 6 月 29 日入院。

病史：患者于 1968 年 10 月发现复视，视物过久头痛，左眼痛尤甚。有时眼胀，视力易疲劳，曾用维生素 B_1、维生素 B_{12}、维生素 A、维生素 D、可的松、胶性钙治疗三月余，症状基本消失。住院前十余天，因工作忙，加上感冒，又出现复视等症状。右眼睑下垂。遂入院治疗。

住院检查：患者营养一般，神志清醒，右眼睑下垂，双上睑结膜充血，有疤痕形成，巩膜无黄染，瞳孔 2.5 毫米，等大，眼球运动功能无明显障碍，五官无特殊，心肺（－），肝脾未触及，双膝反射存在，血压 100/60 mmHg，体温 36.5 ～ 36.9 ℃。血常规：血红蛋白 84%，红细胞 $4.16×10^{12}$/L，白细胞 $4.×10^9$/L。红细胞沉降率、抗"O"属正常范围。X 线报告：未能排除胸腺肥大。超声波、脑电图、心电图等检查报告，均排除心、肝、脑病变。西医诊断为重症肌无力。入院后用胶性钙、可的松、维生素 B_1、维生素 B_{12}、溴化钙、氢溴酸加兰他敏、溴新斯的明等药，以及穴位钙游离子透入等治疗，症状略有所改变。

8月6日请中医会诊。患者自诉一身无力，精神不振，四肢痿软，手不能执笔写字，足软步履难举，剧时虽1～2米距离也不可到达，上厕所时跌倒，吞咽困难，上睑下垂，复视。服新斯的明，上述症状消失，但维持时间不长。胃纳尚可，夜寐梦多，二便自调，舌色淡红，苔薄滑白，脉沉细缓。

辨证施治：此属中医痿证范畴。原因很多，五脏病变皆能发生痿证，在五脏中与脾的关系较为密切，因脾统血，主肌肉四肢，是后天之本，眼睑属脾，脾脏喜燥恶湿，寒湿困于脾，脾失健运，则肌肉松弛，四肢痿软无力、眼睑下垂、舌色淡红、脉沉细缓、苔薄滑白，是脾虚湿困之象。

在治疗上中西医结合，西药仍采用上述药物，中药治宜健脾补气，温化水湿，选用补中益气汤加茯苓、泽泻、桂枝为主，由8月6日至9月10日，症情减轻，能扶墙下楼。

从9月11日开始，以中药治疗为主，轮流使用维生素B_1、维生素B_{12}、氢溴酸加兰他敏、新斯的明治疗等，时用时停。按上述病因病机，总结上段治疗情况，治疗原则，以健脾补气、温中散寒为基础，随症配用舒筋活络、益血安神、温化水湿等药。分两个阶段治疗。

第一阶段：9月11日至11月底，侧重补益气血，健脾渗湿，温化水湿，选用苓桂术甘汤合甘麦大枣汤（茯苓五钱，桂枝三钱，白术三钱，炙甘草三钱，小麦芽一两，大枣三钱），并加入当归、枸杞子为基本方药。另每天服制马钱子末三次，每次一分。随症情变化，加减配用黄芪、白芍、川芎、陈皮、法半夏、生薏苡仁等药。使脾脏健旺，困聚的湿邪得以解除，加以补益气血，有利于肌腱由松弛无力转为紧张有力，患者精神趋佳，无复视，眼睑仍有少许下垂，吞咽如常，步履较前有力，能上下楼、执笔写字，但易感疲劳，步行时间仍不能超过半小时。

第二阶段：由12月1日至3月17日。患者经过第一阶段诊治后，病情大有好转，但仍未完全恢复，仍属脾脏阳虚，寒湿未清，气血不足，肌腱不得温煦而痿软。故治疗侧重温中益气，壮阳化湿，通络强筋，选用黄芪建中汤（黄芪六钱，白芍六钱，桂枝三钱，炙甘草三钱，生姜三钱，大枣四钱，饴糖一两）为基本方药，加减配用熟附子、木瓜、肉苁蓉、橘红、防风、川厚朴。在治疗中，患者曾失眠咳嗽，配用法半夏、远志、酸枣仁、麦冬等药，另继续按前法服制马钱子末。经过两个阶段治疗，脾肾之阳气复健，困聚未清之寒湿得以温散，阳气日渐充沛，络活筋强，肌力得以恢复，症状基本消失，出院后继续中医门诊治疗巩固疗效。

随访今七年多，无复发现象，一直坚持工作。

[广州中医药大学《新中医》编辑室. 老中医医案医话选 [M]. 广州：广州中医学院《新中医》编辑室，1977.]

【评析】　一、重症肌无力属中医痿证范围。《素问·痿论》有"五脏使人痿"之说。痿证病因虽多，但归根到底，脾为后天之本，脾主肌肉及四肢，眼睑属脾，重症肌无力的症状常见于肌肉、四肢及眼睑，或先出现于这些部位。因此，脾脏虚弱、寒湿困脾而发为痿证，治宜补脾行气，温化寒湿为主，这是此病的主要病因和治疗基础。一般可按此病因病机进行施治，同时又须结合患者具体特点进施治。

二、本病用药有马钱子，此药多服或过量可致四肢抽搐强直，牙关紧闭，直视，恰与肌肉松弛相反。马钱子苦、寒，入肝、脾二经，功能通经络，消结肿，治瘫痪，有强壮及兴奋作用，治疗肌无力有一定效果。由于此药带毒性，须经炮制，且用量宜慎。量过少，无济于事；量过多，又易致中毒。此病例因急于求愈，曾自服马钱子末一次二分，服后约一小时，即觉四肢抽搐，头晕，目眩，心跳，呈中毒现象。据王俊民临床体会：须在医生指导下使用此药。一般患者每天服三次。每次服一分，似较恰当。

三、本症为寒湿困于脾，四肢肌肉无力，桂枝是治疗此病的主要药物，能温通经脉，通达四末，祛散阻闭于经络的寒邪，如和马钱子同用，以健脾利湿，加强舒筋活络，其效更佳。

12. 李涛　健脾益气，温补脾肾法治疗重症肌无力医案四则

🍅 病案 1

患者，女，47 岁。2000 年 4 月 11 日初诊。

主诉：双侧眼睑下垂 2 个月。刻下症见：双重眼睑下垂，自觉视力下降，偶有胸闷气短，头昏不清，舌淡红，苔薄白，脉细。眼睑为肉轮，脾所主，胸闷气短是中气不足的表现，视力下降及头昏不清为清阳不升所导致，为脾气不足，中气不升故发此病。中医诊断为痿证，属脾气不足；西医诊断为重症肌无力。治以健脾益气，佐以补肾之品。

处方：生黄芪 20 克，白术 15 克，陈皮 12 克，桂枝 15 克，升麻 10 克，白芍 15 克，山药 30 克，当归 6 克，墨旱莲 12 克，续断 15 克，鸡血藤 30 克。每日 1 剂，水煎服。

4 个月后眼睑下垂明显改善，亦无其他特殊不适，坚持治疗 1 年症状消失而停药。

【评析】 重症肌无力属中医学"痿证"范畴，患者轻则眼睑下垂、重则肢体痿软无力，中医理论认为"脾主肌肉"，病位主要在脾，脾肾密切相关，重症肌无力治疗应以健脾补肾为基本大法。脾为后天之本，生化之源，肾为先天之本，元气之本。临床上在以健脾益气来补益脾气的基础上，同时温补脾肾之阳。脾肾之阳的补充可以推动脏气的运化。在选用药物上李涛教授认为，续断、菟丝子药性温和，为常用补肾之药；紫河车为血肉有情之品，对于肌肉无力之痿证大有益处，尤其适合形体羸弱患者。但紫河车可能影响月经，因而对于身体壮实，老年女性患者则不宜大量久服。附子为温补脾肾的代表药物，其味辛甘，气大热，归心、肾、脾经。《本草汇言》云："附子，回阳气，散阴寒。"李涛教授强调制附子须久煎 1 小时以上才能服用。制附片含有乌头碱，对重症肌无力神经—肌肉接头具有阻断作用，有可能加重患者无力症状，因此禁用于有呼吸功能障碍的重症患者，对于轻症患者也应谨慎使用，从小剂量开始，逐渐加量。

🍅 病案 2

患者，男，55 岁。2009 年 10 月 2 日就诊。

病史：患者于 2 年前无明显诱因下出现双侧眼睑下垂，1 年前行纵隔肿瘤切除手术后，症状依然，平素喜叹息，四肢乏力，自诉患病以后心情低落，无明显恶寒怕热。中医诊断为痿证，属肝脾不和；西医诊断为重症肌无力。

处方：柴胡 15 克，白芍 30 克，枳壳 15 克，甘草 6 克，黄芪 40 克，白术 30 克，升麻 10 克，川牛膝 15 克，鹿角霜（先煎）10 克，桂枝 12 克，防风 10 克。14 剂。每日 1 剂，水煎服。

复诊：诉四肢乏力明显改善，眼睑下垂无加重。以上方为基本方加减治疗 3 个月后，眼睑下垂好转，症状明显改善。

【评析】 脾属中焦，肝亦处中焦范畴，肝主疏泄，脾主运化，同时起着经络气机枢纽的作用。气运行在经络中，经络的生理活动主要通过气机来运作，所以气的亏盈和是否运行通畅对脏腑之间的作用及四肢关节活动至关重要。本案痿证诊断明确，其喜叹息，四肢乏力，心情郁闷不舒，认为是肝郁气滞，气机条达不畅导致，故以四逆散为基本方，疏肝理脾为治法，佐以补肾之品。人体各脏腑相互联系，相互作用，虽然重症肌无力以脾病为中心环节，但兼见肝失条达的患者临床常见，影响脾气之运化，须加以详辨，疏肝调脾，方可相得益彰。

病案3

患者，男，33 岁。2000 年 4 月 20 日就诊。

病史：患者 20 天前感冒后，出现右眼眼睑下垂，外院做新斯的明试验阳性，诊断为重症肌无力。由于患者拒绝西药治疗，经人介绍求治于李涛教授。刻下症见：右眼眼睑下垂，眼裂约为 5 毫米，四肢肌力正常，舌紫，苔薄剥落，脉沉。中医诊断为痿证，治以健脾益气。

处方：生黄芪 15 克，白术 12 克，白芍 15 克，党参 15 克，陈皮 10 克，升麻 10 克，山药 20 克，当归 12 克，柴胡 10 克，甘草 6 克。

治疗开始 4 周内，患者病情逐渐加重，波及双眼眼睑，活动后自觉身体疲惫，步行 50 米需要休息片刻，恶寒怕风，气短，汗出增多，舌红苔薄白，脉弦。反复思考，患者虽然脾虚无力症状突出，但自汗怕风亦属卫气不固，此为肺气不足，阴阳失衡之征，遂更改处方，以生黄芪补气为君，合桂枝汤调和营卫，酌加补肾敛汗之品。处方：黄芪 30 克，桂枝 12 克，白芍 15 克，生姜 10 克，山药 20 克，覆盆子 12 克，鸡血藤 20 克，生牡蛎（先煎）30 克，甘草 6 克。治疗 1 周后，患者自诉自汗，恶寒怕风稍有改善，四肢乏力依然。

继续原方治疗 2 周，再以处方：生黄芪 15 克，沙参 15 克，麦冬 10 克，生地黄 15 克，牡丹皮 10 克，白芍 15 克，白术 12 克，鸡血藤 15 克，覆盆子 15 克，女贞子 15 克，山茱萸 15 克，黄精 15 克，紫河车 10 克，生牡蛎（先煎）10 克。坚持服用半年后患者症状明显改善，全身无力症状基本消失，但右手切菜时稍感无力，右眼眼裂 7 毫米，左眼眼裂 10 毫米。继续上法加减治疗 1 年后可以游泳 2 小时，爬山如常人。遂服用补益脾肾丸药收功。

【评析】 尽管健脾补肾为重症肌无力的基本治法，但患者情况千变万化，病机亦有所不同，临证时绝不可以机械式的思维，生搬硬套，必须遵从"有者求之，无者求之，盛者责之，虚者责之……令其调达，而致和平，此之谓也"。本案属青壮年，初诊以补气养阴为治法，服药后效果不理想，并出现症状加重。《伤寒论》云："病常自汗出者，此为荣气和，荣气和者，外不谐，以卫气不共荣气谐和故尔。以荣行脉中，卫行脉外，复发其汗，荣卫和则愈，宜桂枝汤。"患者汗出增多，恶寒怕风，正符合伤寒论中桂枝汤的药证，故在补气养阴的基础，配合调和营卫治法，并坚持服药，3个月后开始收效，最终治疗成功。

病案 4

患者，女，28 岁。2011 年 1 月 13 日就诊。

病史：患者于 2007 年 9 月出现眼睑下垂，视物重影。于外院新斯的明试验阳性，诊断为重症肌无力，检查胸部 CT 发现胸腺瘤。同年 10 月行胸腺切除术，术后口服强的松及溴吡斯的明连续治疗 3 个月后，症状完全缓解。2009 年 3 月再次出现眼睑下垂，视物重影，吞咽困难，构音不清，纳可，二便调，苔少，脉细。同年 5 月查血抗乙酰胆碱受体，结果提示乙酰胆碱受体（AChR）抗体、乙酰胆碱酯酶（AChE）抗体、Titin 抗体、Ryanodine 受体均高于参考范围值。治以补脾益气。

处方：党参 15 克，黄芪 40 克，白术 15 克，白芍 15 克，柴胡 10 克，菟丝子 15 克，枳壳 15 克，茯苓 15 克，甘草 5 克。

服 4 个月，眼睑下垂稍有好转，舌淡苔薄白，脉弦滑，处方以上方加紫苏梗 10 克继续治疗。连续治疗 5 个月后，患者自觉吞咽困难、视物重影亦有所好转，复查 AChR 抗体等各指标均于正常参考值之内，患者自诉无明显其他不适。

［叶家豪，李涛．李涛治疗重症肌无力病例分析 [J]．中国中医急症，2012，21（6）：905-906.］

【评析】 李涛教授认为重症肌无力与脾关系最密切，其次为肝肾。《素问·痿论》云："脾主身之肌肉。"脾为后天之本，生化之源，脾气虚弱则无力，其作用十分重要。肾为先天之本，不仅与肌肉的生长发育有关，肾精不足元阴元阳的盈余和失调又对本病的复发起着关键作用。而肝主疏泄，气机疏泄失调，影响脾之运化，精微之输布，则肌肉疲惫无力；肝藏血，主筋，肝血不足，筋脉失养，亦可导致肌肉运动不灵。因此重症肌无力的中医治法以健脾补肾为基础、佐以疏肝理气，根据辨证论治，脏腑之虚实，灵活变通，方可提高中医治疗重症肌无力的临床疗效。本案病机为脾肝肾三脏俱损所致，而气虚下陷是致病的关键，因此，在治疗上以补脾益气为主，代表方药如补中益气汤。患者于就诊前检测 AChR 抗体超出参考范围，在治疗后 6 个月后复查各指标均于正常参考值之内，患者未诉明显不适，提示补中益气汤在改善肌无力症状外，其可能通过调节免疫功能而发挥作用。

13. 王宝亮 补脾益气法治疗重症肌无力医案

赵某，男，47岁。2017年12月4日初诊。

病史： 自诉1个月前无明显诱因出现右眼睑下垂，抬举无力，呈晨轻暮重，日益加重，遂至当地人民医院就诊，确诊为重症肌无力，现口服溴吡斯的明片，每6小时服1次，症状控制一般。今为求中医治疗前来吾师门诊，刻下症见：右眼睑下垂，抬举乏力，劳累后加重，休息后症状稍减，伴见神疲乏力，纳差，近来忧思多而眠浅易醒，平素大便偏溏，近1个月服药后腹泻，每日2～3次，小便正常。查舌质黯：淡有齿痕、苔薄腻，脉沉细。西医诊断：眼肌型重症肌无力；中医诊断：痿证（脾胃虚弱证）。

处方： 党参30克，茯苓20克，炒白术20克，陈皮12克，黄芪30克，升麻10克，柴胡12克，当归15克，熟地黄20克，桔梗20克，枳壳10克，首乌藤30克，远志15克，炙甘草10克。10剂，水煎服，每日1剂。

二诊： 诉服上方后眼睑下垂程度较前减轻，觉双下肢困重，纳眠有所改善，大便可成形。查舌质淡、苔白，脉细。上方黄芪加至60克，去远志，加巴戟天12克，淡附片9克，淫羊藿15克，黄精30克。继服10剂。

三诊： 患者溴吡斯的明片减为每8小时口服1次，右眼睑下垂、神疲乏力均较前好转，纳眠尚可，二便调。

嘱守上方做水丸继服，据病情渐减西药用量。

［刘文秀，关运祥，邵凯瑜，等．王宝亮教授从肺脾肾论治重症肌无力经验［J］．中国中医药现代远程教育，2020，18（10）：48-50.］

【评析】 该患者临床表现为眼肌型重症肌无力，《银海精微》曰："五轮……脾属土曰肉轮，在眼为上下胞睑……"脾气虚则眼睑不用，抬举无力。脾主运化水谷精微，与足阳明胃经相表里，脾胃亏虚失其升清降浊之功，清阳不能运化水谷而陷于下则见大便溏，正如《黄帝内经》谓"清气在下，则生飧泄"。脾胃气虚，水饮不化则舌质黯淡有齿痕，苔薄腻，气虚无以鼓动血脉则脉沉细。故辨为脾胃虚弱证，方选参苓白术散加减，方中党参、茯苓、炒白术、陈皮健运脾胃，黄芪补中益气，升麻、柴胡升举阳气，配伍枳壳更可达升清降浊之功，血为气之母，气虚当知血不足，以当归、熟地黄补血活血，更加桔梗引诸药上行，使药力直达病所。患者眠差，配伍首乌藤、远志以宁心安神，炙甘草补脾益气并调和诸药。患者二诊睡眠改善，觉双下肢乏力，故去远志，加大黄芪用量以增健脾益气之力，并加巴戟天、淡附片、淫羊藿、黄精以补肾填精助阳，以资后天生化之源。全方以甘温补脾为主，升中有降，加减灵活，后期更添补肾助阳之力，脾肾互资，共达益气强筋之功。

14. 符为民　利湿清热，醒脾升阳法治疗重症肌无力医案

陶某，女，51 岁。2017 年 5 月 12 日初诊。

主诉：双眼睑下垂 2 年余，加重 2 周。患者自 2015 年开始出现左眼睑稍下垂，未予重视，后症状加重，双眼睑皆下垂，伴视物模糊，吞咽困难，饮水呛咳，活动后诸症加重，遂就诊于南京市某脑科医院，诊断为眼肌型重症肌无力，多次住院治疗，住院期间予强的松、免疫球蛋白等治疗，平时口服溴吡斯的明片 60 毫克，每日 3 次，强的松 10 毫克，每日 1 次，碳酸钙 1.5 克，每日 1 次，近两年病情未见显著进展。两周前自觉双眼睑上抬无力较前加重，白日双眼几乎不能睁开，现为寻求进一步诊治，遂求治于中医。刻下症见：患者双眼睑上抬无力，下午尤为显著，双眼几乎睁不开，视物模糊，吞咽困难，饮水呛咳，神疲乏力，口苦口黏，纳差，睡眠一般，小便黄，大便可，舌红苔黄腻，脉滑数。中医诊断为痿证，辨证为湿热蕴脾、清阳不升、筋脉失濡，治以利湿清热、醒脾升阳。

处方：苍术 10 克，炒白术 10 克，黄柏 6 克，生薏苡仁 30 克，炒薏苡仁 30 克，川牛膝 10 克，党参 10 克，茯苓 15 克，柴胡 10 克，升麻 10 克，当归 10 克，桔梗 10 克，怀山药 15 克，法半夏 10 克，陈皮 6 克，茵陈 30 克，炙甘草 6 克。14 剂，每日 1 剂，水煎温服。嘱患者每日早晚行八段锦及五禽戏调养生息，饮食清淡。

2017 年 5 月 26 日二诊：患者诉眼睑上抬困难稍有所改善，口苦口黏基本消失，仍觉吞咽困难，饮水呛咳，神疲乏力，纳可，夜寐安，舌淡红苔薄白，脉沉。二诊湿热症状基本消失，脾肾亏虚显著。原方加生、炙黄芪各 30 克，淫羊藿 10 克，山茱萸 15 克，杜仲 10 克，续断 10 克，去茵陈、苍术、黄柏、半夏、陈皮。常法水煎继服 1 个月。

2017 年 6 月 26 日三诊：患者眼睑上抬无力、吞咽困难、饮水呛咳及神疲乏力等症状均较前显著改善，原法治疗有效，守法拟方，继以原方加减巩固，冬季改为膏方，继服半年。随诊诉眼睑下垂、吞咽困难、饮水呛咳诸症状基本消失，

病情平稳，未见进展。

［杜隽，常诚．符为民教授清热化痰、调肝（胆）宁神论治儿童青少年强迫症［J］．浙江中医药大学学报，2019，43（7）：660-663．］

【评析】患者中年女性，因"双眼睑下垂2年余，加重2周"就诊，辨病乃属中医"痿证"范畴，初诊患者以双眼睑上抬无力为主症，结合舌脉，辨证属湿热蕴脾、清阳不升、筋脉失濡之证。实验研究表明，免疫抑制剂可引起患者唾液、痰液等分泌物增加，激素可引起水钠潴留。该患者长期口服此类药物，致使体内湿热内蕴，胶着难祛；脾主四肢肌肉，司眼睑开合，脾虚则见眼睑抬举无力、吞咽困难等临床症状。故初诊以利湿清热、醒脾升阳为治疗原则，拟方以四妙汤和补中益气汤合方加减治疗。二诊患者口苦口黏基本消失，但眼睑上抬无力、吞咽困难、饮水呛咳未见显著改善，此时黄腻苔已转为薄白苔，患者湿热已祛，脾肾亏虚症状显著，故二诊生、炙黄芪并用以加强健脾益气之效，并加淫羊藿、山茱萸、杜仲、续断以加强益肾填精之功。三诊患者症情显著改善，该病进展缓慢，易于复发，仍守法拟方，继服半年，加强巩固治疗。

15. 李广文　健脾益气法治疗重症肌无力医案

劳某，男，39岁。因"上眼睑下垂一年余"于2013年5月3日入院。

病史：患者于2011年11月无诱因出现右上眼睑下垂，至2012年10月上眼睑下垂加重，双眼交替出现，时有复视，晨轻暮重。到昆明某医院就诊，行新斯的明试验（+）后确诊为眼肌型重症肌无力，给口服溴吡斯的明60毫克，每日2次治疗，上眼睑下垂有所减轻。但近2个月来左上睑下垂加重，双眼复视交替出现，眼球转动不灵活。查体：双侧上眼睑下垂，左眼睑遮瞳1/2，右眼遮瞳1/3，双眼疲劳试验（+），向右视物有复视。舌质淡红，苔薄白，脉沉细。西医诊断：眼肌型重症肌无力；中医诊断：痿证（脾胃气虚）。治法：健脾益气。

处方：补中益气汤合四君子汤加减。黄芪120克，党参60克，白术15克，茯苓25克，陈皮12克，当归15克，柴胡12克，炙升麻12克，炙甘草5克。

守方内服半个月上眼睑下垂减轻，复视犹存，黄芪加量至130克。并加制何首乌30克，炙黄精30克，山药30克，大枣30克。健脾益气的同时补肾养精明目治疗。1个月后复视减轻，右上眼睑下垂消除，左上眼睑遮瞳约1/4。

继续守上方服药2个月后复视除，溴吡斯的明逐渐减量并于2013年10月停服。患者继续上方巩固治疗1个月后间断口服中药治疗3个月，于2014年3月停药。

总疗程为14个月，随诊1年半无不适。

［周兴莲.李广文主任医师对重症肌无力的诊治特色[J].光明中医，2016，31（16）：2327-2329.］

【评析】 中医认为"目是脏腑血气之精华"，赖后天脾胃功能滋养，若脾胃虚弱，气血生化乏源，目睛失养则出现复视。脾气虚弱升举无力而眼睑下垂。治疗时当以健脾益气，升阳举陷为法，故给补中益气汤合四君子汤合方治疗，且黄芪量逐渐增大，同时加入山药、大枣增强健脾益气之效。制何首乌、炙黄精有补肾养睛之功。规律服用，脾胃得健，气血化源充盈，故复视及上眼睑下垂除。

（二）全身型重症肌无力

1. 张志慧　补益脾肾法治疗重症肌无力医案

娄某，男，15岁。1971年12月7日初诊。

病史：患者于3个月前感冒发热后，突然出现左眼睑下垂，早上轻，晚上重；继则眼球运动不灵活，上、下、内、外运动范围缩小。约经月余，右眼睑亦下垂，并有复视现象。经某医院检查X线片示胸腺无增大。用新斯的明试验确诊为重症肌无力。经抗胆碱酯酶药物治疗无效而来就诊。检查：症见眼睑下垂，眼球运动不灵活，运动范围缩小，复视，身体其他部位肌肉未见累及，饮食、睡眠、呼吸、二便、肢体活动均正常，仅体力较差，舌嫩无苔而有裂纹，脉弱。辨证：证属脾肾两虚，脾虚为主。治法：以补脾为主，兼予补肾。

处方：黄芪10克，升麻9克，白术12克，菟丝子9克，党参15克，桑寄生18克，当归12克，石菖蒲9克，柴胡9克，何首乌9克，橘红4.5克，紫河车15克，大枣4枚。

每日服1剂。另每日开水送服六味地黄丸18克（1次顿服），并配合针刺脾俞、肾俞、足三里等穴。

1972年3月2日二诊：经上述治疗3个月后，病情稍有好转，原晨起后约半小时即出现眼睑下垂，现眼睑下垂时间稍推迟，余症同前。上方黄芪加量，每周服6剂，每天1剂。另每周服后方1剂。处方：党参9克，云苓9克，白术9克，炙甘草 6 克，当归 6 克，熟地黄 15 克，黄芪 12 克，白芍 9 克，五味子 9 克，肉桂心（后下）1.5 克，麦冬 9 克，川芎 6 克。补中益气丸 12 克，另吞服。

上法治疗月余，症状明显好转，晨起眼睑正常，可维持至下午 3 时左右，两眼球活动范围增大，复视现象消失。

6 月 6 日三诊：服药 3 个月，除左眼球向上活动稍差外，其余基本正常。舌嫩苔少有裂纹，脉虚。治守前法。处方：黄芪 60 克，白术 12 克，党参 15 克，当归 12 克，柴胡 9 克，升麻 9 克，枸杞子 9 克，大枣 4 枚，阿胶（烊化兑服）3 克，橘红 3 克，紫河车粉（冲服）6 克。每周 6 剂，每日 1 剂。另每周服下方 1 剂。处方：枸杞子 9 克，云苓 12 克，怀山药 12 克，牡丹皮 9 克，山茱萸 9 克，熟地黄 12 克，生地黄 12 克，巴戟天 6 克。

1973 年 3 月四诊：服前方药半年多，两眼球活动及眼裂大小相同，早晚无异。嘱服上方药 2 个月以巩固疗效。

追踪观察 13 年，病无复发。

[张志慧. 重症肌无力发病机制初探 [J]. 陕西中医，2006，27（12）：1596.]

【评析】 运用中医药治疗重症肌无力，是当前很值得研讨的课题。中医眼科虽有"睑废"之证及《北史》有"睑垂复目不得视"的记载，近似于眼肌型重症肌无力，但尚未能形成对本病较完整系统的理论和临床验证。笔者根据脏象学说，以脾主肌肉，脾为后天之本，肾为先天之本，先天后天互相关联等理论治疗本病，收到一定的效果。

《灵枢·大惑论》曰："五脏六腑之精气，皆上注于目而为精。"并指出："精之窠为眼，骨之精为瞳子，筋之精为黑眼，血之精为络，其窠气之精为白眼，肌肉之精为约束……"后世医家据此发展为"五轮"学说，指出目部与脏腑的有机内在联系。其中"肉轮"——眼胞（眼睑）属脾，因脾主肌肉，肌肉之精为约束。笔者根据前人这一理论，认为眼睑下垂主要是脾虚气陷，脾阳不足，清气不升，故提睑无力。治疗大法宜以大补脾气，使脾阳健运，清阳上升，则眼睑活动可复常。要升发脾阳，应首选李东垣之"补中益气汤"。通过反复的临床实践，笔者体会使用此方要重用黄芪、升麻和柴胡。

本病的形成除与脾有关外，尚同肝肾相关，因除眼睑下垂外，还有眼球运动障碍，引起复视、斜视等症状，并多有肾虚或阴虚的脉象、舌象。所以治疗上除大补脾气外，还应根据肝肾同源、肝虚补肾之原则，同时补肾，使先天（肾）与后天（脾）同补，以图根治。

从脾与肾的相互关系来看，本案患者舌嫩无苔兼有裂纹，脉弱，都是肾阴不足的征象。治疗采用 6 天补脾阳，1 天补脾阴之法，补脾时兼予补肾，养肾时兼予补脾，一法到底，直至治愈。

2. 吴熙伯弟兄　补肾健脾法治疗重症肌无力医案二则

病案 1

葛某，男，24 岁。

病史：两下肢沉重无力，步履蹒跚，面萎无荣，形体消瘦，两目无神，语言低微，经某医院诊治，诊为重症肌无力。住院治疗，用新斯的明、加兰他敏等药疗效不显，主动出院，就诊中医。面色不华，形体消瘦，两目无神，语言低微，体软乏力，双手不能持物，两下肢沉重无力，步履蹒跚，食觉不甘，舌苔白，脉沉细。辨证为脾肾阳虚，属痿证，治以补肾健脾。

处方：生黄芪 30 克，熟地黄 15 克，怀山药 15 克，全当归 10 克，怀牛膝 10 克，锁阳 10 克，杜仲 10 克，菟丝子 15 克，制黄精 15 克，仙茅 15 克，桂枝 6 克，鹿角胶（烊化兑服）10 克，10 剂。

二诊：服药尚适，仍守原方续服 10 剂。

三诊：经治以来，病情大有起色，续服上方 30 剂。

四诊：症状好转过半，续拟健步虎潜加味作丸徐服，以冀恢复。处方：虎骨 60 克，怀牛膝 60 克，橘皮 60 克，熟地黄 60 克，锁阳 60 克，龟甲胶（烊化兑服）60 克，炮姜 50 克，当归 60 克，炒白芍 60 克，肉苁蓉 60 克，熟附片 50 克，枸杞子 60 克，鹿角胶（烊化兑服）60 克，黄芪 60 克。

共研细末，用羊肉捣烂为丸，每服 5 克，每日 3 次。

【评析】　张景岳立论"元气败伤则精虚不能灌溉，血虚不能营养者，亦不少矣。若概从火论则恐真阳亏败，及土衰水涸者，有不能堪。故当酌寒热之浅深，审虚实之缓急，以施治疗，庶得治痿之全矣。"重症肌无力属中医"痿证"范畴，宗薛立斋述："痿证多因足三阴虚损……"故选用补肾健脾药品，促使元阳振兴，脾气健运，后天生化无穷，四肢肌肉得到充养，长期服用而病退。

病案 2

韩某，男，38 岁。

病史： 经某医院检查，右上眼睑轻度下垂，双侧眼裂偏小，四肢近端肌力弱，腱反射对称偏低，眼肌疲劳试验阳性，新斯的明试验阳性，胸片示：胸腺增大，诊断为全身型重症肌无力。面萎无荣，神倦乏力，形寒怕冷，腰脊酸楚，饮食不馨，右上眼睑轻度下垂，四肢均无力，舌质淡，苔白，脉沉细。辨证为中气虚弱，脾肾两亏，治以补血温肾。

处方： ①黄芪 30 克，当归 10 克，制潞党参 15 克，炒白术 10 克，淫羊藿 15 克，怀山药 15 克，熟地黄 15 克，巴戟天 10 克，仙茅 15 克，炙甘草 3 克，鹿角胶（烊化兑服）10 克。10 剂。②制马钱子 30 克，研粉装入空胶囊，计装 60 粒，每服一粒，每日 2 次，开水送下。

二诊： 上方服完，幸合病机，守原方续服 20 剂。马钱子胶囊同上。

三诊： 病情好转，腰脊软倦好转尤为明显，守原方扩大其制，做丸缓图。处方：参须 60 克，炒白术 60 克，茯苓 60 克，炙甘草 40 克，黄芪 60 克，当归 60 克，熟地黄 60 克，肉桂 30 克，巴戟天 60 克，鹿角胶 60 克，淫羊藿 60 克，仙茅 60 克，制马钱子 50 克，怀牛膝 60 克。生晒，共研细末，炼白蜜为丸，如梧子大，每服 4 克，每日 3 次，饭后服，开水送下，此丸计配三料，服七月余，症状基本消失。

[吴熙伯，吴少清 . 吴熙伯弟兄临床治验集锦 [M]. 福州：东南大学出版社，2006.]

【评析】 重症肌无力属中医学"痿证"范畴。王肯堂云："痿者，手足痿软而无力，百节纵弛而不收也。"张锡纯云："痿证有筋非拘挛，肌肉非麻，唯觉骨软不能履地者"，并积累了丰富的治疗经验，值得我们学习。前人有对马钱子治疗痿证的经验，张锡纯认为，马钱子开通经络，有透达关节之力，胜于他药，性虽有毒，若制之则无毒，服之可使全身眴动。本例治疗未见任何反应，且疗效卓著。

3. 王季儒 补益脾肾法治疗重症肌无力医案

孙某，女，26 岁。1977 年 6 月 16 日初诊。

病史： 患者于 1974 年自觉两下肢发凉无力，1975 年结婚后，逐渐加重。

1977 年 1 月产后周身无力不能行动，逐渐不能站立。吃饭时左手无力端碗，右手无力用筷，但饮食正常。在本地治疗无效，来津求医，经某医院检查后，诊断为重症肌无力。后来我院就诊。患者营养中等，两手合谷及手掌肌肉萎缩，由人搀扶可以勉强站立片刻，唯不能行动。脉弦滑。患者在农村劳动，经常为寒湿侵袭。寒伤肾，湿伤脾，脾肾两虚，脾虚则肌肉萎缩，肾虚则骨萎无力。且脾主四肢，故四肢无力尤重。治法：补脾肾，强筋骨。唯病延既久，拟丸药缓调。

处方： 鱼鳔珠 90 克，牛板筋 90 克，何首乌 30 克，枸杞子 60 克，菟丝子 60 克，熟地黄 60 克，当归 30 克，杭白芍 30 克，党参 45 克，虎骨 30 克，牛膝 30 克，木瓜 30 克，续断 90 克，白术 30 克，鹿筋 120 克，桑寄生 90 克，川芎 30 克，桂枝 24 克，独活 30 克，细辛 24 克。共研细为蜜丸，每丸 9 克重，早晚各 1 丸。

1978 年 1 月 18 日二诊： 前方服两料，周身渐觉有力，能纳鞋底。小孩已一周岁，能够举起。前方既见效机，再加大剂量，继续服用。处方：鱼鳔珠 120 克，牛板筋 120 克，黄芪 120 克，党参 120 克，白术 60 克，杭白芍 60 克，川芎 30 克，何首乌 90 克，菟丝子 90 克，沙苑子 90 克，阿胶 60 克，鹿角胶 120 克，龟甲 120 克，虎骨 60 克，川续断 120 克，淫羊藿 60 克，鹿筋 120 克，巴戟天 60 克，桂枝 60 克，焦神曲 90 克，苍术 60 克，狗脊 90 克，砂仁 30 克，木瓜 60 克，牛膝 60 克，云苓 60 克，甘草 30 克。共研细为蜜丸，每丸 9 克重，早晚各 1 丸。

1978 年 6 月 28 日三诊： 经过一年来丸药调理，症状明显好转，可以步行 1000 米，两上肢已有力，唯两下肢觉凉，出冷汗，夜寐欠佳。处方：鱼鳔珠 90 克，熟地黄 60 克，山茱萸 30 克，何首乌 30 克，枸杞子 60 克，菟丝子 60 克，川乌 30 克，草乌 30 克，熟酸枣仁 30 克，首乌藤 60 克，桑寄生 30 克，威灵仙 30 克，鹿筋 60 克，龟甲 30 克，虎骨 30 克，鸡血藤 30 克，牛膝 30 克，木瓜 30 克，巴戟天 30 克，淫羊藿 30 克，党参 60 克，川续断 90 克，杜仲 30 克，狗脊 60 克，牛板筋 90 克，杭白芍 90 克，桂枝 30 克，白术 30 克，甘草 15 克，共研细为蜜丸。每丸 9 克重，朱砂为衣，早晚各 1 丸。

1978 年 10 月 20 日四诊： 据述上方配制时缺少虎骨，故服后药力较差，不如有虎骨者效果明显。两手合谷及手掌之萎缩已恢复丰满，两手有力，能纳鞋底及缝纫。小孩已 16 个月，可以抱起行走。唯双下肢力量尚差，小腿仍有凉感，脉缓和。处方：鱼鳔珠 100 克，枸杞子 60 克，附子 30 克，桂枝 30 克，熟地黄

60 克，菟丝子 60 克，川续断 100 克，鹿筋 60 克，山茱萸 30 克，龟甲 50 克，牛膝 50 克，虎骨 50 克，何首乌 30 克，巴戟天 30 克，仙茅 30 克，木瓜 20 克，淫羊藿 30 克，牛板筋 100 克，党参 60 克，甘草 15 克，鹿角 30 克，砂仁 20 克，杭白芍 60 克，当归 40 克，狗脊 60 克，杜仲 50 克，白术 40 克。共研细为蜜丸，每丸 9 克重，早晚各 1 丸。

1979 年 5 月 24 日五诊：两下肢已不觉凉，唯力量尚未恢复到未病时的情况。原方去附子，加十大功劳叶 60 克，千年健 50 克，黄芪 60 克。

患者于 1979 年 12 月又来诊，据述身体已恢复如前。嘱其原方配服，巩固疗效。

[王季儒. 肘后积余集 [M]. 天津：天津科学技术出版社，1984.]

【评析】 本例为农村妇女，推其致病之原，不外为劳役伤脾，寒湿伤肾。脾伤则肌肉萎缩无力，肾伤则骨痿，两足痿弱。治痿虽有独取阳明之条，而用血肉有情之品，以强壮筋骨更为重要。鱼鳔珠、牛板筋、鹿筋、虎骨皆为血肉有情之品，壮筋骨而利机关；何首乌、续断、枸杞子、菟丝子、熟地黄补肝肾以强筋骨；四物汤养血以营养皮肉脉筋骨；党参、白术健脾胃以充实肌肉；桑寄生、独活、桂枝、细辛通经络以促进血循环，且能胜湿。以后又加龟甲、鹿角以通督任两经，且能增加钙质。黄芪补气以生血，气血旺则皮肉筋骨得养而体力自增。或加附子，或加川草乌祛寒湿以振奋神经。数年之病，丸药缓调，服药半年即明显见效。又服一年方始痊愈。先君静斋公尝言："重病不宜轻弃，必须耐心治疗。若朝秦暮楚，急于求成，恐未见其能愈也。"

4. 祝谌予　温补脾肾，实卫固表法治疗重症肌无力医案

吕某，男，19 岁。1978 年 7 月 7 日初诊。

主诉：眼睑下垂、全身无力 3 年。患者于 1975 年 8 月因睡卧湿地数小时后发现眼睑下垂，说话及吞咽困难，饮水反呛。经我院神经内科确诊为重症肌无力，服新斯的明治疗后明显好转。1975 年 12 月又因外出受凉并发上呼吸道感染而病情反复，出现全身无力、声音嘶哑、呼吸困难，急诊住院经大剂量溴吡斯的明及多种抗生素治疗病情控制，于 1976 年 2 月出院。出院后长期服用安贝氯铵治疗，近两个月口服安贝氯铵由每日 9 片减至每日 5 片，症状加重。20 天前自行下楼梯时突然无力而摔倒，之后不能自行上下楼。刻下症见：双眼睑下垂，无力抬起。咀嚼无力，吞咽困难。尤以每日午后疲惫乏力殊甚，自己不能上下楼

梯。虚汗很多，极易外感。舌淡，尖红黯，脉沉滑。口服安贝氯铵每日 5 片。辨证：脾肾阳虚，卫表不固。治宜温补脾肾，实卫固表。方宗保元汤、四君子汤、桂枝汤三方加减。

处方：生黄芪 30 克，党参 15 克，白术 12 克，川桂枝 15 克，白芍 15 克，炙甘草 6 克，菟丝子 15 克，女贞子 12 克，肉苁蓉 15 克，巴戟天 10 克，淫羊藿 10 克，鸡血藤 30 克。每日 1 剂，水煎服。

服药 1 个月，汗出减少，未再外感，余症同前。原方加茯苓 15 克，陈皮 10 克，川续断 12 克，桑寄生 20 克，楮实子 10 克。再服 1 个月，体力增加，自己能上下楼梯，安贝氯铵减至每日（4+1/2）片。依上方加减服药九十余剂，患者眼睑下垂、咀嚼无力、吞咽困难均除，体力明显增加，安贝氯铵减至每日 4 片维持。乃将原方加麦冬、石斛等配制蜜丸常服，以资巩固。半年后随访，病情稳定。

［董振华，季元，范爱萍，等. 祝谌予临证验案精选 [M]. 北京：学苑出版社，1996.］

【评析】 重症肌无力颇似中医之痿证，但临床并无明显的肌肉萎缩。《灵枢·本神》云："脾气虚则四肢不用。"《诸病源候论·睢目候》亦云："目是脏腑气血之精华，若血气虚，其皮缓纵，垂复于目，则不能开，此呼睢目。"可知重症肌无力病在肌肉，证在无力，究其根本病机是脾肾亏损，卫阳不足，每易因风邪外干而加重病情。盖脾主四肢肌肉，为气血生化之源；肾藏精主骨，为作强之官。脾肾不足，先后天俱虚，精气无以充养肌肉筋骨则动作乏力，痿软似瘫；不能上注于目，目胞失约则眼睑下垂；卫阳不足，风邪外干则汗出溱溱，易患外感。故祝谌予治疗本案投以大量芪、参、术、苓、菟丝子、女贞子、巴戟天、淫羊藿、肉苁蓉、楮实子等温补脾肾、强筋壮骨之品以培其本，合用桂枝汤调和营卫、祛风解肌以固其表。辨证立法精当，坚持守方治疗，取效令人满意。

5. 祝谌予　温补脾肾，益气养血法治疗重症肌无力医案

贾某，女，12 岁。

病史：患者于 1969 年 6 月因右眼突然难以睁开，经某医院确诊为眼肌型重症肌无力，用新斯的明治愈。1974 年 10 月不慎外感，双眼睑先后发紧、下垂，以午后为重，并伴有复视。1975 年 6 月中旬再度受风，眼珠活动受限，咀嚼无力，吞咽困难，甚或饮水发噎。虽服新斯的明等西药，效果不著，诸症渐次加重。

1975 年 7 月 22 日因发热伴呼吸困难，我院神经科诊断为全身型重症肌无力并发肌无力危象及肺部感染收住病房。经吸痰、给氧、抗感染等积极抢救，肌无力危象及肺部感染得以控制后，邀请中医会诊。刻下症见：精神萎靡，面容憔悴，两眼睑下垂无力抬起，眼隙如缝，复视，气短憋气，语气低微，咀嚼无力，颈项酸软，全身近似软瘫，不能下地行走，两手小鱼际肌肉轻度萎缩。舌淡，脉沉细。辨证：脾肾虚损，气血双亏，复感风邪而致痿弱。治拟补脾肾、益气血培其本，疏风活络顾其标，方宗补中益气汤加减。

处方： 生黄芪 30 克，台党参 9 克，全当归 9 克，升麻 6 克，柴胡 9 克，生白术 9 克，广陈皮 9 克，清半夏 9 克，云苓 12 克，炙甘草 3 克，川续断 9 克，桑寄生 15 克。每日 1 剂，水煎服。同时嘱患者每日用生黄芪 30 克煎汤冲洗眼胞。

服药 1 个月后复诊： 患者仍感无力，多汗，四肢远端厥冷，舌淡，苔白腻，脉濡软。此乃表阳不固，营卫失调之象，暂拟温脾肾、固表阳、和营卫法治之。处方：川桂枝 12 克，杭白芍 12 克，炙甘草 9 克，制附片 9 克，淡干姜 4.5 克，台党参 15 克，云苓 12 克，生白术 9 克，枸杞子 9 克。每日 1 剂，洗药同前。以上方为主加减治疗 1 个月，汗出逐渐减少，手足转温，余症同前，仍守培补脾肾原意。处方：生黄芪 15 克，台党参 15 克，生白术 12 克，云苓 15 克，全当归 9 克，杭白芍 15 克，川芎 9 克，熟地黄 12 克，制附片 9 克，川桂枝 9 克，淫羊藿 9 克，巴戟天 9 克，九节菖蒲 9 克，炒远志 9 克，鸡血藤 30 克。每日 1 剂。住院期间患者病情日趋好转，身渐有力，可以随意下地活动，饮食正常，生活亦能自理。唯眼睑下垂、复视改善不太明显，遂于 1975 年 12 月下旬出院，后到中医科随诊治疗。处方：生黄芪 30 克，川桂枝 9 克，赤白芍各 15 克，制附片 6 克，淡干姜 6 克，淫羊藿 15 克，巴戟天 15 克，全当归 9 克，熟地黄 15 克，枸杞子 12 克，黄精 15 克，千年健 15 克，十大功劳叶 15 克。每日 1 剂，水煎服，洗药同前。

上方为基础加减治疗 3 个月后，患者眼睑下垂、复视均有明显改善，自己能上百货大楼等处玩耍。原方加服疏风定痛丸，早晚各服 1 丸，以散风通络，攻补兼施。1976 年 7 月，复视消失，眼睑上抬亦觉有力，基本恢复正常，西药新斯的明由出院时每日 12 片减至 6 片。乃停服疏风定痛丸，原汤药方改配丸药巩固疗效。处方：生黄芪 90 克，云苓 60 克，生白术 30 克，升麻 15 克，建神曲 60 克，生山楂 90 克，千年健 60 克，金毛狗脊 60 克，十大功劳叶 60 克，川续断 30 克，菟丝子 30 克，女贞子 30 克，枸杞子 60 克，巴戟天 30 克，诸药研末，制成蜜丸，每丸重约 9 克，早晚各服 1 丸。

1978 年 3 月随诊，患者症情稳定，略感面肌发紧，笑不自然。原方加地龙、乌梢蛇、钩藤、白蒺藜等祛风通络之品，制成蜜丸续服。新斯的明减至每日 3 片。1978 年 12 月，西药全部停用，诸症皆瘥，患者体壮身健，肌肤丰满，复学后功课优秀，体力活动一如常人。

[邱德文，沙凤桐. 中国名老中医药专家学术经验集（第三卷）[M]. 贵阳：贵州科技出版社，1996.]

【评析】 脾主运化，为后天之本、气血生化之源，主四肢、肌肉，四肢肌肉赖其运化精微以滋养，从而维持正常功能。脾虚则运化失常，气血生化乏源，四肢肌肉失于濡养，故痿而不用。《素问·痿论》指出："治痿独取阳明。"亦即补益后天之法。故治疗常以益气健脾升清为主，方用补中益气汤之类。补中益气汤源出李东垣《脾胃论》，方中重用黄芪，味甘微温，入脾肺经，补中益气、益气升阳固表；辅以人参、炙甘草、白术益气健脾，助黄芪增强补中益气之功而为臣药；血为气母，气能生血气虚则血亏，故用当归养血和营，助参芪以补气生血，配陈皮理气和胃，使诸药补而不滞，共为佐药；并用少量升麻、柴胡，助主药以升提中气，而为佐使。诸药合用，则气虚得补，气陷能升。因临床上脾虚常有兼症，其中最常见者为肾虚，即《脾胃论》中指出的"脾病则下流乘肾，土克水则骨乏无力"。治疗当在健脾益气升清的基础上加补肾之品。辨其阴阳化裁。久病痰瘀阻络者又当兼顾。

6. 周仲瑛　益气升清法治疗重症肌无力医案二则

病案 1

傅某，女，22 个月。1997 年 3 月 26 日初诊。

主诉：左侧眼肌下垂 2 个月。2 个月前无明显原因出现左侧眼睑下垂，伴小便难以自控，纳谷不馨，大便干结，形体瘦弱，面色欠华，苔薄白，指纹不显。辨证属脾虚胃弱，清阳失用，治以健脾益气升清，佐以补肾固涩，以补中益气汤加减治之。

处方：生黄芪 15 克，党参 10 克，焦白术 10 克，炒薏苡仁 10 克，葛根 10 克，当归 10 克，炙甘草 3 克，煨益智仁 10 克，菟丝子 10 克，炒枳实 10 克。炙僵蚕 10 克。初投 7 剂，另予制马钱子 0.1 克，每日 2 次。

1 周后复诊，药后左侧眼肌下垂复常，开闭自如，但左目有时仍见向外斜视，纳谷增加，余无不适。药已取效，效不更法，原方加制白附子 5 克，炙全蝎 3 克。服 20 剂后来诊，两侧目裂对称，左眼肌下垂全部复常，小便能控，食纳平平，苔净，指纹不显，续初诊方加陈皮 6 克，服 3 月余后随访，未见发作。

🍅 病案 2

钟某，男，57 岁。1997 年 4 月 30 日初诊。

主诉：左侧眼睑下垂 8 个月。1996 年 8 月出现左侧眼睑下垂，在南京某医院住院诊治，CT、磁共振全身检查无异常发现，经疲劳试验、抗胆碱酯酶药物试验、肌电图确诊为重症肌无力，服用新斯的明治疗 2 周后好转出院。1997 年 3 月中旬复发，刻下症见：左侧眼睑下垂，舌体不和，语言不清，咀嚼困难，口唇周边肌肉有无力感，伴头昏，舌苔两侧花剥，边界明显，舌质紫黯，脉细。查见语声低微，语音不清，呼吸平稳，心肺正常，睁眼无力，咽反射良好，左上肢握力 V 级，右上肢握力 IV 级，证属肝肾亏虚，清气不能上承。治当培补肝肾，益气升清。

处方：石斛 12 克，黄精 12 克，枸杞子 10 克，生黄芪 20 克，党参 15 克，葛根 15 克，当归 10 克，炙甘草 3 克，陈皮 10 克，石菖蒲 6 克，升麻 5 克，炙僵蚕 10 克，炮山甲 6 克。初投 7 剂。

1 周后复诊，眼睑下垂稍复，语音清晰，咀嚼功能改善，但不耐劳累，舌苔能化，质光红好转，但尚紫黯，脉细滑，治守原法，原方改石斛 15 克，生黄芪 30 克，继服 30 剂。1 个月后续诊，眼睑下垂复常，语音清晰，咀嚼功能恢复，精神改善，舌苔薄腻，质紫黯，脉细有力。效不更章，原方改石斛为 10 克，嘱持续服用 1 个阶段，以资巩固，半年后随访未见复发。

[周仲瑛 . 周仲瑛临床经验辑要 [M]. 北京：北京医药科技出版社，1998.]

【评析】 中医古籍中与重症肌无力相似的证名记载有"痿证""睑废""脾倦""大气下陷"等。对病机和治疗的阐述，着重脾胃的较多。中医学认为，脾为后天之本，主运化，为气血生化之源，主四肢、肌肉，五脏六腑之精气皆赖其供养，四肢肌肉均为其主持。脾虚则运化失常，气血生化乏源，四肢肌肉失于濡养，故痿而不用，《素问·太阴阳明论》曰："脾病而四肢不用，何也？岐伯曰：

四肢皆禀气于胃，而不得至经，必因于脾，乃得禀也。今脾病不能为胃行其津液，四肢不得禀水谷之气，气日以衰，脉道不利，筋骨肌肉皆无气以生，故不用焉。"《证治汇补》亦指出："气虚痿者，因饥饿劳倦，胃气一虚，肺气先绝，百骸溪谷，皆失所养，故宗筋弛纵，骨节空虚。"眼有五轮，各应五脏，脏有所病，各现于轮，肉轮属脾，脾主肌肉，脾虚则气血不能上荣于肌肉而出现睑废。《灵枢·大惑论》云："五脏六腑之精气皆上注于目而为之精。精散则视歧，视歧见两物。"气血不充目睛，则出现视歧；呼吸困难、构音不清虽主要责之于肺肾，但与脾的关系亦十分密切，呼吸困难时常伴有痰涎壅盛，源于脾虚不能化湿，痰湿随气上壅；构音不清为咽喉等部位肌肉失于气血濡养所致。若脾虚肝旺，可见筋惕肉瞤等风象；气不运血，或痰湿阻滞，可见肌肤麻木不仁等瘀征。

关于治疗，《素问·痿论》早就指出："治痿独取阳明。"后世医家亦颇多论述。所谓治痿独取阳明者，即补益后天之法。《素问·痿论》曰："阳明者，五脏六腑之海，主润宗筋，宗筋主束骨而利机关也。"脾与胃相连，行津液上输于肺，布散全身，以润筋脉肌肉。故脾胃得健，则肺津有源，肝肾精血得充，宗筋得润，机关可利，不易致痿或痿易恢复。故治疗常以益气健脾升清为主要大法，方用补中益气汤之类。临床上患者不仅脾虚，且常有兼症，其中最常见者为肾虚，即《脾胃论》中指出的"脾病则下流乘肾，土克水则骨乏无力"。治疗当在健脾益气升清的基础上加鹿角胶、巴戟天、锁阳、菟丝子、杜仲、桑寄生等补肾温肾之品。总之，本病多虚，以脾为主，或脾肾两虚，故当宗"治痿独取阳明"之训，同时针对相关脏腑，审其病理因素的兼夹情况，兼顾并治。

7. 邓中光　补中益气法治疗重症肌无力医案二则

🍅 **病案 1**

敖某，男，10 岁。1979 年 1 月 25 日初诊。

病史：患者于 1970 年 4 月（患者当时 1 岁多），右上眼睑边缘出现一颗小红疹，两天后红疹自然消退，但左右眼睑先后出现下垂，不能睁开。经当地某医院用新斯的明试验，确诊为重症肌无力。曾用加兰他敏、新斯的明注射治疗，略有改善。后因周身长疮疖，在该年底停用西药。1971 年秋后，眼睑再度下垂，改用口服溴吡斯的明至 1974 年底，因无明显疗效，1975 ～ 1978 年曾断断续续用中药治疗，亦未能取得较显著的疗效。1979 年 1 月 25 日经朋友介绍前来就诊。检查：

双眼睑下垂至瞳孔上缘，严重时遮盖瞳孔。须抬头仰面才能视物，眼睑下垂朝轻暮重；双眼视力下降至 0.6；眼球外展、内旋活动均受限；倦怠乏力，跑步易跌跤，易患感冒；时觉头晕，食欲欠佳，遗尿；智力差于同龄儿童；面色㿠白，舌胖色黯，苔白，舌心少苔；脉右寸略浮，左寸及双尺俱弱。诊断：重症肌无力。治法：补气升陷，暖肾益精。

处方：黄芪 30 克，党参 20 克，当归 12 克，柴胡 10 克，升麻 10 克，何首乌 18 克，枸杞子 10 克，陈皮 2 克，白术 24 克，淫羊藿 6 克，仙茅 6 克。每天一剂，复渣煎煮，分三次服。

1979～1980 年，基本以上方或去淫羊藿、仙茅，或选加山茱萸、熟地黄、桔梗、桑螵蛸、菟丝子、肉苁蓉等一至二味加减治疗。

1980 年 2 月面诊时，右眼睑及眼球活动恢复正常，左眼睑仍下垂至瞳孔上缘；左眼球内外旋转较前灵活、幅度增大，遗尿减少。1980 年 5 月下旬来信说患者双眼裂均为 10 毫米，呈双眼皮，基本恢复原貌。1981～1983 年，因家庭经济困难，服药时断时续，但病情仍趋于稳定，只是左眼睑时有轻度下垂。1984 年 3 月间来信告知，验视力左眼从 0.6 恢复至 1.2，右眼从 0.6 恢复至 1.0。双眼睑已恢复正常。追踪至 1986 年未见复发。

🍅 病案 2

万某，男，18 岁。1978 年 5 月初诊。

病史：患者于 1976 年间无明显诱因，双眼睑出现下垂，眼球活动受限，经当地某医院神经科检查，确诊为重症肌无力。以后病情日渐加重，出现四肢无力，吞咽和行走均感困难，曾出现呼吸危象，经抢救脱离生命危险。1977 年底至 1978 年初，病情发展至卧床难起，吃饭吞咽不下，每天须注射四五次甲基硫酸新斯的明才能吃饭，最严重时一天须注射七八次。1978 年 5 月经人介绍，来信要求诊治。诊断：重症肌无力。治法：补脾益气升陷，兼益肾养肝。

处方：黄芪 60 克，党参 30 克，白术 30 克，当归 16 克，柴胡 10 克，升麻 10 克，枸杞子 10 克，陈皮 15 克，紫河车 10 克，甘草 3 克。

1978 年 5 月至 1982 年底一直以上方为基础方，或将黄芪加量，或选用地黄、桔梗、山茱萸、桑葚、何首乌、黄精等药中的二三味加减。诊治前口服的溴吡斯的明和注射甲基硫酸新斯的明嘱续用。

1978 年间体力渐增，咀嚼吞咽改善，吃饭无困难。西药量逐渐减少，针剂停用。但症状时有反复。1979 年 5 月来信说已全部停用西药，体力恢复能干轻活，但眼睑尚下垂，眼球活动仍受限。1980 年底来信说眼睑下垂渐见好转，有时睁眼一天眼睑不下垂。1981 年下半年来信说基本治愈，经体检合格顶替退休父亲走上工作岗位。1982 年间因工作忙，服中药间断甚至半年没服药，但病情未见反复。1984 年阎某（曾在患者住院期间在该院当进修医生）来信说万某病已治愈，上班三年，已停止一切治疗。1986 年 7 月万某来信说身体健康，病无复发。

[邓铁涛. 奇难杂证新编 [M]. 广州：广州科技出版社，1989.]

【评析】　重症肌无力一病，是由神经—肌肉接头间传递功能障碍引起的，以受累骨骼肌易疲劳和休息后有一定程度恢复为主要特征的慢性病。临床上可分为眼肌型、延髓肌型、脊髓肌型和全身型。而眼睑下垂、复视、视物模糊、四肢痿软无力、颈软头倾、吞咽困难、声音嘶哑及呼吸困难等分别为上述证型中较突出的症状。本病可因呼吸肌麻痹或痰涎壅塞而窒息至死。中医学对本病未有较完备、较系统的论述，如何运用中医药治疗此病，的确是个值得研究的课题。

笔者运用审证求因的方法，根据前人对上述症候的各种认识并结合自己的临床体会，认为本病的发生，主要由脾、肺、肝、肾的虚损所致，而气虚下陷则是本病的关键，并贯穿此病的全过程。据此，治法应以益气升阳举陷，补血养精固肾为主。基本方如下：黄芪，党参，白术，陈皮，升麻，柴胡，当归，枸杞子，何首乌，炙甘草，山茱萸，紫河车。此方为补中益气汤加味而成。方中黄芪既益中气又补肺气，并能升举清阳，故为主药；党参、甘草补脾益气，白术燥湿强脾健运，三药辅助黄芪，共成补中益气之功；升麻升举清阳；柴胡疏肝升提，协助黄芪共奏升阳举陷之效；陈皮醒脾利气，使补气而不滞；当归养血调肝，可防柴胡疏肝过分而损及肝血，同时顾气及血；山茱萸、枸杞子、何首乌、紫河车等，则为肝肾而设，能益精补血上注于目，固肾敛涩下坚气之根。

若见大气下陷者，可参照张锡纯之"升陷汤"之意，加人参、桔梗；肾阳虚较甚者，可酌加巴戟天、肉苁蓉、鹿角胶；肾阴虚较甚者，可加服六味地黄丸；阴虚兼有虚热者，可用西洋参代党参，黄芪炙用或用五指毛桃根代之，或加知母、沙参等凉润之品。

治疗本病的疗程较长，应从心理上启发患者建立起坚持与疾病做斗争的信念。此病早期须强调患者自身静养，在避免劳力与劳心的同时，还要注意不能盲目采用不当的体育运动。因体能与精力上的消耗，均对本病的治疗与恢复不利。

本病多为先天、后天同病，气虚下陷为重要的病理机制。所以笔者认为在中医分型上不宜过细、过杂。从临床观察本病有偏于气虚下陷较甚者，有偏于阳分虚损较甚者，有偏于阴分虚损较甚者等。所以笔者大体将本病分为气虚下陷兼阳分虚损型、气虚下陷兼阴分虚损型、气虚下陷兼阴阳俱虚型、大气下陷型四型。治疗时可根据上述情况，或偏重于益气，或偏重于助阳，或偏重于补阴。但应指出，有极少数病例在治疗初期或中期出现水不济火，虚火上炎的证候，若过分强调益气举陷，越发使虚火上炎，引起他证的生变，疗效往往欠佳。对这类患者应以滋水济火为主，益气升陷为辅，避免使用助火之品。前人有"少火生气，壮火食气"之说，故对虚火上炎者，不宜使用燥热之品，可用六味地黄汤加西洋参、黄芪、升麻、柴胡之类，待炎上之虚火平息之后，再看重补益升陷。

8. 刘弼臣 补脾益气法治疗重症肌无力医案

周某，男，45岁。

病史：症经一年，始则眼肌下垂，继而眼球内斜，曾在河北沧州地区治疗，毫无效果，反呈进行性加重，出现全身疲劳无力，尤以下肢为重，懒于行走。遂来北京检查，经某医院做新斯的明试验阳性，诊为全身型重症肌无力。经用新斯的明和溴吡斯的明、激素、维生素B类药物治疗，仍未见好转，特来门诊求治。刻下症见：眼睑下垂，伴以斜视，全身无倦怠，尤以下午为重，苔白脉细。辨证：脾虚气弱，累及肝肾。治法：补脾益气，佐以壮肾。

处方：生晒参10克，黄芪15克，茯苓10克，黄精15克，柴胡10克，升麻5克，葛根10克，杜仲10克，川续断10克，制马钱子（冲服）0.4克，生姜2片，大枣5枚。20剂，每日1剂，水煎分3～4次服。

二诊：药后病情稳定，眼睑能够上提，斜视症状消失，全身渐趋有力，纳食增加，先后共进60剂而愈。

[刘弼臣. 刘弼臣临床经验辑要 [M]. 北京：中国医药科技出版社，2002.]

【评析】 马钱子，其性苦寒，有毒，归肝脾经。《本草纲目》谓其"伤寒热病，咽喉痹痛，消痞块。"而《医学衷中参西录》称其可"开通经络，透达关节之力，远胜它药。"本病使用马钱子意在通络生肌止痛。但须严格把握用量，以防中毒。

9. 翁维良　补益肝肾法治疗重症肌无力医案

许某，男，34岁。1993年9月12日初诊。

病史：肌力减退6年，开始为四肢疲乏无力，逐渐加剧，并有眼睑下垂，视物模糊不清，曾在某医院住院三次检查及治疗，诊断为重症肌无力，曾做多种治疗，但未能控制病情，有加剧之势而来诊。目前肢体肌肉无力，酸胀而痛，尤以下肢为甚，影响走路，尤其是上楼时很困难。眼睑下垂，甚为明显，影响视力，手足不温，遇寒加剧，脉沉细无力，舌苔薄白，舌质淡红。中医诊断为痿证。辨证：肝肾不足。治法：温补肾阳，滋补肝肾。

处方：炮附片（先煎）12克，桂枝10克，肉苁蓉12克，补骨脂15克，细辛3克，高良姜10克，乌梢蛇15克，鸡血藤、菟丝子各20克，枸杞子15克，炙甘草10克。

二诊：前方服6剂，肢体发冷有改善，肌力仍差，走路困难，眼睑下垂无明显变化，疲乏无力，脉沉细，舌苔薄白，舌质淡。仍宗前法增加补气温阳力量，处方：红参、炮附片（先煎）各12克，怀牛膝15克，肉苁蓉、补骨脂各12克，细辛3克，乌梢蛇12克，菟丝子20克，高良姜10克，肉桂粉、鹿茸粉、全蝎粉各1.5克，后三味混合分冲，黄酒15mL后兑以作药引。

三诊：连服12剂，精神体力有改善，下肢肌力有进步，上楼困难有好转，畏冷减轻，抬眼皮也有轻度好转，视物较前好转，脉沉细，舌苔薄白，舌质淡，前方继服。

四诊：又进前方6剂，病情进一步有所缓解，肢体转温，肌力有改善，尤其表现在走路最为明显，眼睑下垂减轻，视物好转，但药偏贵，难以久用，脉沉细，苔薄白，舌质淡。仍以温补肾阳为主要治法。处方：炮附片（先煎）10克，太子参、桂枝各12克，干姜10克，细辛3克，补骨脂12克，菟丝子20克，乌梢蛇、肉苁蓉各12克，络石藤20克，川牛膝15克。

五诊：前方服6剂，感觉没有进步，肌力反而有退步，余症无明显变化，脉沉细，苔薄白，舌质淡。前方不变继服，加华佗再造丸，每日2次，每次9粒，用黄酒15mL送服。

六诊：服一周复查，病情有可喜进步，肌力保持进步状态，视力好转，可以看电视，精神体力均有改善，脉沉细，苔薄白，舌质淡。仍用上方。

［翁维良. 翁维良临床经验辑要[M]. 北京：中国医药科技出版社，2001.］

【评析】 本例重症肌无力是中医痿证的一种，治疗上以补肝肾，温肾阳为主，药后病情有所好转，但由于鹿茸、肉桂等价格高，要长期使用，难以坚持，停用又影响疗效，改用华佗再造丸后，使病情得以控制，华佗再造丸具有益气活血通络的功用，原来用于中风后遗症，在临床中发现华佗再造丸对中风后弛缓性瘫痪有增加肌力作用，用于本例重症肌无力痿证，也取得了一定效果。

10. 阎卓如　温补命门，益气健脾法治疗重症肌无力医案

兰某，男，42 岁。1975 年 10 月 20 日初诊。

病史：（家属代诉）某省医院诊断为重症肌无力，某医学院附属医院诊断为胸腺瘤，手术后已数月。现两睑下垂，视物偶有斜视，语言滞涩且仅能说短语，吞咽不利，每日仅能吃稀饭 250 g 左右，偶有作呛，伴有呼吸困难，四肢无力，不能持重抬举。臂抬起立即随之垂下，握力尚可，但自己不能上楼，便溏，尿频。苔白，舌淡粉红，脉沉弦缓。治法：益气健脾，温补命门真阴真阳。

处方：百合 31 克，生地黄 15 克，麦冬 12 克，石斛 15 克，牛膝 12 克，黑附子 18 克，山茱萸 10 克，白术 10 克，党参 25 克，粳米 31 克，炒知母 10 克。

1976 年 1 月 4 日来信称服上方症状较前有所好转，自己上楼不觉困难，上肢较灵活，能提起 2000 多克的水瓶，能倒水吃药，且能举起双臂。可行走 500 米，不觉疲劳。仍以上方继服，且黑附子增至 31 克，知母改为 12 克。

1976 年 4 月 4 日来信称服溴吡斯的明逐渐减少。拟丸药方如下：熟地黄 93 克，山药 93 克，牡丹皮 25 克，泽泻 31 克，茯苓 31 克，山茱萸 62 克，附子 93 克，肉桂 15 克，麦冬 62 克，石斛 93 克，牛膝 93 克，沙参 62 克，百合 93 克，炒知母 62 克，党参 156 克，炒白术 93 克，陈皮 31 克，炒黄柏 62 克。共为细末蜜丸，每丸重 10 克，日服二三次，每次一丸，引用粳米 15 克煎水 300 mL，分三次送药。

1976 年 11 月 22 日，患者专程从郑州来院致谢。复查体征，一切正常，两臂抬举自如，且能提 3000 多克的重物，行走稳健有力，每日口服溴吡斯的明三片，以资巩固。疗程一年，服中药 180 剂左右。

【按】 重症肌无力属神经—肌肉接头间传递功能障碍所致。其病因现尚无专门论述，治疗正在实践中摸索。历代医学文献也无此病名。有关命门学说与西医肾上腺的生理作用对比，给笔者很大启发。

《医贯》引《黄帝内经》"七节之旁，中有小心"的说法，推论道："命门

在人体中，对脐，附脊背，自上数下则为十四椎，自下数上则为七椎"。经曰："七节之旁，中有小心，此处两肾所寄。"肾上腺位于脊柱和左右两肾上端，左为三角形，右为新月形，并贴着脊柱，两者位置颇为符合。

肾上腺皮质激素缺乏可发生基础代谢率降低，发生厌食，胃肠障碍，体温下降，使身体极度衰竭，不能站立。肾上腺素的刺激作用关系着许多脏器的活动。

而中医学对"命门"的生理功能与病理现象有许多论述。如："命门为精血之海，脾胃为水谷之海，均为五脏六腑之本。"《景岳全书·命门余义》说："命门为元气之根……五脏之阴气，非此不能滋。五脏之阳气，非此不能发。而脾胃以中州之土非火不能生……岂非'命门'之阳气在下，正为脾胃之母乎？吾故曰：脾胃为灌注之本，得后天之气也。'命门'为生化之源，得先天之气也。"

陈士铎《石室秘录》论命门说："心得命门而神明有主，始可以应物；肝得命门而谋虑；胞得命门而决断；胃得命门而能受纳；脾得命门而能输；肺用命门而治节；大肠得命门而传导；小肠得命门而布化；肾待命门而作强；三焦得命门而决渎；膀胱得命门而收藏，无不借命门之火以温养也。"

可见"命门"是生命的根本，对人的生命关系十分重要。若"命门"火衰不能温煦脏器，则影响脏器的功能减弱而发病。"脾主肌肉"，脾虚则肌肉失其温煦而无力；"肺主治节"，肺气虚则影响呼吸，排痰不利可引起窒息；肝主筋为罢极之本，肝不得温煦则疲倦无力。因此五脏六腑，无不借命门之火以温养也。《类经附翼》曾云："天之大宝，只此一丸红日，人之大宝只此一息真阳。"可见"命门"之火对于人的生、壮、息、死关系至大，对于病态反应，声、色、动、定也是关系很大的。所以说："久病无不损及命门"，因此，本病由温补命门而收功。

在方药中取填补命门真明真阳的培本立法，以平调阴阳，避免有所偏衰之弊，因纯补津液，必耗伤阳气；纯补阳气，必耗伤津液，故采取平调之法。

上述病例依此治疗，均获得不同程度的疗效。在疗程上眼肌型须用 1～2 个月，全身型往往经年方能收效。如何提高治愈率和缩短疗程，以及用动物性的温补命门之品是否可以提高疗效，还有待于今后在实践中总结和提高。

[北京市老中医经验选编编委会. 北京老中医经验选编 [M]. 北京：北京出版社，1980.]

【评析】 阎氏认为本病的发生是由于命门火衰不能温煦脏腑，脏腑功能受影响而发病，主张治疗时采用填补命门真阴真阳的培本之法以平调阴阳。盖肾为先天之本，藏精生髓，脾为后天之源，化生气血，若先天禀赋不足，又兼术后耗气伤血。肾阳虚亏，不能温煦脾阳，脾阳不振不能运化水谷精微，濡养肌肉筋脉，则四肢肌肉痿软无力；精血亏损不能荣养筋肉亦致痿软无力。故本案着重补益下元，兼以益气健脾。以使气血化生有源，肢体肌肉得养而痿证自除。

11. 尚尔寿　镇肝息风，滋补肝肾，健脾化痰通络法治疗重症肌无力医案

秦某，男，60岁。1990年7月25日初诊。

病史： 患者于1983年3月因劳累过度，先出现左侧眼睑下垂，伴有复现、颈部发酸等症，在某医院诊治，予溴吡斯的明治疗，症状缓解。1983年12月因突然停药，症状逐渐加重，出现双臂上举困难，咀嚼无力，吞咽困难等症，经某医院做新斯的明试验及肌电图等各项检查，确诊为重症肌无力Ⅱb型（即全身型），并于1984年3月16日住入该医院。入院后病情继续加重，曾于1984年3月23日发生呼吸困难一次，用药后缓解。住院期间，先后用溴新斯的明、溴吡斯的明、胸腺肽等药治疗近五个月，病情稳定，症状好转出院。出院后一直服用溴吡斯的明以维持疗效。1990年4月因感冒后病情再度加重，服用溴吡斯的明后疗效不显，于1990年7月25日来尚尔寿主任医师专科门诊诊治。体检：①右侧眼睑轻度下垂，右眼裂小于左眼裂。右眼裂9毫米，双目上视，左眼裂11毫米。②眼球向各个方向活动均未见受限，且双眼向各方向均无明显复视。③四肢肌力减弱：双上肢平举15秒，双下肢蹲立次数＜5次。④颈肌肌力减弱：平卧位测颈部和床间距离＜8毫米。⑤吞咽困难、咀嚼无力。语言声音变低、呼吸气短、面部肌肉尚可。全身情况：左眼睑下垂、眼裂不等大，四肢疲乏无力，吞咽、咀嚼费力，气短汗多，语声低微，食欲不振，夜寐较差，大便稀，小便尚可，舌质红少苔，脉弦细弱。诊断：重症肌无力Ⅱb型（即全身型）。辨证：肝脾肾俱亏，肝风内动，风痰阻络。治法：镇肝息风，滋补肝肾，健脾化痰通络。

处方： ①复肌宁片：每次5片，每日3次。②复肌宁1号方加减。胆南星6克，菖蒲10克，伸筋草15克，麦冬15克，牡蛎（先煎）20克，珍珠母（先煎）15克，牡丹皮10克，僵蚕10克，牛膝10克，黄芪15克，党参15克，茯苓15克，佛手10克，杜仲炭15克，穿山龙15克，枸杞子20克，钩藤（后下）15克，

焦三仙各 10 克。

　　因患者病情较重，嘱溴吡斯的明继续服用。服中药后，自觉抬睑有力，眼睑下垂明显好转，下肢肌力明显增加，行走距离明显增长，蹲立次数由原来 5 次增加到 8 次以上，但上肢上抬仍感费力，咀嚼稍有力，其他症状如前，继取原方并加入桂枝 12 克，桑寄生 10 克，以增加补肝肾之效。服药两个月后，病情逐步好转，眼睑下垂已愈，下肢活动如常、咀嚼及吞咽无明显异常，只是吃饭稍慢，上肢由只能平举好转为可以上抬过头，平举时间由原来 15 秒增至 1 分多，全身情况良好。据症减溴吡斯的明用量，由原来每日 5 片减为 4 片。中药继服。现患者病情稳定，除上肢活动费力外，全身其他部位无明显异常，嘱继服中药以巩固疗效。

　　［闫洪琪，马立森. 当代名医尚尔寿疑难病临证精华 [M]. 北京：新世界出版社，1992.］

　　【评析】　本案尚尔寿认为乃阴不潜阳，肝风内动，风痰胶结阻络所致，故治疗从补益肝肾，平肝潜阳，化痰通络着手。自拟复肌宁片，方由天麻、全蝎、蜈蚣等中药组成，以全蝎、蜈蚣等虫类药物以祛风通络，天麻化痰息风，同时兼以补益肝肾。配以汤方牛膝、枸杞子、麦冬、牡丹皮、杜仲补益肝肾，养阴柔肝；牡蛎、珍珠母平肝潜阳；胆南星、菖蒲、伸筋草、穿山龙化痰通络；黄芪、党参、茯苓、佛手、焦三仙益气健脾，以杜生痰之源。诸药合用，标本兼顾，病症自除。

12. 吴熙伯弟兄　温补肾阳法治疗重症肌无力医案

　　周某，男，30 岁。

　　病史：面色无华，语言不清，咀嚼吞咽不畅，头颈痿软，两上肢不能握举，两下肢沉重无力，步履蹒跚，全身痿软，四肢不温，经多方面检查诊为重症肌无力。用加兰他敏、新斯的明等药物治疗，好转出院，不久前症又作，经友人介绍来我院中医就诊。中医案语：面色不华，形体消瘦，神疲气促，目无精彩，语言不清，声音低微，咀嚼吞咽不畅，颈项痿软，两上肢不能握举，两下肢沉重，步履蹒跚，全身软弱，四肢不温，便溏溲清，舌苔薄白，脉沉细。辨证为肾阳衰微，湿邪内羁，属痿证也，羌经一载余，拟方从温补肾阳着手。

　　处方：熟地黄 15 克，鹿角胶（烊化兑服）10 克，怀山药 15 克，怀牛膝 12 克，肉桂（后下）4 克，熟附片 10 克，杜仲 10 克，生黄芪 30 克，菟丝子 15 克，肉苁蓉 10 克，枸杞子 10 克。20 剂。

二诊： 投药幸与病情不悖，自觉病情有好转，饮食增多，守原方加炒白术 10 克，续服 20 剂。

三诊： 颈项及上下肢均觉有力，手能活动，腿能行走，四肢转温，近觉咽干自汗，舌转红赤，脉细数。辨证为阴虚之象，虚热内生，投方改为益阴补肾，滋养精血。处方：生熟地黄各 15 克，山茱萸 10 克，牡丹皮 10 克，茯苓 30 克，焦泽泻 15 克，炒白芍 15 克，炙甘草 4 克，麦冬 10 克，枸杞子 10 克，太子参 15 克，石斛 15 克。续服 30 剂。

[吴熙伯，吴少清 . 吴熙伯弟兄临床治验集锦 [M]. 福州：东南大学出版社，2006.]

【评析】 重症肌无力属中医痿证范畴，张景岳云："元气败伤，则精虚不能灌溉，血虚不能营养者，亦不少矣。若概从火论，则恐真阳亏败，及土衰水涸者，有不能堪，故当酌寒热之浅深，审虚实之缓急，以施治疗，庶得治痿之全矣。"薛立斋云："痿证多因足三阳虚损，若脾肾不足而无力者，用还少丹；肝肾虚热而无力者，六味丸。"宜宗此意，着眼于温补肾阳，益火之源，填奠下元，使元阳振兴，则火能生土，脾气健运，后天生化无穷，以充养四肢肌肉而取效。三诊时出现阴虚，精血亏损，虚热内生，苔、脉、证迭现，细思温药耗损阴精，故更方易法，选用六味地黄汤加白芍、甘草、石斛、太子参以填补肝肾，滋阴养血，于是阴平阳秘，肾水涵木，肝血得养，脾气健运，精微输布，筋脉得以荣养，则诸症自痊矣。

13. 吴熙伯弟兄　补益气血法治疗重症肌无力医案

黄某，男，48 岁。

病史： 患重症肌无力，上下肢痿软，历三载之久，多次住院治疗，获效不显，来我处门诊数次，应用制马钱子和对症用药，治疗数月亦未见效，细细深思，乃辨证不确耳。刻下症见：头昏眩晕，体软无力，面黄口干，行走受迫，动则气促，舌苔薄白，脉濡。辨证属气营俱虚，拟补中益气汤加减。

处方： 参须 10 克，炒白术 10 克，炙黄芪 30 克，当归 10 克，升麻 5 克，炒柴胡 6 克，炙甘草 3 克，紫河车 10 克，制黄精 12 克，怀山药 15 克，生熟地黄各 12 克。10 剂。

二诊： 药证尚合，略获转机，宗上方作丸缓图。处方：生熟地黄各 60 克，参须 60 克，炙黄芪 60 克，炒白术 60 克，炙甘草 30 克，升麻 40 克，炒柴胡 50 克，当归 60 克，紫河车 60 克，制黄精 60 克，枸杞子 60 克，怀山药 60 克，炙僵蚕 60 克，全蝎 30 克，炒白芍 60 克。生晒共研细末，以大枣煮烂去核，用枣肉为丸，如梧子大，每服 5 克，每日 3 次，饱腹吃，开水送下。

三诊：诸恙如常，续以上方配丸巩固，丸药计服四料，随访两年，未见复发。

［吴熙伯，吴少清. 吴熙伯弟兄临床治验集锦 [M]. 福州：东南大学出版社，2006.］

【评析】 重症肌无力是神经—肌肉接头间传递功能障碍引起的慢性病。本例从临床表现观察上看来，属气血双虚。经云："肝受血而能视，足受血而能步，掌受血而能握，指受血而能摄。"血行障碍而生此病，选用气血双倍之剂，促使气行则血行，气壮血亦旺。

14. 郭士魁 补益肝肾法治疗重症肌无力医案

孙某，女，34 岁。1973 年 7 月 17 日初诊。

病史：1970 年发现视力减退，有复视现象，伴头痛头晕，全身无力，眼睑下垂，斜视，曾先后两次住院，均诊断为重症肌无力，经中西医治疗，无明显效果。现视物模糊、复视，右眼不能转动，左眼斜视，上楼气喘、心悸、全身无力，腰酸、肢冷，四肢肌肉酸痛。检查：舌质正常，苔薄白，脉沉细无力。西医诊断：重症肌无力，隐性糖尿病。辨证：痿证（肝肾不足）。治法：补益肝肾。

处方：生地黄 18 克，肉苁蓉 15 克，菟丝子 15 克，枸杞子 15 克，女贞子 12 克，鸡血藤 18 克，桂枝 12 克，川续断 18 克，桑寄生 18 克，青葙子 24 克，白芍 24 克，生甘草 9 克。

8 月 14 日二诊：服上方 24 剂，精神明显好转，畏冷减轻，视力进步不明显。舌质正常，苔薄白，脉沉细无力。宗上方加覆盆子 12 克，去青葙子继服。

8 月 28 日三诊：服药后精神明显好转。体力增加，食欲增加，进食速度也加快。寒冷感完全缓解，尚有轻度头晕，不头痛，视力有进步。脉细略弦，舌质正常苔白。宗上方加黄精 18 克，去桂枝。

9 月 18 日四诊：精神、食欲均好，月经量较多，体力明显增加，肌肉酸痛感明显减轻，视力有进步，右眼可转动，偶有复视，脉沉细。舌质正常，苔薄白，继用益气补肝肾之剂。处方：生地黄 18 克，女贞子 12 克，菟丝子 12 克，覆盆子 9 克，淫羊藿 9 克，仙茅 9 克，五味子 6 克，枸杞子 12 克，茯苓 18 克，车前子（包煎）9克，白芍12克，生黄芪15克。

10月30日五诊： 精神好，肌肉酸痛消失，体力明显增加，上楼不喘无心悸。视力明显进步，复视、斜视基本好转。脉沉细，舌质正常，苔薄白。仍宗上方去白芍，加肉苁蓉18克，当归10克。继服巩固疗效。

［翁维良．中国百年百名中医临床家丛书·郭士魁［M］．北京：中国中医药出版社，2001.］

【评析】　肝藏血主筋，肾藏精主骨，精血充盛则筋骨强健，活动正常。肝开窍于目，"肝受血而能视"，人之视物有赖于肝之疏泄及肝血之营养。肝血虚，则见视物模糊、复视，右眼不能转动，左眼斜视。肾阳虚，则见腰酸、肢冷。阳虚累及后天无以运化精微，四肢肌肉失去濡养而见酸痛。肾为气之根，虚不纳气，则见气喘、心悸、全身无力。故治当补益肝肾，滋阴生血，温阳健运。

15. 姚树棠　清热利湿，补益肝肾法治疗重症肌无力医案

王某，男，35岁。1979年1月8日就诊。

主诉： 左下肢痿软无力，活动受限已3天。病史：3天前发热后，左下肢不能活动，上午较轻，下午严重。腰背酸软，肢体困重。检查：左下肢屈伸受限，落地不能行动。查白细胞总数 7.1×10^9/L。其中中性粒细胞78%，淋巴细胞22%。舌质红，苔黄腻。脉濡数。西医诊断：重症肌无力。中医辨证：湿热浸淫，肝肾不足。治法：清热利湿，补益肝肾。

处方： 苍术12克，云苓15克，通草10克，黄芩12克，龙胆草10克，车前子（包煎）10克，栀子10克，桑寄生12克，川牛膝30克，生地黄15克，当归12克。水煎，每日1剂，早晚各温服一次。连取3剂。

1月12日二诊： 左腿已能移动，无不良感觉。舌质淡红，苔薄白，脉弦细。上方去龙胆草，加黄芪30克，山药10克。3剂，水煎温服。

1月16日三诊： 服药后，已能行走，肢体不困重，腰亦不酸。无须再用药。

［姚树棠．太和医案选［M］．西安：陕西科学技术出版社，1988.］

【评析】　西医的重症肌无力，可按中医的痿证来辨证施治。其原因，有由脾胃虚弱，或肝肾亏损所致者，此属虚；有由肺热伤津，或湿热浸淫所致，此属实。故治痿，当先分虚实。而本例外感急性时邪，内有湿热浸淫，本身肝肾亏虚，乃虚中夹实之证。故治疗中清热利湿与补肝肾兼顾，才能收效较速。

16. 杨兰水　益气健脾，滋养肾阴法治疗重症肌无力医案

檀某，男，13岁。1972年9月22日初诊。

病史： 于1972年9月15日发现眼睑下垂，视物困难。经某医院脑科检查，诊断为重症肌无力。并建议中医治疗，遂来我院就诊。患者眼睑下垂，面色萎黄。舌淡，苔薄，脉缓无力。四肢瘫软，举臂试验迅速出现疲困。诊断为重症肌无力。根据脉症属肝、脾、肾三脏亏损，气化无力，脉络运行不畅所致。治以益气健脾，滋肾养阴，活血通络。

处方： 黄芪30克，白术9克，太子参12克，枸杞子15克，桑葚15克，菊花9克，玉竹15克，茯苓15克，菖蒲15克，丹参15克，鸡血藤15克，鹿角胶（烊化兑服）9克。水煎服，每日1剂。

服至5剂后，面有笑容，饮食增多，行动较前有力。原方继服至15剂后，症状大减，于原方再加莲子9克以养心益肾、健脾。服至35剂时，症状基本消失而痊愈。随访六年未再复发。

［河北中医验案选编选组. 河北中医验案选 [M]. 石家庄：河北人民出版社，1982.］

【评析】　先天禀赋不足，后天失去温养，则见肝脾肾三脏亏损。方以枸杞子、桑葚、鹿角胶、玉竹、菊花补益肝肾，清脏腑虚火；黄芪、白术、太子参、茯苓补益后天脾胃，益气升清；丹参、鸡血藤通经络。补肝肾，健脾胃，通经络，益气血而收效。

17. 王观图　疏肝解郁，养阴生津法治疗重症肌无力医案

牛某，女，20岁。1977年5月20日初诊。

病史： 患者素体健康，因初任教师工作，心情激动，工作紧张，又因感冒发热，咳嗽咽干，烦躁失眠，头晕，易汗，经当地医院治疗好转。继而出现双目无神，眼睑下垂，四肢软瘫，行动受限，精神萎靡不振，反应迟钝，独宿静卧，不欲与别人言谈，饮食大减，四肢全身完全失去应有的功能，虚烦失眠，连声叹息，痛苦异常，但月经规律。检查：脉象沉弦细数无力（95次/分）；舌质淡红，舌苔薄白；血压95/60 mmHg。体温36.5℃，面色微黄，神志发呆，双目无神，眼睑下垂，不能旁视，坐而不能立，卧而不能起，余无异常。给予新斯的明

0.15 mL 肌内注射，内服维生素 B₁ 片剂，以及新斯的明片剂适量，30 分钟后患者双目有神如往，自己可以起床行走几步，但过 1 小时之后药效消失，诸症如故。出现烦躁不安，口舌发干，口渴欲饮水等不良反应。辨证：肝郁化热，肺热津伤，筋脉失濡而弛缓。形成痿躄。治法：疏肝解郁，养阴生津，濡养筋脉。

处方：五痿汤合甘麦大枣汤加味。柴胡 9 克，郁金 12 克，太子参 16 克，北沙参 16 克，天冬 16 克，麦冬 16 克，知母 12 克，生薏苡仁 30 克，黄柏 12 克，当归 12 克，生地黄 16 克，茯苓 16 克，白芍 12 克，石菖蒲 12 克，甘草 10 克，大枣 5 枚，小麦 50 克。

5 月 25 日二诊：服药 4 剂，自觉烦躁，口干，郁闷不舒均有好转，双目能睁，但不能旁视，饮食少增，别人扶着可以下床行走，舌脉无大变化，月经如期来潮。继以上方去柴胡、郁金，加白术 15 克，生黄芪 30 克以助脾胃之气。

5 月 30 日三诊：服上方 5 剂，诸症好转，起坐自如，能行走在院内活动，言语表情喜悦，食欲正常，睡眠如往，但四肢仍感无力，继进上方。

6 月 20 日四诊：经过一个月的治疗诸症逐渐恢复，生活可以自理，能洗衣服，扶梯上楼，但双目视野很小，不能看书报，勉强看书则头晕眼花。舌脉正常，血压 110/75 mmHg。证属肺、肝、肾三阴俱虚，尚未完全恢复。处方：太子参 25 克，天冬 16 克，麦冬 16 克，当归 12 克，生薏苡仁 30 克，生地黄 16 克，茯苓 16 克，知母 12 克，黄柏 12 克，酸枣仁 16 克，潼蒺藜 16 克，远志 12 克，地骨皮 16 克，女贞子 16 克，柴胡 12 克，甘草 3 克。每天服一剂，巩固疗效。

1 个月后随访基本痊愈。

[王寿亭，王现图，张志兴，等.临证实效录 [M].郑州：河南科学技术出版社，1982.]

【评析】　本例患者西医诊断为重症肌无力。其证候表现，属于中医学所命名的"痿躄"。《素问·痿论》说："肺主一身之皮毛，心主一身之血脉，脾生一身之肌肉，肝主一身之筋膜，肾主一身骨髓。故肺热叶焦，则皮毛虚弱急薄者，则生痿躄也。"患者由于初任教师，思想过于紧张，郁闷不舒，复受外感，热伤肺津，筋脉失濡，全身运动功能弛缓，出现"痿躄"病。故以"五痿汤"加柴胡、郁金，疏肝解郁，以治痿躄；配甘麦大枣汤益气养阴以止脏躁。又以远志、酸枣仁宁心安神；地骨皮、甘草养阴益气；女贞子、潼蒺藜滋补肝肾，使五脏之气阴恢复，则痿躄自愈。

18. 朱德贵　温补脾肾，补益气血法治疗重症肌无力医案

张某，女性，23 岁，2004 年 12 月 13 日初诊。

病史： 左眼睑下垂 10 余天，伴复视，无饮水呛咳，吞咽困难，于生产后刚满月（顺产），已在某大学附属医院检查诊断为重症肌无力。刻下症见：左眼睑下垂，睁眼困难，伴视物模糊，形瘦，神疲食少，肌肉软弱，面色萎黄，舌质淡，苔薄白，脉细缓，患者述自幼体质较弱。乃认为素禀赋不足，加之生产耗伤气血，导致脾肾亏损，气血两虚，治宜温补脾肾，补益气血。

处方： 生黄芪 60 克，太子参 30 克，山茱萸 30 克，广巴戟天 30 克，怀山药 30 克，白术 30 克，茯苓 30 克，阿胶（烊化冲服）30 克，当归 20 克，怀牛膝 20 克，莲子 20 克，升麻 10 克，柴胡 10 克。

每日 1 剂，并嘱预防感冒，服 6 剂后来复诊，述精神好转，四肢肌肉软弱减轻，但眼睑仍下垂，睁眼无力，视物不清，舌脉同前，大便燥结，上方加肉苁蓉 20 克，核桃仁 30 克，继服 6 剂后，食欲增加，大便通畅，夜间有口干但不欲饮，舌质同前，苔薄白干，脉细尺弱尤甚，故认为此属脾气渐旺而肾气尚未恢复，前方去柴胡，加杜仲 30 克增强补肾之功，再进 6 剂后，眼睑下垂减轻，睁眼好转，手足有力，前方去升麻，加枸杞子 30 克，继续加强固肾，2005 年 3 月 3 日复诊，眼睑基本不下垂，眼球转动正常，面色转佳，精神可，继守健脾益肾法，上方炼蜜为丸服，巩固疗效。

［陈衍华. 朱德贵老师治疗痿证经验评析[J]. 四川省卫生管理干部学院学报，2006，25（1）：40.］

【评析】　本例西医诊断为重症肌无力，由于触突后神经—肌肉接头间的乙酰胆碱受体，受到一种自体免疫损害或攻击，使乙酰胆碱受体功能丧失，累及正常的神经—肌肉传递。但其抗体产生的起始机制尚不清楚。常见于 20 ～ 40 岁，多见于女性。朱德贵认为，重症肌无力属中医"痿证"范畴，病因多与禀赋有一定关系，临床上以肺热津伤，湿热浸淫，脾胃虚弱，肝肾亏虚多见。如《景岳全书·痿论》认为："元气败伤，则精虚不能灌溉，血虚不能营养者，亦不少，……"本例患者由于脾胃素弱，生产后再伤及气血，脾胃更虚，气血化源不足，内无以调和脏腑，外无以濡养肌肉，筋脉失荣而痿弱。另肾为先天之本，藏精，肝肾同源，肝藏血，肝肾亏虚，精血不能濡养筋骨经脉，故而成痿证。治疗

上，宜健脾益气，补益肝肾，滋补肾水，补命门之火可养肝荣筋，生土健脾，使脾胃功能健旺，饮食得增，气血津液充足，脏腑功能转旺，筋脉得以濡养，利于痿证的恢复。该病例由于发病时间短，辨证准确，治疗及时，收效尤捷。朱德贵还强调，此病在临床上还须与痹证鉴别，治疗上应分清虚证、实证而施治。

19. 陈苏生　清热利湿通络法治疗重症肌无力医案

海某，男，28 岁。1963 年 2 月初诊。

主诉： 1960 年出差南疆，归来自觉眼睑升举无力，某医学院诊断为重症肌无力，住院治疗三个月，无效。又去某军医大学求治，诊断同上，给予中西医综合治疗八个月，亦未见显效。1963 年 2 月来我院诊治。诊查：步履乏力，走几十米即需休息，两臂提物无力，久坐即感腰脊如折，食欲不佳，夜寐不酣，小便黄，舌苔薄白，脉来濡细，病程已三四年，久治无效。辨证：大凡逢热则纵，逢寒则缩，肌之无力，总是肌之痿躄不振，过去一贯服用温壮之药，如参、芪、桂、附、鹿茸之属，今当反其道而行之，所谓正治不已，则从治是也。证属：湿热流注，肌肉痿废。治宜清热利湿通络。方用葛根芩连汤加减。

处方： 葛根 12 克，黄芩 6 克，黄连 3 克，知母 9 克，防己 9 克，薏苡仁 12 克，桑枝 12 克，苍术 9 克，黄柏 9 克，牛膝 9 克，甘草 9 克。7 剂之后，原上下楼有困难，喘不上气，今上楼已比较轻松，下楼仍有抖索之感。过去眼睑升举无力，今自觉眼睑跳动，如前所未有。

9 月 24 日复诊： 根据《串雅》起废神丹及起废神方，皆以麦地等阴药为主，故改拟处方。处方：麦冬 15 克，熟地黄 15 克，玄参 12 克，五味子 3 克，葛根 12 克，薏苡仁 12 克，酸枣仁 12 克，苍术 9 克，制半夏 9 克，合欢皮 12 克。

又服 7 剂，自觉脚力比前轻劲有力，过去从单位来门诊，中途要停 2～3 次，今已能不歇而至。过去手腕不能持重，今已能抱小孩矣！因其收效甚佳，嘱守方再服。前后服药六十余剂，肌力大增，能下乡参加劳动。1962 年 11 月归来又索前方继服。曾与较量腕力，已不逊常人矣！

［董建华．中国现代名中医医案精华（第二集）[M].北京：北京出版社，1990.］

【评析】　南疆之地，湿热偏盛，感而为患，流注肌肉，使之痿废不用，即《黄帝内经》所谓"湿热不攘，大筋软短，小筋弛长"之意。故先以葛根芩连汤为主加清热除湿通络之品，独治阳明，待湿热尽除，阴伤明显时改以养阴为主加以调养，病愈如常人。

20. 林沛湘　补肾健脾益气法治疗重症肌无力医案

严某，女，6岁，1974年1月4日初诊。

病史： 患儿从1972年3月开始出现眼睑下垂，张合无力，继而发展为全身痿废无力。经某医院诊断为重症肌无力。1年多来，曾取补中益气汤数十剂及西药（不详）未见效。诊见两眼睑下垂，开合无力，表情障碍，两手握物不牢，腿软无力，行走困难，食欲不佳，舌淡红，少苔，脉微细。询知患儿曾在1972年夏季，病发前连续吃未成熟的生梨20多天。根据病史和脉证，辨为脾（胃）肺肾三经虚寒。治宜补肾健脾益气。方投玉屏风散合右归饮化裁。

处方： 黄芪10克，白术10克，防风6克，枸杞子10克，熟地黄10克，巴戟天10克，淫羊藿6克，菟丝子6克，肉苁蓉6克，山茱萸5克，熟附子5克。水煎服，每日1剂。

治疗3月余，服药四十余剂。1975年3月28日其父来信说，患儿已能独立行走500米，说话、玩耍神态自如。唯右眼睑仍有些下垂，左手足仍少力。嘱续服下药：黄芪、白术、防风、枸杞子、熟地黄、巴戟天、党参、肉苁蓉、山茱萸、山药、大枣、鸡血藤、鹿衔草、淫羊藿等，以巩固疗效。

［广西中医学会，广西卫生厅中医处. 广西老中医医案选[M]. 南宁：广西卫生厅，1984.］

【评价】《素问·痿论》认为，痿证的主要成因是五脏有热。因肺为五脏之长，有升发、灌溉津液，滋养五脏六腑的功能。故本病的发病机制是"五脏因肺热叶焦，发为痿躄"。但临床上并非完全由五脏有热使然。张景岳指出："血虚不能营养者，亦不少矣。"《金匮要略》的甘草干姜汤证，则是治疗由于"肺中冷"，不能温化水精，津液衰少的肺痿证。本例由于过食生梨损伤三焦阳气，肺脾肾阳气受损，在下则肾失温煦，在中则运化失司，在上则敷布无力，以致肾精衰少，气血生化无源，不能润脏腑百骸，肌肉筋脉失养，遂致痿废不用。前医投补中益气汤不愈者，以其缺少温养肾气一着之故也。《素问·痿论》强调"治痿独取阳明"，因阳明胃主纳水谷，水谷之精气充身，下润宗筋，宗筋主束骨而利机关，故热痿宜益胃养阴。但本例并非热痿，且病已伤及于肾，故用补中益气汤偏重补脾阳而不能奏效。遂改用玉屏风散健脾益胃补肺气、实肌肉之阳，合右归饮加减温补肾阳，肾气旺盛又复助脾阳，脾肾气旺则肺气自复。故服药后饮食复，精血生，肺气温复，而痿证渐愈矣。

21. 张澄庵　健脾和胃法治疗重症肌无力医案

初某，男，19 岁。

病史： 1967 年年底突然出现双眼睑下垂，复视，闭目无力，咀嚼困难，手乏力，晨起时情况较好，入晚趋重，某医院诊断为重症肌无力。服新斯的明等，症状有所改善。1971 年 8 月双眼睑下垂加重，复视，咀嚼无力，吞咽困难，四肢无力，行走不便，无力握笔持箸，严重时吸气困难，生活不能自理，仍服新斯的明及溴吡斯的明，效果不佳。病情日趋严重，同年 12 月来信求治，据其病情分析，当属痿证中之肉痿，为脾胃虚弱，主以健脾和胃。

处方： 苏条参 30 克，土炒白术 12 克，茯苓 9 克，炙黄芪 30 克，生怀山药 30 克，陈皮 9 克，全瓜蒌 9 克，薤白 9 克，白豆蔻（后下）6 克，肉桂（后下）6 克，砂仁（后下）8 克，芡实 15 克，炙甘草 3 克，莲子 15 克。

服药 1 个月，来信称病情有好转，眼睑下垂减轻，仍行走不便，不予更方，嘱将上方六剂量煎为膏剂服，并逐渐减少新斯的明与溴吡斯的明剂量，服膏剂一料后，西药减量二分之一，继服膏剂，治疗至 3 个月时，眼睑下垂大减，咀嚼有力，握物有力，脚能行走，能自理生活，新斯的明等药全停，单纯服用中药，半年后仅眼睑时微下垂，其他一切如常人。再服膏剂数料。一年后眼睑恢复正常，上班恢复工作。三年后随访，与正常人无异。

［北京市老中医经验选编编委会 . 北京市老中医经验选编 [M]. 北京：北京出版社，1980.］

【评析】　本例西医诊断为重症肌无力，类似中医学痿证中之肉痿一证。《素问·痿论》对痿证曾作较为详细论述，有"五脏使人痿"之说，将痿证分为痿躄、脉痿、筋痿、肉痿、骨痿五种。认为本病均由于热，而又以肺热叶焦为其主因。后世医家在其基础上有所发挥，张景岳谓："则又非尽为火证……因此而败伤元气者亦有之。"本例即属脾胃虚弱，脾主四肢、肌肉，脾之运化正常，营养供应充足，则四肢活动有力，肌肉丰满结实。如脾运失司，营养吸收发生障碍，则出现四肢较弱无力，肌肉消瘦或痿弛。在治疗上亦取"治痿独取阳明"之意，独取阳明是指采用补益后天为治疗原则。脾胃为后天之本，是气血营卫的源泉，以参、苓、术、草、芪甘温益气，健脾益胃，助以怀山药、莲子、芡实甘平，加强补脾之功；砂仁、白豆蔻温中化湿；薤白、瓜蒌通阳化痰，从而取得了满意疗效。

22. 段海辰　温阳益气，通阳活络法治疗重症肌无力医案

患者，男，66 岁，2016 年 6 月 6 日初诊。

主诉：双下肢瘫痪，全身困重，肢体麻木，大小便异常。病史：2000 年，患者在无诱因的情况下出现腿部不适，未予重视。2005 年 7 月，劳累淋雨后出现腿痛，腿沉，颤抖，行走吃力，在当地医院住院治疗，症状无缓解，后确诊为临床孤立综合征，给予激素冲击及其他治疗，痊愈后出院。2014 ～ 2016 年复发 2 次，症状更为严重，出现双下肢瘫痪，肢体麻木，视物模糊，全身困重，小便频数，大便干。体格检查可见舌淡，苔白腻，脉沉细。西医诊断：①重症肌无力；②营养不良。中医诊断：痿证。脉证合参，给予补中益气汤为主方加减治疗。

处方：黄芪 30 克，党参 15 克，当归 15 克，升麻 10 克，陈皮 12 克，白术 15 克，川续断 15 克，川牛膝 15 克，巴戟天 30 克，淫羊藿 30 克，杜仲 15 克，酒黄精 15 克，北柴胡 12 克，甘草 6 克。

后在多次就诊中依据四诊情况，在原方基础上加入白芍 15 克，秦艽 15 克，木瓜 15 克，忍冬藤 30 克，炒苍术 12 克，炒薏苡仁 30 克，黄柏 12 克，牡蛎（先煎）30 克，地龙 15 克，葛根 30 克。

患者坚持服药 3 年后，症状明显好转，现已回归正常工作，可开车。

［古春青．段海辰教授治疗痿证经验 [J]. 中医研究，2021，34（10）：68-70.］

【评析】　本案例病情复杂多变，病因以湿寒入侵为主，患者就诊时机为夏季，然脉细、四肢冰冷。头为诸阳之会，背为督脉循身的部位，四肢则为诸阳之末，根据患者病症，阴邪遏制阳气，阳微阴盛，气血运行瘀滞。因此，在治疗时应将益气、温阳、通阳作为重点，采用温阳通阳之药物，振奋阳气，驱逐阴邪，促使阳气复通，助气血运行恢复常态。方中黄芪托疮生肌，升阳举陷；党参益气健脾；当归补血养血；升麻清热解毒，升阳举陷；陈皮理气健脾；白术健脾益气，燥湿利水；秦艽祛风利湿，散寒通络；淫羊藿可温肾壮阳，强筋骨；巴戟天补肾壮阳，强壮筋骨；患者病久，病症顽固，以杜仲补肝肾、强筋骨，川续断平补肝

肾，川牛膝引血下行，北柴胡疏肝解郁，酒黄精、甘草调和诸药。药证相符，故顽疾得以治愈。

23. 李发枝 补中益气，益精填髓法治疗重症肌无力医案

患者，男，40 岁，2016 年 5 月 4 日初诊。

主诉：全身无力伴复视 8 年。患者曾于某医院行疲劳试验示阳性。查重症肌无力抗体示重症肌无力。查肌电图 / 诱发电位示：①左上肢神经源性损害，C_8 水平神经节前损害，无感觉症状，考虑 C_8 前角受累可能；②双侧面神经、左侧腋神经低频重复刺激阳性。曾口服中药汤剂（具体不详）、醋酸尼松片、溴吡斯的明片，症状改善不明显。刻下症见：全身无力，复视，行走时双下肢酸困，伴身热，自汗，气短乏力，舌淡，苔白，脉细。西医诊断：重症肌无力。中医诊断：痿证，辨证为脾胃气虚证。治法：补中益气，益精填髓。方予龟鹿二仙胶合补中益气汤加减。

处方：黄芪 50 克，麸炒白术 15 克，陈皮 12 克，升麻 9 克，北柴胡 12 克，米炒党参 15 克，盐知母 15 克，麦冬 15 克，炒当归 12 克，枸杞子 1 克。10 剂。每日 1 剂，水煎取药汁 400 mL，早晚饭后温服。同时给予龟甲胶 20 克、鹿角胶 20 克，每日 1 剂，每日 1 次，烊化口服，连服 10 剂。

治疗 10 天后，患者全身无力症状改善，仍复视。上方辨证加减，同时继续给予龟甲胶、鹿角胶烊化口服，再服 20 剂。

治疗 20 天后，患者全身无力症状明显减轻，双下肢酸困症状消失。随症加减调方，联系治疗 1 年半，患者诸症悉除。

［杨俊红，樊飞燕 . 李发枝教授运用龟鹿二仙胶治疗神经内科疑难杂病经验中医研究 [J].2020，33（6）：31-33.］

【评析】 脾在体合肉，主四肢。《素问·痿论》曰："脾主身之肌肉。"机体全身的肌肉都有赖于脾胃运化的水谷精微及津液的营养滋润，才能壮实丰满，并发挥其收缩运动的功能，正如张志聪注释《素问·五脏生成》言："脾主运化水谷精微，以生养肌肉，故主肉。"脾胃运化功能失常，水谷精微及津液的生成和转输障碍，肌肉得不到水谷精微及津液的营养和滋润，必导致瘦削、软弱无力，甚至痿废不用；脾的升清功能失常，导致气血化生和输布障碍，不能上输，出现眼睑失养。故治疗该病应以补中益气、益精填髓为主。方中黄芪、麸炒白术、炒

当归健脾益气，米炒党参、盐知母、麦冬养血滋阴润燥，陈皮、升麻、北柴胡升举阳气、调理气机，枸杞子补肾益精，龟甲胶滋阴养血，鹿角胶温肾阳、益精血。

（三）延髓型重症肌无力

刘弼臣　补脾益肾法治疗重症肌无力医案

张某，男，14岁。

病史：1973年发水痘后右眼睑下垂，经山东某医院检查，新斯的明试验阳性，确诊为重症肌无力。嗣后双眼睑下垂，时左时右，时轻时重。1975年因感冒误用链霉素，致使病情发展加重，出现吞咽困难，颈肌无力，四肢无力，声音微弱而哑，眼球内收外展受限，经用转移因子、胸腺素、新斯的明等药，症状减轻，持续5～6年而不愈，改用地塞米松、氯化钾、环磷酰胺、硫糖铝等药，症情仍日趋严重。刻下症见：吞咽困难，颈肌无力，声音微弱而哑，眼球固定，闭目不全，鼻音重，双眼睑下垂。辨证：脾肾两虚。治法：补脾益肾。

处方：党参10克，黄芪15克，茯苓10克，覆盆子15克，菟丝子10克，桔梗5克，柴胡10克，葛根10克，枳壳10克，制马钱子（冲服）0.8克，牛蒡子10克。20剂，每日1剂，水煎服。

药后吞咽困难，声音微弱而哑好转，仍有眼睑下垂，眼球固定不灵活等症，继续治疗以奏全功。

［刘弼臣. 刘弼臣临床经验辑要[J]. 北京：中国医药科技出版社，2002.］

（四）重症肌无力危象

1. 刘弼臣　温阳益气，固脱救逆法治疗重症肌无力医案

杨某，女，2岁。

病史：症经半年，开始双眼睑下垂，不能睁开。2个月后出现四肢无力，不能站立和行走，歪脖抬头无力，哭声变小，精神不振，脸面假胖，晨轻暮重，手足不温，畏寒怕冷，时有遗尿。经湖南某医院检查，用新斯的明试验，15分钟后眼睑睁大，能行走，诊为全身型重症肌无力。用安贝氯铵和溴吡斯的明只能维持短暂时间，不能控制。现病情又在发展，痰多黏稠难吐，泄泻汗多，吞咽发音

呼吸困难，有时突然窒息，送经抢救而幸存。辨证：脾肾阳衰，精气欲绝。治法：温阳益气，固脱救逆。

处方： 肉桂（后下）10克，附子10克，人参10克，茯苓10克，炙甘草3克，桔梗3克，五味子10克，炒白术、白芍各10克，川牛膝10克，车前子（包煎）10克，五加皮10克。5剂，每日1剂，水煎频服。

二诊： 药后病情好转，危象已解，眼睑能睁大1/3，手足有力，唯神志略有呆滞，胸部两肋弓明显突出，舌苔脉象如常。拟以健脾益气，佐以通络。处方：党参10克，黄芪10克，茯苓10克，炒白术、白芍各10克，当归10克，柴胡10克，升麻5克，葛根5克，杜仲10克，制马钱子（冲服）0.2克，生姜2片，大枣5枚。送进60剂中药基本告愈。

［刘弼臣. 刘弼臣临床经验辑要 [M]. 北京：中国医药科技出版社，2002. ］

【评析】 小儿重症肌无力，迄今为止既乏特殊疗法，也无理想药物，以致临床上感到非常棘手。西医多采用抗胆碱酯酶药物，如新斯的明、安贝氯铵、溴吡斯的明等治疗，对部分病例有效，但维持时间短暂，且有一定的不良反应。免疫抑制剂不仅不良反应大，效果也不满意。胸腺切除适用范围窄，疗效尚不能肯定，更少被人接受。

根据此病具有"病在肌肉，症在无力"的特点，病机主要应责之于脾虚，故以升陷汤加减为主方益气升提，运脾通络。因脾主肌肉，为后天之本，气血生化之源，脾旺则诸脏得养，功能自强，肌肉受益从而健壮有力。通过临床实践充分证明了不仅对眼肌型有效，对延髓型、重症肌无力危象，只要处方加减得当，亦常奏效神速。

方中所用马钱子，意在通络生肌，《医学衷中参西录》称其"开通经络，透达关节之功，远胜于他药"，而《本草纲目》言其味苦性寒，可用于"伤寒热病，咽喉痹病"，因此，马钱子除有通络生肌作用外，尚有清热疏邪功能，用之可防重症肌无力危象的发生。唯本品有大毒，必须炮制后方可入药，并要注意用量，小儿不可超过0.3克，分次冲服，收效较好。故近年亦有单味马钱子治疗重症肌无力的报道。然据个人体会，马钱子不良反应很大，不仅患儿难于耐受，且疗效不巩固，必须与大剂补益同伍，可以补偏救弊，相得益彰。因为单用补益中气药物疗效不如加入马钱子快捷；而单用马钱子，效果亦不如两类药物同伍为优。可见，补脾益气与疏通经络相结合，当是治疗本病较为有效的方法。另外，其疗效往往随疗程的延长而提高，1 个疗程不应少于 3 个月。如果疗程太短则不易巩固，更不可间断用药而影响疗效。因此欲想治愈本病，必须做到"两个坚持，一个加强"，即坚持治疗和坚持服药，加强护理。

2. 李广文　健脾益气，升阳举陷法治疗重症肌无力医案

杨某，女，18 岁。因"吞咽困难，四肢无力 4 个月"于 2012 年 6 月 4 日入院。

病史：患者于 2012 年 2 月因感冒后出现吞咽困难，四肢无力，抬颈无力，言语不利，晨轻暮重，久视或过多活动后加重，无咀嚼困难、饮水呛咳，2012 年 3 月 6 日于昆明市某医院神经内科就诊，考虑为吉兰—巴雷综合征，予强的松 60 mg，每日 1 次，口服，病情好转后迅速减至 5 mg，每日 1 次，停药 3 天后上症加重，并出现呼吸困难，右侧上眼睑下垂，复视。于 5 月 15 日再次到昆明市某医院就诊，新斯的明试验阳性后确诊为重症肌无力危象，予强的松 30 mg，每日 1 次，溴吡斯的明片 60 mg，每日 3 次，呼吸机辅助呼吸等治疗后呼吸困难消除，右侧上眼睑下垂及复视减轻，吞咽困难稍减。于 6 月 4 日到我院就诊入院。入院时临床表现：吞咽困难，四肢无力不能行走，抬颈无力，言语不利，右侧上眼睑下垂，复视。舌淡红，苔薄白，脉沉细。查体：生命体征平稳，一般情况及精神差，轮椅推入病房。双眼睑疲劳试验阳性，无复视，右上睑下垂遮瞳孔约 1 /2，四肢肌力Ⅲ级，肌张力稍低。西医诊断：重度全身型重症肌无力。中医诊断：痿证（脾胃气虚）。治疗：强的松 30 毫克，每日 1 次，溴吡斯的明片 60 毫克，每日 3 次；中医以健脾益气，升阳举陷为法。

处方：补中益气汤合四君子汤加减。黄芪 100 克，党参 45 克，白术 12 克，茯苓 25 克，炙甘草 5 克，陈皮 12 克，当归 15 克，柴胡 12 克，炙升麻 12 克，大枣 30 克，山药 30 克。

守方内服半个月后右侧上眼睑下垂、抬颈无力、吞咽困难及四肢无力明显减轻，可自行行走，但易劳累，上楼及下蹲后站起困难，说话时间稍长后言语不清晰。舌淡，苔中根薄黄腻，脉细弦滑。患者脾虚日久运化失常，湿邪内停故苔黄腻，辨证为气虚痰阻型。内服中药守上方加入法半夏 15 克，黄芪加量至 120 克，党参加至 60 克，组成补中益气汤合六君子汤加强健脾益气的同时化痰除湿，并加六一散加强清热利湿之效。守方内服 1 个月后吞咽困难及言语不利等延髓肌麻痹症状和右侧上眼睑下垂均消除，仅感四肢酸重无力，劳累后明显。溴吡斯的明

及强的松二者交替每月减量，强的松每次减量 5 mg。并在激素减量过程使用六味地黄汤滋阴补肾，或方中加入淫羊藿 15 克，巴戟天 15 克，生地黄 15 克等温补肾阳之品。中医治疗根据舌脉辨证论治，方中补气要药黄芪逐渐加量至 250 克加强健脾益气，加葛根按 2 ：1 的剂量之比逐渐加量至 125 克，如此内服药物 1 年至 2013 年 7 月强的松及溴吡斯的明完全停服，患者症稳，继续以补中益气汤为基础方内服巩固治疗并逐渐减用黄芪、党参等益气药物剂量，至 2014 年 5 月完全停服中药治疗。总疗程近 2 年，随访至今 1 年余病情无复发。

［周兴莲．李广文．李广文主任医师对重症肌无力的诊治特色 [J]．光明中医，2016，31（16）：2327-2329.］

【评析】　患者病初即出现延髓肌麻痹症状，并在短期内加重出现肌无力危象。虽经积极抢救治疗后呼吸困难明显减轻，危象解除。但延髓肌麻痹及脊髓肌麻痹等症状仍较为明显。其临床表现虽复杂多样，但在中医诊治中紧扣"气虚"这一根本病机，无论是脾胃气虚型，或是气虚痰阻型，肝肾阴虚型等遣方用药中均加入大量黄芪为君药。大量使用补气药物，辨证论治，临证用之，沉疴皆除。

第二章
吉兰—巴雷综合征（急性感染性多发性神经根炎）

吉兰—巴雷综合征（GBS），又称急性炎性脱髓鞘性多发性神经病，也称为格林—巴利综合征，以往称为急性感染性多发性神经根炎或多发性神经炎。本病通常表现为一个以上肢体呈急性或亚急性进展的对称性瘫痪、腱反射消失及脑脊液蛋白质增高而细胞数不增多，是神经系统常见的疾病之一。

一、现代医学对本病的认识

目前认为本病最可能是一种免疫介导的疾病。这可能是由患者免疫系统对周围神经和致病微生物共有的抗原产生免疫反应所致。一部分患者伴发恶性癌肿，临床经过与其他 GBS 患者相同。

吉兰—巴雷综合征还有两种亚型：一是 1956 年由 Fisher 首先提出的眼肌麻痹—共济失调—深反射消失综合征，又称 Fisher 综合征。本亚型也有脑脊液的蛋白—细胞分离现象；二是新近提出的急性运动性轴索型吉兰—巴雷综合征（简称AMAN），其病理特点与经典的吉兰—巴雷综合征有所不同，主要表现在轴索的损害，且病情较重。

由于 60% 以上的患者在起病前有某种感染史，最明确的为空肠弯曲菌、疱疹病毒和支原体感染。故近年来，多认为本病的发生是病毒感染引发的机体免疫功能异常所致。病变主要侵犯脊神经前根，有的同时侵犯脊神经后根、脑神经、脊髓或周围末梢神经。

本病的病理变化主要发生在周围神经系统，以脊神经和神经根最为严重。早期神经组织水肿、髓鞘肿胀；第二阶段可见淋巴细胞浸润，巨噬细胞介导的节段性脱髓鞘，轴突肿胀变粗、扭曲断裂；后期炎症消退，施万细胞增生，髓鞘再生。同一神经纤维中可并存髓鞘脱失和再生。脑神经也可见同样变化。轴突型 GBS 则表现为急性非炎性轴突变性，严重病例可见前角细胞及脑神经运动核逆行性改变。目前认为本病的病理特征为：神经纤维出现节段性脱髓鞘，病灶中有大量炎性细胞浸润（包括淋巴细胞及巨噬细胞）。严重的患者可见轴索变性、碎裂。所以近年来，国际上已将本病的病名改为急性炎性脱髓鞘性多发性神经病（简称 AIDP）。

本病各个年龄组均可发病，以青壮年多见。60% 以上的患者发病前有上呼吸道、胃肠道等感染史。最早的神经症状常为双足麻刺感、触电感或疼痛等感觉异常，可能还伴后背痛。几个小时或几天内就出现肌力减退。多数以下肢为重，也可能先影响手臂或脑神经支配肌，有的患者则仅诉述全身乏力。体轴肌、肋间肌、膈肌可早期受累。腱反射很早就消失，甚至见于肌力尚未明显减退的部位。常出现吞咽与构音困难、面神经（双侧）麻痹、颈项肌无力等脑神经受累症状。个别患者出现颅内压增高、视神经乳头水肿等症状。

病情呈急性进展，90% 的患者于 4 周内达到高峰，也有的延至更长时间。30% 的患者发生呼吸困难，有的患者病情急剧恶化，可于数小时内丧失呼吸能力，需要辅助呼吸。感觉损害可能很轻微，仅有主观不适而无客观体征。但几乎都存在神经根牵拉痛和腓肠肌按痛。拉塞格征多数为阳性。一部分患者有肢体远端感觉减退的症状，特别是音叉振动觉、运动觉和位置觉的减退。少数患者的深、浅感觉都有明显障碍。

患者肢体远端常有皮肤温度改变、出汗异常、营养障碍等症状。一部分患者有短暂膀胱和（或）直肠功能障碍。还有的患者可有心动过速或其他心律失常、高血压、直立性低血压等自主神经功能异常。

一半左右的病例可在起病 4 周内逐渐开始好转。以往因呼吸肌麻痹、继发感染、心血管异常等致命的病死率高达 15%。由于重症监护的改善，目前的病死率已下降到 2%～6%。

本病诊断要点为两侧比较对称的急性或亚急性弛缓性瘫痪和腱反射消失，脑脊液蛋白—细胞分离现象和周围神经传导速度减慢。

急性期患者随时存在迅速恶化的可能，必须收治于病房，严密监护。经常检查患者的呼吸、心脏情况和吞咽能力。发现异常应及时进行气管切开。吞咽不便者即予鼻饲，以免误吸而致窒息或呼吸道感染。呼吸肌麻痹的吉兰—巴雷综合征患者多数需要 2 周以上的辅助呼吸。良好的辅助呼吸治疗、心脏监护、营养支持、静脉血栓的预防和体疗等综合措施是减少并发症、降低病死率的关键。

二、中医学对本病的认识

根据本病一般起病较急，发病前常有非特异性感染史的发病特点及四肢对称性无力、弛缓性瘫痪、疼痛、肌肉萎缩等临床特征分析，本病当属中医"痿证"范畴，其中下肢痿软无力不能行走者称为"痿躄"；伴有肌肉疼痛者称为"痿痹"；有脑神经损害，如舌咽、迷走、舌下神经麻痹者出现吞咽困难时称为"噎证"；面神经麻痹者称为"口僻"等。

（一）中医病因

本病的发生多由于感受六淫之邪，或久处湿热之地或冒雨涉水感受湿邪，外邪留滞不去，经脉痹阻，气血运行不利，筋脉肌肉失养而发病；或饮食不节，肥甘厚味或嗜酒无度，损及脾胃，气血津液资生乏源则为病；或先天禀赋不足，素体脾胃虚弱，病久体虚，劳伤过度伤及脾胃亦可发病。

本病急性期以邪实为主，主要以暑、湿、热为患，恢复期以气血不足，肝肾亏虚为主。

（二）中医辨证论治

吉兰—巴雷综合征在发生发展过程中，始终存在着邪正盛衰，阴阳消长的病理变化，一般起病较急，发病前常有非特异性感染史，以肢体软瘫为主。急性期属急痿，以肺胃津伤、湿热浸淫或寒湿阻络等邪实为主，治疗则以清热利湿、祛风散寒，通经活络为主；恢复期以脾胃虚弱、气血不足为辨证要点，后期多涉及肝肾阴精不足或阴阳两虚，故此期则宜扶正补虚，强壮筋骨，填精益髓。《景岳全书·痿证》言："若概从火论，则恐真阳亏败，及土衰水涸者，有不能堪，故当酌寒热之浅深，审虚实之缓急，以施治疗，庶得治痿之全矣。"故临床辨证须分清虚实。《丹溪心法·痿》谓："痿证断不可作风治，而用风药，有湿热、湿痰、气虚、血虚、瘀血。"同时临床治疗中须认清兼夹，或兼清湿热，或化痰祛瘀，或清郁热，或补益气血，辨证论治，才得效验。

（1）肺热津伤，筋失濡润

主症：外感发热或热后，突然出现四肢软弱无力，手不能持物，足不能任地，甚则瘫痪，渐可肌肉瘦削，皮肤干枯，咽干唇燥，声音嘶哑，心烦口渴，小溲短赤，舌红少津，苔黄，脉细数。

辨证分析：湿热之邪犯肺，灼伤肺津，津亏不足以敷布，遂致筋脉皮肤失养而四肢痿弱甚或瘫痪，皮肤干枯，津不上承则咽干声嘶。而溲赤心烦，舌红少津，脉象细数均为阴伤津涸，虚热内炽之候。

治法：清热润燥，养肺生津。

方药：清燥救肺汤加减。

（2）湿热浸淫，气血不运

主症：四肢痿软无力，多以下肢为重，甚至瘫痪，可有肌肤麻木不仁，肌肉酸痛，胸脘满闷，甚或呼吸不畅，恶心纳呆，身热不扬，口苦而黏，大便不爽，小便赤涩，舌红，苔黄腻，脉濡数或滑数。

辨证分析：感受湿邪，郁而化热，浸淫经脉致气血运行不畅，故筋脉弛缓不用，成为痿证。经脉痹阻可见肌肤麻木；湿遏气机，则胸脘满闷、纳呆；湿热偏重，则口苦而黏，下移大肠则便黏不爽；湿热下达膀胱则小便赤涩。其舌脉均为湿热之象。

治法：清热化湿，通利筋脉。

方药：四妙丸加减。

（3）寒湿内侵，脉络痹阻

主症：四肢疼痛，困重无力，甚至瘫痪，手足麻木，感觉减退，胸闷脘痞，泛恶欲吐，畏寒肢冷，舌质淡，苔薄白，脉沉迟。

辨证分析：本证由风寒之邪夹湿外袭，或饮食生冷，寒湿内停所致，寒湿浸淫，气血闭阻，经络不通，故见四肢疼痛，困重瘫痪；经脉失荣，气血不和，故见手足麻木；寒湿滞留胸脘则胸闷脘痞、泛恶欲吐。其舌脉均为寒湿之证。

治法：散寒除湿，健脾和胃。

方药：胃苓汤加减。

（4）脾胃虚弱，精微不运

主症：四肢瘫软，肌肉萎缩，神疲倦怠，气短懒言，面色不华，食少纳呆，大便溏薄，舌质淡，苔薄白，脉细弱。

辨证分析：脾主四肢，脾胃虚弱，气血生化乏源，四肢不能禀水谷之精气，则筋肉失养而发为肉痿。脾不健运则食少纳呆；脾虚清阳不升则便溏。神疲气短，面色不华，舌淡脉细均为气血不足之证。

治法：健脾益气。

方药：补中益气汤加减。

（5）肝肾亏虚，髓枯筋痿

主症：病程日久，肢体痿废，腰脊酸软，肌肉消枯，或伴手足麻木，头晕耳鸣，目眩发落，遗精或遗尿，妇女伴见月经不调，咽干声嘶，吞咽困难，舌红绛少津，脉虚数。

辨证分析：肝主筋，肾主骨，久病失治，肝肾亏虚致精血不能濡养筋骨经脉，故渐成痿证。目为肝之窍，耳为肾之窍，发为血之余，肝肾精血亏虚，不能上荣，故见头晕耳鸣，目眩发落；肾藏精，司二便，肾虚不摄，故见遗精遗尿；肝肾亏虚，冲任失调，故见月经不调。久则肌肉消枯，舌脉均为阴虚火旺之候。

治法：滋补肝肾。

方药：左归丸加减。

（6）气虚血瘀，脉络瘀阻

主症：面色淡白或晦黯，身疲乏力，少气懒言，肢体痿废，手足麻木或肢体疼痛，舌淡黯，脉沉涩。

辨证分析：病程日久，脾胃虚弱，气血生化乏源致气血亏虚则面色淡白，身疲乏力，少气懒言；气虚运血无力，血行迟滞，瘀阻脉络则见面色晦黯；肢体痿废，手足麻木为气血不荣所致；肢体疼痛为脉络不通所致。其舌脉均为气虚血瘀之证。

治法：补气养血，活血通络。

方药：补阳还五汤加减。

总之，本病发生的根本原因是"虚"，但其中有纯虚者（即肺、脾、肾三脏虚损），也有虚中夹实者。纯属虚证者当分清脏腑气血阴阳以补之。虚中夹实者，当在补虚基础上祛邪。而兼有表证者，应注意疏风散表，外邪得散才能安正。在扶正过程中，应注意"气虚"，益气法应贯穿于治疗之始终。在调补阴阳时，不忘补肾，且注意滋补过程中不能碍脾，兼顾调理脾胃气机。

三、医案

1. 邓铁涛　补脾益气，祛风散寒法治疗吉兰—巴雷综合征医案

凌某，男，43 岁，1999 年 3 月 11 日初诊。

主诉： 四肢麻木乏力 2 天，双眼睑下垂 1 天。患者于 2 天前感冒后出现双下肢麻木乏力，双膝以下明显，走路如踩棉花。随后又出现上肢麻木无力，以肘关节以下明显。今晨出现眼睑下垂，无四肢肌肉疼痛、关节红肿热痛及发热，神志清楚，胃纳一般，大小便调，舌质淡红，苔薄白，脉寸浮。体检：四肢肌力正常，双肘以下、双膝以下痛觉减弱。血常规：白细胞 $11.4 \times 10^9/L$，大、小便常规均未见异常。西医诊断：吉兰—巴雷综合征。中医诊为痿证。入院后经服中药祛风除湿通络剂，配合静脉滴注黄芪针、清开灵等，症状无明显改善，于 3 月 15 日请邓铁涛会诊。患者仍感四肢麻木乏力，双眼睑下垂，面色晦滞，无发热恶寒，纳可，舌淡红，苔薄白，脉寸浮。证属脾胃气虚，兼感风寒，治以补脾益气，祛风散寒。

处方： 豨莶草、茯苓、白术各 15 克，薏苡仁、黄芪各 30 克，党参 18 克，防风、柴胡、升麻各 10 克，五爪龙 60 克，甘草 3 克。每天 1 剂，水煎服。

3 月 24 日二诊： 上方服 7 剂。患者精神好转，四肢乏力减轻，仍感肢体麻木，眼睑下垂，呼吸、饮食正常，舌淡红、苔油，脉弦数。药已对证，治以健脾益气，祛风除湿。续守上方加泽泻 15 克，桃仁 12 克，桂枝 10 克，忍冬藤、桑枝各 30 克。每天 1 剂，水煎服。守方共服十余剂，患者四肢有力，可独立行走，眼睑下垂明显好转，仅四肢末端少许麻木，基本治愈出院。

［徐云生 . 邓铁涛教授验案 2 则 [J]. 新中医，2001，33（1）：67.］

【评析】 痿证是难治病证。本例发病特点为内外合病，内有脾虚湿盛，外感风寒邪气。单解其外则里不和，单治其里则外不解，邓铁涛审证察因，先以补中益气汤加豨莶草、防风等，内补脾胃，外散风寒，再取五苓散意，并加用祛风除湿活血通络之品，以解内外之湿邪瘀阻而获病愈。此案辨证精当，治法切中病机，故能取得显著疗效。此案是《黄帝内经》"治痿独取阳明"理论和李东垣、叶天士学说的临床应用和发展。

2. 梁贻俊　养血健脾法治疗吉兰—巴雷综合征医案

袁某，男，22岁。1993年10月13日会诊。

主诉：四肢无力3周。病史：1993年9月底曾患上呼吸道感染、腹泻，10月7日劳累后右下肢疼痛，次日四肢无力，且日渐加重，蹲下须扶持东西才能站起，曾摔倒2次。时有右肩及臀部疼痛，咀嚼无力，手抖，持物难。脱发严重。已服用强的松40mg/d，共60天，刻下症见：四肢无力，蹲下站起困难，举物费力，手颤抖，脱发严重。诊查：神清，发育营养良好。蹲下站不起，手不能持重物，CT未见异常，肌电图示神经源性损害。脑神经双眼可见水平眼震，向左斜视时明显，四肢肌力Ⅴ级，近端力弱较甚，无肌萎缩及肌束颤动，四肢可疑感觉减退，双肱二、三头肌桡骨膜反射减弱，双膝反射消失，病理征（－）。双手鱼际肌萎缩，舌质黯，苔薄白，脉弦细数。诊断：中医：痿证；西医：吉兰—巴雷综合征。辨证：肝失所养，筋脉迟缓，脾虚。治法：养血健脾。

处方：当归15克，白芍20克，甘草10克，党参20克，黄芪20克，赤芍20克，鸡血藤15克，白术15克，巴戟天20克，淫羊藿15克，龟甲（先煎）20克，阿胶（烊化兑服）10克。14剂。水煎服。

1993年11月12日：药后双臂较前有力，已可持2000多克暖瓶，原双手举小方凳困难，现一只手即可举起凳子。稍扶物即可站起，脱发明显减少，饮食、二便可。舌脉同前。复查肌电图：①正中神经损害已恢复；②上下肢运动神经元损伤。

1993年11月19日：双下肢活动可，急行走则感疲乏，右上肢活动较前进步，体力日复，继以上方加减巩固，病愈出院。处方：当归10克，白芍45克，甘草10克，党参20克，何首乌20克，黄芪35克，白术10克，巴戟天25克，淫羊藿20克，阿胶（烊化兑服）10克，鸡血藤15克。

［梁贻俊.梁贻俊临床经验辑要[M].中国医药科技出版社，2001.］

【评析】　本例系中医学痿证。历代医家对痿证的认识为"内脏不足""阴血不足""使之太过，肾精枯竭""元气败伤，精血虚不能灌溉"等，气血津液所伤而致，其中肝肾之虚为本病主要病机，气血津液不足是形成痿证的主要因素。

余本"治痿独取阳明"的原则，选用党参、黄芪、白术、甘草补脾气。参以《丹溪心法》："痿之不足乃阴血不足也。"故在方药中重用归、芍、阿胶养阴血。复根据其病机增用巴戟天、淫羊藿、龟甲滋养肝肾、补肾阳。加入赤芍于补气血中佐以活血。根据痿证病机与致病因素，严谨辨证与精当用药，故而效如桴鼓。

3. 朱智慧　清热利湿，活血通络法治疗吉兰—巴雷综合征医案

杨某，女，22岁。

病史：因四肢痿软无力，脚不能着地，手不能握物，已一月有余，于1982年9月13日入院。患者一个多月前感冒，赴遵义某医院治疗，罔效。渐现四肢痿软乏力，继之脚不能步履，手不能握物，故于同年8月17日赴遵义某医学院，诊为吉兰—巴雷综合征收住院。查肌力Ⅱ级，四肢呈手套、袜套样感觉障碍、腱反射消失。经用激素、维生素等治疗20天，效果不佳。进行性双脚不能着地，连坐亦须家人扶持，双手不能握物。1982年9月13日求治中医而转入我院。其时伴有四肢肌肉萎缩，头昏痛，心悸，口干苦不欲饮，手足心热，汗多，小便短赤，大便2日一行，少腹坠胀。舌淡紫，苔微黄腻，脉滑数。扪之，肌肤灼手，腰及四肢压痛，四肢呈对称性弛缓性瘫痪，肌力Ⅰ级强，肌张力减退，腱反射消失，痛温觉减，余无所苦。

吉兰—巴雷综合征属中医痿证，据其症、舌、脉，系湿热浸淫，瘀血阻滞致筋脉肌肉弛纵不收，阻碍气血运行所致。予清热利湿，活血通络之四妙散、桃红四物汤合方加减。

处方：黄柏12克，苍术9克，牛膝15克，薏苡仁30克，泽泻12克，鸡血藤30克，知母12克，石斛15克，沙参5克，桃仁9克，红花9克，赤芍12克，当归9克，防己12克，甘草3克。配合维生素B$_1$ 200 mg，维生素B$_{12}$ 0.5 mg穴位注射，隔日一次。取穴（双）：①曲池透少海、环跳、风市、承山；②外关透内关，承扶、阳陵泉透阴陵泉、悬钟；③三阴交、血海、殷门，交替使用。

住院一周，配合针刺四肢，取阳经穴如手三里、合谷等。10月20日因人流术中断治疗半个月，后继服前方40剂，获显著疗效，能自己行走，扶墙上下楼，自己梳头，肌力Ⅴ级弱；但不能拿筷进餐，肌肉萎缩，潮热汗出，手足心热，口干苦欲饮，舌红少苔，脉细数。细审之，湿热虽清，病未痊愈，乃病久阴虚于内。宗《景岳全书·痿》"元气败伤，则精虚不能灌溉，血虚不能营养"之意，乃肝肾精血亏虚，宜补肝肾，滋阴降火，用虎潜丸加鸡血藤、白豆蔻、白术。取8剂，

再参景岳"善补阴者，必阳中求阴，则阴得阳助而升化无穷"之意，加巴戟天15克，肉苁蓉12克。服药14剂，诸症消失。自己能行走500～1000米，可上街看电影，拿匙进餐，肌力Ⅵ级，基本痊愈出院。

半年后其爱人专程从福建来遵义，要余开方取药，言患者能自理生活，每月织布挣钱二百多元，情况非常良好。

［刘尚义.南方医话 [M].北京：北京科学技术出版社，2005.］

【评析】　《素问·生气通天论》："因于湿，首如裹，湿热不攘，大筋软短，小筋弛长，软短为拘，弛长为痿。"《丹溪心法》："痿证断不可作风治而用风药，有湿热……瘀血。"综观患者起病夏令，外感湿热，失治邪留，湿热浸湿筋脉，气滞血瘀，气血运行不畅故见痿证。投四妙散、桃红四物汤，又虑患者病久阴虚，故方中加知母、石斛、沙参等养阴清热、益胃生津以滋渗并施；鸡血藤补气行血、活血舒筋；和当归、赤芍补阴血之不足，防渗利伤阴；白豆蔻、白术取"治痿独取阳明"之意。后期患者精血亏虚，予补肝肾，强筋壮骨之虎潜丸，终获痊愈。可见重在辨证，配伍适当，故能收效。

4. 陈树泉　滋补肝肾法治疗吉兰—巴雷综合征医案

刘某，女，45岁。1990年11月6日初诊。

病史：患者上肢乏力，下肢痿废不用半月余，曾在某医院诊为吉兰—巴雷综合征。用中西药物治疗乏效。诊见四肢痿软无力、麻木、咳呛咽干，腰膝酸软，舌红少苔，脉细数。证属肺肾亏虚。以赵学敏起痿丹加减。

处方：麦冬250克，玄参350克，熟地黄500克，五味子50克。用水5000 mL，文火煎成1500 mL，早晨服750 mL，下午服500 mL，次晨2点服250 mL。3日一剂。

上方连服2剂，1周后四肢麻木明显减轻，患者可扶杖下床轻微活动，余症如减。后用上方，以常规用量调理十天，痊愈出院。

［蔡剑前.诊籍续焰—山东中医验案选 [M].青岛：青岛出版社，1992.］

【评析】　《黄帝内经》云："春夏养阳，秋冬养阴。"患者病发于冬季，故选用味厚填精之品，培补根本。方中以熟地黄滋补肾阴为主药；辅以玄参泻肾火，协助熟地黄以养血滋阴，补肾壮骨；麦冬清心肺热，滋水润燥；五味子生津，敛肺固肾。四药合用，以成养阴生津，起痿健步之功。

5. 林贞慧　祛暑清热化湿法治疗吉兰—巴雷综合征医案

王某，男，38岁，1984年8月8日就诊。

病史：患者于7天前，无明显诱因出现恶寒发热，头痛身痛，体温38.8℃，就诊于当地保健院，以"感冒"治疗，但发热未退，体温波动在37.4～38.3℃，昨晚出现吞咽不顺，右手拿筷子无力。今晨下肢麻木，沉重，胀痛，痿软不用，伴口苦口黏，脘腹胀满，大便不爽，小便短赤。查体：体温38.3℃，心肺（－），腹软无压痛，肝脾未触及，四肢肌张力低下，上肢肌力Ⅱ级，下肢肌力0级，膝反射消失，巴宾斯基征阳性，舌质红，苔黄腻，脉濡数。血常规：白细胞7.8×10^9/L，中性粒细胞75%，淋巴细胞24%，嗜酸性粒细胞＜0.7%，嗜碱性粒细胞＜0.7%。血钾4.4 mmol/L，两周后查脑脊液细胞数3×10^6/L，蛋白定量1.28 g/L，呈细胞—蛋白分离象，西医诊断为吉兰—巴雷综合征。中医诊断为痿证。此乃盛夏，暑湿与湿热浸淫，蕴结三焦。气血运行不利，肌肉筋脉失养使然。本病以标为急，祛暑清热化湿为主，佐以活血通络濡筋。方用新加香薷饮合二妙散加减为治。

处方：香薷6克，青蒿（后下）、金银花、连翘各15克，厚朴花9克，黄芩12克，祛暑清热化湿，以透三焦之暑湿；茵陈12克，苍术9克，清中焦之湿热；萆薢15克，黄柏9克，清下焦之湿热；配当归9克，怀牛膝12克，活血通络濡筋。上药每日1剂，水煎服。

服上药5剂后，体温正常。腹胀、口苦口黏见减，余症尚存。上焦暑湿已祛，中下二焦湿热已十祛二三。故改用甘露消毒丹合二妙散加减为治，处方：葛根、茵陈各15克，苍术、黄芩各9克，以解肌强脾清中焦湿势。萆薢15克，黄柏9克，滑石24克，清下焦湿热；生地黄12克，当归9克，木瓜15克，怀牛膝12克，养血舒筋通络以祛痿。

上药用7剂后，上肢肌力恢复正常，活动自如。下肢麻木、沉重，胀痛消失，肌力恢复至Ⅲ级。能下床行走100米左右，但乃感下肢软弱无力，且伴口干咽燥，小便短赤，舌红苔剥微黄，脉虚缓无力。此刻中下二焦湿热十祛八九，邪伤气阴之征已露，故改用黄芪30克，当归9克，生地黄、沙参、麦冬各15克，赤白芍各12克，益气滋阴，养血活血，配龟甲、怀牛膝、山茱萸各12克，巴戟天、桑寄生各15克，以益肝肾，壮筋骨，通经络，共起扶正祛邪除痿之效。继服7

剂，诸症消失。理化检查均属正常范围之内。

本案属吉兰—巴雷综合征，西医认为本病有的会自愈。故经辨证论治，症状消失后，不必用药巩固疗效。

［林贞慧 . 痿病治验四则 [J]. 光明中医，2001，6（97）：41-43.］

【评析】 本案从清暑利湿着手治疗。盖发病季节乃值盛夏，暑湿与湿热浸淫，阻滞于血脉，气血运行不利，肌肉筋脉失养而发为痿证。遂治疗以新加香薷饮合二妙散加减清暑祛热利湿。而本病的发生根本在于肝肾脾三脏之不足，遂标邪去后，着重固本，以利痿除。

6. 王任之　益气活血法治疗吉兰—巴雷综合征医案四则

病案 1

叶某，男，成年。1980 年 8 月 16 日初诊。

病史： 因拟诊吉兰—巴雷综合征于 8 月 8 日住入神经内科治疗，两上肢肘、腕关节已能活动，但两臂不能上举过肩，右手不能摄握，两下肢略知伸缩，有时饮水多则发呛，脉濡弦。此气血交阻致痿，拟予益气活血，佐养肝肾为治。

处方： 绵黄芪 12 克，全当归 10 克，赤芍 6 克，炒川芎 3 克，红花 4 克，干地龙 10 克，蜈蚣 2 条，全蝎 3 克，淫羊藿 10 克，桑寄生 10 克，锁阳 10 克，炒续断 6 克，炒怀牛膝 10 克。

8 月 23 日二诊： 饮水发呛告弭，两臂已能上举，两下肢在屈曲时可以上抬，唯右手仍难摄握，脉濡弦。守原方加减。上方去赤芍、川芎，加炙金毛狗脊 10 克，菟丝子 10 克。

患者因拟诊吉兰—巴雷综合征（复发性）于 1982 年 7 月 19 日再次入院，四肢尚能活动，唯觉酸软乏力，尤以下肢为甚，行走须人扶持，脉濡缓。前年发病时以补阳还五汤竟治获效，今仍守原治之意可也。处方：绵黄芪 10 克，全当归 10 克，干地龙 9 克，红花 4 克，桃仁（去皮尖、杵）6 克，炒川芎 3 克，秦艽 4.5 克，鸡血藤 15 克，炙金毛狗脊 10 克，炒怀牛膝 10 克，锁阳 10 克，炒续断 6 克，十大功劳叶 10 克。

1982 年 7 月 22 日复诊： 四肢酸软乏力见减，脉濡弦。守原方加减。上方去桃仁、炒川芎，加炒补骨脂 9 克，巴戟天 9 克。

病案 2

夏某，男，37 岁。1980 年 5 月 26 日初诊。

病史：患者住院已经七日，诊为吉兰—巴雷综合征，四肢仍麻，两上肢稍能挪动，而两下肢则不知动弹，饮水稍急辄即发呛，脉濡弦。气血交阻而致痿，拟以益气活血为治。

处方：绵黄芪 12 克，全当归 10 克，干地龙 10 克，红花 4 克，秦艽 4.5 克，制豨莶草 10 克，鹿衔草 10 克，鸡血藤 15 克，锁阳 10 克，炒续断 6 克，桑寄生 10 克，炒怀牛膝 10 克，蜈蚣 2 条。

7 月 3 日二诊：四肢发麻减轻，饮水不再发呛，两上肢能向上抬举，两下肢可稍向前伸，脉濡弦。前方能应，守原方加减。上方去秦艽、制豨莶草，加淡苁蓉 10 克，巴戟天 10 克。

7 月 24 日三诊：手脚已不作麻，双臂能上举过头，而下肢活动仍不力。再守原方加减。处方：淡苁蓉 10 克，巴戟天 10 克，锁阳 10 克，淫羊藿 10 克，桑寄生 10 克，炙金毛狗脊 10 克，炒怀牛膝 10 克，绵黄芪 10 克，楮实子 10 克，炒补骨脂 10 克，骨碎补 10 克，十大功劳叶 10 克。

病案 3

邓某，男，8 岁。1979 年 4 月 26 日初诊。

病史：神经内科拟诊为吉兰—巴雷综合征，而在 3 日前入院，刻下症见：两手指不能伸直，亦不能握拳，四肢软瘫无力，仅略能挪动，膝部、腨腓且觉疼痛，脉濡弦。拟宗王清任"瘫痿论"，用补阳还五汤加味。

处方：绵黄芪 10 克，全当归 10 克，干地龙 6 克，红花 3 克，赤芍 6 克，炒川芎 3 克，桃仁（去皮尖，杵）6 克，蜈蚣 2 条，苍术 6 克，炒黄柏 4.5 克，秦艽 4.5 克，炒怀牛膝 9 克，生薏苡仁 10 克。

病案 4

王某，男，成年。1979 年 11 月 8 日初诊。

病史：因拟诊吉兰—巴雷综合征于 11 月 5 日住入神经内科，刻下症见：仅两臂略能移动，然手不能摄握成拳，两下肢不知动弹，而觉麻木酸痛，脉濡弦。气血交阻，不能濡养筋骨，用王氏补阳还五汤加味为治。

处方：绵黄芪 12 克，全当归 10 克，干地龙 9 克，红花 4 克，炒川芎 3 克，桃仁（去皮尖、杵）6 克，鹿衔草 10 克，鸡血藤 15 克，苍术 6 克，炒黄柏 4.5 克，生薏苡仁 12 克，炒怀牛膝 10 克，蜈蚣 2 条。

11 月 22 日二诊：双臂可以上举过头，左手已能握拳，但不能用力，两下肢略能抬起，而足趾仍不能动弹，酸痛稍轻，然麻木未已，脉濡弦。前方尚合，守原方出入。处方：绵黄芪 12 克，全当归 10 克，干地龙 9 克，红花 4 克，炒川芎 3 克，桃仁（去皮尖、杵）6 克，鹿衔草 10 克，鸡血藤 10 克，炒怀牛膝 10 克，制豨莶草 10 克，锁阳 10 克，炒续断 6 克，蜈蚣 2 条。

［王任之 . 王任之医案 [M]. 合肥：安徽科学技术出版社，1998.］

【评析】　上述四例，皆属气虚血瘀所致之证。气为血帅，血为气母，气行则血行。气虚无以推行血循，筋脉失养则见肢体痿软或活动不利。而气血不畅，四肢肌肤失养可见麻木、酸痛等症状。治疗当以补气为主，气旺以促血行。兼以活血祛瘀通络。诸药合用，气旺血行，祛瘀不伤正，则各症可愈。此四案用黄芪。黄芪性温，大补肺气。张锡纯称"黄芪之性，善治肢体痿废"。又说："黄芪之性，补而兼升，气升则血必随之上升，至脑中之血充而益充。"与其他活血之剂同用则可宣通气血，畅达经络，荣养脑髓，肢体痿弱麻木可渐愈。

7. 王任之　调和营卫法治疗吉兰—巴雷综合征医案二则

病案 1

赵某，男，成年，1980 年 9 月 27 日初诊。

病史：因吉兰—巴雷综合征住院 5 日，四肢尚可活动，唯觉麻胀不舒，尤以掌跖为甚，脉濡弦。拟调和营卫为治。

处方：绵黄芪 10 克，全当归 10 克，川桂枝 4.5 克，炒白芍 6 克，鹿衔草 10 克，制豨莶草 10 克，干地龙 10 克，秦艽 4.5 克，红花 4 克，炒怀牛膝 10 克，生姜 3 片，大枣 5 枚。

10 月 4 日二诊：四肢麻胀已减十之六七，唯夜卧时觉两胫内侧筋脉热胀不适，脉濡弦。守原方加减。处方：绵黄芪 10 克，全当归 10 克，川桂枝 4.5 克，炒白芍 6 克，鹿衔草 10 克，制豨莶草 10 克，干地龙 10 克，炒怀牛膝 10 克，苍术 6 克，炒黄柏 4.5 克，生薏苡仁 12 克，红花 4 克。

病案 2

刘某，男，18 岁，8 月 30 日初诊。

病史： 患者以吉兰—巴雷综合征慢性复发型于 8 月 28 日入院，今软瘫无力已有好转，唯仍感麻木不适，脉濡弦。经旨：营气不行则不仁，卫气不和则不用。拟以调和营卫为治。

处方： 绵黄芪 10 克，全当归 10 克，川桂枝 4.5 克，炒白芍 6 克，秦艽 4.5 克，制豨莶草 10 克，鹿衔草 10 克，鸡血藤 15 克，干地龙 9 克，红花 4 克，锁阳 10 克，炒续断 6 克，大枣 10 枚。

9 月 6 日二诊： 四肢麻木好转。守上方减干地龙、红花，加淡苁蓉 10 克，巴戟天 10 克。

［王任之．王任之医案 [M]．合肥：安徽科学技术出版社，1998.］

【评析】 营行脉中，卫行脉外，阴阳相贯，气调血畅，则濡养四肢百骸。营卫不和，汗出而伤阴，营阴亏虚，肢体筋脉失养而见肢体麻木酸胀。故治疗当以调和营卫为主。方以黄芪桂枝五物汤化裁调和营卫，益气通经。遂筋脉得养而痿除。

8. 王任之 益气和血，调和脾肾法治疗吉兰—巴雷综合征医案

李某，男，成年，1980 年 9 月 20 日初诊。

病史： 因拟诊吉兰—巴雷综合征于 9 月 15 日入神经内科住院治疗，两上肢已经抬举过肩，然手指摄握无力，不能持物，两下肢不能动弹，肘弯、膝弯疼痛，脉濡弦。气血交阻而致痿，拟以益气活血，兼调脾肾为治。

处方： 绵黄芪 12 克，全当归 9 克，干地龙 9 克，红花 4 克，秦艽 5 克，制豨莶草 9 克，锁阳 10 克，炒续断 6 克，淡苁蓉 10 克，巴戟天 9 克，桑寄生 10 克，蜈蚣 2 条。

10 月 4 日二诊： 两上肢活动自如，手指可以拿食物入口，却仍难以执箸，两下肢可以摆动，然难以抬起，脉濡弦。前方尚合，即守原方加减。处方：绵黄芪 10 克，全当归 10 克，干地龙 9 克，红花 4 克，嫩桑枝 10 克，片姜黄 6 克，宣木瓜 6 克，炒怀牛膝 10 克，淫羊藿 10 克，桑寄生 10 克，锁阳 10 克，炒续断 6 克，炙金毛狗脊 10 克。

10 月 11 日三诊： 病情稳定，在逐步恢复中，仍守原意出入以治。处方：绵

黄芪10克，全当归10克，嫩桑枝10克，片姜黄6克，宣木瓜6克，炒怀牛膝10克，淫羊藿10克，桑寄生10克，锁阳10克，炒续断6克，炙金毛狗脊10克，淡苁蓉6克，巴戟天10克。

[王任之. 王任之医案 [M]. 合肥：安徽科学技术出版社，1998.]

【评析】　此乃气虚血瘀之证。治疗以益气活血通络之法。然本案尤其注重调补脾肾。大抵立意有二：一脾肾乃先天及后天。两者相互资助，以利气血之化生；二来脾主肌肉，肾主骨。调和脾肾，以强壮筋骨。

9. 王任之　补气活血，清热利湿法治疗吉兰—巴雷综合征医案

崔某，男，成年，1979年8月23日初诊。

病史：因拟诊吉兰—巴雷综合征于8月13日住入神经内科，四肢仍然瘫痪，下肢仅能就床边略作摆动，且觉热痛，十指中唯左手食指稍能屈伸，上肢酸麻，脉濡弦。乃气血交阻、湿热浸淫所致，拟补阳还五汤合四妙丸之意为治。

处方：绵黄芪10克，全当归10克，干地龙9克，红花4克，桃仁6克，炒川芎3克，赤芍6克，蜈蚣2条，苍术6克，炒黄柏4.5克，生薏苡仁15克，炒怀牛膝10克，鹿衔草10克。

9月6日二诊：两上肢酸麻、两下肢热痛均见好转，指稍能活动，便结难解，余症如前，前法尚安，守原方加减。处方：绵黄芪12克，全当归10克，干地龙9克，红花4克，秦艽4.5克，制豨莶草10克，鹿衔草10克，鸡血藤15克，川桂枝4.5克，天仙藤6克，锁阳10克，炒续断8克，芒硝3克。

9月21日三诊：四肢酸麻和热痛感告弭，足趾已能活动，手指中除右手食指、左手无名指和小指外，其余七指亦均能动。便仍干结，食欲尚可，脉濡弦。再守原意，参以润导。处方：绵黄芪15克，全当归10克，干地龙9克，红花4克，炒川芎3克，赤芍6克，蜈蚣2条，全蝎3克，淡苁蓉10克，巴戟天10克，锁阳10克，炒续断8克，郁李仁（去壳、杵）6克。

[王任之. 王任之医案 [M]. 合肥：安徽科学技术出版社，1998.]

【评析】　王任之认为吉兰—巴雷综合征以气虚血瘀者为多见。此案肢体瘫痪同时自觉热痛。乃气血郁阻于局部，水湿停滞，日久化热。湿热阻滞经络，气血瘀而不通，则见热痛。故治疗在益气活血通络的同时，不忘清热利湿，通络止痛。

10. 王任之　补益气血，化瘀利咽法治疗吉兰—巴雷综合征医案二则

🍅 病案 1

郭某，女，成年，6 月 14 日初诊。

病史：患者以吉兰—巴雷综合征于 3 日入院，4 日行气管切开术，四肢瘫痪麻木虽见好转，而吞咽仍旧困难，须行鼻饲，脉濡缓。瘀阻会厌，拟予会厌逐瘀汤加减。

处方：桃仁（去皮尖、杵）6 克，红花 4 克，苦桔梗 9 克，甘草 3 克，生地黄 12 克，玄参 6 克，射干 3 克，山豆根 6 克，绵黄芪 12 克，全当归 10 克，干地龙 9 克，炒川芎 3 克，赤芍 6 克。

6 月 21 日二诊：吞咽稍利，可以进食，四肢活动亦在恢复中，脉濡弦。前方有效，守原方加减。上方去射干、山豆根，加鹿衔草 10 克，鸡血藤 15 克。

6 月 28 日三诊：吞咽已利，四肢活动逐渐好转，但仍乏力不能行走，日来大便干结难解，脉濡弦。以益气活血，参以行腑。处方：绵黄芪 10 克，全当归 10 克，干地龙 9 克，红花 4 克，炒川芎 3 克，赤芍 6 克，锁阳 10 克，炒续断 8 克，炙金毛狗脊 10 克，炒怀牛膝 10 克，郁李仁（杵、去壳）6 克，风化硝 4.5 克。

7 月 5 日四诊：四肢活动渐利，已能扶杖下床迈步，唯便仍干结，续守前法加减。处方：绵黄芪 10 克，全当归 10 克，干地龙 9 克，红花 4 克，锁阳 10 克，炒续断 8 克，炙金毛狗脊 10 克，炒怀牛膝 10 克，鹿衔草 10 克，制豨莶草 10 克，蜈蚣 2 条，郁李仁（杵、去壳）6 克，风化硝 4.5 克。

🍅 病案 2

蔡某，男，8 岁，6 月 28 日初诊。

病史：患儿因吉兰—巴雷综合征于 6 月 21 日住入神经内科，四肢已略能活动，然抬举无力，且觉疼痛，咳嗽有痰，吞咽困难，饮入即呛，脉濡数。气血不能濡养筋骨而致痿，瘀阻会厌则咽梗。治拟兼及。

处方：生地黄 12 克，玄参 6 克，苦桔梗 9 克，甘草 3 克，桃仁（去皮尖、杵）6 克，红花 3 克，射干 3 克，山豆根 6 克，绵黄芪 10 克，干地龙 6 克，生薏苡仁 12 克，炒怀牛膝 10 克，制豨莶草 9 克。

7月5日二诊：四肢疼痛减轻、活动范围稍大，唯吞咽不利，饮入发呛，须行鼻饲，脉濡弦。守原方加减。处方：生地黄12克，玄参6克，苦桔梗9克，甘草3克，桃仁（去皮尖、杵）6克，红花3克，射干3克，山豆根6克，绵黄芪10克，干地龙6克，制豨莶草9克，炙柴胡4.5克，赤芍6克，炒陈枳壳4.5克。

7月12日三诊：饮水不再发呛，吞咽仍然不利，尚须鼻饲脉濡弦。仍守原意。处方：细生地黄9克，玄参6克，苦桔梗9克，甘草3克，桃仁（去皮尖、杵）6克，赤芍6克，红花6克，炒陈枳壳4.5克，射干3克，山豆根6克，炙僵蚕6克，重楼6克。

7月19日四诊：吞咽见利，已能进食，唯两下肢仍觉疼痛抬举甚难，脉濡弦。以益气活血，并调肝肾。处方：绵黄芪10克，全当归9克，干地龙9克，红花4克，苍术6克，炒黄柏4.5克，生薏苡仁12克，炒怀牛膝9克，淫羊藿9克，桑寄生9克，锁阳6克，炒续断6克。

［王任之．王任之医案[M]．合肥：安徽科学技术出版社，1998.］

【评析】 会厌逐瘀汤乃王清任《医林改错》中之方剂。方中桃仁、红花、当归、赤芍活血化瘀；枳壳、柴胡疏肝理气解郁；生地黄、玄参养阴清热活血，桔梗、甘草清利咽喉。本方由血府逐瘀汤化裁而来，更加清热养阴之品，用于治疗气滞血瘀而有阴伤者。上述二病案，乃出现吞咽不利之症，故给予此方加减，于益气通络之剂同时，清利咽喉，诸症兼顾。

11. 陈树森　补肝肾，益精髓法治疗吉兰—巴雷综合征医案

李某，男，38岁。入院时间：1968年6月14日。

主诉：四肢软弱，活动困难10日。病史：10日来四肢软，力弱。持扫帚吃力。次晨上车时因下肢力弱而倾倒，被人扶住，下午右手提直径26厘米的铝水壶，倒水时因力弱而倒不出来；第三天端起小号铁锅，因上肢力弱而摔倒在地；第五天症状达高峰，右手力弱不能持筷，而时久勉强进食，左上肢、双下肢亦感力弱。患者四肢力弱，远端比近端重，上肢比下肢重，右侧比左侧重，故来院门诊，以"四肢力弱待查"入院。体检：神志清楚，对答切题，血压14.6/9.3 kPa，脉规律，呼吸平稳，体温正常，颈软，甲状腺不大，心肺无明显异常，腹软，肝脾未触及，脑神经及感觉均正常，双下肢力弱，远端重，近端轻，肌张力不高，双上肢活动

范围正常，稍力弱，肌力Ⅱ～Ⅳ级，双手握拳不紧，十指半屈曲，不能主动伸直，右重，双腕下垂。双下肢能支持体重，但步态有拖曳感，肌腱反射低，右重。膝反射活跃，跟腱反射未引出，病理反射（－）。血钾：4 mmol/L；脑脊液：糖5.33 mmol/L；蛋白0.45 g/L；氯化物127 mmol/L。梅毒血清反应阴性。胶体金试验正常。诊断为吉兰—巴雷综合征，于1968年6月29日应邀会诊。刻下症见：病起月余，四肢痿软无力，腰酸肢冷，神疲，苔薄脉弱。辨证：精血亏耗，筋脉失养，病在肝肾。治法：补肝肾，益精髓，壮筋，予金刚丸法。

处方：①萆薢9克，木瓜9克，怀牛膝9克，菟丝子9克，肉苁蓉9克，狗脊9克，苍术9克。②制马钱子粉0.15克×24，每服0.15克，每日3次。

7月6日二诊：药后肌力稍好，步履有力，较前明显好转，治宗原方再进。

7月13日三诊：患者下肢肌力恢复明显，手腕恢复慢，舌脉如前，仍以原方。

7月19日四诊：手腕肌力较前有进步，余无不适，原方隔日1剂，分2次服。制马钱子粉0.15克，每日2次。

7月26日五诊：病证十去七八，尤以上肢恢复明显，肌力增加，可完成对指和叉指活动，苔薄脉弱，拟可停汤剂，继服制马钱子粉0.15克，每日3次，缓缓调治。

8月6日六诊：经上法治疗，目前病情日趋好转，双手指能对指、叉指，持筷进食，一般生活可自理。检查：四肢肌力均有明显恢复，下肢恢复较满意。经治疗近3个月，病情痊愈，乃出院疗养，加强功能锻炼。

［陈树森. 陈树森医疗经验集粹[M]. 北京：人民军医出版社，1989.］

【评析】 本案起病缓慢，渐至四肢酸软无力，伴腰酸肢冷，神疲，苔薄脉弱，属肝肾亏损，髓枯筋痿之痿证。肝肾为藏精血之所，精血不能灌溉肢体，血虚不能营养筋骨，筋骨经脉失去濡养而成痿。腰酸肢冷为阴损及阳，阳虚失于温煦所致，治以补肝肾，益精髓，壮筋骨，温通经络，予金刚丸加减。方中肉苁蓉、菟丝子、狗脊补肾阳，益精血，强腰膝；木瓜、怀牛膝补肝肾，舒筋活络；萆薢、苍术利湿通络，同时单冲马钱子粉，以通经络，增加肌力。药后7日始见转机，当达到治疗量时，减用马钱子剂量，汤药改为隔日1剂，以巩固药效，防马钱子中毒，待病情稳定后，停用汤剂，仅用马钱子原量，缓缓调治，使病情达到临床治愈。出院后，嘱其加强功能锻炼，目的使经脉气血流通，有助于提高疗效。

本病用药有马钱子，此药苦寒，入肝脾二经，功能通经络，消结肿，治瘫痪，有强壮及兴奋作用，本例用之获得满意疗效。但由于此药有毒，用量要慎之又慎，量过少无济于事，量过多又易引起中毒。故在临证应用时，必须辨证明确，根据个体差异，酌情选用，严密观察，以防意外。

12. 刘渡舟　调和营卫气血，补益肝肾法治疗吉兰—巴雷综合征医案

姜某，男，20岁。1993年11月3日初诊。

病史：患者于1993年6月始，四肢末梢感觉异常，行走时两腿无力，某医院诊断为急性感染性多发性神经根炎（吉兰—巴雷综合征）。服用强的松、维生素等药物无效，病情逐渐加重。8月下旬做神经活检术，伤口愈合后病情继续恶化，以致完全不能行走，特请刘渡舟诊治。患者被抬入诊室，神情沮丧，四肢无力，可见上肢及大、小腿肌肉已萎缩，以物刺其手足指（趾）尖，毫无痛觉。腰膝酸软，有时遗尿，头晕，自汗出。舌红苔白，脉大无力。此阴阳营卫气血俱虚，邪气内侵所致。治当调和营卫气血，补益肝肾阴阳。

处方：①黄芪40克，桂枝15克，白芍15克，生姜15克，大枣12枚，地龙10克，桃仁10克，红花10克，当归15克。②熟地黄30克，肉桂（后下）4克，附子4克，肉苁蓉12克，党参12克，巴戟天12克，远志10克，山茱萸15克，石斛30克，茯苓20克，麦冬18克，炙甘草10克，五味子10克，薄荷（后下）22克，菖蒲20克，生姜3片，大枣5枚。

以上两方交替服用。服药30剂，患者渐觉双腿有力，乃停服强的松。又续服30剂，患者四肢能抬举，已能坐起和站立，末梢皮肤知觉逐渐恢复，双足背、趾尖有针刺感，小腿外侧肌肉拘紧，此瘀血内阻，经络不通之象。拟以下两方。

处方：①金银花10克，防风6克，白芷6克，陈皮10克，炙甘草6克，穿山甲10克，浙贝母14克，天花粉20克，当归20克，乳香6克，没药6克，赤芍15克，皂角刺10克，川牛膝15克。②桃仁10克，红花10克，羌活4克，没药6克，地龙6克，秦艽10克，炙甘草6克，牛膝10克，五灵脂（包煎）10克，当归5克，川芎10克，香附12克。

两方交替服用，服至3个月，下肢拘急、疼痛消失，架拐可走十余步，后弃拐亦能行走二三步。嘱其加强肢体锻炼，并疏加味金刚丸（萆薢、木瓜、牛膝、杜仲、肉苁蓉、菟丝子）、大补阴丸（龟甲、生地黄、知母、黄柏、猪脊髓）等成药服用。经治半载，恢复了体力与肢体的运动功能。终使顽疾尽拔，现骑车、

打球已如常人。

［陈明，刘燕华，李方．刘渡舟临证验案精选 [M].北京：学苑出版社，1996.］

【评析】　痿证是指肢体筋脉弛缓，手足痿软无力，甚则肌肉萎缩的一种病证。成因较杂，有湿热浸淫而致者，有精血亏虚而致者，有瘀阻脉络而致者。本案脉证所现，始为阴阳营卫气血俱虚之证。肾中阴阳俱虚，气血不足，使营卫失于调和，外邪乘虚侵袭，痹阻于经脉，气虚血滞，肢体肌肤、筋脉失于营养，发为痿弱不用。《素问·逆调论》云："营气虚则不仁，卫气虚则不用，营卫俱虚，则不仁且不用"。张景岳也特别指出："痿证，元气败伤，则精血不能灌溉，血虚不能营养者，亦不少矣。"治疗本案当着眼于以上两种病机，一是肾中阴阳俱虚，元气衰败；二是营卫气血失调，邪阻经络。前者辨证的关键是痿证见有腰膝酸软、遗尿、头晕、舌红，此为肾中精气亏损的表现；后者辨证的关键在于自汗出，这是营卫不调的现象，《伤寒论》第 53 条云："病常自汗出者……以卫气不共荣气谐和故尔。"故刘渡舟以两方交替服用。一方为黄芪桂枝五物汤加味，用以调和营卫。本方为桂枝汤之变方，即由桂枝汤去甘草倍生姜加黄芪而成，用桂枝汤调和营卫，畅行气血。去甘草之壅滞，且倍生姜加黄芪，目的在于走表益卫，通阳逐痹，此《黄帝内经》所谓"阴阳形气俱不足，勿取以针，而调以甘药"之意。夫气虚则血凝，邪侵则血滞，故加桃仁、红花、地龙、当归以活血通经。二方为地黄饮子，用于滋肾阴，补肾阳，兼以化痰通络。本方善治下元虚衰，筋骨痿软无力，致足痿不能用之证。方中熟地黄、山茱萸补肝肾，滋乙癸之源；肉苁蓉、巴戟天温肾阳，补先天之气；附子、肉桂温养真元；麦冬、石斛、五味子滋阴敛液，使阴阳相配；菖蒲、远志、茯苓交通心肾，兼化痰湿；少用姜、枣、薄荷以和营卫。全方配伍，标本兼顾，用之能使水火相济，阴阳相交，气血平和，而痿痹自起。

前二方，以补为主，行气活血为次，待营卫气血渐充，阴阳调和，皮肤知觉开始恢复，始感四末痛如针刺，肌肉拘急，此乃经络瘀阻之象也。在前治的条件下，能任通伐，故改用仙方活命饮和身痛逐瘀汤。仙方活命饮不唯外科所专，对于"经络闭塞，气滞血瘀"的内科之证亦不妨一试。刘渡舟常以此方治疗气血瘀阻经络，体侧疼痛（沿少阳经）多效。身痛逐瘀汤活瘀通络，以治周身之疼痛。两方交替服用，务使瘀开络畅，气血得以周流为治疗目的。最后用加味金刚丸、大补阴丸补肾培本，强筋骨，以善其后。

13. 刘惠民　补益肝肾气血法治疗吉兰—巴雷综合征医案

王某，男，41 岁，1955 年 10 月 14 日初诊。

主诉： 全身无力，四肢瘫痪 2 个多月。发病于 1955 年 7 月 17 日，忽然感觉周身不利，寒战发热，体温达 39.3 ℃，次日开始腹泻，每日大便十余次，伴有腹痛和里急后重感，大便呈红色脓血样，经治疗两天腹泻止。发病后第九天（7 月 26 日）感到全身瘫软无力，两手活动失灵不能持物，继之两腿也活动失灵，不能持重、走路，腰腿疼痛，遂去医院检查，诊断为急性感染性多发性神经根炎。经用新斯的明、维生素 B_1、电疗、热敷等治疗，病情稳定，但肢体瘫痪未明显好转，四肢及腰部仍酸痛无力，食欲稍差，大便每天一次，稀薄，小便略频。经常失眠，多梦，有时头晕，烦躁易怒。检查：神志清楚，面色黯黄，四肢肌肉消瘦，呈不全软瘫，温度较低。舌质稍红，后部有黄白苔，稍厚，语音低哑，脉沉细而弱。辨证：肝肾虚弱，气血不足，筋骨失养。治法：补肝肾，壮筋骨，祛风养血通络。

处方： 枸杞子 24 克，狗脊 12 克，天麻 12 克，何首乌 12 克，防风 9 克，千年健 9 克，桑寄生 9 克，白芍 9 克，僵蚕 9 克，全蝎（去刺）9 克，当归 9 克，乳香 9 克，苍耳子 9 克，桂枝 6 克，水煎 2 次，分 2 次温服。

10 月 20 日二诊： 服药 6 剂，自觉身体稍有力，且有蚁行感。睡眠，食欲稍有进步。舌脉同前，原方加重药量，并少加活血通络，祛风清热之品，继服。处方：炒酸枣仁 45 克，枸杞子 15 克，全蝎 15 克，防风 12 克，千年健 12 克，桑寄生 12 克，狗脊（去毛）12 克，白芍 12 克，僵蚕 12 克，天麻 12 克，葛根 12 克，桂枝 9 克，当归 9 克，羌活 9 克，没药 9 克，䗪虫 9 克，红花 9 克，水煎服法同前。另以水牛角 2.4 克，琥珀 0.9 克，共研细粉，分 2 次冲服。

11 月 1 日三诊： 服上方明显好转，搀扶已能站立。原方加人参 9 克以益气，继服 6 剂。

11 月 9 日四诊： 病情继有好转，搀扶已能走四五步。仍觉全身沉重，疲乏无力，肢体自主活动仍欠灵活，口唇发干，易烦躁。舌苔薄白，脉沉细，以补益肝肾，祛风养血，益阴清热之品继服。处方：枸杞子 15 克，桑寄生 12 克，天冬 12 克，钩藤（后下）12 克，千年健 12 克，淡豆豉 12 克，石斛 9 克，葛根 9 克，何首乌 9 克，橘络 9 克，天麻 9 克，当归 9 克，山栀皮 6 克，秦艽 9 克，水煎，服法同前。

11月27日五诊：病情继续好转，原方加减配药粉继服，以振痿起颓，有助于肢体功能恢复，并以葛根、黄芪等为主药，煎汤为引，以升阳、益气、振痿、通经活络。处方：①天麻90克，生白术60克，全蝎（去刺）60克，当归45克，红花45克，虎骨45克，僵蚕60克，白芷30克，没药36克，乳香36克，血竭36克，千年健36克，红豆蔻36克，人参36克，琥珀33克，水牛角30克，羚羊角30克，麝香2.1克，冰片1.5克，蜈蚣（隔纸炙）15条，共为细粉，每30克药粉加精制马钱子粉1.5克，研细研匀，装瓶。每次服2.1克，每日3次，饭后以蜜调服。②桑寄生15克，炒酸枣仁30克，葛根15克，秦艽12克，千年健12克，橘络12克，狗脊12克，黄芪18克，水煎2次，送服药粉。

1956年2月19日六诊：药粉服完2料，已能自动坐卧、穿衣、行走，不用拐杖能走200米左右。脉较前有力。改方继服。处方：①全蝎（去刺）120克，天麻120克，人参90克，生白术90克，虎骨75克，当归60克，红花60克，何首乌60克，白芷45克，没药45克，乳香45克，血竭45克，红豆蔻45克，羚羊角36克，蜈蚣（隔纸炙）25条，共为细粉。用炒酸枣仁500克，枸杞子360克，淡豆豉180克，千年健150克，桑寄生150克，狗脊150克，地风120克，共捣粗末，水泡一天，煎2~3次，过滤，文火熬成流膏，拌入药粉中，拌匀，干燥，再研细粉加冰片3.6克，麝香3克，每30克药粉加精制马钱子粉1.5克，再研细匀。服法同前。②炒酸枣仁24克，枸杞子15克，狗脊15克，芡实15克，葛根12克，桑寄生12克，何首乌12克，神曲9克，泽泻9克，天麻9克，当归9克，秦艽9克，补骨脂6克，橘络12克，水煎2次，分2次温服。另以全蝎（去制）500克，香油炸酥。每次服9克，每日3次。

6月17日随访，自主运动基本恢复，肢体肌力逐渐增加，四肢肌肉仍有轻度萎缩。

1958年8月随访，已完全恢复健康，无后遗症。

［戴岐，刘振芝. 刘惠民医案［M］. 济南：山东科学技术出版社，1978.］

【评析】 刘惠民所治王某多发性神经病为脾虚湿热不化，流注于下，久则损及肝肾，导致筋骨失养。治疗以滋补肝肾，强筋健骨贯穿前后，兼施活血、祛湿、清热之品，诸药相伍，使气血得生，津液运行四肢百骸，筋脉得养，痿证自然得除。

14. 邢子亨　清热利湿，祛风活络法治疗吉兰—巴雷综合征医案

孙某，男，46 岁。1977 年 8 月 29 日初诊。

病史：因受雨淋感冒，畏冷发热，晚上即感四肢痿软无力，不能举动，肌肤麻木不仁，口周围、颜面部有蚁行感，左眼闭合不紧，舌根僵硬，言语不清，大便不利，脉细数而滑。西医诊断为急性感染性多发性神经根炎。病症分析：《金匮要略》谓："邪在于络，肌肤不仁。"《黄帝内经》上说："营气虚则不仁，卫气虚则不用，营卫俱虚则不仁且不用。"风湿热邪，伤于经络，营卫不周，故四肢痿软无力，且不仁不用。风邪伤络，卫气不充，故口周围、颜面部出现蚁行感觉。邪中颜面，筋脉拘挛，故目闭不严。拟清热活络，祛风湿之剂。

处方：当归尾 18 克，赤芍 12 克，桑枝 15 克，鸡血藤 18 克，牛膝 18 克，丝瓜络 15 克，石斛 18 克，天花粉 18 克，麦冬 12 克，金银花 15 克，秦艽 9 克，青木香 12 克，地龙 12 克，全蝎 8 克，冬瓜子 24 克，菊花 12 克，甘草 6 克。

当归尾、赤芍、桑枝、鸡血藤、丝瓜络养血活血通络；石斛、天花粉、麦冬、金银花养阴清热；秦艽、菊花清热散风祛湿；青木香、地龙、全蝎清热通络解痉息风；牛膝强腰膝通经络；冬瓜子利便清热；甘草和中。

9 月 4 日二诊：四肢已能活动，舌根已不僵硬，说话清楚，已无謇涩不利之感，大便通利，再以上方去全蝎、冬瓜子，加橘络 10 克以通络，加生薏苡仁 24 克以渗湿。调理半个月后，麻木减轻，口周、面部已无蚁行之感，四肢已觉有力，可下地行走，唯体力尚弱。再以上方去麦冬、天花粉，加生黄芪、玉竹、沙参等。经治 1 月余，痊愈。

　　[麻及弟. 邢子亨医案 [M]. 太原：山西人民出版社，1982.]

【评析】　此乃感受风湿热邪，邪留肌表，营卫不调所致之痿证。"营气虚则不仁，卫气虚则不用，营卫俱虚则不仁且不用。"遂治疗以清热除湿通络为主。湿热邪祛，气血周行，营卫自调。

15. 仝示雨　补益气血法治疗吉兰—巴雷综合征医案

患者，男，20 岁。于 1976 年 9 月 2 日入院。

主诉：四肢进行性发软，弛缓性瘫痪 10 天。患者于 2 个月前患疟疾，经抗疟治疗痊愈。10 天前因防地震在床下睡觉，次日起床后，感觉下肢发软，上肢

肘关节以下感觉无力，但上臂可抬举。此后，进行性加重，以致弛缓性瘫痪。曾做新斯的明试验未见好转，服氯化钾也无改善。近两天来喝水发呛，以急性感染性多发性神经根炎收住我院内科病房治疗。检查：体温 36.5 ℃，血压 120/80 mmHg，脉搏 80 次 / 分，发育中等，营养尚可，神志清楚，检查合作。瞳孔等圆等大，对光反射良好，动眼神经、展神经、面神经未见异常，咽反射不灵敏、心肺（－），肝脾（－），腹软，提睾反射（＋）。腹壁反射、足跖反射、肱二头肌反射、肱三头肌反射、膝反射、跟腱反射均消失，四肢末端深浅感觉迟钝，病理反射未引出。脉沉迟，舌质淡红、苔薄白。实验室检查：钠 328 mg％，钾 139 mg％，钙 10 mg％，血红蛋白 96％，白细胞 18.5×10^9/L，中性粒细胞 81％，淋巴细胞 19％。西医诊断：急性感染性多发性神经根炎。中医诊断：痿证。辨证：气血亏损。治法：气血双补。

处方：十全大补汤加减。熟地黄 15 克，川芎 6 克，赤芍 9 克，鸡血藤、党参各 15 克，白术、石楠藤各 9 克，丹参 15 克，当归、伸筋草、丝瓜络各 9 克，黄芪 30 克，茯苓 9 克，砂仁（后下）5 克，甘草 3 克。

二诊：服上药 12 剂，上肢较前有力，其他如前，守原方加川续断、狗脊各 9 克，以强腰益肾。

三诊：服上药 5 剂，上肢可内旋、外展、抬举，下肢稍微有改善，四肢肌肉松弛，两手鱼际肌肉萎缩明显，守上方加桂枝 5 克，附子 5 克以增强温通经络之力，促进四肢功能恢复。

四诊：上药连服 18 剂，患者能在别人扶持下下床活动，肌肉松弛好转，唯肢体力弱，手无握力。以强腰肾，补气血，助阳通络为法治之。处方：黄芪 30 克，白术 6 克，茯苓、山茱萸各 9 克，党参 15 克，柴胡、升麻各 5 克，巴戟天 9 克，熟地黄 15 克，牡丹皮、泽泻、枸杞子各 9 克，山药 24 克，桂枝 6 克，附子 4 克，丝瓜络 9 克，丹参 15 克，当归、川续断各 9 克，砂仁（后下）5 克，桑寄生 24 克，甘草 3 克。

以上方为基础，随症加减用药 90 剂，患者可生活自理，痊愈出院。一年后随访，患者两手鱼际肌肉萎缩虽未彻底恢复，但握力尚可，两手能同时各提一桶水（约 20 kg），并能骑自行车上街买东西，操劳家务。

［仝示雨. 悬壶集 [M]. 济南：河南科学技术出版社，1982.］

【评析】 急性感染性多发性神经根炎，属中医学痿证的范畴。本例患者因新患疟疾治愈不久，气血未复，又因防地震在床下睡觉复感寒湿而致病。正如《素问·痿论》所说："肉痿者，得之湿地也。"属元气大伤，寒邪入侵，血虚不能濡养筋脉所致。首用十全大补汤双补气血，增强抗邪功能，同时适当佐入通络舒筋活血之品，以助气血的流通，使筋脉得以濡养。三诊时患者肌肉松弛，两手鱼际肌肉萎缩明显，守原方加入桂枝、附子以温通经络，加速气血周流，濡养筋脉，控制肌肉萎缩的持续发展，服药18剂，病势向愈。在此基础上，于四诊时以气血双补，助阳通络法，用十全大补汤、六味地黄汤加减应用；伍丹参、川续断、桑寄生强腰益肾；用桂枝、巴戟天、丝瓜络等以助阳通络，使气血充沛，畅流无阻，共奏扶正祛邪的目的，使患者日趋康复。4年后随访，高某已入技校学习未犯前病。

16. 王文雄 消痰利肺，通补阳明法治疗吉兰—巴雷综合征医案

叶某，女，24岁。1976年8月2日初诊。

主诉：患者一周前因病毒感染引起双下肢水肿，瘙痒，继而双手食指、中指、无名指指端麻木，发软，双足不能站立，故于1976年7月17日来院就诊。7月19日在观察室因呼吸肌麻痹引起呼吸困难、咳嗽无力而做气管切开，并保留套管。经过详细查体，诊断为急性多发性感染性神经根炎，给予抗感染药物治疗，临床症状有所改善，但四肢软瘫仍未好转。故于1976年8月2日请中医会诊。诊查：四肢肌肉萎缩干瘦，上肢不能上举，下肢不能站立，痰多、气促。脉弱，舌质红，苔薄少略涩。辨证：属肉痿。乃由湿热郁遏，脾肾气伤所致。治法：目前症状以痰喘为主，先以消痰定喘，佐养阳明，并养血通络为治。

处方：明沙参25克，炙远志10克，全瓜蒌12克，粉葛根10克，天冬、麦冬各10克，生麻黄绒6克，干地黄15克，胆南星10克，炒白术10克，瓦楞子（先煎）30克，川桂枝5克，炒白芍10克，淡竹茹10克。

上方加减服药至9月20日后，痰涎减少，肌肉渐生，神情好转，上肢稍能活动，下肢时觉筋掣，不能立起。改用清养阳明，益润强筋，滋润奇经法。处方：腹龟甲（先煎）15克，锁阳10克，焦黄柏10克，炒杜仲20克，苍术10克，竹沥水30克，木鳖子3克，云苓12克，枸杞子12克，杭巴戟天12克。

上方加减服药至11月15日（其中木鳖子因有小毒，仅用数次），症情更见好转，两手逐渐能握碗筷，自进饮食，但下肢仍不能站立。11月20日出院回家，继服下方药。处方：炒白术60克，陈皮15克，豹胫骨60克，酒炒地黄45克，

炒白芍 25 克，锁阳 30 克，川当归 45 克，酒炒牛膝 30 克，五味子 6 克，制龟甲（先煎）30 克，枸杞子 30 克，云苓 20 克，炙甘草 6 克，木瓜 25 克，石斛 30 克，干姜 15 克。猪脑髓一副蒸熟，合上药共为蜜丸，每服 12 克，早晚各服一次。

1977 年 9 月家属来信说患者回家后服上药至今，现已能操持家务，能走到井边洗衣服，但步履尚不稳，肌肉尚不丰满。再予下方善后。处方：炒白术 60 克，云苓 45 克，陈皮 15 克，炒菟丝子 60 克，干姜 10 克，腹龟甲（先煎）30 克，干地黄 60 克，锁阳 30 克，石斛 60 克，酒炒牛膝 30 克，当归 45 克，枸杞子 30 克，炒杜仲 60 克，酒炒白芍 24 克，五味子 10 克，炙甘草 10 克，炙黄精 60 克，木瓜 30 克。

［董建华. 中国现代名中医医案精华（第二集）[M]. 北京：北京出版社，1990.］

【评析】 患者病发于炎暑之季，湿热交蒸，且以水为事，两因相凑，疫毒浸淫，经脉痹阻，肌肉濡渍，渐至痿软筋弛，此属肉痿之列。痿证之本不外乎肝肾肺脾，本案湿邪上受，灼伤肺络；湿中伏热，沉着下焦；阳明脉虚，奇经不固，故用苦胜湿、辛通气分、宣透络热为先；继以甘温、甘淡通补阳明，以实奇经；滋肾养血以壮筋骨，并采用血肉有情之品，以丸守方缓图而获良效。

17. 叶心清 益气养血，温通经脉，散寒祛湿法治疗吉兰—巴雷综合征医案

张某，女，8 岁。

病史：右肩伸展困难 2 月余，于 1959 年 11 月 13 日来我院治疗。1959 年 8 月 23 日，患儿因发热、头痛、呕吐而住入某军医院儿科。查体见咽部充血，心肺腹无异常，有脑膜刺激症状，脑脊液检查细胞数及蛋白量轻度增加，经注射青霉素后，体温降至正常。但于 9 月 6 日出现左下肢及两肩疼痛，3 天后左下肢及左肩疼痛消失，而右肩一直作痛，夜间尤甚。同时出现运动障碍。经会诊诊断为神经根炎，曾服大量维生素 B_1、维生素 C、复合维生素 B 及地巴唑等，并应用超短波、碘离子导入、运动疗法及按摩等疗法。右肩疼痛消失，但运动障碍不见恢复。检查：发育中等，形体瘦弱，颜面略苍白，心、肺、腹未见异常；右肩部肌肉轻度瘫痪，右肩较左肩水平高出约 1.5 厘米，两臂上举及前伸时右手抖动不定，且不能完全伸直，右肩胛向左肩胛移 1～2 厘米，向上移 1.5～2 厘米，向后凸

出 2～3 厘米；脊柱向左弯曲，右手不能做细微动作。脉细弱，舌苔薄白。辨证：气血两虚，寒湿凝滞。治法：益气养血，温通经脉，散寒祛湿。

处方：生黄芪 24 克，当归 9 克，独活 3 克，川芎 4.5 克，秦艽 3 克，茯苓 12 克，桑寄生 12 克，杜仲 9 克，干地龙 4.5 克，伸筋草 12 克，甘草 1.5 克，陈皮 3 克。上方每日 1 剂。并蛇胆陈皮末 1 日 1 支。用平补平泻手法，针刺大椎及右侧肩髃、肺俞，每周 1 次。

针药 1 个月后，证情明显好转，精神良好，面色红润。体重增加 1 千克，右肩活动明显改善，右手可以写字及做细微动作，两臂上举及向前平伸时手抖已止。继服中药及针刺 1 个月后右肩运动恢复正常，两肩胛位置对称，脊柱无侧弯，苔、脉正常。

［徐长秋 . 叶心清医案选 [M]. 北京：人民军医出版社，1991.］

【评析】 本例痿证表现为右肩运动障碍，系气血两虚，寒湿阻络所致。叶心清立法扶正为主，通络为辅，针药并用而奏效。扶正者既补气血，用生黄芪、当归、云苓之类，又壮肝肾，投杜仲、桑寄生之品，尤其妙用之蛇胆陈皮末祛风寒、通经络，并针治肩髃、大椎、肺俞以活气血、调经脉，配合治疗痿证实属奇巧。

18. 王亚飞 息风通络，壮骨活血法治疗吉兰—巴雷综合征医案

葛某，女，18 岁。1989 年 10 月 20 日初诊。

病史：1 个月前患感冒，后逐渐走路跌跤不能站立，上肢不能抬举乃至不能坐，症状呈渐进发展，在本院内科诊为急性感染性多发性神经根炎。治疗 3 周效果不佳。现患者神志清楚，两侧瘫软，腱反射消失，感觉障碍。脑脊液细胞正常，蛋白增高。不能站立，不能坐。上肢不能活动，苔薄黄，脉沉细弱。证属痿痹。因风邪客于经络，筋骨失于濡养。治宜息风通络，强壮筋骨，佐以活血。

处方：天麻 10 克，钩藤（后下）12 克，全蝎 9 克，僵蚕 12 克，乌梢蛇 12 克，地龙 12 克，川续断 15 克，伸筋草 15 克，红花 9 克，桃仁 12 克，侧柏叶 12 克。水煎服。

服药 10 剂，上肢已能活动，可坐起，不能站立。守原方继服 10 剂，双上肢可举过头顶，能自行站立，自己可行走十余步。苔薄白，脉沉缓。风邪渐除，气血未复，守方加黄芪 20 克，当归 10 克。又服 20 剂，四肢活动良好，行动自如，

达到临床治愈。

[蔡剑前.诊籍续焰——山东中医验案选 [M].青岛：青岛出版社，1992.]

【评析】 急性感染性多发性神经根炎属中医学痿痹范畴，由病毒感染引起，一说属于过敏反应。但笔者认为该病的成因主要是机体气血不足，风邪乘虚而入，客于经络，阻滞气血，导致肌肤不仁，筋骨失养，四肢痿废不用。"气血虚"是本，"风邪入"是标，故治当急则治标，有邪先去邪之原则。以祛风为主，选用天麻、钩藤、全蝎、僵蚕等息风药；乌梢蛇、地龙等搜风药，同时用桃仁、红花、侧柏叶等活血药，取其"治风先治血，血行风自灭"之理，取获甚捷。

19. 伊达伟 补益脾胃法治疗吉兰—巴雷综合征医案

徐某，男，48 岁。2003 年 8 月 2 日初诊。

病史： 3 个月前因恶寒、高热、全身肌肉酸困，在某医院住院治疗，经输液、服药，恶寒、高热等症状消失，但全身肌肉酸困逐渐加重，且伴乏力，四肢远端麻木无力，以双下肢为主，肌肉萎缩，不能远行。经检查，排除风湿病。遂转院诊治，诊断为多发性神经根炎。经西药、中药治疗，疗效不显，经病友介绍请伊达伟诊治。自述已服中药六十余剂（见处方多以补肝肾、祛风湿、通经络为主），现行走困难，四肢肌肉萎缩，明显伴有纳呆便溏，全身肌肉酸困，短气懒言。查体：面色萎黄，舌淡，苔薄白，脉沉细，四肢远端肌力减退，双手握力及双足背屈能力减弱，双手及双足皮肤粗糙，四肢腱反射减弱，病理反射未引出。伊达伟认为其病属中医痿证后期，证属脾虚，气血生化无源。治疗应从调理脾胃入手，令气血生化充盈，肌肉得养，其痿自愈。投李东垣补中益气汤加味。

处方： 炙黄芪 9 克，白术 9 克，党参 9 克，陈皮 5 克，当归 5 克，升麻 3 克，柴胡 3 克，炙甘草 3 克，牛膝 9 克，地龙 6 克，黄精 30 克。水煎服，每日 1 剂。以补中气，健脾胃，滋阴液，行气祛瘀通络。

6 剂后，患者自觉全身肌肉酸困、乏力减轻，四肢肌力有所增加，能自行站立。上方加桑叶 6 克，枸杞子 9 克，继服三十余剂后，患者肢体感觉明显好转，已能骑自行车来我科诊治。效不更方，继服 1 个月后症状基本消失，饮食大增，肌肉渐丰，精神转佳，建议继续配合以膳食调养。随访 1 年未反复。

[邱连利.伊达伟老师治疗痿证的经验 [J].甘肃中医学院学报，2005，22（2）：3-4.]

【评析】 痿证早期以标实为主，常由寒湿、湿热、肺热等外因致病，后期则多为本虚或以虚为主兼夹实邪。痿证后期外邪渐去，阳明虚则成为痿证不愈的主要原因。阳明为诸脉之长，是肢体气血输送运行的主要途径，阳明主肉、主润宗筋的生理功能也因于此。换句话说，脾胃功能健旺，气血旺盛是阳明经气旺盛的物质基础，而脾胃虚弱，气血生化无源，气衰血少则阳明经脉空虚，其主肉、主润宗筋的功能减弱或消失，则肢体痿废而不用。故阳明虚致痿的根本原因在于气虚血亏，所以"治痿独取阳明"。伊达伟治痿证后期尊此大法，用补中益气汤加减并重用黄精，以补中气、健脾胃、滋阴养血，强调调和营卫、营养肌肤筋脉和行气祛瘀且通脉。另脾胃久虚者，必阴阳俱损，阳土多为气伤，阴土多为津亏，故以参芪健脾益气，重用黄精益胃养阴，三药合用，阴生阳长，相得益彰。荣气盛则血旺充其形，卫气行能温养肌肉、充皮肤、肥腠理。伊达伟凡遇痿证后期，多用此法，疗效显著。

20. 何泉光　清热利湿法治疗吉兰—巴雷综合征医案

滕某，男，35 岁。

病史： 平素嗜酒贪杯，1984 年夏患腰痛，自购十全大补酒两瓶饮服，三日而饮尽，虽未醉，但下肢重着，不痛不痒，两日后渐致软弱无力，步履艰难似痿，住院治疗 20 多天，诊为多发性神经根炎，多方治疗罔效，遂到我处求治。但见形体消瘦，面色晦黯带油垢样，两下肢大腿肌肉松弛，犹如垂袋，痿软无力，足不任地，须两人扶持才能勉强坐椅，脉弦滑而数，舌质红，苔黄腻而厚，口气臭秽。综其平素嗜酒贪杯，近又暴饮，认为此乃酒湿郁伏化热酿成湿热，湿困筋脉，气机阻滞，气不达于四肢所致。酒乃五谷之精，味厚甘辛，大热有毒，为助温之物。《素问·生气通天论》云："湿热不攘，大筋软短，小筋弛长，软短为拘，弛长为痿。"这就明确指出湿热阻滞，筋脉失养，可发为"痿"之病。投予《秘方集验》的痿证方去当归治之。

处方： 苍术 7 克，牛膝 10 克，黄柏 10 克，知母 10 克，生地黄 15 克，白芍 15 克，栀子 15 克，大黄 10 克，葛花 10 克，杜仲 10 克。水煎服。方中苍术、黄柏二妙加栀子、大黄清热燥湿，葛花一味清解酒毒，杜仲、牛膝通络舒筋，服药 2 剂轻泻数次污物，病有好转，守上方去大黄，加忍冬藤 15 克，川木瓜 10 克。又用 2 剂。药后舌苔黄腻厚明显减退，下肢重着减轻，病情大有转机。嗣后，每隔三天一诊，仍宗上方共治 45 天，诸症悉除，恢复健康。

［刘尚义 . 南方医话 [M]. 北京：北京科学技术出版社，2005.］

【评析】 "湿痰痿者，肥盛之人，血气不能运动其痰，致湿痰内停，客于经脉，使腰膝麻痹，脉来沉滑，故膏粱酒湿之故，所谓土太过，令人四肢不用举是也。"嗜酒贪杯，湿热内生，脾主肌肉四肢，脾热则为肉痿，而见肢体痿软无力。阳明主润宗筋，湿热阻滞，气机不畅，无以升清降浊，则见口臭，面色晦黯带油垢样。湿热下注，则有两下肢肌肉松弛，犹如垂袋。治以苍术、黄柏、知母、栀子、大黄、木瓜清利湿热。生地黄、知母、白芍养阴，以防苦寒伤阴。牛膝、杜仲通络强筋。葛花解其酒湿。湿热之邪最怕滋补，以免更伤其阴。

21. 原明忠　补脾益胃，调和营卫法治疗吉兰—巴雷综合征医案

赵某，男，21 岁，1982 年 9 月 23 日初诊。

病史：患者于 7 月初持续高热 9 天不退，体温达 39 ℃，于第 6 天出现四肢痿软无力，不能行走及持碗筷进餐。当地医院诊为吉兰—巴雷综合征。退热后，即转入我院诊治。入院诊断同前。经西医对症治疗 2 个月，虽有好转，但进展较慢，故转中医科治疗。刻下症见：四肢肌肉松弛，对称性萎缩，不能站立，须人搀扶可缓行，伴恶心食少。面色黄白，形体消瘦，语言清利，声音低怯，气息不足。舌质正常，苔薄白，脉沉缓无力。诊断：痿证，辨证属营卫俱虚，脾胃不和。治法：益营卫，和脾胃，强筋骨，通经络。

处方：①黄芪五物汤合小柴胡汤加味：黄芪 50 克，白芍 10 克，桂枝 10 克，当归 10 克，党参 10 克，柴胡 10 克，黄芩 8 克，半夏 9 克，甘草 9 克，木瓜 9 克，牛膝 10 克，竹茹 10 克，干姜 3 克，薏苡仁 15 克，大枣 2 枚。每日 1 剂，水煎服。②启瘫散：蕲蛇 100 克，蜈蚣 20 条，全蝎 20 个。共研细末，每服 2 克，每日 3 次，饭后服。

服药 6 日后，恶心消失，食谷香，胃纳增，余无变化。服药至 30 日，觉四肢较前有力，能缓步自行，可蹲坐起立，肌肉萎缩明显改善。但站立不能持久，约 5 分钟即向后倾退。脉沉缓有力。营卫之气初复，脾胃渐调，而肝肾不足，筋骨痿软。宜补肝肾，强筋骨，益营卫之法。选加味金刚丸合黄芪桂枝五物汤化裁治之。处方：黄芪 50 克，白芍 10 克，桂枝 10 克，当归 10 克，甘草 9 克，木瓜

9克，肉苁蓉15克，菟丝子10克，党参10克，川牛膝15克，川萆薢15克，炒杜仲9克，干姜3克，薏苡仁15克，大枣2枚。每日1剂，水煎服。服此方40剂，一切活动自如，病愈出院。

［原道昱，张永康，原明忠. 原明忠治痿经验举隅 [J]. 山西中医，2000，16（4）：4-5.］

【评析】 经云："治痿独取阳明。"此例先从调脾胃、和营卫入手，兼顾强筋骨，通经络。待脾胃和，营卫复，再强化补肝肾、强筋骨之法，而使痿证渐愈。可见健脾胃与强筋骨均为治痿要则。

22. 何绍奇 清热利湿法治疗吉兰—巴雷综合征医案

李某，56岁。1990年12月7日就诊。

病史：病延四月，四肢乏力，不能自行站立。入院诊断为吉兰—巴雷综合征。先后请过数位中医会诊，其中一位即路志正老前辈，除路志正处方用清热化湿外，余旨主补，处方则地黄饮子加减。余诊其脉，滑数有力，舌质红，苔黄腻。语言不利落，但尚可准确表达、口苦，有痰，渴不能饮，尿黄，大便稍干，笔者以为此痿软之初起，乃湿热浸淫宗筋，其间误进腻补，以至湿热久痼，非清利不用。

处方：薏苡仁35克，川牛膝10克，黄柏10克，苍术12克，忍冬藤25克，萆薢15克，豨莶草15克，泽兰10克，滑石15克，芦根30克，木通10克，蚕沙（包煎）12克，木瓜10克，地龙10克，桑枝12克。7剂。

二诊：药后平平，苔腻稍退。原方去滑石、地龙，加防己10克，茯苓皮10克，6剂。

三诊：黄腻之苔已不复见，舌质转淡。已可下床，呈剪刀步行走。原方去防己、黄柏、木通，加白术、黄芪、桑寄生、羚羊角粉（吞服）、白芍。6剂。吞疏风定痛丸，早晚各1粒（此药用2天后，反增出汗，不寐，去之）。

四诊：眠食俱安，唯腿仍乏力。改以调补气血为主。处方：黄芪45克，太子参30克，当归10克，白芍12克，桑寄生、牛膝各10克，白术15克，萆薢12克，生地黄18克，砂仁（后下）6克，炒薏苡仁30克，桑枝12克，豨莶草12克，生甘草6克。

6剂后，已可慢步上下楼，但不能久行久立耳。适我返京，由秦荣芬医师接诊，秦用原方，每剂加黄芪至 100 克，又二十余剂，基本恢复正常。

[何绍奇.读书析疑与临证得失 [M]. 北京：人民卫生出版社，1998.]

【评析】 本案病因病机较为明确，治疗亦无何出奇之处。唯接诊时已有数位医生会诊过，咸多忽略湿热，指为虚证，并投以大队滋腻药。此正所谓"横亘一'虚'字，动手便参、芪"者也。当引以为戒。

23. 林沛湘 益胃养阴，益气通络法治疗吉兰—巴雷综合征医案

莫某，男，30 岁，1974 年 4 月 5 日初诊。

病史： 1973 年 12 月 6 日突感头痛，面部麻木，四肢不能动，卧床不起。经某医院诊断为多发性神经根炎。住院 1 个多月，好转出院。现仍感面部肌肉麻木，四肢无力，坐则两足僵木，诊见上肢仅能平举，两腿不能跨大步及快步走，饮食尚可，大便正常，小便淡黄，舌质红，苔黄薄而干，脉沉细涩，脉搏 66 次 / 分。血压正常，辨为痿证。此乃肺胃阴虚内热，津液衰少，营卫迟滞，不能濡养筋脉所致。治宜益胃养阴，益气通络。

处方： 金钗石斛 17 克，桑枝 17 克，麦冬 13 克，生谷芽 13 克，鸡血藤 17 克，秦艽 10 克，赤芍 10 克，白茅根 17 克，丹参 15 克，党参 17 克，黄芪 13 克，大枣 17 克。水煎服，每日 1 剂。

上药连服 10 剂后，手足稍微有力，全身活动较前轻便。照原方去赤芍、秦艽，加鹿衔草 10 克，肉苁蓉 13 克，续断 10 克，杜仲 13 克。前后共服药 30 剂，双上肢已能高举过头，动作轻便有力，两腿走路轻便，面肌已不麻木，手指握物尚不甚紧。睡眠饮食正常，小便清长，大便正常，舌淡红，苔薄白微黄，脉稍细弱，脉搏 72 次 / 分，嘱继服上方 6 剂，并注意休息，以巩固疗效。

[广西中医学会，广西卫生厅中医处.广西名老中医医案选 [M]. 南宁：广西卫生厅，1984.]

【评析】 脾胃主四肢，阳明主润宗筋，宗筋主束骨而利机关。阳明经脉布于面。本例证见舌质红，苔薄干黄，脉沉细涩，四肢痿废，面肌麻木等，显系肺胃津液枯槁，阴虚内热，水亏火旺，肺受熏蒸，高源化绝，水精不能四布，宗筋失润所致。仿《黄帝内经》"治痿独取阳明"之意，拟益胃滋阴清热，佐以补肾通络为治。方中生谷芽一味鼓舞胃气以达四肢。全方组成从肺脾（胃）肾着手，以阳明为主，补肾为辅，佐以通络。本病属阴虚火盛，须注意调养，否则仍有复发之虞。

24. 袁梦石　益肾清热，寒温并用法治疗吉兰—巴雷综合征医案

患者，男，16岁。

病史： 因"双侧面瘫、四肢无力、麻木、疼痛、四肢震颤半年"于2017年11月28日初诊。发病时在某医院诊断为吉兰—巴雷综合征（慢性），予激素冲击治疗后有效，但后期改善不明显，遂至袁梦石处改求中医治疗。舌红，舌苔腻，脉弱。予黄芪桂枝五物汤＋四妙散＋五子衍宗丸加减。

处方： 黄芪60克，鸡血藤、薏苡仁、枸杞子各30克，白芍、牛膝、菟丝子、沙苑子各15克，桂枝、姜黄、当归、黄柏、杜仲、巴戟天、车前子（包煎）、苍术各10克，五味子5克。21剂，水煎服，每日1剂。

2017年12月26日二诊： 诉诸症大减，原方再进21剂，水煎服，每日1剂。

2018年1月23日三诊： 诉麻木消失，走路已能跟上其父的步伐，上楼梯一步跨两级，肢体震颤明显减轻，自诉双下肢皮肤稍瘙痒。予以原方稍加减，处方：黄芪60克，薏苡仁、鸡血藤、枸杞子各30克，白芍、白鲜皮、牛膝、菟丝子各15克，桂枝、姜黄、当归、黄柏、巴戟天、杜仲、车前子（包煎）、苍术、肉苁蓉各10克。再进21剂，水煎服，每日1剂。

后经电话随访，患者父亲代述患者肢体震颤基本痊愈，四肢麻木、疼痛、乏力等症状偶尔反复，但症状轻微，自行以初诊的处方续服，症状可明显减轻。

［孙备，袁梦石．袁梦石治疗痿证经验[J]．中医药导报，2020，26（9）：181-184．］

【评析】 《素问·痿论》："营气虚，则不仁。"《金匮要略·血痹虚劳病脉证并治》："血痹阴阳俱微，寸口关上微，尺中小紧，外证身体不仁，如风痹状，黄芪桂枝五物汤主之。"黄芪桂枝五物汤具有益气温经、和血通痹的功效。湿热浸渍，壅遏经脉，营卫受阻。故合用四妙散清热利湿，通利经脉。在临床中袁梦石认为青年起病的吉兰—巴雷综合征常常与先天不足有关，在临床诊治中重视补肾滋养先天，五子衍宗丸偏于温涩，补肾填精。3方合用，寒温并用，去性存用，相反相成，结合方药的寒温属性、方剂的配伍规律，施以寒温并用之法，常常可获桴鼓之效。患者二诊提示诸症减轻，故予以原方继服。三诊患者诉肢体活动较前明显改善，麻木已消失，双下肢瘙痒，结合舌脉，加用白鲜皮清热燥湿，祛风止痒。

25. 李发枝 补脾益胃，益精填髓法治疗吉兰—巴雷综合征医案

患者，男，33岁，2016年7月26日初诊。

主诉：四肢无力、行走困难3年余。刻下症见：四肢无力，以双下肢为主，行走困难，伴气短乏力，纳差，大便稀薄，舌淡胖，苔白，脉虚细。体征：双下肢肌力Ⅳ级，肌张力低，腱反射减弱，双侧巴宾斯基征阴性，感觉系统检查未见异常。肌电图/诱发电位检查示：神经源性损害肌电图损害范围广泛，下肢异常改变为重度，周围神经脱髓鞘损害和轴索损害共存。考虑：①多发性周围神经损害，CIDP复发加重可能；②多灶性运动神经病可能。免疫检查结果示：①脑脊液寡克隆区带阴性；② QALB升高，提示血脑屏障破坏。西医诊断：慢性吉兰—巴雷综合征。中医诊断：痿证，辨证为脾胃不足证。治宜补脾益胃，益精填髓。方选龟鹿二胶合补中益气汤加减。

处方：黄芪30克，炙甘草9克，人参6克，当归9克，陈皮6克，升麻6克，北柴胡6克，白术9克，熟地黄10克。14剂。每日1剂，水煎取药汁400 mL，早晚饭后温服。同时给予龟甲胶20克，鹿角胶20克，每日1剂，每日1次，烊化口服，连服14剂。此外，给予营养神经药物治疗。

服药后，患者四肢无力症状减轻。继续以上述药物辨证加减治疗，患者四肢无力症状明显改善，无气短乏力，纳眠可，二便正常。

随诊半年，坚持服药，症状逐渐在好转中。

[杨俊红，樊飞燕.李发枝教授运用龟鹿二仙胶治疗神经内科疑难杂病经验[J].中医研究，2020，33（6）：31-33.]

【评析】 《素问·痿论》曰："脾主身之肌肉，肾主身之骨髓……脾气热，则胃干而渴，肌肉不仁，发为肉痿。肾气热，则腰脊不举，骨枯而髓减，发为骨痿。"方用补中益气汤，补益脾胃之气；"黄芪补表气，人参补里气，炙草补中气"，3药相配，大补一身之气；龟甲胶、鹿角胶补肾壮阳，滋阴养血；白术、当归健脾益气；陈皮、升麻、柴胡升举阳气，调理气机；枸杞子补肾益精；熟地黄兼补肾精之不足。

26. 钱仁义 补益脾肾，养血通络法治疗吉兰—巴雷综合征医案

马某，男，53岁，2019年6月3日初诊。

主诉： 进行性肢体无力3天。病史：患者1周前出现腹痛、腹泻、发热等胃肠道感染症状，后经当地诊所治疗后症状好转，3天前患者出现左上肢无力，持物困难，无发热、肢体红肿、疼痛等，至当地医院查头颅MRI未见明显异常，在当地医院以"左上肢无力原因待查"为诊断，给予抗血小板聚集、改善脑循环、促进脑代谢等药物治疗2天，患者肢体症状呈进行性加重，出现四肢无力，上肢无力不能抬举，下肢无力行走困难。患者就诊时四肢痿软无力，行走困难，全身乏力，纳差，便干。舌淡黯，苔白，脉弦细。查体：左上肢肌力Ⅱ-级，右上肢肌力Ⅱ级，双下肢肌力Ⅱ级，肌张力正常，左侧面部及左上肢刺痛觉减退，四肢腱反射减弱，病理征阴性，入院查头颅MRI未见明显异常，查四肢肌电图示：双肱二头肌呈神经源性损害，右正中神经运动神经传导速度正常，近端诱发电位波幅低，双侧腓总神经运动神经、双侧胫神经运动神、左正中神经运动神经、左尺神经传导速度正常，远端潜伏期延长，诱发电位波幅低，双胫神经H反射未引出。查脑脊液示：脑脊液蛋白89 mg%，白细胞$2×10^6/L$，为典型的蛋白—细胞分离现象。西医诊断为吉兰—巴雷综合征，入院后经患者家属同意后给予静脉滴注人免疫球蛋白，疗程5天，及配合营养神经、改善循环等药物治疗，后患者肢体无力症状改善不明显，但症状未再进展加重，故建议结合中药及康复治疗。根据患者症状、舌苔脉象等，中医诊断为痿证，辨证属脾肾亏虚，瘀血阻络。治宜补益脾肾、养血通络。

处方： 黄芪30克，党参30克，川牛膝30克，白术30克，鸡血藤15克，络石藤10克，木瓜30克，麦冬20克，当归20克，赤芍20克，陈皮15克。水煎服，每日1剂，服用7天后，肢体无力症状较前稍改善，左上肢可抬举，后根据患者症状，酌情加用全蝎、乌梢蛇、蜈蚣、桑寄生、杜仲、红花、黄芩等药物，30剂后，患者肢体无力症状改善，双上肢可抬举、持物，四肢肌力较前改善，建议继续口服中药及康复治疗，定期随访。

[杨丽旋，信凯凯，关运祥，等.钱仁义教授治疗吉兰—巴雷综合征经验总结[J].中国中医药现代远程教育，2020，18（9）：55-57.]

【评析】 在本案例中，患者有明显感染病史，结合患者症状及脑脊液、肌电图等检查结果，排除其他相关疾病，可诊断为吉兰—巴雷综合征，但患者感觉障碍不明显，偏于纯运动神经受累表现，可进一步诊断为急性运动轴索性神经病（AMAN）。AMAN主要以脑神经运动纤维和脊神经前根及运动纤维轴索病变为主，临床无明显感觉异常，余临床症状及诊断标准无特殊。患者四肢痿软无力，全身乏力，行走困难，纳差，脾主四肢肌肉，主运化，肾主骨生髓，患者脾肾亏虚故会出现上述症状。因此在临证用药时，以黄芪、党参、白术、当归等以补气养血健脾，川牛膝、杜仲、桑寄生以补肾强骨。患者起病急骤，病程短，发病前有感染病史，虽以虚证为主，但是不排外邪气闭阻经脉，气血运行不畅，筋脉失养，故出现肢体无力，舌质黯等表现。临证使用鸡血藤、络石藤、木瓜取其舒筋通络治疗，适当加用赤芍、红花以活血化瘀通络，稍稍与之虫类药，如全蝎、蜈蚣、乌梢蛇等以祛风通络，可引药入经，增强疗效。但须注意药量及疗程，过之则以伤阴津，反而加重病情。

27. 张磊　涤浊法治疗吉兰—巴雷综合征医案二则

🍅 病案 1

陈某，男，56 岁，2017 年 6 月初诊。

主诉：四肢远端麻木、无力逐渐进展加重 6 月余。患者 6 个月前外出游玩饮食不洁，出现腹泻症状，后逐渐出现双手指端、双足趾端对称性麻木，症状逐渐进展加重，双下肢无力明显，行走不稳，诊断为吉兰—巴雷综合征。查体：脑神经检查无异常，双上肢肌力 V－级，双下肢近端肌力 V－级、远端肌力 IV 级，四肢肌张力低，腱反射消失，病理征未引出。四肢末梢呈手套—袜套样痛觉减退，腓肠肌压痛。肌电图提示：四肢被检肌呈神经源性改变，四肢运动、感觉传导无波形，双下肢被检肌有失神经电位。脑脊液检查：白细胞 2×10^5/L，脑脊液蛋白 61 mg/dL。血生化：谷丙转氨酶 49 U/L，谷草转氨酶 55 U/L；乙肝 DNA：1.6×10^4 copies/mL。患者因合并慢性乙型病毒性肝炎、肝功能异常，乙肝病毒载量高，又因注射免疫球蛋白费用昂贵，患者拒绝采用，遂采用小剂量糖皮质激素治疗，并给予乙肝抗病毒药物，密切观察肝功能，经治疗患者症状有所改善，肌力较前进步，但仍四肢远端麻木、力弱。患者寻求中医治疗，刻下症见：四肢痿软无力、麻木，舌淡、苔白厚腻，脉弦滑，中医诊断为痿证，为脾失健运、湿浊中阻证，方用苇茎汤合二陈汤加减。

处方：芦根、冬瓜子、生薏苡仁各 30 克，桃仁、清半夏、陈皮、泽泻、白术各 10 克，茯苓、石菖蒲各 15 克，炒六神曲 20 克，胆南星、甘草各 6 克。

3 剂之后症状减轻，后依据辨证，基础方酌情增减苍术、川芎、木瓜、杜仲、黄芪、桑寄生等，1个月后患者四肢无力、麻木症状完全改善，舌苔、脉象平和。

病案2

李某，男，42岁，2017年9月初诊。

主诉： 四肢麻木、无力1个月。1个月前腹泻后出现四肢麻木、无力，神经系统查体：双上肢肌力Ⅴ－级，双下肢肌力Ⅲ级，四肢肌张力低，腱反射消失，病理征未引出。肌电图提示：四肢被检肌呈神经源性改变，四肢被检神经周围运动及末梢感觉传导未引出，双正中神经F波未引出，双胫神经H反射未引出。脑脊液检查：白细胞3×10^4/L，脑脊液蛋白360 mg/dL。西医诊断为吉兰—巴雷综合征，给予静脉注射人免疫球蛋白25克／天，应用5天，结合营养神经药物治疗，效差，肌力改善不明显。寻求中医治疗，患者舌淡黯、苔白腻，舌底络脉瘀滞，脉弦滑，中医诊断为痿证，为痰湿内停、瘀血内阻之证，方用苇茎汤合血府逐瘀汤加减。

处方： 芦根、冬瓜子、生薏苡仁各30克，桃仁、桔梗、川芎各10克，当归15克，红花、赤芍、枳壳各12克，怀牛膝20克，柴胡、甘草各6克。

后依据辨证，基础方酌情增减木瓜、山药、黄芪、地龙、乌梢蛇等品，经过3个月治疗，患者肢体症状改善，体质恢复。

［李琰，岳姣姣，郑晓玲，等．张磊涤浊法治疗吉兰—巴雷综合征经验介绍[J]．新中医，2019，51（4）：300-302．］

【评析】 张教授认为在内科杂病之中，浊邪致病较为常见，湿浊内聚，痰浊内生，瘀浊内阻，脂浊内蒙均可致病，在长期的临床中不断探索、总结、提炼，创立了涤浊法治疗各类浊病。其理论依据在于《素问·汤液醪醴论》"去菀陈莝""疏涤五脏"之旨。涤浊法是以《古今录验方》之苇茎汤为主方，桃仁、冬瓜子皆为润降之品，一则行其瘀，一则化其浊，芦根清上退热，薏苡仁下行除湿，看似平淡之药，却有通瘀化浊之功。同时对于痰浊、湿浊、瘀浊、脂浊又分别采用二陈汤、五苓散、血府逐瘀汤、导痰汤等方剂灵活加减运用。对于本病，正气不足，外邪内侵，伤及肺、脾等脏，进而波及四肢肌肉，出现四肢痿软无力，累及上、中、下三焦。上焦之证明显，当以清肺化痰、宣利肺气为主，治疗中用苇茎汤佐以桔梗、黄芩、紫苏子、麻黄、葶苈子、海浮石等，可合葶苈大枣泻肺汤、泻白散、麻杏石甘汤、生脉饮、桔梗汤加减应用；中焦之证明显，当以健脾祛湿、化痰通络为主，治疗中用苇茎汤佐以薏苡仁、陈皮、茯苓、苍术、六神曲等，可合平胃散、越鞠丸、逍遥散、半夏白术天麻汤等加减应用；下焦之证明显，当以通利下焦、利湿散结为主，治疗中用苇茎汤佐以赤小豆、滑石、牛膝、琥珀、冬葵子、白茅根等，可合五苓散、八正散等加减应用。涤浊法在治疗本病同时，不能忽视健脾益肾，兼顾阳明气血，可酌情增加健脾益气、强筋骨、补肝肾之品，培养正气，增强体质。

以上病虽相同，但方各有异，体现了"同病异治"的思想，同为"浊邪"，病案1患者痰浊、湿浊重，病案2患者痰浊兼瘀浊，治病要点均在"荡涤浊邪"，初期以祛邪为主，化痰祛瘀以涤其浊，后期不能忽视正虚，以扶正固本，增强体质，如此根据标本缓急，审证施治，浊祛而新生。药味随症加减变化，不可药味堆砌、大用补益之品，宜缓缓图之，自能见效。

28. 张岫云　疏风祛湿，通络活络法治疗吉兰—巴雷综合征医案

周某，男，12岁。1961年8月23日就诊。

病史： 患儿因全身痿软7天就诊。患儿于1961年8月15日雨后，赤脚下地捡菜，回家后即感觉双下肢肌肉胀痛、重着，当时家人以为劳累所致，未加注意；次日早晨患儿全身软弱无力，勉强站立，但寸步难行，未发热；第三天病势加重，全身痿瘫不能自转侧，言语不清，意识明了，地区卫生所不能治疗，前往沈阳某医院，检查确诊为多发性神经根炎，经治疗两天无明显效果，前来本院。刻下症见：精神疲惫，言语不清，意识明了，食欲尚佳，二便正常，双下肢呈对称性痿瘫，痛意尚存，肌肉张力减弱，两膝膝反射消失，足不能任地，上肢有蚁行感，手不能握物，亦不能自转侧，舌苔薄白而腻，脉濡缓。诊断：肉痿。治法：疏风祛湿，通络活络。

处方： 加减四妙散。苍术7.5克，黄柏7.5克，桂枝7.5克，白芍7.5克，木瓜10克，威灵仙7.5克，葛根7.5克，防己7.5克，牛膝5克，甘草5克。3剂，水煎服。

二诊： 服3剂后，无明显变化，增加通络活络之品，处方：苍术10克，黄柏10克，木瓜15克，当归15克，川芎7.5克，赤芍10克，地龙10克，红花10克，桃仁10克，黄芪25克。3剂，水煎服。

三诊： 又连进3剂后，上肢较前有力，手能握物，下肢亦能活动，但仍然乏力，

只能扶墙站立片刻，不能迈步，头部自汗出，腰部自觉特别酸软，不能支持，颜面萎黄，精神不振，苔仍白腻，大便时干时泻，尿色淡黄，脉虚数。据上述脉症，系风湿缠绵，化热灼伤肾水，气血衰败，邪去正虚之象，改用滋补肾水、益气养血之法，方用虎潜丸加减。处方：生黄芪20克，熟地黄15克，山药7.5克，白参7.5克，当归10克，黄柏10克，枸杞子20克，龟甲（先煎）12.5克，菟丝子20克，杜仲炭7.5克，京知母7.5克，山茱萸10克。水煎服。

四诊：上方连续服用38剂后，患儿起卧翻身自如，上肢活动恢复正常，唯握力较差，两下肢步行有力，但步伐略呈剪形，腱反射出现。又续服前药12剂，复诊时行动如常，但快走时略呈跛行状态。再进3剂，跟踪观察完全恢复正常。

［张会永.张岫云治疗小儿神经系统医案三则[J].辽宁中医杂志，2017，44（9）：1959-1961.］

【评析】急性感染性多发性神经根炎，又名吉兰—巴雷综合征，本例患者，在西医无明确治疗方案下，改投中医治疗。张岫云以痿证论治，患儿急性起病，有明确的感受寒湿病史，脉证合参，初诊时系风湿之邪郁闭经络所致，因此以四妙散加减疏风活络，二诊又加入补阳还五汤扶正祛邪；风湿邪祛，显露正虚本象，表现为腰酸无力、颜面萎黄、精神不振，张岫云认为因风湿化热、灼伤肾水、气血衰败所致，因此调整处方，以虎潜丸加减滋补肾水、益气养血，并守方五十余剂而收效。从急性起病到治愈两个月，比同期报道的病程均短，且未见并发症，这足以体现中医治疗的特色优势。

29. 张澄庵　养阴润燥，祛痰化湿法治疗吉兰—巴雷综合征医案

向某，男，68岁。

病史：因四肢麻木，行动不便两天多，于1973年8月31日入院。一个月前受感后恶寒发热，伴咳嗽、气紧，服中药治疗好转。但食欲显著下降，由原来每天一斤减到四五两，逐渐消瘦。半月前双下肢微发麻和酸痛，行动不便，入院前两天以来手足发麻，感觉障碍的分布呈对称的手套及短袜型，手不能扣纽扣，双下肢麻木更显，不能行走和上抬，收入住院治疗。既往史无特殊。查体：体温36.5℃，呼吸22次／分，脉搏100次／分，血压102/70 mmHg。发育营养中等，神清合作，心率100次／分，律齐，各瓣膜未闻及杂音，肺部正常，肝脾未扪及，双下肢肌张力减退，不能上抬，脊柱无畸形但活动受限，左肱二头肌反射减弱，

左提睾反射减弱，左手握力差，痛、触觉减退，深定位感觉存在，腹壁反射、膝反射均存在，病理反射未引出。血常规：白细胞 11.2，杆状细胞 15%，多核细胞 59%，淋巴细胞 16%。脑脊液：细胞数 4 个，氯化物 690 mg%，庞氏反应（－），五管糖均为阳性。钾 5.1 mg%，钠 306.0 mg%，钙 7.9 mg%。眼底检查：老年性血管硬化。诊断：急性感染性多发性神经根炎。治疗经过：入院予抗感染及支持疗法，同时服用中药，诊得右脉沉细，左脉略弦，舌质红，苔白腻，足不能任地，手不能提物，知觉尚存，项强，舌强，痰多，口干喜热饮，大便三日未解，小便正常，病属痿证，热灼阴津，痰湿阻络，拟养阴润燥，祛痰化湿，佐以通络之品。

处方：金钗石斛 30 克，忍冬藤 20 克，石菖蒲 3 克，胆南星 9 克，远志 6 克，白术 9 克，姜黄 9 克，薏苡仁 15 克，桑枝 30 克，香附 9 克，木瓜 9 克，怀牛膝 15 克，鸡血藤 30 克，伸筋草 15 克。

服上方 3 剂，病情有好转，项强大减，四肢活动接近正常。双上肢能高举过头，双下肢能高抬 90°，痛触觉可，痰减少，舌微强，四肢仍有麻木感，继服上方，一周后四肢活动自如，能下床活动，饮食增加，舌已不强，仅双脚底微有麻木感。住院二十二天，痊愈出院。

[北京市老中医经验选编编委会 . 北京市老中医经验选编 [M]. 北京：北京出版社，1980.]

【评析】　本例西医诊断为急性感染性多发性神经根炎，中医无此病名，根据其临床表现，类似痿证之痿躄。《素问·痿论》有"肺热叶焦，发为痿躄"，张子和谓："大抵痿之为病，皆因客热而成。"患者先有外感发热，邪热未清，肺受热灼，津伤液耗，高源化绝，筋脉失润，导致手足痿弱不用。以金钗石斛为主药，滋养胃阴，清热生津；忍冬藤为佐以清余热；石菖蒲、远志、胆南星豁痰；姜黄、鸡血藤、香附、桑枝、伸筋草、怀牛膝行气活血，舒筋止痛；白术、薏苡仁、木瓜益脾除湿，亦"治痿独取阳明"之义。

第三章
多发性硬化

多发性硬化是一种中枢神经系统原发性脱髓鞘性疾病。因其病理特征是在脑和脊髓的白质中散在多发性不规则硬化斑块，故而得名"多发性硬化"。这些硬化斑块是中枢神经系统白质脱髓鞘继之胶质增生形成的。多发性硬化的临床表现复杂多样，早期易误诊，目前其病因病机尚不明确，无特异性的诊断方法，亦无特效的治疗方法。多发性硬化在世界上分布广泛，特别在欧美一些国家患病率相当高。我国并无全面翔实的流行病学统计资料，但近几十年来我国多发性硬化患者的临床报道越来越多，呈现增高趋势。在中医文献中历来没有"多发性硬化"的病名，医生一般根据其具体的临床表现分属于不同的病症，采取中医及中西医结合治疗，取得了一定疗效。

一、现代医学对本病的认识

多发性硬化好发于年轻人，发病年龄为 10 ~ 50 岁，以 20 ~ 40 岁多见，10岁以下和 50 岁以上较少见，起病高峰年龄女性为 22 ~ 23 岁，男性为 25 岁，女性多于男性。儿童发病较少。

多发性硬化临床有两个特点，一是该病病程较长，临床呈现反复多次的缓解与复发过程；二是本病病理表现为中枢神经系统白质中散在多发性病灶。多发性硬化之所以名为"多发性"也正是由于这两个特点。多发性硬化的发病诱因较多，最常见的是上呼吸道感染，其次为过度劳累及精神紧张，洗热水澡、外伤或外科手术、妊娠、分娩、人工流产及各种感染等也经常为本病的发病诱因。

多发性硬化的起病方式往往以急性或亚急性起病者居多。根据从起病至症状发展到最严重程度的时间，一般认为 1 周内者为急性，1 周至 1 个月者为亚急性，

1个月以上者为慢性。

多发性硬化的病灶可发生于中枢神经系统白质的任何部位，常发生于侧脑室周围、视神经、脊髓白质、小脑及脑干等处，围绕白质内小静脉分布，大小不一（0.1～4厘米）。其中最大的病灶好发于脑室（尤其是侧脑室）周围。急性期，新鲜病灶呈粉红色，神经细胞和轴突减少，炎性细胞（含巨噬细胞、淋巴细胞和浆细胞）在血管周围浸润明显，呈袖套样改变。髓鞘崩解，病灶内可见呈游离状态或被巨噬细胞吞噬髓鞘的破坏产物。随病情好转，炎性改变渐代之以星形细胞增生和神经胶质形成，构成晚期硬化斑或瘢痕，颜色转为灰白色。

多发性硬化的临床表现可因人而异，中枢神经系统损害引起的任何一种神经功能障碍表现，都有可能成为本病的首发症状。临床最常见的首发症状是肢体疼痛、感觉异常、视力减退、肢体无力，尤其是下肢无力，其次为共济失调、眩晕等脑干和小脑症状。首发症状可以几个症状同时出现，但以单一症状多见。病程呈现缓解和复发为其主要特征之一，首发的症状可完全消失，以后反复发作致残，余症可逐渐加重。

该病治疗的主要目的是：急性活动期抑制其炎性脱髓鞘过程，遏制病情的进展，尽量预防能促使复发的外因，以减少复发次数、延长缓解间歇期；预防并发症；对症及支持疗法，尽量减轻神经功能障碍带来的痛苦。

（1）促肾上腺皮质激素（ACTH）或肾上腺皮质激素

于急性活动期使用，可抑制异常的自身免疫反应、减轻炎症及水肿、缩短急性期的病程。据报道近期有效率为74.8%。采用的方案根据病情，因人而异。一般认为长期使用并无益处，多数主张大剂量短程治疗。

（2）其他免疫疗法

有报道用硫唑嘌呤2 mg/（kg·d），长期治疗，平均为2年，认为可减缓病情的进展。此外，也有报道用环磷酰胺、全身淋巴组织放疗、血浆交换疗法、抗淋巴细胞球蛋白、淋巴细胞溶解药物或T细胞亚群单克隆抗体疗法、髓鞘碱性蛋白脱敏疗法、重复静脉注射免疫球蛋白等进行治疗，但是，或因疗效尚未被肯定证实，或因治疗费用昂贵，均未获得广泛采用。近尚有学者介绍试用环孢菌素A治疗该病。γ干扰素可使病情恶化而不宜使用，而α干扰素和β干扰素则初步报道可减少临床的复发率。

（3）支持疗法及对症疗法

如针对痛性感觉异常、痛性强直性痉挛发作，或其他发作性症状，可给予安定或卡马西平；对精神忧郁者用三环类药物；对尿急、尿频者用溴丙胺太林；对无张力膀胱而有大量残余尿者可定时导尿等。

（4）避免促发因素

预防感染或能使体温升高的因素，避免过度劳累及精神紧张、疫苗接种、妊娠和分娩等促发因素。

二、中医学对本病的认识

中医学认为该病符合"痿证""痹证""振掉"等病证中有相应的描述和论治。一般认为本病是由阴阳气血亏虚，肌肉筋脉失养或血瘀阻滞经络所致。其病位在脑髓，涉及肝、肾、脾和肌、筋等；其病性多虚实夹杂。本虚以脾肾亏虚、肝肾阴虚为主，标实主要以风、湿、火、痰、瘀为主。脾肾亏虚、肝肾阴虚是本病的主要病理基础。其病因乃先天禀赋不足、后天失调，或外邪所伤，或内伤劳倦、情志刺激，或疾病失治误治，或病后失养致脾胃受损，肝肾不足，累及五脏以致精气血亏虚，筋脉失养，髓海空虚。其病机乃外感湿热、热毒等邪气，或脏腑功能失调，痰瘀内生，痹阻经脉，肢体筋脉失养发而为痿。具体辨证施治可参照如下几方面进行。

（1）湿热浸淫

主症：肢体痿软无力，尤以下肢为重，兼见手足麻木微肿，胸脘痞闷，恶心呕吐，头晕头沉，舌苔黄，脉濡数。

治法：清热化湿通络。

方药：加味三仁汤加减。

（2）风痰瘀痹

主症：风寒外侵入络而致忽发头晕，视物模糊，或伴发热、恶寒、头疼、项强，肢麻，手足笨拙，举步维艰，甚或瘫痪不起，舌质淡红，苔白滑或薄白，脉细迟。

治法：祛风化痰，活血通络。

方药：大秦艽汤加减。

（3）瘀血阻络

主症： 四肢痿软，手足麻木不仁，肢体抽掣作痛，舌质黯有瘀斑或瘀点，脉涩不利。

治法： 益气活血通络。

方药： 通窍活血汤加减。

（4）气虚血瘀

主症： 头晕、眼花，面色萎黄，气短乏力，走路不稳，肢体麻木、束带感，舌质紫黯或有瘀点、瘀斑，苔白，脉细涩或迟涩。

治法： 益气养血活血。

方药： 补阳还五汤、益气聪明汤加减。

（5）肝肾亏损

主症： 四肢痿软无力，腰膝酸软，不能久立，或伴视力障碍、眩晕、耳鸣，构音困难，五心烦热，四肢麻木，甚则腿胫大肉渐脱，舌红少苔，脉沉细数。

治法： 补益肝肾。

方药： 六味地黄丸、一贯煎加减。

（6）脾肾亏虚

主症： 肢体痿软无力，行走不稳，头痛头晕，耳鸣重听，记忆力下降，视物昏花或复视，纳呆腹胀，小便频数，大便溏稀，面色不华，舌体胖大淡红，苔薄白，脉沉细。

治法： 补益脾肾。

方药： 补中益气汤、六味地黄汤、当归补血汤等加减。

（7）肾阳亏虚

主症： 下肢无力，甚至瘫痪。头晕，言语不利，视物昏花，畏寒肢冷，尿频数或失禁，大便稀溏。舌质淡，舌体胖大，苔薄白，脉沉细。

治法： 温补肾阳。

方药： 二仙汤加减。

（8）阴虚阳亢

主症： 肢体痿软无力，偶有肢体颤动。眩晕头痛，耳鸣健忘，五心烦热，心悸失眠，烦躁易怒，舌偏红，苔薄白，脉弦数。

治法： 滋阴潜阳息风。

方药： 天麻钩藤饮、镇肝熄风汤、龙胆泻肝汤加减。

三、医案

1. 王永炎　平肝柔肝，化痰息风法治疗多发性硬化医案

冯某，女，33岁。

主诉： 双下肢软弱无力，双眼视物不清6个月。患者1987年8月，无明显诱因，突然腰骶部瘙痒疼痛，逐渐进展为双上肢疼痛伴力弱。经激素治疗后，症状缓解消失。其后每年发病，且症状表现各不相同，曾在北京某医院检查诊断为多发性硬化。诊查：四肢软弱无力，双上肢轻度颤抖，视物昏暗不清，头晕恶心，大便干燥，舌质绛红，苔薄白，脉沉细弦。神经系统检查：左眼轻微水平眼颤，右上肢肌力Ⅳ级，左上肢肌力Ⅲ级，右下肢肌力Ⅲ级，左下肢肌力Ⅱ级，肌张力低下，四肢肌肉无萎缩，病理征（－）。辨证：肝阴不足，内风夹痰走窜。治法：平肝柔肝，化痰息风。

处方： 当归15克，白芍15克，丹参30克，茯苓15克，白豆蔻（打碎）3克，黄柏6克，杜仲15克，何首乌15克，续断10克，珍珠粉（分冲）0.6克。

上方服药20剂，患者视物逐渐清晰，肢体逐渐恢复目如。头晕呕吐消失，余症明显好转。

出院时以上方加滋阴补肾之品以滋水涵木，制成丸药，以求缓图。处方：何首乌120克，当归30克，白芍30克，杜仲30克，续断30克，太子参60克，茯苓30克，薏苡仁30克，白豆蔻（打碎）30克，黄柏10克，丹参30克，女贞子30克，墨旱莲60克，阿胶30克，鹿角胶30克，龟甲胶30克，黄连60克，陈皮15克。上方浓煎为膏，1次10克，1天3次，服用半年，随访至今，未见复发。

［韩丽萍，任艳芸. 古今名医医案赏析 [M]. 北京：人民军医出版社，2003.］

【评析】　本案痿证，现代医学诊为多发性硬化，为难治病之一。该患者发病来势较急，病情多变，易于复发，每次发作症状均不同，具有风邪善动不居、变化无常的特点。患者四肢软弱无力，双眼视瞻昏渺，双上肢颤抖，为肝肾阴虚、肢体眼目失养、阴虚阳亢夹痰化风之象，其病重点在肝。王永炎以调肝补肝、滋水涵木为法治疗，使病渐愈。说明在临床上，面对纷纭复杂的临床表现，要审证求因，根据脏腑学说确定病性、病位，治疗谨守病机，理、法、方、药丝丝入扣，

方可取得良好效果。

2. 赵金铎　清热化痰，活血通络法治疗多发性硬化医案

梁某，女，19 岁。于 1983 年 12 月 15 日入院治疗。

主诉：左侧偏瘫 2 月余。始因胃脘部突然剧烈酸痛，4 天后伴有发热（39℃），经治后体温稍有下降，继又突感全胸闷痛，口唇青紫，经抢救后好转。但渐感左侧肢体麻木，活动不便，以致发展到左侧肢体瘫痪，感觉消失，伴有前额头痛、恶心呕吐。经外院用激素、甘露醇等药治疗无效，遂来京诊治。在某院做 CT 检查，报告未见异常密度，但双侧脑室偏小，可能为慢性脑水肿所致。脑脊波常规及生化、免疫球蛋白、胸透、心电图等检查均未见异常。最后确诊为脱髓鞘病（多发性硬化）。入本院时，神志清楚，面色红润，形体丰满，左侧上下肢软瘫，手不能握，腿不能抬，活动受限，肌肤发凉，感觉消失，左上肢肘以下呈紫红色；头闷胀痛，双耳重听，耳鸣，口渴而不欲饮；痰多、色黄而黏稠；纳可、二便调；舌质淡红，苔白腻而微黄；右脉滑数左脉沉涩。辨证为湿热内蕴，痰浊瘀阻络脉证。先以清热化痰、活血通络为法。

处方：胆南星 6 克、陈皮 9 克、茯苓 15 克、枳实 9 克、半夏 9 克、桃仁 9 克、红花 4.5 克、地龙 9 克、当归 12 克、丝瓜络 12 克、竹沥水（分 2 次冲服）30 mL。

二诊：服上方药 5 剂后，左上肢转温，痰量明显减少。但左半身仍痿躄不遂。口干不欲饮，吐痰，苔转薄黄，脉涩。治痰瘀互结之证虽初获微效，但胶结之态难以骤复，故仍守前法，稍加调整。处方：当归 12 克、川芎 6 克、赤芍 15 克、牡丹皮 9 克、丝瓜络 10 克、瓜蒌 15 克、桑枝 15 克、甘草 9 克、胆南星 6 克。

三诊：进上方药 15 剂后，左侧上下肢痛、温觉恢复，肘关节活动较灵活。但手仍不能握，下肢屈伸仍受限；双耳重听；舌质偏红，苔薄白，根部稍厚；脉涩。前方增入理气通达下焦之品，原方去瓜蒌，加制香附 9 克、怀牛膝 12 克、木瓜 12 克、菖蒲 12 克，迭进 14 剂。

四诊：进上方药后，左上肢活动自如，手能握，左下肢已能屈伸。但近两日视力有所下降，舌脉同前。痰湿之邪虽有大挫，但肝郁气滞、痰郁交阻证未能彻底好转。乃以和肝解郁、理气活血为法。处方：当归 12 克、川芎 6 克、赤芍 12 克、牡丹皮 9 克、柴胡 9 克、制香附 9 克、菖蒲 9 克、丝瓜络 10 克、钩藤（后下）9

克，白蒺藜 12 克，菊花 9 克，甘草 6 克。

五诊：药进 7 剂，视力恢复，但因故恼怒而突然双耳完全失聪，失语，胸闷胀痛，左侧下肢活动障碍。舌质黯红，苔薄黄，脉涩。此由郁怒伤肝，肝失疏泄而横逆，血随气逆，气滞血瘀，蒙蔽清窍所致。拟通窍活血佐以理气化痰。处方：赤芍 3 克，桃仁 10 克，红花 10 克，川芎 10 克，制香附 9 克，柴胡 9 克，大枣 7 克，牡丹皮 9 克，黄连 3 克，生姜 6 克，麝香（分 2 次冲服）0.3 克。

药进 4 剂能言语，10 剂后语言流利，听力正常（时有蝉鸣），左下肢活动自如，仅行走时稍有跛行，时有恶心。后守原方去麝香，加菖蒲 12 克，代赭石（先煎）20 克，进退出入 20 剂后，四肢活动自如，能跑步、打羽毛球，语言流利，听力正常，肌力恢复而出院。

［赵金铎．赵金铎医学经验集 [M]．北京：北京出版社，1986.］

【评析】痰瘀同源、同病、同治的理论，前人早有论述，但从痰瘀同治立论以疗痿躄者则鲜矣。近代医家张锡纯曾提出痰瘀互结可致痿躄之症，但仍以大气虚衰为致病的主要病机，为此痰瘀同治立论治痿，值得进一步探讨。

本案病起外感湿热之邪，湿热蕴结，三焦气化不利，以致肝失疏泄、脾失健运，使水不化津，渐聚成痰。痰随气而至，无处不到，流窜经络则气血运行不畅而瘀滞。瘀久又可生痰，痰滞又可致血瘀，日久痰瘀互结、阻滞经脉络道，以致气血津液不能濡养筋脉，出现手足痿废不用等症。

对本案辨证时，始终抓住痰瘀互结这一病理症结。该患者为女性青年，起病突然，病势较快，并无明显虚象，也没有"肺热叶焦"之证，相反，在肢体痿废的同时即见吐痰黄稠、恶心呕吐、苔白腻、脉滑数等湿热之象，又见左上肢红紫、肢体麻木、活动不灵、肢凉、脉涩等血瘀之征，所见痰瘀互结甚显。

辨证时既抓住痰瘀互结的病理环节，论治自然宜痰瘀同治。但临床上如何使化痰和活血配伍得当，是遣方用药中值得重视的问题。本案之所以取得较好的疗效，关键在于：①化痰与活血并行不悖，化痰兼顾活血，活血不忘化痰。但在病程中，化痰与活血可据症有所侧重，如初期则侧重化痰，佐以活血；后期则以活血为主，佐以化痰；这对于解决痰瘀互结矛盾能做到有的放矢。②化痰活血皆兼顾理气。气与痰、瘀关系十分密切，前人有"治痰先治气，气顺痰自消""气行则血行，气滞则血瘀"之说。因此，无论是痰是瘀皆宜兼顾理气以调畅气机，这是提高疗效不可忽视的一环。本案三诊后加入调理气机之品，患者肢体功能很快得到恢复，就说明了这一点。

3. 王孝先　温肾助阳，活血祛瘀法治疗多发性硬化医案

辛某，男，51岁，2003年1月11日初诊。

病史： 患者于2002年10月出现双下肢酸软无力，伴胸腹部麻木、拘急感，行颈胸椎MRI检查示：颈髓、上胸髓变性（散在斑片状），提示多发性硬化可能性大；$C_{5～6}$椎间盘膨出。在新疆某医院神经内科住院治疗，症状无明显改善而转中医治疗。刻下症见：胸、胁、腹、下肢均有麻木、抽搐、震颤感，双手触之如电击，胸胁、腹部有束带感，但均无疼痛，睡眠差，常因双手触及胸腹或下肢如电击而惊醒，下肢轻度水肿，精神疲惫，舌淡，苔白，脉寸关弦、双尺沉弱无力。西医诊断：多发性硬化（颈椎、上胸椎段）。中医诊断：痿证。证属肾阳不足，气血亏虚兼血瘀，治以温肾助阳，活血祛瘀。

处方： 熟附子、土鳖虫各5克，茯苓、太子参、续断、淫羊藿、巴戟天、当归、三棱、莪术、川牛膝、王不留行各15克，炒白术、杜仲各12克，白芍40克，丹参20克，水蛭、鳖甲（先煎）、炒穿山甲、炙甘草各10克。7剂，每天1剂，水煎，分2次服。

二诊： 药后症状稍减，效不更方，以上方加减，继服3个月后，症状消失，临床治愈。遂将上方改为散剂，缓图其功，继续治疗9个月。于2004年2月4日行MRI复查示：颈髓病灶较前明显缩小，模糊不清，上胸髓病灶基本消失。

［王倩，姜广鑫，倪晨. 王孝先教授应用经方验案举隅[J]. 新中医，2006，38（5）：83.］

【评析】 多发性硬化系中枢神经系统的脱髓鞘疾病，病因不明，可能与病毒感染、自身免疫遗传等因素有关。临床常以肢体疼痛或感觉异常为首发症状，根据病灶部位和影响中枢神经系统程度，表现出不同症状，临床可依据CT、MRI作出病理诊断。现代医学治疗本病尚无特殊方法，一般采用大剂量激素冲击疗法，结合免疫抑制剂、维生素类、镇静止痛等综合治疗。中医学虽无此病名，但结合中医肾主骨生髓理论及患者脉证，应属痿证范畴，故以真武汤合三甲复脉散加减治疗。方中茯苓、白芍、炒白术、熟附子乃真武汤温肾壮阳，并重用白芍养肝阴柔筋；酌加杜仲、续断、淫羊藿、巴戟天助温补肾阳之力以补先天之本；鳖甲、炒穿山甲固肾潜阳；当归、丹参、三棱、莪术、川牛膝、水蛭、王不留行活血通

络；太子参、炙甘草补气健脾。诸药合用，气血充，肾气足，血脉通，使中枢神经系统脱髓鞘病灶得以修复，则诸症消失向愈。

4. 王松龄　解毒填精法治疗多发性硬化医案二则

 病案 1

李某，男，60 岁，2014 年 12 月 1 日就诊。

病史：患者素体羸弱，之前于高原工作，反复感冒。3 个月前右眼逐渐视物不清，并伴有持续性胀痛，至某医院诊断以多发性硬化，给予激素治疗后症状好转。天气渐冷后开始反复感冒，下肢无力，右眼胀痛加重，不敢睁眼，经激素治疗无明显效果，遂来王松龄教授处就诊。刻下症见：头晕，双下肢瘫软无力，右眼胀痛、视物模糊，大便稍干，两日一行，溲赤。舌质黯红，苔黄厚腻，脉沉滑略数。平素易汗出，口干，全身乏力。查体：一般情况可，神志清，右眼不能内收，右侧瞳孔对光反射迟钝。腹壁反射减弱。双上肢指鼻试验及双下肢跟—膝—胫实验欠稳准，闭目难立征（＋）。辅助检查：右侧颞叶、左侧额颞叶及扣带回、脑桥、左侧基底节、左侧脑室周围白质多发异常信号；脑脊液检查：寡克隆区（＋），血清寡克隆区（－）。诊断：痿证；视惑。辨证：风痰扰窍，蕴毒伤络，热灼阴津，肝肾亏损。

处方：生薏苡仁 30 克，苍术 12 克，盐黄柏 8 克，川牛膝 15 克，车前子（包煎）15 克，大黄 6 克，土茯苓 30 克，忍冬藤 20 克，枸杞子 15 克，怀菊花 12 克，菟丝子 20 克，太子参 30 克，当归 12 克，黄芪 20 克，生白术 30 克，防风 10 克，橘红 10 克，甘草 6 克。上方 14 剂，每日 1 剂，浓煎 100 mL，早晚温服。

2014 年 12 月 22 日二诊：服药两周后患者右眼胀痛减轻，视力好转，可见手动约至眼前 20 厘米。双下肢仍瘫软无力。大便转溏，日行一次，小便转清，纳差。舌质黯，苔白腻，脉沉滑。盖热清而湿邪仍存，上方易生白术为炒白术，去车前子、大黄，加制穿山甲 6 克，地龙 12 克，鸡血藤 30 克，以加强补血行血之力。

2015 年 1 月 5 日三诊：患者右眼胀痛消失，视力进一步好转，下肢可稍微活动，然不能抬起，气短乏力，多汗。舌淡少苔，脉沉细。处方：西洋参 12 克，麦冬 6 克，五味子 10 克，当归 15 克，黄芪 20 克，橘红 12 克，清半夏 9 克，茯苓 20 克，炒白术 20 克，炙甘草 6 克，忍冬藤 18 克，土茯苓 10 克，穿山甲 6 克，怀牛膝 30 克，菟丝子 30 克，地龙 12 克，鸡血藤 30 克，枸杞子 12 克，白菊花 8 克。上方 21 剂，每日 1 剂，早晚温服。

2015 年 2 月 9 日四诊：患者可视及眼前约 1 米，气短汗多症状消失，下肢可抬起，稍抗阻力。舌黯淡少苔，脉沉细。处方：中药汤剂守 1 月 5 日方，续进 14 剂。并配丸药：西洋参 18 克，紫河车 16 克，龟甲胶 16 克，鹿角胶 10 克，阿胶珠 15 克，山茱萸 18 克，五味子 9 克，制何首乌 20 克，三七粉 1.5 克，地龙 12 克，炒水蛭 6 克，全蝎 9 克，茯神 18 克，石菖蒲 9 克，制马钱子 5 克，穿山甲 15 克，苍术 15 克，砂仁 4 克，盐黄柏 8 克，怀菊花 12 克。上方 8 剂，打粉，过 120 目筛，制水丸，每次 6 克，每日 3 次，于三餐时面汤送服。

2015 年 4 月 14 日复诊：患者可在人搀扶下行走 200 米，渐停中药汤剂，嘱其继续服用配制丸药。近日电话随访，患者双腿较前有力，已无须人搀扶，然不能负重行走。嘱其丸药继服一年，以巩固疗效。

【评析】 王松龄教授认为，患者年已半百，素体羸弱，外感风邪乘虚而入，体内痰湿素盛，风湿胶结，蕴而成毒。其毒上侵脑络，入眼巢，则视物不清，双目胀痛，发为视惑；下灼肝肾之阴，则筋骨失养，故而成痿。诚如《黄帝内经》所云："肾气热，则腰脊不举，骨枯而髓减，发为骨痿。"初诊时虽表现为形体瘦削，下肢无力，然查其舌红苔黄厚腻，脉弦滑略数，标实为重，治宜清热利湿，解毒通脉。方中以忍冬藤善清经络中之风热，土茯苓归肝经而清热除湿，泄浊解毒，是为君药，苍术、黄柏、薏苡仁、牛膝清湿热强腰筋为臣，酌情加入利湿通淋，通腑泄浊之品；辅以人参、当归、黄芪、白术，以健脾补气，扶正以抗邪。总之上方以攻为主，以补为辅，共达邪去正安的目的。待中期湿热虽去过半，但仍有热毒留恋，耗气伤阴且灼津为痰，虚实夹杂，此时宜治以补益气血，健脾化痰为主，清热解毒为辅，方用生脉饮、二陈汤加减，方中人参、麦冬、五味子、当归、黄芪、炒白术、橘红、清半夏、茯苓补益气血，健脾化痰，忍冬藤、土茯苓消遗留之湿毒。后期虚象显露，治宜补肾健脾，填精益髓。方选龟鹿二仙胶加减：紫河车、龟甲胶、鹿角胶、阿胶珠、诸血肉有情之品填精补髓，西洋参、山茱萸、五味子敛阴益气。辅以全蝎通络，茯神、石菖蒲安神，制马钱子通痹止痛，《医学衷中参西录》述其："开通经络，透达关节之力，远胜于他药。"上药共奏益髓填精，补益阴阳之功。

病案 2

付某，男，48 岁，2014 年 12 月 2 日就诊。

病史： 患者素喜饮酒。4 个月前迎风劳作后逐渐出现双腿无力，行走不稳，经当地医院治疗半个月后效果不佳，遂转至武汉某医院治疗，查 MRI：两侧小脑半球及蚓部白质、胼胝体及两侧脑室周围白质多发异常强化病灶，寡克隆区带（OCB）检查示：脑脊液髓鞘碱性蛋白（MBP）含量较高，提示中枢神经脱髓鞘。诊断为多发性硬化，给予甲泼尼龙琥珀酸钠冲击治疗 1 周后患者双下肢可负重行走。于两个月前因劳累过度，双腿无力、行走不稳症状续又出现，继往武汉某医院予以甲泼尼龙琥珀酸钠冲击治疗后患者可站立行走。患者于今日上午再发行走不稳，如醉酒状，并伴头昏沉，不欲饮食，恶心。慕名来王松龄处就诊。时头晕，站立不稳，表情淡漠，情绪低落。舌红，苔黄厚腻，脉弦细数。诊断：痿证。辨证：风湿邪毒伤及筋脉，扰及脾胃，伤及肝肾。

处方： 生薏苡仁 30 克，杏仁 6 克，白豆蔻仁（后下）10 克，苍术 12 克，黄柏 10 克，牛膝 15 克，忍冬藤 30 克，土茯苓 30 克，鸡血藤 30 克，首乌藤 30 克，葛花 30 克，神曲 20 克，茯苓 15 克，生白术 30 克。上方 18 剂，每日 1 剂，早晚餐后温服。

2015 年 12 月 24 日二诊： 患者双腿无力较前改善，但仍站立不稳，须人搀扶。头晕恶心减轻，近日患者心情烦躁，表情淡漠，反应迟钝。处方：郁金 10 克，合欢皮 12 克，石菖蒲 12 克，茯神 20 克，生薏苡仁 30 克，怀牛膝 15 克，半夏 12 克，陈皮 12 克，忍冬藤 20 克，土茯苓 2 克，鸡血藤 30 克，生白术 30 克，砂仁（后下）10 克，巴戟天 12 克，黄芪 15 克，当归 15 克，全蝎 8 克。取 18 剂。

2015 年 1 月 12 日三诊： 患者双腿较前有力，站立仍须他人搀扶，行走仍拖拽，走路摇晃。心情转佳，大便干，反应仍迟钝，记忆力较差。予 12 月 24 日方，易生白术为炒白术，去苍术加益智仁 12 g。上方 21 剂，水煎服。并配丸药：炒山药 180 克，山茱萸 180 克，熟地黄 180 克，砂仁 90 克，肉苁蓉 180 克，巴戟天 180 克，龟甲胶 180 克，鹿角胶 120 克，三七 180 克，白人参 180 克，紫河车 180 克，附子 90 克，益智仁 180 克，全蝎 120 克，茯神 160 克，石菖蒲 90 克，制马钱子 54 克。上方打粉，过 120 目筛，制水丸，每次 6 克，每日 3 次，于三餐时面汤送服。

2015 年 3 月 19 日复诊： 患者大便调，日行 1 次。患者站立已不须他人搀扶，走路仍摇晃。渐停中药汤剂，嘱其丸药继服。期间电话联系，患者病情未加重。

2015 年 7 月回访：患者心情烦躁，头晕健忘症状消除，双腿可负重行走，但不胜劳累。嘱其丸药继服 1 年，以巩固疗效。

［申法涛，赵彦青.王松龄教授运用解毒填精法治疗多发性硬化验案二则 [J].中国民族民间医药，2017，26（1）：64-66.］

【评析】　此患者性嗜酒，体内素有湿热之毒，其于暑日远行劳倦，阳气内伐于肾，则精消髓虚，发为骨痿。较之上则医案，王松龄认为发病虽有内外因之别，然其仍为湿热毒为标，肾虚为本。湿热不去，煎灼益甚，且有碍补益。仿上例治法，初期仍以清湿热之毒为主。以三仁汤、四妙散为主方清利湿热，宣畅气机，兼顾补益。关于舒筋活络，祛风除湿，王松龄多喜用藤类药。《本草便读》有云："凡藤蔓之属，皆可通经入络，盖藤者缠绕蔓延，犹如网络，纵横交错，无所不至，其形如络脉。"故用忍冬藤、土茯苓入络搜剔湿热之蕴毒。鸡血藤、首乌藤祛瘀滞而通络，养营血而柔缓。患者嗜酒中虚，内伤脾胃，故用葛花解醒汤中葛花、茯苓解酒醒脾利湿，神曲、白术健脾补中。复诊时患者其体内痰、热、虚夹杂为患。其心烦，默默不得语，此为痰热瘀阻、气血运行失畅之故，故加入郁金、合欢皮、石菖蒲以疏肝解郁；生白术、黄芪、当归、巴戟天补益气血，兼以补肾。生薏苡仁、怀牛膝、半夏、陈皮除湿化痰，忍冬藤、土茯苓除湿热之余毒，鸡血藤、全蝎活血通络。后期标实已去，专于补虚，仍以龟鹿二仙胶加减：紫河车、龟甲胶、鹿角胶填精益髓；山茱萸、熟地黄、肉苁蓉、巴戟天滋补阴阳；白参、炒山药、益智仁补气益智；砂仁行气以防滋补之腻滞；茯神、石菖蒲解郁；三七、全蝎、制马钱子通络。

5. 邓铁涛　补中益气，养血益精法治疗多发性硬化医案

徐某，女，45 岁，1998 年 6 月 9 日初诊。

病史：年初患者出现视力下降，眼痛，继之四肢麻木、疼痛、无力，活动障碍。经某医院 CT、MRI 扫描，脑白质内见多个髓鞘破坏病灶，遂确诊为多发性硬化，经介绍求治于邓铁涛。刻下症见：四肢麻木，疼痛，抬举无力，视力下降，眼痛，焦虑、心烦不寐，大便难，舌胖淡红、苔白，脉滑，重按无力。先以祛痰安神为主，继以健脾益气养肝肾。

处方：①法半夏、白扁豆花、竹茹各 10 克，枳壳、橘红各 6 克，酸枣仁 18 克，

甘草5克，茯苓、丹参各15克，大枣（去核）4枚，5剂，水煎服。②鸡血藤、太子参各24克，茯苓、白术、柴胡各12克，白芍15克，枳壳、炙甘草各6克，郁金、素馨花各10克，桑寄生30克，黄芪60克。2剂，水煎服。

7月5日二诊： 先后服上方二十余多剂，肢体麻木、疼痛症减，烦躁多虑明显减轻，睡眠好转。但仍肢软无力，口干痰黏，舌胖淡红、苔白，脉细。治以健脾益气、活血通络兼养肝肾。处方：威灵仙、宽筋藤、酸枣仁、丹参、太子参各18克，五爪龙、黄芪各60克，甘草5克，桑寄生30克，胆南星、郁金各10克，茯苓、菟丝子各12克。

1999年6月26日三诊： 服上方近1年，睡眠佳，四肢麻木疼痛明显改善，自觉体力恢复，精神舒畅，舌淡、苔薄，脉细弱。治以健脾补肾、益气活血为主。处方：太子参、威灵仙、宽筋藤、丹参各18克，甘草6克，墨旱莲、胆南星、女贞子、郁金各10克，桑寄生、首乌藤各30克，赤芍、茯苓各12克。调理善后。

[邱仕君．邓铁涛教授对多发性硬化的辨治经验[J]．新中医，2000，32（8）：9–10．]

【评析】 邓铁涛认为本病应属于虚损性疾患，以正虚为本，邪实为标；结合脾主肌肉的理论认识和临床运用，其病机主要为脾胃虚损，气血亏乏。根据"虚则补之，损者益之"之旨，当以补中益气，养血益精为治疗大法，邓铁涛善用四君子汤或黄芪桂枝五物汤，重用党参（或太子参）、黄芪等药，加何首乌、枸杞子、鸡血藤、黄精为基本方，疗效比较满意。除了上述益气养血治本以外，还应注意标本兼治，祛邪通络治其标。比如，祛风、通络、除湿，善用豨莶草、威灵仙、木瓜、宽筋藤、丝瓜络、白花蛇、乌梢蛇、僵蚕、全蝎等，既祛风、除湿、宣通经络，又借血肉有情之虫类药搜剔络邪，祛除病根，使浊去凝开，经行络畅，邪除正复。祛痰、活血、化瘀通络，邓铁涛善用温胆汤合桃红四物汤加丹参、郁金、三七等，乃通则不痛也。

6. 李涛　疏肝健脾法治疗多发性硬化医案二则

病案1

患者，女，55岁。2012年4月17日初诊。

病史： 患者2008年12月因呕吐不能饮食、双下肢无力入院，诊断为多发性硬化，激素治疗后好转。2010 年 7 月感冒后复发，再次激素治疗后好转，但本次口服激素地塞米松减量至 10 mg 时，一直长期服用。2012 年 4 月 17 日求治于李涛教授。刻下症见：双手及前臂麻木，尤其腕关节处明显，时有头晕，气短，喜叹息。舌淡红，苔薄微黄，脉弦。患者女性，爪为筋之余，肝在体为筋，气短且喜叹息是肝气不舒的表现，辨证为肝郁化热伤筋，治以疏肝健脾，佐以清热祛风解毒。

处方：柴胡 15 克，白芍 20 克，枳壳 15 克，生甘草 6 克，炒白术 15 克，防风 10 克，黄芩 15 克，金银花 15 克，菟丝子 20 克，土茯苓 20 克，蝉蜕 5 克，此方每月 10 剂，服用 6 个月后，完全停用激素，后以四逆散为基础方佐以补肝肾药物组方，仍每月服用 10 剂，患者病情稳定，至今无复发。

🍅 病案 2

患者，女，52 岁。

主诉：多发性硬化 5 年。患者于 2008 年 9 月无明显诱因出现双侧足底麻木，随后行走困难，胸椎 MRI 示 $T_{1\sim 3}$ 脱髓鞘样改变，确诊为多发性硬化。得病缓解后 3 个月（2009 年 2 月）复发 1 次，经治疗好转后。2009 年 3 月 3 日就诊于李教授门诊。刻下症见：双下肢乏力，舌淡红苔薄腻，脉弦。

处方：疏肝健脾补肾温阳解毒方。柴胡 12 克，白芍 20 克，枳壳 15 克，防风 10 克，白术 15 克，山药 30 克，菟丝子 15 克，女贞子 10 克，附子 15 克，土茯苓 20 克，蝉蜕 3 克。

患者自 2009 年 2 月复发治疗缓解后，以上方为基础，根据患者就诊时症状药物稍有加减。坚持每双腿不适，经休息后可缓解。

[张奇，李涛. 李涛教授从肝论治多发性硬化经验 [J]. 世界中西医结合杂志，2013，8（12）：1199-1200，1203.]

【评析】 以上两案患者都是女性，年龄大于 50 岁，病程 5 年余。已过七七之年，肝气已衰，加之病程较长，都有肝虚气郁，故而出现肝虚气郁之证，爪为筋之余，患者表现为手、腕、足底等筋之所汇处麻木。同时伴有气短、喜叹息、脉弦等肝气不舒症状。肾为先天之本，脾胃为后天之本，脾肾互滋互助，人体气血精微充足，则百病不生，然而随着年龄增长，人体肝肾脾功能逐渐减退，正不胜邪则疾病复发。本案患者肝虚气郁，脾肾两脏之气亦逐渐减弱，气血化生乏源，出现手、腕麻木，气短喜叹息；正气不足，抵御外邪能力降低，易受外邪侵袭而复发。治疗当以疏肝解郁为基础，益肾填精以滋先天，健脾益气以养后天，同时兼顾清热祛风解毒。方选四逆散加减。方中重用白芍（常用 20 ～ 30 克）柔肝、滋肝、缓急；用柴胡、枳壳，疏发肝气；甘草、白术健脾培中；根据患者具体表现症状不同辨证论治分别采用黄芩、金银花清除虚热和附子温阳补火，土茯苓、蝉蜕祛风解毒。诸药合用整体调治。定时复诊，随症调理。

7. 郑绍周　补肾解毒通络法治疗多发性硬化医案

刘某，女，16 岁。

主诉： 反复肢体麻木 1 年余，加重 20 天。病史：患者 2009 年 4 月无明显诱因出现颈部僵硬、手麻未予重视。5 月 8 日感头晕，后摔倒，至医院就诊查 CT 示：无异常。随后出现右上肢麻木、右腿走路拖地，继而出现左侧肢体麻木，就诊于洛阳市某医院，查头颅、颈胸部 MRI 示：C_2-T_9 椎体水平异常信号；脑桥异常信号。诊断为多发性硬化，给予激素冲击治疗，症状改善。2010 年 5 月再次出现四肢麻木、右腿乏力、走路不稳、低头放电感。就诊于河南某医院，给予激素冲击后症状缓解。刻下症见：周身麻木，颈部瘙痒，双腿乏力，低头放电感，大便三日行一次，小便控制不良。舌质黯红，苔白，脉沉细数。既往史：否认高血压、糖尿病。体检检查：血压 90/54 mmHg。实验室检查：头颅、颈胸部 MRI 示：C_2-T_9 椎体水平异常信号；脑桥异常信号。舌苔脉象：舌质黯红，舌苔白，脉沉细数。中医诊断：痿证。西医诊断：多发性硬化。

处方： 黄芪 30 克，党参 20 克，淫羊藿 30 克，巴戟天 20 克，山茱萸 20 克，葛根 30 克，桂枝 15 克，羌活 15 克，全蝎 10 克，僵蚕 15 克，蜈蚣 3 条，重楼 30 克，六月雪 25 克，苦参 15 克，荔枝核 20 克，泽泻 25 克，半夏 10 克，白芥子 20 克，文术 25 克，菟丝子 30 克。7 剂，水煎服，每日 1 剂，早晚分服。

二诊： 患者全身麻木症状减轻，右腰部麻木疼痛，双腿乏力改善，低头放电感放射至右大腿部，平素阵发性头痛，右上肢沉重。大便干改善，小便有所好转。舌质红，苔薄。处方：再拟上方去泽泻，加水牛角丝（先煎）30 克。7 剂，水煎服，每日 1 剂，早晚分服。

三诊： 患者颈部瘙痒减轻，全身麻木稍改善，左侧半身冷热觉减退，右腿触觉减退，怕热多汗，时有背部麻疼。大便正常，小便控制可。舌质红，苔薄白，脉细无力。处方：黄芪 30 克，党参 20 克，淫羊藿 30 克，巴戟天 25 克，肉苁蓉 20 克，葛根 30 克，桂枝 15 克，羌活 15 克，鳖甲（先煎）20 克，龟甲（先煎）20 克，全蝎 10 克，僵蚕 15 克，重楼 30 克，六月雪 25 克，苦参 20 克，地肤子 30 克，荔枝核 25 克，半夏 20 克，白芥子 20 克，水牛角丝（先煎）30 克。14 剂，水煎服，每日 1 剂，早晚分服。

患者坚持服用中药半年，期间症状无加重。服用中药 1 年，症状基本缓解。

[蔡浩烨. 郑绍周教授治疗多发性硬化的经验[J]. 中国中医药现代远程教育，2013，11（18）：118-119.]

【评析】 郑绍周教授认为多发性硬化急性发作期多以六淫邪毒侵袭人体，上犯于脑，损害脑髓，气血运行不畅，脑功能失调而肢痿不用；或湿热蕴结，三焦气化不利以致气不化津，津聚成痰，痰热互结，筋脉失养。郑绍周教授认为毒邪不仅包括六淫之邪，亦包括内生之毒。内毒多是在疾病过程中产生的，既是病理产物，又是致病因素。他认为多发性硬化的病机为肝肾不足，毒邪致病，总结出治疗多发性硬化要以补肾解毒通络法为主。在补肾药物常用淫羊藿、巴戟天、肉苁蓉、菟丝子等补肾阳药，寓在补肾阳时阳中求阴，达到阴阳互补，亦加用熟地黄、炙何首乌等滋养肝肾，达到阴阳平衡。解毒药好用重楼、六月雪，配合半枝莲、白花蛇舌草、生薏苡仁、泽泻、葛根等药物，诸药配伍，共达清热解毒，祛风除湿之效。患者发病多存在着脉络不同，瘀血阻络之症，常配合活血通络化痰药物如莪术、皂角刺、川芎，以祛瘀通络之效。无论是血瘀或是痰瘀，都理应配用少许理气药物，如砂仁、陈皮；遵叶天士所谓"攻坚垒，佐以辛香"之意，除选用莪术、皂角刺等外，常加少许虫类之品以搜刮血络中之瘀滞凝痰，如全蝎、僵蚕等。

8. 秦亮甫 针药并治治疗多发性硬化医案二则

病案 1

Yasen，27 岁，保加利亚籍。2005 年 2 月 22 日初诊。

主诉：患有多发性硬化 3 年。患者于 2002 年 6 月因左眼视力锐减，住保加利亚当地医院眼科，诊断为左眼眼球后视神经炎，经激素治疗好转出院。2003 年 8 月因右腿麻木无力，站立不稳，动作协调性变差而收入当地医院，诊断为多发性硬化脑脊髓形式，阵发性行程。2004 年出现高热、寒战、扩散性肌痛，病情急剧加重，重度下肢瘫痪，靠轮椅帮助行动、双目弱视、复视，眼球震颤，尿频，小便控制不佳。当地MRI检查示：脑室、脑胼胝体、中脑及$C_{2\sim6}$、$T_{5\sim6}$有脱髓鞘病变。经当地西药治疗效果不佳。后在秦教授处接受治疗，据症情缓解的保加利亚籍多发性硬化患者的介绍，前来上海寻求治疗。刻下症见：形体消瘦，舌红、苔薄白，脉沉细；双侧膝反射、踝反射亢进，左侧巴宾斯基征（＋），双侧上肢肌力Ⅲ级，双侧下肢肌力Ⅱ级（＋）。证属肝肾阴虚，髓海亏虚，筋脉失养；治拟补肝肾、益精髓，佐以活血舒筋。

处方：①内服：制何首乌30克，枸杞子15克，制黄精15克，熟地黄15克，天麻15克，狗脊15克，杜仲15克，太子参30克，炙黄芪30克，焦苍术9克，川芎9克，羌活9克，独活9克，苍耳子9克，牛膝15克，丹参9克，红花6克，当归身6克。每日1剂，煎药汁400 mL，分早晚两次服用。②外洗：艾叶30克，千年健30克，桂枝50克，干姜50克，熟附子30克，红花30克，五加皮30克，樟木30克，海风藤30克，络石藤30克。每日取上述药物1剂，加水2000 mL，煎取药汁，待其变温后，浸泡手、足，每日1次，每次20分钟。③针灸：采用艾绒温针灸，穴位取百会、印堂、率谷（双）、风池（双）、头临泣（双）、肩髃、曲池、外关、合谷、髀关、风市、阴包、足三里、三阴交、丘墟、太冲，除印堂、百会外，其余均取双侧。隔日1次，每次20分钟，取针后，在背部拔火罐。

2005年5月17日二诊：述在中国接受1个月治疗后症情稳定，于3月20日回国，继续中药内服、外洗，并坚持由家属予以拔罐治疗及康复训练；目前在家中可不借助拐杖行走，症状自觉比治疗前好转。继用前法治疗。

2005年10月11日三诊：述5月在中国接受1个月治疗，回国后继续用中药、火罐治疗。现在能弃杖行走，但觉乏力，纳食不多，二便不能很好控制；舌红、苔薄，脉缓软。治拟健脾固肾，以增强益气收纳功效。处方：焦谷芽9克，焦麦芽9克，焦鸡内金9克，焦山楂9克，金樱子15克，桑螵蛸15克，党参30克，焦白扁豆15克，石榴皮15克，焦白术9克，茯神15克，炙黄芪30克，枸杞子15克，菟丝子15克，炒杜仲15克，川续断9克，炒狗脊15克，制黄精15克，煅龙骨（先煎）30克，煅牡蛎（先煎）30克。外洗及针灸治疗同前。

2006年4月2日四诊：述自从接受针灸、中药多种方法治疗后，已逐渐停用所有西药（包括激素类药物），目前症情稳定，未曾复发，已能独自连续完成蹲下后起立动作15次。

病案2

Margarita，女，45岁，保加利亚籍。

病史： 2005年6月25日，经Yasen介绍，慕名前来秦教授处就诊。患者双下肢无力10余年，须扶墙或借物才能行走。1995年经当地医院检查诊断为多发性硬化，至今已经有9次发作，每年冬春季症状明显，平素经常头晕，眼球震颤，不能集中眼力，手指感觉麻木，肘膝以下甚为怕冷，便秘，常服泻药，小便控制困难。刻下症见：形体消瘦，舌稍黯红，舌中裂、苔薄，脉小弦；双上肢肌力Ⅳ级，双下肢肌力Ⅲ级。证属肝肾阴虚，肝阳上亢，治拟滋阴平肝潜阳。

处方： ①内服：羚羊角粉（吞服）0.6克，天麻25克，枸杞子25克，石决明（先煎）30克，太子参30克，炙黄芪30克，制黄精15克，丹参9克，川芎9克，白芷9克，羌活9克，独活9克，制何首乌30克，当归身6克，熟地黄15克，炒白芍9克，红花9克，牛膝15克，炒桑枝15克，金樱子30克，炒桑螵蛸30克，首乌藤30克，合欢皮30克，火麻仁30克。每日1剂，日服2次。②外洗：艾叶30克，樟木30克，干姜30克，熟附子30克，细辛30克，肉桂30克，红花30克，苏木30克，海风藤30克，络石藤30克。每日取药1剂，加水2000 mL，文火煎药，取药汁，待其变温后，泡足，每日1次，每次20分钟。③针灸：平肝息风、舒筋通络，穴取百会、印堂、率谷、风池、头临泣、肩髃、曲池、外关、髀关、风市、阴包、足三里、三阴交、丘墟、太冲。隔日1次，每次留针20分钟，取针后再在背部拔火罐。

2006年4月4日复诊： 在沪治疗1个月后回国，继续服用中药，并坚持拔火罐，冬天症情稳定，未曾复发。现走路摇晃，两小腿麻木乏力，左腿麻木严重，四肢僵硬，大便3日1次；舌裂偏红、苔少，脉略弦。继续以前方加减施治，处方：天麻15克，杭甘菊9克，枸杞子25克，石决明（先煎）30克，太子参30克，炙黄芪30克，制黄精15克，川芎9克，白芷9克，羌活9克，制何首乌30克，当归9克，熟地黄15克，炒白芍9克，红花9克，牛膝15克，煅牡蛎（先煎）30克，浙贝母15克，玄参15克，炙甘草6克，番泻叶3克，生大黄（后下）3克。外洗及针灸治疗同前。患者经治1个月后，头晕改善，走路摇晃较前好转。患者自接受中药、针灸治疗后，已逐渐停用干扰素等药物。回国后继续服中药治疗。

[李璟，赵海音，秦亮甫. 秦亮甫治疗多发性硬化的临床经验 [J]. 上海中医药杂志，2007，41（2）：12-14.]

【评析】 秦教授认为，多发性硬化是一种退行性病变，中医辨证当属"痿证"，结合临床体征和影像资料，多发性硬化与"肾气热，则腰脊不举，骨枯髓减"的"骨痿"相似。患者多素体禀赋不足，复又受外邪侵袭，从而造成体内痰瘀凝结，导致脑髓、脊髓病变。肾主骨生髓，髓汇于脊柱为脊髓，上汇于脑为脑髓。治疗上宜补气、补血、补肾，佐以软坚散结。故取制何首乌、枸杞子、制黄精、熟地黄、狗脊、杜仲、牛膝滋补肝肾益精髓；太子参、炙黄芪、当归身、丹参、川芎、红花益气活血生血；焦苍术、白芷、羌活、独活祛风化湿热；天麻能平肝息风，擅治一切脑病；羚羊角、石决明镇肝息风；苍耳子能引诸药上行，直入巅顶脑髓；焦谷芽、焦麦芽、焦鸡内金、焦山楂、党参、焦白术、茯神、炙黄芪健脾胃、益气血，盖因脾胃为后天之本，气血生化之源，脾胃健则血能化精生髓；枸杞子、菟丝子、炒杜仲、川续断、炒狗脊、制黄精补肝肾、益精髓，并且能助金樱子、桑螵蛸收敛固涩缩泉；焦扁豆、石榴皮能涩肠止泻；龙骨能"固大肠而镇惊"（《本草纲目》）；牡蛎味咸性寒，有软坚散结、化痰涩肠的功效，《本草备要》曰其"咸以软坚化痰，消瘰疬结核，老血疝瘕"，与浙贝母、玄参共奏疗瘰疬痰核、痈肿疮毒之效。用此 3 味药，以消散髓鞘硬化。同时配合外用中药艾叶、樟木、干姜、附子、细辛、肉桂、苏木、红花活血化瘀通脉；海风藤、络石藤舒筋通络。结合针灸取督脉的百会、印堂醒脑开窍，安神定志；胆经之率谷（双）、风池（双）、头临泣（双）平肝息风。以上诸穴，均在头部，亦为局部取穴，可达活血散瘀疗脑髓硬化的功效；肩髃、曲池、外关、髀关、风市、阴包通筋舒络；足三里、三阴交补益气血；丘墟、太冲平肝养肝。

临床观察表明，中药、针灸可通过调节人体的免疫功能，有效地缓解多发性硬化病情，改善患者体质，减少激素减撤过程中病情复发的危险性，并能减少发作次数和改善发作严重程度。上述两例患者，经过治疗后不仅 1 年内未曾复发，并且临床体征得到明显改善。这种运用中药，内服外用并举，结合针灸，治疗多发性硬化取效良好，值得临床借鉴。

9. 裘昌林 补肾息风法治疗多发性硬化医案

患者，女，57 岁。2009 年 5 月 19 日初诊。

主诉：头颈背和下肢麻木无力二十余天。曾因"头晕 9 天，反应迟钝 5 天"，于 2009 年 2 月 24 日～3 月 23 日在邵逸夫医院住院，当时查体：神清，左眼外展稍受限，右上肢轻瘫试验阳性，肌张力正常，四肢腱反射对称存在，双侧巴宾斯基征（－），龙贝格征不能完成，直线行走不能。2009 年 2 月 23 日头颅平扫 +DWI 示：双侧侧脑室旁、辐射冠区白质及顶叶皮层下可见多发斑片状、大小不一的长 T_1、长 T_2 异常信号，FLAIR 上呈高信号，大部分病灶与侧脑室垂直，其中左侧侧脑室旁一处病灶在 DWI 上呈高信号，余在 DWI 上未见异常。提示：双侧脑白质病变，建议进一步行 MRI 增强以及 MRS 检查。同年 2 月 26 日颅脑增强示：双侧侧脑室旁、辐射冠区白质及顶叶皮层下可见多发斑片状、大小不一的长 T_1、长 T_2 异常信号，FLAIR 上呈高信号，大部分病灶与侧脑室垂直，呈放射状分布，增强后边缘可见强化。提示：符合多发性硬化表现。腰椎穿刺脑脊液检查示：白细胞 2 个 /μL，红细胞 9 个 /μL，蛋白 200.8 mg/dL。肿瘤指标正常。诊断为多发性硬化，予激素治疗，症状好转，就诊时激素已停用 1 月余，肢体痿软无力，胸部有束带感，头颈和背部下肢麻木，下肢瞬间抽搐频作，两侧腋下疼痛，停经 5 年，否认潮热出汗，二便、纳寐如常。诊查：神清，右侧上肢肌力Ⅳ级，四肢肌张力正常，四肢腱反射对称活跃，右霍夫曼征（＋），双侧巴宾斯基征（－），L_5、S_1 压痛（＋），舌质偏红，苔薄，脉弦细，EDSS 评分 3 分。西医诊断：多发性硬化。中医诊断：痿证，骨痿（肾阴亏虚型）。治法：拟滋阴补肾，息风通络。

处方： 六味地黄丸加减。熟地黄 15 克，山茱萸 12 克，怀山药 15 克，牡丹皮 10 克，郁金 12 克，僵蚕 12 克，全蝎 6 克，蜈蚣 2 条、龟甲（先煎）15 克、淫羊藿 15 克，川牛膝 12 克，地龙 9 克，蜂房 5 克，川石斛 12 克，14 剂，水煎服。

二诊： 患者自觉头颈背和下肢麻木、胸部束带感较前减少，下肢瞬间抽搐、两侧腋下疼痛有减轻，尚有头胀重痛、胸口气闷，天热时更明显，冷空调房间好些，大便 1 日 1 次，稍烂，舌质偏红，苔薄白微腻，脉弦细。前方去川石斛，加厚朴花 6 克、佩兰 9 克、炒薏苡仁 15 克，继服 14 剂。

三诊： 患者自觉手脚拘急感较前好转，头胀重痛、胸闷已少，但有视物不清，腰背发重，手脚、足背发硬，大便正常，舌质稍红，苔薄白，脉弦细。2009 年 6 月 29 日复查头颅增强 MRI 示：两侧侧脑室旁多发斑块病灶较 2 月 26 日好转。前方去厚朴花、佩兰，继服 14 剂。

之后守前法随症加减：疼痛明显，酌情选用芍药甘草汤、延胡索、豨莶草、炒桑枝、姜黄、制香附；嗳气泛酸，选用左金丸、紫苏梗、海螵蛸；兼夹湿热之象，则选用藿香、佩兰、姜半夏、厚朴、苍术、薏苡仁、黄柏、黄芩、焦栀子等；腹痛腹泻，泻后痛减者，加用痛泻要方；烘热汗出，选用地骨皮、青蒿、知母、白薇等，并适量选用肉苁蓉、巴戟天以阳中求阴；畏寒脉沉，选用淡附子、肉桂、巴戟天、肉苁蓉；寐差，加茯苓、酸枣仁、柏子仁、远志宁心安神。

至今连续服药六年，六年内除发热时停药外，平时连过年亦坚持服药，目前怕冷感、视物不清、右上肢乏力已差，夏天已能洗冷水澡，平时已能用冷水洗衣、颈胸腹部、眼睛、面部等处的紧箍感，全身多处的疼痛、麻木等感觉异常有所减少，走路摇晃、下肢乏力、头晕、心悸等各种症状均有明显减轻，EDSS评分 2.5 分。

2015 年 6 月 26 日复查头颅 MRI+ 增强 +DWI 示：两侧大脑白质区、基底节区及脑桥多发异常信号灶，对照前片（2013 年 12 月 11 日）病灶大致相仿。

［裘辉，张丽萍，裘昌林．裘昌林补肾息风法治疗多发性硬化缓解期经验 [J]．浙江中医药大学学报，2016，40（2）：90-95.］

【评析】　患者年过七七，天癸已绝，肾精亏虚，肝肾同源，肝血不足，筋脉失养，故见肢体痿软乏力；血虚生风故瞬间抽搐频作，两侧腋下疼痛；精血亏虚，血虚脏燥，络脉不畅，头颈、背和下肢麻木；气血痹阻，络脉不和，故胸部束带感；舌质偏红、脉弦细为肾阴亏虚之症。初诊方中熟地黄、山茱萸、怀山药、牡丹皮有六味地黄丸之意，加龟甲增强滋阴之力；蝉蜕、僵蚕、全蝎、蜈蚣、地龙、蜂房、川牛膝息风通络，加淫羊藿取"阳中求阴"，加川石斛以防众多虫类药化燥伤阴。诸药合用，共奏滋阴补肾、息风通络之功。二诊时头颈背和下肢麻木、颈胸部束带感较前好多，脚重抽搐感、腋下疼痛、头麻亦有减轻，尚有头胀重痛、胸闷、大便稍烂、舌苔转腻，故去川石斛，加厚朴花、佩兰、炒薏苡仁健脾化湿、宽胸行气。三诊时胸闷已少，但有视物不清、腰背发重、手脚足背发硬、舌苔好转，故去厚朴花、佩兰，继续巩固治疗。患者按上述加减治疗历经 6 年，部分临床症状改善或消失，生活质量明显提高，症状未见复发。

10. 郑绍周　从"内毒"论治多发性硬化医案

患者，女，35 岁，2018 年 11 月 3 日初诊。

主诉：双下肢麻木无力 3 年，再发加重 10 天。3 年前患者出现间断性右侧下肢无力，麻木刺痛，未予重视。后上述症状频发伴有视物模糊，视力下降，双下肢无力，于新乡市某医院就诊，行 MRI 提示：多发性硬化。给予西医治疗（具体不详）好转出院。10 天前上述症状再发。刻下症见：视物模糊，视力下降，双侧下肢无力感，麻木刺痛，行动障碍，头晕耳鸣，腰膝酸软，周身困乏，情绪低落，纳食差，眠浅易醒，大便干，小便频急。月经色黯红，量少，有血块，小腹下坠感、冷痛，腰背酸困。舌质红，体胖大，苔微黄，脉弦细。西医诊断：多发性硬化。中医诊断：痿证，证属痰浊瘀毒兼肝肾亏损。治法：滋补肝肾，佐以化痰祛瘀，解毒通络。

处方：黄芪 40 克，熟地黄 30 克，菟丝子 30 克，白术 40 克，半夏 15 克，白芥子 15 克，川芎 15 克，牡丹皮 15 克，僵蚕 9 克，地龙 9 克，酒大黄 12 克，甘草 9 克。7 剂，水煎服。

[郭闫闫，宫洪涛，赵铎. 郑绍周教授从"内毒"论治多发性硬化的经验介绍 [J]. 中国医药导报，2021，18（21）：134-137.]

【评析】　患者就诊时病属急性发作期，发病原因责之外毒，患者病久，正气亏虚，内毒滋生，易感外毒，故内毒为本病发病的始动因素，治以"培元固本""攻补兼施"，调补脏腑抗内毒滋生、提高抵御外毒侵袭能力。患者小便频急属气虚不固，大便干结，结合患者久病属气虚秘，脏虚气亏，气不摄血，虚不受补，故重用黄芪，甘温补益，补气生血、扶正排毒；施以熟地黄、菟丝子，温补肝肾，内守卫外；因病久痰毒、瘀毒内伏，施以半夏、白芥子化痰祛瘀解毒通络，川芎、牡丹皮行气活血化瘀，少施虫药僵蚕、地龙和酒大黄排毒通腑，活血破瘀，搜刮络道中的痰浊瘀毒。郑绍周教授始终强调顾护胃气，佐以白术、陈皮入脾胃经，健脾益气畅气机；甘草补脾益气，行气祛痰，兼调和诸药，伍白术补益正气同时纠虫药偏性。全方共奏化痰祛瘀、解毒通络，兼以补益肝肾、益气健脾之效。

第四章
急性脊髓炎

一、现代医学对本病的认识

急性脊髓炎（acute myelitis）一般是指一组非特异性的、病因不明的急性横贯性脊髓炎症性损害。该病多发生于青壮年，男女间无明显性别差异。急性起病，病前数天或数周可有上呼吸道、肠道感染表现或疫苗接种史。起病诱因多为疲劳、外伤、受凉等。其特征性表现是急骤发生、迅速发展的横贯性脊髓损害。该病常年均可散发，但以秋、冬季节较为多见。

脊髓的任何节段皆可被累及，但以上胸段特别是 $C_{3\sim5}$ 最为常见。病变如迅速上升而累及延髓，则称为上升性脊髓炎；如脊髓内有 2 个以上散在性病灶，则称为播散性脊髓炎。病理表现为受累脊髓肿胀，软脊膜充血，较重者可有质地变软。横断面上可见病变部位灰质与白质界限不清，脊髓软化、点状出血等。光镜下脊髓内及软脊膜血管可有充血及扩张，血管周围有炎性细胞浸润。病变灰质内神经细胞肿胀、尼氏小体溶解、胞核偏移，白质内可有髓鞘脱失、轴突变性，可有大量吞噬细胞及胶质细胞增生。病变程度与病情轻重及病程有关。轻症及早期者，主要累及血管周围，表现为血管周围的炎症细胞渗出，髓鞘脱失，血管周围出现透亮区，严重者可融合成片状或呈空洞状。病情较重或在病程晚期，常可见到溶解区的星形胶质细胞增生，并随病程延长而逐步形成纤维疤痕，脊髓萎缩。

该病临床上表现为受损平面以下所有感觉缺失、肢体瘫痪及膀胱、直肠和自主神经功能障碍。

（1）感觉障碍

感觉障碍常是急性脊髓炎的首发表现。开始为双下肢麻木，病变相应部位的背部胀痛或烧灼样疼痛，胸腰部可有紧缩感或压迫感。随着病情的进展，可在起病2～3天内发展为受损平面以下所有感觉缺失。体检时在感觉缺失区的上缘可查到1～2个节段的感觉过敏带。少数损害较轻者或儿童患者，可能查不到明确的感觉缺失平面。也有极少数病变范围较局限者，表现为半侧型感觉障碍，即病变同侧的深感觉障碍和对侧的浅感觉障碍。在疾病的康复过程中，感觉障碍的平面逐渐下降，进而恢复正常。相对于运动障碍而言，感觉障碍出现早，恢复慢。少数患者可残留一部分感觉障碍。

（2）运动障碍

运动障碍几乎与感觉障碍同时出现，开始为双下肢无力，行走困难，在2～3天内迅速发展为受损平面以下肢体完全瘫痪。早期瘫痪肢体肌张力低，深、浅反射消失，病理反射阴性，称为脊髓休克。其发生的原因目前尚不十分清楚，有学者认为可能是脊髓低级中枢突然失去高级中枢的抑制，低级中枢的自主功能又未能建立而出现的一种暂时性的紊乱现象。休克期长短不一，可为数天至数周不等，一般为2～3周，少数可达数周。病情严重或有尿路感染、压疮等合并症者休克期较长。休克期长短与病情转归有关，一般认为超过4周者预后较差。随着脊髓休克的恢复，瘫痪肢体先出现病理反射，然后腱反射逐步出现，肌力和肌张力开始恢复。肌张力可逐渐增高而使瘫痪肢体呈现痉挛性瘫痪。

脊髓部分损害者，双下肢的肌张力升高以伸肌为主，表现为两腿内收，足内旋，步行时两腿交叉而呈剪刀样步态。刺激足底或大腿内侧可引起肢体的抽动和痉挛。而完全性损害者常以屈肌张力损害为主，某些很轻微的刺激，如膀胱充盈，足底、大腿内侧等受挤压，甚至棉被的压迫均可引起强烈的肢体屈曲痉挛、出汗、竖毛、血压升高和大、小便排出等，称为总体反射。肌力从远端开始逐渐恢复。一般先从足趾开始。1～3个月可有半数以上患者恢复行走能力。

（3）自主神经功能障碍

①膀胱功能障碍：在休克期膀胱无充盈感，逼尿肌无力，膀胱容量大，可达1000 mL或更多，患者无尿意。此时为无张力性神经源性膀胱，主要表现为尿潴留。当膀胱充盈过度，达到一定压力而超过尿道括约肌的耐受力时，可出现尿失禁，称为充盈性尿失禁或假性尿失禁。在脊髓功能恢复的过程中，膀胱逼尿肌的功能也逐步恢复，出现节律性收缩，有时可见到尿液从导尿管周边冲出，但此时如拔除尿管，患者仍不能自主排尿。随着病情的好转，膀胱收缩功能进一步完善，患者出现尿意、恢复排尿能力。据统计，病程2周内约有50%的患者能恢复排

尿能力；不完全性脊髓损害者有90%可在3个月内恢复排尿能力；完全性脊髓严重损害、脊髓功能不能恢复的患者，约60%的患者可在骶髓中枢的控制下形成自主节律性排尿能力，但患者无尿意，残余尿量大，常有节律性尿失禁。膀胱功能的恢复与早期的膀胱护理与训练有密切关系，若处置不当如长期持续引流，膀胱未能定期充盈，则易在脊髓恢复的过程中发展为痉挛性小膀胱，表现为尿频、尿急，尿量很少而不易控制，尿速正常，也称为急迫性尿失禁。病变部位于骶段者，由于控制膀胱功能的骶髓排尿中枢被损害，早期为无张力型膀胱，恢复期为自主节律性神经源性膀胱，出现压力性尿失禁和滴沥，大多数可随脊髓功能的进步而恢复。也有少数患者因损害严重而难以恢复正常。

②直肠功能障碍：脊髓休克期由于肛门括约肌松弛，可出现大便失禁。也可因结肠蠕动和直肠活动的减弱而出现便秘或大便潴留。随着脊髓功能的恢复，大便功能也会逐渐恢复正常，少数病情严重者因肛门括约肌长期松弛而不能恢复正常的排便能力。

③由于自主神经系统受损，病变平面以下皮肤干燥、无汗，环境温度高时可因散热不良致体温升高。如颈交感神经节受损，可使同侧面部潮红、无汗、上睑下垂、瞳孔缩小，称为霍纳综合征。瘫痪肢体可出现水肿，皮肤变薄、易破，趾甲脆裂，过度角化等。

由于损害节段和损害程度不同，上述各种表现在不同的病人身上有一定的差异。颈段损害者表现为四肢瘫。颈4以上受累者，为四肢痉挛性截瘫，可出现呼吸困难；累及颈膨大者，双上肢为弛缓性瘫，双下肢为痉挛性瘫。胸段受累者最多见，表现为双下肢痉挛性瘫痪而双上肢正常。腰段脊髓炎者仅只出现双下肢弛缓性瘫和感觉缺失。骶段脊髓炎只有鞍区感觉缺失，而无肢体功能障碍。

如病变节段向上发展，迅速波及延髓者称为上升性脊髓炎。临床上表现为瘫痪和感觉缺失症状自下而上迅速进展，一至数天内发展为四肢瘫痪，并出现言语、发声、吞咽功能障碍、呼吸困难。可死于呼吸衰竭。

治疗上尽可能减轻脊髓损害。促进脊髓功能恢复、积极防治并发症，最大限度提高患者生存质量，是本病的主要治疗原则。

二、中医学对本病的认识

下肢弛缓性瘫痪属中医学中的"痿躄"；痉挛性瘫痪属"拘挛""痉证"；

排便障碍属"便秘";排尿障碍属"癃闭"等。

本病发生的原因为外感寒湿之邪入里化热或外感湿热之邪,阻滞经脉,气血阻遏,筋肉失养则下肢痿软不用;湿热蕴阻下焦,气机闭阻,膀胱大肠气化失司则二便不通。外邪郁久损伤脾胃肝肾,或素有先天禀赋不足,后天脾胃失养,造成生化气血不足,精血亏虚,肌肉筋脉失养,而表现出四肢痿软无力,肌肤麻木不仁,筋脉拘挛等症状。

中医辨证论治大约从以下几点着手。

(1)湿热浸淫

主症:发热,肢体困重,痿软无力,二便不利,脘痞不舒,舌质红,苔黄腻,脉濡数。

治法:清热利湿通络。

方药:二妙散加减。

(2)热毒壅盛

主症:高热,甚至昏迷。肢体痿软无力,口干舌燥,二便不通。舌质红,苔黄少津或干,脉洪数或弦数。

治法:清热凉血解毒。

方药:清营汤、犀角地黄汤等加减。

(3)肝肾不足

主症:腰酸背病,下肢痿软无力,筋脉拘挛,口眼干燥,五心烦热,潮热盗汗,舌红少苔,脉细数。

治法:滋补肝肾,补血养精。

方药:大补阴丸加减。

(4)脾胃亏虚

主症:下肢痿软无力,肌肉萎缩,肌肤无华,纳呆,神疲乏力。舌淡苔白,脉细。

治法:健脾益胃,补气养血。

方药:六君子汤加减。

(5)寒湿阻滞

主症:肢体瘫痪无力,麻木不仁,畏寒肢冷,大小便失禁,舌质淡,苔白,脉紧。

治法：除湿散寒，祛风活络。

方药：黄芪桂枝五物汤加减。

三、医案

1. 张琪　补益肝肾，清热化湿法治疗急性脊髓炎医案

周某，男，34 岁 1991 年 6 月 12 日初诊。

病史：1990 年 9 月自感腰痛，其后逐渐出现下肢酸软，步履困难，发展至两腿瘫痪，经北京某医院确诊为急性脊髓炎，用激素治疗稍好转，但仍双下肢痿软无力，只能步行十余步，近于瘫痪状态。小便色黄，口干舌燥，大便秘结，舌苔白腻，脉虚数。综观舌脉症诊为痿证，属肝肾亏损，湿热浸淫，筋脉失于濡养之证。治宜补益肝肾，濡养筋脉，清热化湿。

处方：熟地黄 25 克，生地黄 25 克，山茱萸 15 克，石斛 15 克，麦冬 15 克，五味子 15 克，枸杞子 20 克，肉苁蓉 15 克，巴戟天 15 克，牛膝 15 克，锁阳 15 克，炙马钱子 1 克，龟甲（先煎）20 克，川黄柏 20 克，苍术 10 克，甘草 10 克。

6 月 27 日二诊：服上方 11 剂，双下肢较前明显有力，能步行一段路程，能独自上下楼，但不能远行，大便 3 ~ 4 日一行，较前亦好转，舌尖紫，舌苔薄白，脉沉稍有力。此肝肾渐复，筋脉得以濡养，湿热得除之佳兆，续以上方加黄芪 50 克。

7 月 24 日三诊：服上方 15 剂，双腿较前明显有力，能缓慢步行 1 小时，大便转正常，精神较佳，饮食增加，舌质红润，薄白苔，脉沉滑。继以前方增减治疗。**处方**：生熟地黄各 25 克，山茱萸 15 克，石斛 15 克，枸杞子 20 克，肉苁蓉 15 克，巴戟天 15 克，牛膝 15 克，锁阳 15 克，玉竹 15 克，炙马钱子 1 克，杜仲 15 克，狗脊 20 克，知母 15 克，黄柏 15 克，苍术 15 克，炙龟甲（先煎）20 克，黄芪 50 克，生甘草 10 克。

服上方 20 剂，双下肢功能基本恢复正常，遂停药。

[张琪 . 张琪临床经验辑要 [M]. 北京：中国医药科技出版社，1998.]

【评析】　本案为急性脊髓炎，迁延不愈以下肢痿软、步履艰难为主症。据其舌脉症病位主要在肝肾，肝肾阴亏，同时又有湿热浸淫，虚实夹杂，病情复杂难治。肝藏血，主筋；肾藏精、主骨。精血充盛，则筋骨坚强，活动正常；反之，精虚则不能灌溉，血虚不能营养，筋骨经脉因失于濡养，兼湿热伤筋，

络道不利发而为痿。《素问·生气通天论》谓："因于湿，首如裹，湿热不攘，大筋软短，小筋弛长，软短为拘，弛长为痿。"故以补肝肾，除湿热之剂，仿虎潜丸及三妙散方化裁，并重用黄芪益气，取马钱子通络，共奏益气、补肝肾、除湿热、通经络、壮筋骨之功，故能奏效。远期追踪，前后共服药 45 剂，步履恢复如常而痊愈。

2. 谷铭三　清热解毒，化湿通滞法治疗急性脊髓炎医案

成某，男，10 岁。1984 年 7 月 30 日初诊。

主诉：双下肢瘫痪伴尿闭近半个月。病史：7 月 16 日诱因不明，自觉两足麻木，傍晚写作业时尿失禁，次晨麻木上行至膝下，两足痿软无力，扶墙站起，上学途中摔倒 2 次，中午上症加剧，被同学扶持回家，午后 2 时许，急至大连医学院某附属医院，经查并做腰椎穿刺，确诊为急性上升性脊髓炎收治入院。7 月 18 日双腿麻木到大腿根部，大小便闭，行留置导尿，静脉滴注氢化可的松、红霉素、ATP、细胞色素 C、辅酶 A、维生素 B_6 等近半个月。病情上升趋势已经停止，但截瘫，感觉障碍，尿潴留，并无缓解，随带导尿管出院，请谷铭三诊疗。来院时，患儿精神不振，体质瘦弱，面包萎黄，倦怠乏力，不欲饮食，二便闭结。双下肢痿软无力不能站立行走，并感麻木不仁。查：体温 36.2 ℃，脉搏 70 次 / 分，血压 14.6/10.6 kPa，T_6 以下感觉障碍，双膝腱反射消失，提睾反射消失，双下肢肌力 I 级。脉沉缓，舌苔黄腻。诊断：急性上升性脊髓炎。辨证：湿热浸淫筋肉，阻滞气血，湿碍三焦，筋肉弛缓而成湿热之痿。治法：清热解毒，化湿通滞。

处方：金银花 7.5 克，大青叶 5 克，黄柏 5 克，虎杖 7.5 克，焦栀子 5 克，贯众 10 克，桑寄生 7.5 克，当归 5 克，赤芍 5 克，苍术 5 克，滑石 7.5 克，甘草 5 克。水煎，早晚分服，每日 1 剂。

1984 年 8 月 8 日，服用 1 周，至第 3 剂，双腿麻木减轻逐渐消失，并能将腿抬起，大便有知，但少腹麻木仍存，尿闭依旧，尽剂小便始通，拔出导尿管小便却不能完全自禁，时遗尿，大便溏薄，日 4 ~ 5 行，脉缓苔白。三焦得通，湿热大去，正显不足。拟健脾益气，温肾缩尿，佐以清解通经。处方：黄芪 20 克，赤芍 10 克，云苓 15 克，白术 15 克，桑寄生 15 克，桑螵蛸 5 克，淫羊藿 10 克，鱼腥草 10 克，甘草 5 克。

服药 12 剂，诸恙悉退，已能下地行走，二便正常，感觉恢复，嘱进补中益

气丸善后，随访一年未发。

［谷言芳，张天文.谷铭三治疗疑难病验案集[M].大连：大连理工大学出版社，1992.］

【评析】 中医虽无急性脊髓炎的诊断，但据症则相当于其痿证范畴。谷铭三分析，该患者年方10岁，内外发育尚未成熟，时值长夏，湿热主令，故感受了湿热病毒，其邪浸淫筋肉，滞于气血，三焦湿阻则形成了湿热痿证。临床主要依据体质、时令、病程、黄腻苔、大小便闭加以判断。故符合《黄帝内经》"湿热不攘，大筋软短，小筋弛长，软短为拘，弛长为痿"的致痿观点。结合急性脊髓炎，多系各种感染而来，故在治疗中，除按中医传统立法，清热和湿，选二妙散合六一散为基础方而外，又增加了诸如金银花、大青叶、贯众等清热解毒并具有抗病毒、抗感染一类的药物，故首方疗效明显。待大小便通，三焦开启，湿热大去，出现了脾肾两虚证时，转拟补益脾肾，少佐清解以除余邪。由于转换及时得当，方证合拍故很快告愈。

3. 玄灯医笺 清热解毒法治疗急性脊髓炎医案

🍅 病案1

程某，女，25岁。

病史： 妊娠6个月，高热昏迷，下肢瘫痪，1977年9月底住院治疗。西医诊断为急性脊髓炎。舌红有苔，脉洪数。初诊用清热解毒镇痉通窍法。

处方： 白英30克，忍冬藤30克，板蓝根30克，连翘15克，野菊花15克，僵蚕10克，石菖蒲10克，全蝎6克，紫雪丹（吞服）1丸，生石膏（先煎）30克。

服药4剂，高热已降，神志已清，下肢已有知觉。

二诊： 仍用前法。再取5剂，体温恢复正常，下肢已能活动。

三诊： 改用补髓健脑法，以促进康复。处方：远志10克，炒酸枣仁10克，制何首乌20克，制黄精20克，熟地黄20克，山茱萸10克，石菖蒲10克，僵蚕10克，补骨脂10克。

服药7剂，病情显著好转。

🍅 病案2

丁某，女，30岁，脊髓炎。

刻下症见：高热，下肢麻木痉挛，失眠，带多。舌胖脉数。初诊用清热解毒法。

处方：忍冬藤 30 克，白英 30 克，生石膏（先煎）30 克，板蓝根 30 克，连翘 15 克，野菊花 15 克，玄参 15 克，紫草 15 克，僵蚕 10 克，全蝎 6 克。

服药 5 剂，高热已降，下肢痉挛麻木好转。

二诊：改用解毒通窍，健脾化湿法。处方：石菖蒲 10 克，全蝎 6 克，白附子 10 克，僵蚕 10 克，王不留行 10 克，苍术、白术各 15 克，茯苓 10 克，薏苡仁 20 克，金樱子 30 克，白鸡冠花 15 克，苦参 15 克。

服药 5 剂，下肢痉挛麻木显著好转，白带渐止。

［高光.玄灯医笺 [M].兰州：甘肃人民出版社，1993.］

【评析】 本方用忍冬、白英、板蓝根、生石膏、连翘、野菊花、紫草、玄参等清解骨髓之热毒；以白附子、白僵蚕、全蝎镇痉安神；故能获得较快的疗效。

此两案乃感受热毒之邪所致之证。热邪炽盛，上扰神明，则见高热、失眠甚至神昏。热毒之邪，耗灼阴津，筋脉失养则见肢体痿软麻木。治疗当以解毒清热治标为主。热退神清，自可依辨证之不同，给予养阴、清热、利湿等祛邪扶正治疗。

4. 欧阳宝霓　滋养肝肾法治疗急性脊髓炎医案

李某，女，53 岁，1980 年 10 月 11 日初诊。

病史：患者于 1980 年 5 月 20 日感腰背痛，腹胀。五天后二便难解，双下肢发软不能行动，知觉丧失。某医院按急性脊髓炎收治，不见好转，且又出现麻痛感自下向上传至胸部，连续发作，昼夜难眠。请某医院神经科会诊，做腰椎穿刺，椎管造影检查，未见肿瘤及粘连。8 月 5 日转往郑州市某医院。两次查颅内压及脑脊液均正常。诊为急性脊髓炎恢复期。用强的松、度冷丁、安定、γ- 氨酪酸等药治疗，未见明显好转。10 月 9 日出院。后邀中医诊治。神志清楚，常因痛麻频作而哀号，神疲怯寒，面浮虚胖，颜红如妆，口渴多热饮，上半身汗出如洗，下半身皮肤干燥发凉，尾骨上方有铜钱大的压疮，下肢痿弱不用而瘦削，知觉丧失，二便失禁。舌红，苔黄，脉浮芤。综观诸症，属肝肾阴虚、命门火衰。治以滋养肝肾、温补命门。选地黄饮子加减（嘱患者渐停激素及其他西药）。

处方：生地黄、熟地黄各 9 克，山茱萸 9 克，肉苁蓉 9 克，巴戟天 6 克，黑附子 3 克，肉桂（后下）2 克，天冬、麦冬各 6 克，石斛 9 克，制何首乌 9 克，全当归 12 克，白芍 9 克，黄精 9 克，川牛膝 9 克，丝瓜络 9 克。水煎，日服 1 剂。

服上方第五天自觉痛减。半个月后痛有休止，间隔时间延长，面红已退，汗出减少。舌淡，苔白，脉沉细。上方加鹿角胶（烊化兑服）、龟甲胶（烊化兑服）、橘络各6克，钟乳石（先煎）9克。一个半月足趾会动，下肢皮肤转温，出现热觉。上方去鹿角胶、龟甲胶、橘络，加黄芪、党参各9克，枸杞子6克。八个月下肢已能伸屈，二便始能控制。九个半月可扶杖行走。随访年余，笔者走访时适值深秋，见患者身着棉衣，言谈时满面笑容。查皮肤温润，舌淡，苔白，脉沉细弱。可一手持杖上街。目前正巩固疗效。

【按】 痿证所得，固然多见于"肺热叶焦"，然元气败伤，则精虚不能灌溉，血虚不能营养者，亦不少矣。该患者自幼贫苦，数十年生育子女七个，疲于操劳，终致精血亏损。精亏肾虚，腰脊失养故疼痛，二便不可故失禁。阴损及阳，命门火衰，故神疲怯寒。血虚筋脉失养，再加阴寒凝滞，故筋痿麻痛。总之，肝肾亏损，渐而成痿。且病起未见肺热之证，至于面红口干，脉浮芤则属虚阳上浮之真寒假热。

欧阳宝霓据证立法，选地黄饮子加减。方中地黄、巴戟天、山茱萸、肉苁蓉补肾精；何首乌、白芍、当归，养肝血；肉桂、附子，温补命火，引火归元；石斛、天冬、麦冬，养阴生津，且制桂附之刚燥；黄精、党参、黄芪，益气扶正；牛膝、丝瓜络活血通经。年余来守法不变，偶有加减，亦不失原法之意。如此精血得补，命火得生，麻消痛止，筋骨强壮，痿证渐除。

[河南省卫生厅. 河南名老中医经验集锦 [M]. 郑州：河南科学技术出版社，1983.]

【评析】 患者病经5个月，显系脊髓炎后期，元气败伤，精血亏损。精亏肾虚，腰脊失养故疼痛，二便不司故失禁。阴损及阳，命门火衰，故神疲怯寒，血虚筋脉失养，再加上阴寒凝滞，故筋痿麻痛。至于面红口干，脉来浮芤，则为虚阳上浮之真寒假热。选地黄饮子加减，取地黄、巴戟天、山茱萸、肉苁蓉补肾精；何首乌、白芍、当归养肝血；肉桂、附子温补命门，引火归元；石斛、天冬、麦冬养阴生津，且制桂、附之刚燥；黄精、党参、黄芪益气扶正；牛膝、丝瓜络活血通经。年余来守法不变，精血得补，命火得生，麻消痛止，筋骨强壮，痿证渐除。

5. 孙允中　清热解毒，通经活络法治疗急性脊髓炎医案

赵某，男，39岁。1971年6月2日初诊。

病史： 10 天前，患头痛身痛，发热恶寒（体温 38.2 ℃）。在本厂卫生所服解热药缓解。5 月 27 日，突然尿闭，大便秘结，经灌肠及口服泻药后，仅大便一次，小溲仍无。5 月 31 日即觉双下肢痿软无力，某医院诊断为脊髓炎。双腿麻木逐渐加重，精神萎靡不振，颜面晦而不泽。唇紫，舌质赤，黄厚苔，脉滑数，两尺略弱。证属外感风热，内舍于肺，肺热津伤，筋脉失其濡润，发为痿躄；肺失清肃，通调失司，膀胱气化不利，故小溲不行。清热解毒，救其津液，佐以通经活络。

处方： 板蓝根 50 克，蒲公英 25 克，知母 20 克，白芍 20 克，桃仁 15 克，桂枝 10 克，牛膝 15 克，丝瓜络 20 克，生地黄 20 克。水煎服。

上药加减二十余剂，双腿麻木消失，行动自如，小便通畅，舌红苔白，脉象和缓，痊愈出院。

［张英远，孙继先. 孙允中临证实践录 [M]. 沈阳：辽宁人民出版社，1981.］

【评析】 温热毒邪犯肺，伤津耗液；不足以敷布全身，筋脉失养，而致肢体痿弱不用，故用板蓝根、蒲公英清热祛邪；生地黄、白芍、知母敛阴生津；牛膝、桃仁活血通脉；桂枝、丝瓜络疏通经络，立法恰当，处方精伍。

6. 仝示雨　清热凉血，活血化瘀法治疗急性脊髓炎医案

杨某，女，16 岁。

病史： 因双下肢瘫痪一天，于 1981 年 1 月 17 日急诊入院，患者一年前洗衣服后两下肢麻木，软弱无力，突然不能行走，经针灸治疗后恢复。两周前又感腰部麻木，10 天前无明显诱因，出现后半夜闷气，此后双下肢发麻，软弱无力，症状逐渐加重。1981 年 1 月 16 日完全不能行走，食欲差，周身乏力，精神不佳。大便八天未解，十多小时未小便。曾针灸治疗无效而急诊入院。检查：体温 36 ℃，脉搏 80 次 / 分，血压 90/60 mmHg。神志清楚，腹部膨隆，剑突以上感觉正常，剑突以下触觉存在，痛觉消失，左下肢触觉存在，痛觉消失。右下肢触觉存在，痛觉踝关节以上消失，踝关节以下存在。双侧膝反射、跟腱反射消失，双侧巴宾斯基征阳性。1 月 20 日脑脊液检查：红细胞 0，白细胞 36×10^6/L，蛋白定性试验阳性，葡萄糖 50 mg 以上，氯化物 725 mg。血常规：血红蛋白 12 g，白细胞 10.8×10^9/L，淋巴细胞 25%，中性粒细胞 75%。西医诊断：急性脊髓炎。给予抗炎、激素、神经营养剂等对症治疗并请中医会诊。中医检查：双下肢完全瘫痪，触觉、

痛觉完全消失，颜面潮红，体温正常，纳食不佳，八天未解大便，十多小时未小便，腹部膨隆，苔黄减，脉大数。辨证：湿热内蕴，浸淫筋脉，则下肢痿软无力，感觉消失。温热邪毒熏灼肺胃，津液耗伤，以致中焦运化失调，肺胃实热，则颜面潮红，纳食不佳，大便燥结，小便潴留，舌质红，苔黄腻，脉大则病进，脉数则热盛。中医诊断：温邪伤津，筋脉痿躄。治法：清热凉血，活血化瘀。

处方：生地黄12克，牡丹皮、板蓝根、连翘、金银花、赤芍、当归、鸡血藤、牛膝、大黄（后下）、黄芩、黄连各9克，防风6克，甘草3克。

方中生地黄、牡丹皮活血凉血养阴清热；赤芍、鸡血藤、当归活血通瘀，舒筋通络；板蓝根、连翘、金银花清热解毒，清泻气分之邪热；黄芩、黄连、大黄大苦大寒，泻火解毒，化湿泻热；牛膝引诸药下行；防风祛风邪，行肌表，且能胜湿。

1月23日二诊：服上药7剂，排下燥粪球约1000克，又间断排出软便，颜面潮红减退，食欲好转，左下肢可轻度伸屈活动，但不能抬起，小便能自解，舌质红，苔白，脉数。

1月30日三诊：服上药7剂，二便自制，左腿仍不能抬举，右腿痉挛性地伸屈，膝关节以下略有知觉。用上方加桑枝30克。

2月3日四诊：服上药4剂，左下肢活动较前好传，肌张力增强，略能上抬，右腿活动仍差，胃纳转佳，苔白，脉平。从上症可见温热毒邪已减，进行期已控制，病情明显好转，已进入恢复阶段。治法：养血活血，益气健脾。处方：当归、川芎各9克，丹参15克，红花9克，桃仁6克，党参、茯苓、白术、熟地黄各9克，砂仁（后下）6克，牛膝、鸡血藤、络石藤各9克，甘草3克。方中四物汤及丹参活血养血；桃仁、红花活血逐瘀；四君子汤及砂仁补中益气；鸡血藤、络石藤活血通络；牛膝引诸药下行。

2月10日五诊：服上药7剂，右腿可稍稍伸屈，腰酸软，小便频、量少，舌质红，脉微数。守上方加桑寄生24克，补肝肾，以助肾气。再服3剂。

2月12日查脑脊液：红细胞0，白细胞$1×10^6$/L，蛋白定性阴性，葡萄糖40～50 mg，氯化物6 mg%。

2月13日六诊：上症均有好转，脑脊液各项均正常，此病已进入肢体恢复期。治法：补气养血，活血通络，强腰固肾。处方：补阳还五汤加减。黄芪30克，当归、川芎、赤芍各9克，丹参15克，红花、桃仁各6克，丝瓜络、鸡血藤、川续断、狗脊、杏仁各 9 克，甘草 3 克。治疗后遗症当以补气活血通络为主，故用补阳还五汤加减治疗。方中重用黄芪，以大补元气为主药；辅以当归、川芎、赤芍、丹参活血和营；少佐桃仁、红花、鸡血藤、丝瓜络以祛瘀通络；川续断、狗肾强壮腰肾，以助黄芪之药力；杏仁润便；甘草和中以奏药效。

［仝示雨．悬壶集 [M]．郑州：河南科学技术出版社，1982.］

【评析】　中医学虽无脊髓炎的病名。但类似本症的记载则散见于历代典籍中。《素问·痿论》云："肺热叶焦，则皮毛虚弱急薄著则生痿躄也。"《灵枢·经脉篇》云："虚则痿躄，坐不能起。"《素问·疏五过论》云："皮焦筋屈，痿躄为挛。"本例为一年前因洗衣服而致双下肢麻木，软弱无力，不能行走，虽经针灸治疗恢复步履，但湿留不去，郁久化热，复感非时之气，温热毒邪，肺受热灼，津液耗伤，筋脉失于濡润，故表现为颜面潮红，脉大，舌质红，苔黄腻，大便燥结，小便潴留，腰酸软，双下肢痿软无力，不能行走，治以凉血解毒，活血逐瘀，泻热化湿之剂，重用解毒之品，清热润燥。即《素问·痿论》云"治痿独取阳明""阳明者，五脏六腑之海，主润宗筋，宗筋主束骨而利机关也"。而欲除肺热，必先除阳明之热。故用上方 7 剂，使津复热情，燥矢下，二便通利，恢复自制。守方再服 10 剂后，病情大有好转，颜面潮红减退，脉略数，舌质红，苔薄白。

湿退热清治法当变，以健脾益气，活血逐瘀，伸筋通络之剂，以助肢体活动。10 剂后双下肢即能做伸屈活动，但不能着地。

经脑脊液检查，各值均在正常范围内，即为病情进行期控制而转入肢体活动恢复期治疗。故治以补肝益肾，补气养血，活血通络之补阳还五汤加减，重用黄芪意在补气，遂取佳效。

7. 陈伯咸　寒温并用法治疗急性脊髓炎医案

李某，女，36 岁，1984 年 8 月 6 日初诊。

病史：一个月前由于突遭雨淋寒袭，渐致双下肢不用，感觉及痛觉均消失，外院诊为病毒性脊髓炎，给予营养神经药物治疗，结果服之无效。伴纳呆呕恶，便溏，夜眠不安。舌苔白腻，脉沉细数。辨证：暑湿当令，突遭寒湿，邪闭腠理，阻于经络，气血阻滞，宗筋失养，而致下肢痿软不用。治疗先以解表化湿通络施治。

处方：嫩青蒿（后下）10克，炒杏仁10克，白豆蔻仁（后下）10克，秦艽10克，杭白芍15克，生薏苡仁30克，藿香10克，佩兰10克，忍冬藤15克，汉防己10克，晚蚕沙（包煎）10克，炒苍术10克，桂枝尖10克，滑石粉（包煎）10克，淡竹叶6克。

1984年8月13日二诊：呕恶已除，纳食增进，舌苔已化，双下肢皮肤有微汗出，并有蚁行感，然周身乏力不适，仍宗上方加减以健脾益气、化湿通络。处方：生黄芪30克，野台参15克，炒苍术10克，炒白术10克，杭白芍15克，生薏苡仁30克，云苓10克，秦艽10克，白豆蔻仁（后下）6克，怀牛膝15克，汉防己10克，桂枝尖10克，生甘草3克。

1984年8月26日三诊：服药12剂，双下肢出现酸、麻、痛感，且日渐明显。足趾已有轻度活动，但腰髋酸沉不适。病势已有转机，究其肝主筋，脾主肌肉，肾主骨，故整理处方，以补肝肾，健脾胃，益气养血通络为治。处方：生黄芪30克，当归身10克，台党参15克，炒白术10克，云苓10克，熟地黄15克，鹿角胶（烊化兑服）10克，川芎10克，杭白芍15克，怀牛膝15克，桂枝尖10克，金毛狗脊15克，春砂仁（后下）10克，苏地龙10克，全蝎10克，广陈皮10克。

1984年9月15日四诊：服药15剂。患者双下肢肌肉可收缩，肌力日渐增加，髋、膝、踝可轻度活动，唯感软弱无力。嘱其辅以适度功能锻炼。服上方有效，效不更方。

［周继友，李汉文. 陈伯咸临床经验荟萃［M］. 济南：山东科学技术出版社，1995.］

【评析】 痿证之因不一，外伤劳损，肺热津耗，湿淫筋脉，脾胃虚弱，肝肾亏虚均可致痿。而本例痿证，乃为暑湿与寒湿之邪交蒸，郁闭腠理，阻于经络所致。陈伯咸先以解表化湿，寒温并用，使寒湿暑邪从表解，从小便出。其中桂枝、杭芍有解肌和营之功，桂枝还有通阳化气之力，有利痿废的恢复。所以二诊时，下肢即有微汗出，且有蚁行感，此为痿证复苏之前兆。脾主肌肉，脾健则肌肉筋脉均得气血之濡养。故二诊以益气健脾之剂治之，双下肢感觉、痛觉及运动均有不同程度恢复。三诊以补肝肾，润督脉，健脾胃，益气养血通络为治，方以八珍汤补气养血；狗脊、鹿角胶润督脉壮肝肾；地龙、全蝎化瘀通络；砂仁、陈皮理气护胃。此方服用三十余剂，终使患者双下肢恢复正常。

8. 吴熙伯弟兄　化痰通络法治疗急性脑脊髓炎医案

林某，男，18 岁。

病史： 患病四天即赴某医院住院治疗，入院癫痫持续发作，昏迷不醒，经抢救治疗，癫痫缓解，瘫痪不能行走。脑电图和 CT 检查示：中度异常，弥漫性改变，双上肢反应对称，肌力正常，双下肢肌力下降，不能下地行走，双下肢巴宾斯基征亢进，左侧可见阵发性痉挛。诊断为脑脊髓炎，经治疗两个月乏效，自动出院，就诊中医。刻下症见：腰以下瘫痪，不能坐立。两目呆视。癫痫隔两三日一发，语言欠利，饮食正常，二便自调。体质肥胖。舌苔白腻，脉沉迟。辨证为外邪与湿痰上蒙清窍，阻滞经络，经络受损。选用小续命汤加减。

处方： 桂枝 6 克，熟附片（先煎）10 克，麻黄 4 克，川芎 6 克，制潞党参 15 克，防风 6 克，祁州白花蛇 10 克，京菖蒲 10 克，黄郁金 15 克，陈胆南星 10 克，全蝎 4 克，竹沥 10 克，姜汁（兑服）3 克。7 剂。

二诊： 服药 7 剂，四肢障碍大减，语言如常，神志清爽，癫痫旬日未作。守原方去麻黄，加炒白芍 10 克，炙甘草 3 克。7 剂。

三诊： 药后行动恢复常态，癫痫发作一次，守原方去桂枝、熟附片，加蜈蚣 4 克，白僵蚕 10 克，续服 10 剂。

［吴熙伯，吴少清．吴熙伯弟兄临床治验集锦 [M]．福州：东南大学出版社，2006.］

【评析】　本例患者年轻体实，辨证属痰湿弥漫，壅塞经络，故呈下肢瘫痪。病势上升，波及延髓和脑神经，故两目呆视，语言不利，癫痫阵发性发作；选用小续命汤加祁州白花蛇、全蝎、蜈蚣、僵蚕祛风活络；胆南星、竹沥、姜汁、郁金、菖蒲开窍化痰，共奏活络镇痛之功。

9. 王任之　"开魄门"法治疗急性脊髓炎医案

杨某，男，28 岁，1981 年 04 月 08 日初诊。

病史： 患者 4 天前因拟诊急性脊髓炎入住神经内科。刻下症见：脐以下麻木不仁，双下肢不可动弹，小便潴留，大便服利导药不下，舌红苔黄腻，脉濡数。治法：润肠通便，清热利湿。

处方： 肉苁蓉 10 克，火麻仁 12 克，炒牵牛子 6 克，柏子仁 10 克，当归 10 克，郁李仁 10 克，决明子 12 克，冬葵子 12 克，车前子（包煎）15 克，川木通 3 克，芒硝 4.5 克，鹿衔草 10 克。5 剂，水煎服，每日 1 剂，早晚分 2 次服用。

1981 年 4 月 15 日二诊：脐以下麻木好转，双下肢已略能动弹，小便已能自解，唯有大便仍七日未解，且诉近几日畏寒。分析前方得效，故效不更方，随症加减。患者近几日畏寒，故原方减川木通、车前子、炒牵牛子，加锁阳 10 克，桑寄生 10 克，炒续断 6 克，郁李仁 3 克。5 剂，水煎分服。

1981 年 4 月 22 日三诊：小便能自解，大便须服用番泻叶始解，刻又五日未行，已能起坐，双下肢亦能抬起，仍感畏寒，舌稍红苔略黄腻，脉濡数。处方：肉苁蓉 10 克，巴戟天 10 克，锁阳 10 克，桑寄生 10 克，炒续断 6 克，淫羊藿 10 克，鸡血藤 15 克，郁李仁 9 克，决明子 12 克，瓜蒌子 9 克，芒硝 6 克，鹿衔草 10 克，炒怀牛膝 10 克。5 剂，水煎分服。

1981 年 4 月 29 日四诊：双下肢已能在扶持下迈步，唯作麻未已，站立时自觉筋骨发抖，感觉迟钝，便仍干结，脉濡数，原方减瓜蒌子、决明子，加宣木瓜 6 克，僵蚕 6 克。5 剂，水煎分服。

患者经治一个月，症状明显改善。

［纵艳平，郭锦晨，王键. 王任之"开魄门"治疗急性脊髓炎经验 [J]. 成都中医药大学学报，2019，42（1）：22-24.］

【评析】　本案患者急性脊髓炎诊断明确，依据其症状分析为五脏失调，津液不足所致。五脏受损，精津不足，气血亏耗，肌肉筋脉失养，则脐以下麻木不仁，双下肢不可动弹；又因热邪过盛，津液不能下输膀胱，膀胱气化不利，而小便潴留；热气偏入肠胃，以致津液竭燥，糟粕痞结，而致大便不下；舌红苔黄腻，脉濡数皆为湿热之象。故治疗上应润肠通便、清热利湿，使魄门通畅，湿热消散，则气机调畅，五脏生理功能正常。处方中火麻仁、柏子仁、当归、郁李仁、决明子、冬葵子皆有润肠之效，加用炒牵牛子、芒硝加强通便之功；车前子不仅清热利湿，亦可利尿通淋，使湿热之邪随小便排出的同时也可解决患者小便潴留之症，实乃一举两得，配以川木通、鹿衔草则增其清热利湿之效；患者二诊出现畏寒怕冷，故加用锁阳、肉苁蓉、巴戟天、桑寄生、炒续断、淫羊藿、炒怀牛膝既可温肾补阳，又有润肠通便、强壮筋骨之效，后因筋骨发抖加用僵蚕息风止痉，药证相合，并结合药物的力量与机体自身的调整能力，故能得效，症状缓解明显。

第五章
运动神经元病

一、现代医学对本病的认识

运动神经元病是一组病因不明的主要侵犯脊髓前角细胞、脑干运动神经元、脑皮质锥体细胞和锥体束的慢性进行性运动系统变性疾病。因病变部位的不同，而分为肌萎缩侧索硬化、进行性脊髓性肌萎缩、进行性延髓麻痹、原发性侧索硬化、少年型家族性进行性脊髓性肌萎缩等。病因尚不明确，可能与感染、中毒、营养缺乏、遗传等有关。隐匿起病，逐渐进展，多发病于 30 ～ 60 岁，男性多于女性。一般均无客观感觉障碍。根据病变部位的不同有不同类型，不同类型的临床表现不尽相同。

（1）肌萎缩侧索硬化

肌萎缩侧索硬化临床最常见。多在 40 岁以后隐匿起病，男性多于女性。早期症状为肌肉无力，肌肉萎缩及肌束颤动。常自上肢远端手部肌肉开始，常常感觉手指活动不灵活，力弱，随后发生手部小肌肉萎缩，如大小鱼际肌、骨间肌和蚓状肌等。以后逐渐向前臂、上臂和肩胛带肌发展，萎缩的肌肉出现粗大的肌束颤动，患者感觉到肉跳，双上肢同时或间隔数月先后受累。少数患者可以下肢起病，表现下肢无力、沉重、走路无力，骨盆带肌肉受累后可有上台阶、上楼梯、蹲下起立的困难，下肢肌肉萎缩。患者感受到无力、僵硬，呈现痉挛性瘫痪，行走出现剪刀步态。随着病情的发展，可延至颈部、躯干、面肌及延髓支配的肌肉，表现为抬头困难，转颈障碍。呼吸肌受累可出现呼吸困难。支配口唇、舌肌、软腭等肌肉的延髓受累时则有吞咽、发音等障碍。咀嚼肌无力可引起进食时咀嚼费力。延髓麻痹通常出现于疾病晚期，但也可于手肌萎缩不久后出现，少数情况下为首发症状。部分患者可以有麻木等主观感觉异常，客观感觉检查异常少见。本病为上、下运动神经元同时受累的疾病，因而在肌肉萎缩的同时，出现腱反射亢进，病理反射征阳性。皮质延髓束受累的情况下，可出现下颌反射亢进及强哭强笑。病程呈进行性发展，生存期短者数月，长者可达十余年，最长可至35年。平均生存3年左右。严重者多因延髓麻痹或呼吸麻痹而死亡。

（2）进行性脊髓性肌萎缩

病变局限于脊髓前角细胞，表现为下运动神经元损伤的症状和体征。起病年龄在20～50岁之间，男性较多，隐匿起病，进展缓慢。首发症状多为一侧或双侧手肌，临床表现为肌肉无力、萎缩，自四肢远端小肌肉开始，逐渐累及近端肌肉，严重者出现爪形手。肌张力低，腱反射减弱或消失，肌萎缩区可见肌束震颤。无感觉障碍和括约肌功能障碍，锥体束征阴性。

（3）进行性延髓麻痹

通常表示肌萎缩侧索硬化已到晚期，只有少数病例在疾病早期发生延髓麻痹。病变侵犯脑干运动神经核。主要表现为构音不清，声音嘶哑，饮水咳呛，咀嚼、吞咽困难。检查可见软腭运动及咽喉肌运动无力，咽反射消失，舌肌萎缩明显，舌头表面高低不平，肌纤维颤动明显。后期导致双侧皮质延髓束病变时，可出现强哭强笑，下颌反射与掌颌反射亢进。本病发展较快，多在1～3年死于呼吸肌麻痹和肺部感染。

（4）原发性侧索硬化

为少见类型。运动神经元变性仅限于上运动神经元，而下运动神经元不受累。多从下肢起病。表现为双下肢对称性无力、僵直。检查时下肢肌张力增高，反射亢进，双下肢出现巴宾斯基征及查多克征，无肌肉萎缩。此型进展缓慢，最后可延至上肢。颈段及胸段脊髓影像学无异常。脑脊液正常。EMG或神经传导速度无异常。磁刺激运动诱发电位可有中枢传导时间延长。

（5）少年型家族性进行性脊髓性肌萎缩

为隐性或显性遗传疾病。表现酷似肢带型肌营养不良症，但有肌束震颤，有的伴脊柱侧弯和弓形足。肌电图呈典型的失神经性改变，有高波幅、长时限波型。肌肉活检有失神经性肌萎缩的典型病理改变。

运动神经元病是慢性进行性疾病，目前尚没有有效的治疗。一般以营养支持、对症治疗为主。早期患者避免劳累，鼓励其肢体活动，按摩和理疗等治疗可改善不适症状。晚期患者应积极预防肺部感染。吞咽困难者及时使用鼻饲高营养食物。

对呼吸麻痹者应行气管切开，必要时人工呼吸以维持生命。并同时注意水电解质平衡。

二、中医学对本病的认识

该病在中医学中属"痿证""风痱"范畴。肝主筋，肾主骨，脾主肌肉四肢。故其发病多于肝、脾、肾三脏。起病多由于外感寒湿之邪入里化热或湿热毒邪浸淫，久郁不解，燔灼气血津液，气血亏虚，四肢百骸失养则致肢体痿软无力。邪郁阻络，津行不布，生痰成瘀，痰瘀闭阻，筋脉肌肉失却精血濡养发而成痿。邪郁日久，损及阴阳，肝脾肾三脏虚损，气血津液生化乏源，更加重痿软病情，甚至出现肌肉萎缩、震颤痉挛、进食呛咳、呼吸困难等危重表现。临床辨证多从气滞血瘀、痰瘀阻络、脾肾亏虚、肝肾不足、肝风内动等方面着手。治法多为益气补血、活血化瘀、化痰清热、健脾益肾、养血柔肝、滋水涵木、补肾填精等。常用方剂为虎潜丸、地黄饮子、八珍汤、六味地黄丸、左归丸、右归丸、大补阴丸、通窍活血汤等加减。

三、医案

1. 黄文东　益气养血，健脾补肾法治疗肌萎缩侧索硬化医案

王某，男，41 岁。1972 年 12 月 8 日初诊。

病史：两手鱼际肌肉萎缩已两年余，两臂肌肉跳动，亦有萎缩现象，下肢行动无力。从 1968 年 7 月劳累后汗出淋雨，全身乏力，病势逐渐发展。曾经某医学院神经科检查，诊断为肌萎缩侧索硬化。久经中西医治疗未效。患者除肌肉萎缩外，兼有肌肉痉挛、腰痛、四肢冷、遗精、失眠、神疲、食少等症。舌质淡红、边紫，苔薄黄，脉细弱。病属肝、脾、肾三脏俱虚，精血亏耗，筋脉肌肉养所致。中医称为痿证。治以补养气血，健脾补肾，佐以舒筋活络，以冀控制病势发展。

处方：制何首乌四钱，熟地黄四钱，制狗脊五钱，续断四钱，党参三钱，当归三钱，赤芍三钱，木瓜二钱，牛膝三钱，桑寄生五钱，红花一钱半，广木香一钱半。

此方带回，嘱连服两个月，以后继续通信治疗。

1973 年 4 月 8 日来信说前方已服两个月，病情有所好转，下肢沉重较轻，

行步稍稳，伸腰时小腿抽筋已愈，精神较好，饮食如常，但上肢仍无力上举，肌肉仍有跳动，晨醒后觉咽喉干燥，夜寐易醒，时有遗精，肌肉萎缩无发展现象。复信处方：病情略有好转，但晨醒后咽喉干燥。仍守原法，加入益气滋阴之品。前方加黄芪三钱，玄参三钱，生甘草一钱，去木香。此方再连服两个月。

从此以后，两三个月通信一次，症状仍如前述。1973年夏季，自觉手足心热，兼咽干口燥。前方再加天麦冬、牡丹皮等滋阴清热药。至冬季，嘱继续煎服膏滋药，前方配合味厚填精之剂，从根本上加以培补，以冀本固枝荣，缓图功效。膏方（冬季用）：生熟地黄各三两，怀山药三两，牡丹皮一两五钱，制何首乌三两，制狗脊三两，桑寄生三两，续断三两，天麦冬各三两，党参三两，黄芪三两，当归三两，枸杞子三两，酸枣仁三钱，柏子仁二两，炙远志一两，知母一两五钱，黄柏一两五钱，阿胶四两，龟甲四两，大枣四两。以上各药水浸一宿（阿胶、龟甲胶另用陈酒炖烊），煎三次，取浓汁。加入阿胶、龟甲胶（烊化后搅入）。最后加入冰糖一斤收成膏。每早晚各用一汤匙，开水冲服。每料可服两个月。

1974年3月来信说冬令服膏方两个月后，精神较佳。夜寐亦安，遗精减少，上肢肌肉跳动已停止。但肌肉萎缩、上举无力如前，行步尚平稳，下肢肌肉略有萎缩现象。复信处方：经过中药治疗一年多以来，病情基本稳定，症状有所改善，故治法及方药无更动。因服药过久，往往药疲功微。建议今后在3～12月改服丸药，12～3月服膏滋药，以巩固疗效。平时宜注意饮食营养和适当锻炼，以增强体力，使久病之体渐渐得到恢复。丸方：在膏方中去阿胶、龟甲胶、冰糖，用大枣一斤煎汤泛丸，每早晚各服三钱，开水吞服。

最近在通信随访中，报告今年春、夏以来，病情基本稳定，目前仍在继续服丸药治疗。并附告1975年4月28日血常规及小便常规：血红蛋白14.5 g%，白细胞7.2×10^9/L，血小板106×10^9/L，小便常规正常，糖（－）。

[上海中医学院附属龙华医院. 黄文东医案[M]. 上海：上海人民出版社，1977.）

【评析】　肌萎缩脊髓侧索硬化属运动神经元病。其损害部位在脊髓前角、脑干、锥体束。其以肢体肌肉痿软无力，甚至萎缩为主要表现。故属中医"痿证"范畴。肝主筋，肾主骨，脾主四肢肌肉。故本病的发生离不开肝、脾、肾三脏。本案治从三脏着手，治其根本。而该病往往病程长，进行性发展。遂配合膏方、丸药长期服用，固本培元。同时坚持肢体活动锻炼，保持机体经脉通畅，血流旺盛而助恢复。

2. 屠金城 补益脾肾，柔肝养血，舒筋活络法治疗肌萎缩侧索硬化医案

何某，男，47岁。

主诉：两手大鱼际肌肉萎缩一年余。刻下症见：牵及双上肢肌肉抽搐，下肢无力，不能持重物，伴有腰酸冷痛，面色不华，形瘦神疲，气短乏力，食少纳呆，失眠多梦，偶有遗精滑泄。舌质淡，边略紫暗，苔薄黄，脉沉细弱。曾在某医院诊为肌萎缩侧索硬化，经治疗无效，特请屠金城诊治。屠金城认为：此系属脏气不足，脾肝肾三脏虚损，精血大亏，筋脉肌肉失养所致，辨为痿证。法拟补益脾肾，柔肝养血，舒筋活络。

处方：金毛狗脊30克，川续断12克，太子参15克，当归15克，鸡血藤30克，何首乌15克，熟地黄12克，白豆蔻（后下）12克，宣木瓜9克，桑寄生30克，赤白芍各12克，丝瓜络9克，红花9克，川怀牛膝各9克。7剂。另配归芍地黄丸、八珍丸，早晚空腹各1丸。

二诊：药后无任何反应，舌脉同前，又进14剂，丸药如前。

三诊：药后感觉不明显，唯自感晨起咽干口燥。上方加玄参12克，天花粉15克，再进30剂。丸药继服。

四诊：药后感觉病情稍有好转，小腿抽筋麻木均减轻，精神转佳，下肢沉重转轻快，咽喉干燥亦轻，唯上肢无力举握，肌肉时有跳动，舌淡红，苔薄黄，脉沉细，上方继服30剂。

五诊：药后症状均有所减轻，但变化不甚大，只感下肢较前有力。上方再加生龙牡（先煎）30克，生阿胶（烊化）9克，地龙9克，再进30剂。

六诊：药后上肢肌肉跳动已蠲，精神好转，面色稍润，夜寐尚安。上药配成丸药，每丸9克。早、中、晚空腹各服一丸，以巩固疗效。

［金宇安．屠金城临床经验集粹［M］．北京：中国中医药出版社，1994．］

【按】 本病乃肌萎缩侧索硬化，因其出现肌肉萎缩，肢体无力等症状，故属中医"痿证"范畴。肝主筋，肾主骨，脾主肌肉四肢。故治疗离不开肝脾肾三脏功能的调整。本案以太子参、玄参、天花粉、当归、白芍、阿胶、熟地黄、何首乌、桑寄生、川怀牛膝、狗脊等补益气血，调补脾肾，以滋补先天，培补后天。

精血得生，筋脉肌骨得养则痿证可除。脾肝肾三脏虚损，精血大亏，气血运行不畅，易邪气阻痰瘀生，故方中予鸡血藤、丝瓜络、红花、赤芍、木瓜、地龙等活血通络，入经搜邪，以助气血之运行濡养。精血不足，阴不涵阳，肝风内动，而见肌肉瞤动，故于补益本虚的同时，给予生龙牡以平肝降逆潜阳。方药配伍精确得当，遂可取得良效。

3. 张家骥　滋水涵木法治疗原发性侧索硬化医案

患者，男，43 岁，1972 年 8 月 18 日入院治疗。

病史：1966 年因胃溃疡病行胃次全切除术。术后三年始觉四肢麻木，双下肢震颤，呈痉挛步态，后逐渐加重，出现四肢肌张力增高，腱反射亢进。来诊时病理反射阳性，但无感觉障碍和小脑体征。舌质绛，苔薄，脉弦滑数。诊断：原发性侧索硬化，属肝肾阴虚型。治法：滋水涵木。

处方：生马钱子（打碎）1.2 克，加用生乌头、苍术、独活各 10 克，再佐以滋阴药物如生地黄 15 克，麦冬 15 克，煎汤内服，每天 1 剂，6 剂。

3 月 24 日二诊：患者除觉唇麻外余无不适，守上方继服 12 剂。

4 月 4 日三诊：患者自觉服药后双下肢肌力较前增加，震颤显著减轻，步态亦较稳。除仍有腓肠肌胀感外，余无不良反应。查原有双下肢巴宾斯基征已转为阴性，肌张力增高亦改善。即停服上方，以六味地黄汤加龟甲、枸杞子连服两月余，病情显著好转而出院。随访十余年，情况良好，已正常上班。

【按】　原发性侧索硬化是脊髓变性疾病，预后不良。此类疾病，目前尚无有效的治疗方法。用马钱子能改善临床症状。《本草纲目》谓马钱子药性苦寒，大毒，入肝脾二经，功用通经络、止疼痛、消结肿，适用于风毒窜入经络，拘挛疼痛。因其毒性剧烈，古方多用于治疗跌打损伤、骨折、肿痛等。现代药理学分析，马钱子主要含番木鳖生物碱（士的宁）及其次碱、鹰碱、伪碱等。士的宁是中枢神经兴奋剂，尤其兴奋脊髓神经，故对侧索硬化有治疗作用。

上文已述马钱子大毒，用之不当而中毒者屡见不鲜。其主要成分士的宁可致全身抽搐，甚或角弓反张，故少用于内服。如须内服，要经炮制后研粉末冲服，每次量 0.8 ~ 0.9 克。笔者所用的为未经炮制的扁豆形生马钱子种子，打碎后入药共煎汤剂。较长期内服并未见毒性反应。虽药量较古方为大，且取生品，但经煮前后可减其毒性，而有效之生物碱仍存，只要一次量控制在 1.2 克左右，即便长期服用，也不会有大的毒性反应，临床实践也证明了这一点。

[邓铁涛.奇难杂证新编 [M].广州：广州科技出版社，1989.]

【评析】　张家骥所用马钱子的经验可谓独到，为临床治疗提供了宝贵的经验。然因此药毒性较大。建议临床使用时仍须谨慎，严格把握用量。

4. 侯泽民　活血通络，养血祛风法治疗肌萎缩侧索硬化医案

徐某，男，30岁，1966年3月初诊。

病史：患者1966年初，途经天津，出现全身肌肉瞤动，面部及口舌颤动，两手大小鱼际肌肉明显萎缩。在天津某医院治疗无效，随转上海，由上海某医院诊为肌萎缩侧索硬化。遂在上海、浙江几经中西医治疗数月无效。后返上海就医。刻下症见：形体消瘦，精神不振，双手笨拙无力，两大小鱼际肌肉明显萎缩，呈猿掌样，两前臂肌肉萎缩，运动无力，头沉，面、舌及全身肌肉震颤，语言尚清，心烦，失眠，食少，二便如常。腕、肘、膝腱反射亢进。舌质淡黯，苔薄白，脉沉细涩。辨证：经络瘀阻，气血不畅，筋肉失养。治法：活血通络，养血祛风。

处方：当归10克，酒川芎6克，生地黄12克，生白芍15克，桃仁泥10克，红花10克，赤芍10克，桂枝尖10克，淡全蝎9克，大蜈蚣3条，川羌活10克，秦艽10克，生甘草9克，淮小麦30克，大枣（切开）5枚。

交替配合他方：①用大量鲜艾草铺于床上，罩一床单，使患者裸身而卧，覆以棉被，令产生热气，熏蒸全身汗出。②用鲜生姜捣汁，倾入浴盆之内，兑以热水令患者浸浴。

经治五十余日，患者双手鱼际及前臂肌肉复原，上肢有力，面舌及全身瞤动感觉完全消失。并恢复工作。1973年随访，两上肢活动自如，外无寻常病征。

[河南省卫生厅.河南名老中医经验集锦 [M].郑州：河南科学技术出版社，1983.]

【评析】　痿证之因不外虚实两端。虚则气血虚，筋肉失养；实则气血瘀，筋脉痹阻。二者均可导致肌肉失濡，酿成足痿。而本例虽有整体气血不足之表现，但致痿之处却仅限局部。由此推及：本案当气血瘀阻而致局部气血失濡，故治疗之关键在于活血通络。方中重用桃仁、红花、赤芍、川芎等，其次为养血除风。另外，艾叶为褥、姜汁浴均取其通经活血。由于抓住疾病的本质，故效显著。

5. 王渭川　舒筋通络，和血化瘀法治疗侧索硬化医案

姜某，男，13岁。1975年7月12日初诊。

病史： 右腿内翻，行走困难，左腿硬直不能打弯，走路不稳，易跌倒。病情渐重已历年余。3年前，曾患肝炎，经辽宁省某医院、锦州某医院检查，心肺脾未见异常，眼底正常，双上肢活动尚可，双下肢呈痉挛性步态，肌肉紧张力增强，双膝跟腱反射亢进，左踝有痉挛。右腿呈强硬状态，轻度内翻。确诊为侧索硬化。患者因行动不便，经常卧床，故体弱食少。在幼儿时，说话即欠清晰，智力反应迟钝。脉弦涩。舌质淡红，苔薄白。治法：舒筋通络，和血化瘀，固督补肾，调节奇经，佐以柔肝。

处方： 通窍活血汤合补中益气汤加减。当归9克，川芎6克，赤芍9克，炒川楝子9克，桑寄生15克，菟丝子15克，桃仁9克，䗪虫9克，蜈蚣2条　白花蛇（乌梢蛇）9克，生蒲黄（包煎）9克，全蝎6克，牛膝6克，枸杞子12克，威灵仙9克，续断24克，鹿筋12克，川贝母9克，石斛12克，麝香（冲服）0.15克，自然铜（醋淬研末，胶囊装吞）1.5克。1周6剂，连服2周。

1975年5月26日二诊： 患者服上方12剂后，病情逐渐好转。下肢走路时感到有力，食欲增加。其父亲拟带患者回大连休养，以后通信易方。脉濡缓。苔薄白。治法：舒筋通络，和血化瘀，固督补肾，调节奇经，佐以柔肝。处方：河间地黄饮子合通窍活血汤加减。党参24克，鸡血藤18克，生黄芪60克，当归9克，川芎6克，炒川楝子9克，桑寄生15克，菟丝子15克，䗪虫9克，蜈蚣2条，白花蛇（乌梢蛇）9克，生蒲黄（包煎）9克，全蝎6克，枸杞子12克，续断24克，鹿筋12克，川贝母（冲服）9克，石斛12克，麝香（冲服）0.15克，自然铜（醋淬研末，胶囊装吞）2.1克。1周6剂，连服4周。

1975年7月12日三诊： 患者回大连后，两个月内服药40剂，病情更有好转。走路渐稳，可以参加晒大虾的活动。脉濡缓。苔薄白。治法：舒筋通络，和血化瘀，固肾补肾，调节奇经，佐以柔肝。处方：河间地黄饮子合通窍活血汤加减。党参24克，鸡血藤18克，生黄芪60克，炒川楝子9克，桑寄生15克，菟丝子15克，䗪虫9克，蜈蚣1条，白花蛇（乌梢蛇）9克，生蒲黄（包煎）9克，续断24克，麝香（冲服）0.15克，自然铜（醋淬研末，胶囊装吞）1.5克，补骨脂12克，地龙9克，水蛭6克，鸡内金9克。1周6剂，连服8周。

1976 年 9 月 19 日四诊： 病情显著好转。走路步稳，只右腿内翻。由于喜爱活动，食欲增进，体力转强，形体渐胖。经辽宁省某医院复查，发育良好，个子长高，腿部肌肉无萎缩，也无麻木感。双膝跟腱反射亢进已消失，但仍有颈部后转（掉头）不太自然。脉微缓。舌质淡红，苔光薄。治法：舒筋通络，固督补肾，柔肝化瘀。处方：河间地黄饮子合通窍活血汤加减。党参 24 克，鸡血藤 18 克，生黄芪 60 克，桑寄生 15 克，菟丝子 15 克，䗪虫 9 克，蜈蚣 1.5 条，白花蛇（乌梢蛇）9 克，续断 24 克，麝香（冲服）0.15 克，自然铜（醋淬研末，胶囊装吞）3 克，当归 9 克，川芎 9 克，全蝎 9 克，葛根 15 克，鹿筋 12 克，何首乌 24 克，川贝母（冲服）9 克，石斛 9 克。1 周 6 剂，连服 12 周。

1975 年 12 月 27 日五诊： 患者服上方 48 剂后，步行渐趋正常，眠食俱佳，要求复学，但未得学校许可。脉微缓。舌质淡红，苔光薄。治法：舒筋通络，固督补肾，柔肝化痰。处方：河间地黄饮子合通窍活血汤加减。党参 24 克，鸡血藤 18 克，生黄芪 60 克，桑寄生 15 克，菟丝子 15 克，䗪虫 9 克，蜈蚣 1.5 条，白花蛇（乌梢蛇）9 克，续断 24 克，麝香（冲服）0.15 克，自然铜（醋淬研末，胶囊装吞）3 克，全蝎 9 克，葛根 15 克，鹿筋 12 克，何首乌 24 克，川贝母（冲服）9 克，石斛 9 克，伸筋草 9 克，千年健 24 克。1 周 6 剂，连服 12 周。

1976 年 4 月 1 日六诊： 患者服上方 100 剂后，诸症均平，体力恢复。脉平缓。舌质淡红。治法：柔肝化瘀，佐以益肾固督，调节奇经。处方：河间地黄饮子合通窍活血汤加减。党参 24 克，鸡血藤 18 克，生黄芪 60 克，川贝母（冲服）9 克，蜈蚣 1 条，蕲蛇 9 克，全蝎 6 克，石斛 9 克，桑寄生 15 克，菟丝子 15 克，麝香（冲服）0.3 克。1 周 4 剂，常服。

患者服上方至 1976 年 8 月，约 60 剂，不愿再服。经治疗 14 个月，终于痊愈，并来信索回辽宁、锦州等医院检验单，准备复学。

[王渭川 . 王渭川疑难病证治验选 [M]. 成都：四川科学技术出版社，1984.]

【评析】 本病例治疗处方中，当归、川芎、赤芍、桃仁，有活血行血作用，瘀去则给脉通。党参、黄芪益气升发，得麝香芳香辛窜，上达于奇恒之腑。自然铜健筋骨，散结，强督。蜈蚣、全蝎、白花蛇（乌梢蛇、蕲蛇）、䗪虫、桑寄生、菟丝子、葛根、续断等，补肾气，益精髓，软坚舒络，共起祛风镇痉作用。对痉挛抽搐、痿痹瘫痪等都有祛筋络瘀阻之功，故对侧索硬化有显著疗效。

由于患者罹病日久，气血两虚，脾阴不足。故后来处方加用川贝母、石斛、鸡内金等药养阴生津，运育脾阴，以舒筋活络。

6. 费开扬　填精补髓，滋阴清热，养血舒筋法治疗肌萎缩侧索硬化医案

杜某，男，56 岁。1996 年 4 月 8 日初诊。

病史： 因四肢肌肉萎缩，功能逐渐丧失，于 1991 ～ 1993 年辗转于北京各医院，多次做 CT、MR 等各项检查，并请专家会诊，最后确诊为肌萎缩侧索硬化。曾服用中西药物及针灸、按摩等治疗，效果不理想，逐来求治。刻下症见：步履艰难，须双人扶持走路，四末肿胀，四肢肌肉萎缩，运动功能丧失。颈软无力，抬头困难。伴语言謇涩，口干渴，夜寐不安，小便量少而色黄赤，大便干结，三日一行。舌光红少苔，脉沉细而按之弦。辨证为肝肾不足，气血亏虚，阴虚内热，相火妄动，筋脉失养。拟填精补髓，滋阴清热，养血舒筋法。用河间地黄饮子合丹溪大补阴丸加减。

处方： 生熟地黄各 15 克，川石斛 20 克，巴戟天 10 克，肉苁蓉 15 克，天麦冬各 15 克，石菖蒲 9 克，熟女贞子 15 克，龟甲（先煎）10 克，山茱萸 10 克，牡丹皮 9 克，玄参 12 克，炒知柏各 9 克，怀牛膝 15 克，威灵仙 15 克，黄芪 15 克，当归 10 克，生薏苡仁 12 克，泽兰 10 克。

服药 7 剂后大便通畅，小便增多。四末肿胀显减，颈软无力好转，已能仰头。睡眠较安，余症无明显变化。继守上方加山药 15 克，茯苓 15 克。7 剂后精神、体力均有改善，双下肢较前有力。坐位时能主动做蹬踏动作，因家在外地，遂带药 20 剂回家服用。

［丁京生 . 费开扬临床经验鳞爪 [J]. 江苏中医，1996，17（9）：7–9.］

【评析】　无论现代医学还是传统医学，在治疗痿证方面都较难取得令人满意的疗效。本例患者现代医学诊断明确，一直坚持治疗却未能控制病情发展。而中医采用四诊合参，辨证论治，在短期内使患者症情得到明显的控制和改善，实属罕见。费开扬不囿于古人"肺热叶焦""脾病而四肢不用""治痿独取阳明"之说，而是具体问题，具体分析。针对患者的症状、舌苔、脉象，辨证为肝肾不足，脾胃虚弱，气血亏虚，筋脉失养。以传统名方"地黄饮子""当归补血汤"为基础，参合丹溪大补阴丸之意，随证治之。取地黄饮子、大补阴丸滋补肝肾、填精补髓之意，辅以当归补血汤健脾益气养血。佐以威灵仙、怀牛膝通经活络，

泽兰、生薏苡仁活血利水消肿，龟甲、牡丹皮、知母、黄柏、玄参滋阴清热。变化后的方药配伍更贴近患者的证情，从而取得了较好的效果。

7. 王万贵　补益脾肾法治疗肌萎缩侧索硬化医案

万某，男，56 岁。

病史： 1998 年前开始缓慢发生右手肌肉无力，不能拿筷吃饭、执笔书写，逐渐向双手及手臂发展，伴下肢跛行，站立不稳，须人搀扶，渐至说话费力，发音不清。于 2002 年 4 月在某医院诊断为运动神经元病肌萎缩侧索硬化，经予维生素类药、改善脑组织药治疗后，效果不佳。2003 年 6 月诊见：双手大小鱼际萎缩，骨间肌肉萎缩，时感肌肉跳动，四肢痿软无力，行走缓慢，说话费力，吞咽困难，只可进食少量流质饮食，饮水反呛，张口困难，舌缩不能伸，发音不清，头昏，神疲懒言，面色萎黄无华，纳差，大便秘结，舌质淡红，苔薄白，脉细。王万贵认为本病属中医"痿证"范畴，证属脾肾阳虚，兼肝血不足。予补中益气汤加减。

处方： 黄芪 30 克，党参、桑寄生、熟地黄、白术、鸡血藤各 20 克，地龙、陈皮、半夏、巴戟天、白芍、当归各 12 克，赤芍 15 克，川芎、全蝎各 10 克，柴胡、升麻各 9 克。每天 1 剂，水煎服。

服药 14 剂后二诊，饮水反呛止，进食量增，可进 1 碗流食。继续上法治疗，黄芪增至 40 克，加僵蚕 10 克，再服药 14 剂，张口困难明显减轻，大便正常。之后 4 个月，温阳药如巴戟天、杜仲、桑寄生、续断、菟丝子、肉苁蓉等交替使用，白术增至 30 克及水蛭、全蝎、蜈蚣、僵蚕等虫类药交替使用。同年 11 月，患者四肢肌力增加，张口自如，伸舌过齿，语言较清晰，可进两碗流食。2004 年 2 月肌张力由亢进渐减弱，走路速度有所提高，可进固体食物。之后以上方为基本方随症加减，患者至今病情平稳，未再复发。

［雷鹏，彭宁. 王万贵主任医师辨治疑难病证举隅 [J]. 陕西中医，2005，26（11）：1202-1203.］

【评析】 肌萎缩侧索硬化属运动神经元疾病，预后极差，国外权威学者认为平均存活时间仅 2～5 年，国内学者统计平均为 3.1 年，认为其病因机制不明，无合理治疗药物。迄今国际上公认能够延长患者生命的药物为利鲁唑。该药研究者认为："虽然利鲁唑可延长生命，但却无法控制变质性神经疾病，不能修复神经系统，甚至病人没有好转的感觉。"

王万贵治疗肌萎缩侧索硬化积累了丰富的临床经验，运用中医虚损理论、脾胃学说指导临床。此类患者以手足痿软无力为其主要临床表现，故属"痿证"范围。《素问·痿论》中提出五痿之分，其病机都是内在精血损伤所致。王万贵认为肌萎缩侧索硬化发病以脾肾为本，而脾胃居中焦，转运上下，脾胃虚，五脏无所禀，则不能行气血、营阴阳、濡筋骨、利关节，发为此症。本例患者中年起病，工作环境差，长期接触化学品，起病后拖延日久，脾肾虚损，肝血不足，虚风内动，故见气短懒言，四肢萎缩，感肌肉跳动，纳呆，大便秘结，舌淡嫩、苔薄滑等脾肾虚症状。故在治疗过程中一定要重视健脾补肾，辨证施治。除上述辨证用药治疗外，王万贵还强调情志、饮食因素，医者尽量多与患者沟通，鼓励患者，激发患者战胜疾病的信心，饮食以温补而富有营养之品为主，如牛奶、牛肉、黑豆类食品、麦片粥等。

8. 尚尔寿　平肝息风，滋肾补肝健脾，活血祛痰通络法治疗肌萎缩侧索硬化医案

宋某，男，38岁，入院日期：1990年12月30日。

主诉： 四肢无力伴肌肉进行性萎缩一年半。病史：患者于1989年5月无明显诱因出现左手无力，左手虎口轻度萎缩。8月9日住梅河口市某医院内科，做微循环检查、胸透、颈椎摄片，诊断不清，经口服维生素无好转，但行走自如。10月9日转长春某医院，住神经内科47天。做CT、MRI检查，除外脊髓空洞症，用ATP静脉滴注加辅酶A共15天，两个疗程；转移因子10天；胸腺肽一周，症状仍然继续加重。于1990年3月出现右上肢肌无力伴肌肉萎缩，但是尚能自理，痛、温、触觉均存在，全身肌肉亦有不同程度疼痛。患者于1990年5月无明显诱因，双下肢出现无力，行走不稳，继而双下肢肌肉萎缩。在此期间一直服用中药（药味不详）、维生素B、维生素E。曾接受针灸治疗一个月。总之，病情日益加重，以致出现构音不清，喝水呛，吃饭正常，大小便正常，从未发热等。

患者由家属陪同来北京某医院，找尚尔寿治疗。北京某医院因无床位，转入协作单位医院住院，由尚尔寿定期查房，主持治疗。既往史：健康。药敏史：磺胺药过敏，青霉素过敏。个人史：一直生活在东北，吸烟史十五年，每日一盒。饮酒每日三两。现已不饮。婚姻史：已婚，爱人健康，所生一男一女均健康。家

族史：父母健在，兄妹四人均健康。体格检查：体温 36.6 ℃，脉搏 70 次 / 分，呼吸 12 次 / 分，血压 110/70 mmHg。神志清楚，发育正常，半卧位，查体合作。头颅、五官外形无畸形，额纹对称，毛发分布均匀。巩膜未见黄染，睑结膜不苍白，双眼球动自如，轻度突出，眼睑无水肿。鼻通畅无阻。口唇色泽红润，舌伸正中，未见明显舌肌萎缩。咽（－），扁桃体（－），口腔黏膜（－），外耳未见分泌物，头体活动迟缓。颈软无抵抗，未见颈静脉怒张，双侧甲状腺无肿大，气管居中，胸廓对称，双侧呼吸度一致，肺呼吸音清晰，无干湿啰音，未见肋间肌萎缩。心界叩诊无增大，心脏各瓣膜未闻及病理性杂音，A2 ＝ P2，心率 70 次 / 分，律齐。腹平软，肝上界 6 肋，肝下界未及，脾未触及，全腹无包块，无压痛，肠鸣音存在，腹水征（－）。全身浅表淋巴结未及，皮肤未见出血点及斑丘疹，未见黄染，双下肢无水肿。神经系统检查：患者构音欠清晰，记忆力好，无烦躁及情志障碍。双上肢不能上举外展，上肢肌肉中度萎缩，双手指间肌萎缩明显，指关节、腕关节及肩关节活动受限，伴活动后疼痛。双上肢肌力Ⅲ级，肌张力尚可，腱反射（＋＋＋），霍夫曼征（±），双下肢腓肠肌肌肉萎缩，趾间肌轻度萎缩，膝关节及踝关节活动尚可，双下肢肌力Ⅳ级，肌张力适中，反射（＋＋＋），双足巴宾斯基征（＋）。患者感觉（痛、温、触、压觉）存在，位置觉存在、对称，双手潮红，出汗较多，双手明显抖动，能独立行走，双下肢跟、膝、胫试验（－），腹壁反射存在。

尚尔寿诊时症见： 患者神情呆滞，言语不清，喝水呛咳，四肢消瘦，疼痛无力，步履艰难，行走不便，纳谷一般，二便正常。舌质黯红，苔白腻，脉弦细。实验室及理化检查均属正常。西医诊断：肌萎缩侧索硬化。中医诊断：痿证。辨证：肝、脾、肾亏虚，肝风内动，痰瘀阻络。治法：平肝息风，滋肾补肝健脾，活血祛痰通络。

处方： 复肌宁Ⅰ号方加减。胆南星 10 克，菖蒲 10 克，麦冬 15 克，伸筋草 15 克，牡蛎（先煎）20 克，珍珠母（先煎）20 克，桂枝 10 克，杜仲炭 10 克，牛膝 15克，桃仁 10 克，牡丹皮 10 克，赤芍 10 克，陈皮 10 克，半夏 10 克，香附 10 克，当归 10 克。每日 1 剂，水煎服。

西药： 口服 B 族维生素类、维生素 C 及肌苷片。

配合针灸、按摩治疗。

1991 年 1 月 9 日尚尔寿查房： 患者入院后病情平稳，全身不适较在东北有所缓解，饮食每日九两，吞咽较前好转，并能做轻微锻炼，二便正常。据症尚尔寿调处方：胆南星 10 克，菖蒲 15 克，麦冬 10 克，伸筋草 15 克，牡蛎（先煎）20 克，珍珠母（先煎）20 克，僵蚕 15 克，牛膝 10 克，云苓 15 克，佛手 15 克，黄芪 20 克，党参 15 克，钩藤（后下）15 克，焦三仙各 10 克，陈皮 10 克，姜半夏 10 克，桂枝 10 克，杜仲炭 15 克，生甘草 5 克。每日 1 剂，水煎服。

此后尚尔寿每周查房一次，以上方为主稍加调动。

1991 年 4 月 9 日：患者病情稳定，无特殊不适感，体重已增长 6 斤。据症调整处方：胆南星 10 克，菖蒲 15 克，伸筋草 15 克，僵蚕 15 克，牛膝 15 克，佛手 15 克，黄芪 20 克，党参 15 克，钩藤（后下）15 克，杜仲炭 15 克，山药 15 克，山茱萸 10 克，枸杞子 15 克，首乌藤 15 克。每日 1 剂，水煎 3 次，早、中、晚温服。

1991 年 5 月 4 日：患者病情稳定好转，能独立行走，慢而不稳，轻拖步，一次能坚持行走 10 分钟，吞咽已不呛，言语缓慢，不十分清楚，但能让人听懂。四肢仍无力，有发紧感，纳谷一般，二便正常。继服 4 月 9 日药方。

1991 年 6 月 13 日：患者经治疗后病情控制且稳定好转。外观看患者行动轻松，两膝屈弯度增大。入院时患者从床边到房间的沙发上，其家属不在屋时，常因活动不便摔倒，目前患者可以从病房到院内活动，有时自己可以到马路上去散步。患者要求出院治疗，经尚尔寿同意准其拿药回家继续巩固治疗，并随时随访。

1991 年 7 月底：患者从梅河口市给尚尔寿打来电话告知患者已经上班工作，行走、蹲起自如，纳谷佳、睡眠佳，活动过度时仍感乏力。尚尔寿嘱其继服复肌宁 1 号片剂，巩固疗效。

［闫洪琪，马立森．当代名医尚尔寿疑难病临证精华 [M]．北京：新世界出版社，1991．］

【评析】　当代名医尚尔寿治疗运动神经元病经验独到。其经验方复肌宁系列治疗痿证疗效显著。《三因极一病证方论·五痿叙论》中指出："痿躄证属内脏气不足之所为也。"本病的发生，往往以痰瘀痹阻，气血运行不利，筋脉肌肉失养为标。以肝脾肾三脏亏虚，气血阴阳匮乏为本。本案乃三脏亏虚，脾虚则痰湿内生，气血生化乏源，无力濡养先天肾水；肾阴亏乏，水不涵木，肝风内动，是故出现虚风夹痰上犹神明，阻滞经络诸症。治疗选用蜈蚣、僵蚕、全蝎等虫类药平肝息风，配归、芍、桃仁、红花活血通络，再用半夏、胆南星、菖蒲、陈皮化痰开窍治其标；用山药、焦白术、茯苓健脾利湿，杜仲、牛膝、枸杞子、巴戟天、牡蛎等扶正补肾治其本，扶正与祛邪同用，标本兼顾，临床治愈。

9. 顾明昌　滋补肝肾，益气活血通络法治疗进行性脊髓性肌萎缩医案

邓某，女，53 岁，2002 年 6 月初诊。

病史：1 年前发现手指活动不灵活，双手部小肌肉萎缩，并逐渐加重。在某医院就诊，诊断为进行性脊髓性肌萎缩，曾接受药物及针灸治疗，但未得到控制。就诊时见手指活动不灵活，双手部大小鱼际、骨间肌及蚓状肌萎缩，萎缩处可见肌束颤动。双上肢肌力Ⅲ级，肌张力减低，腱反射减退。伴疲乏、纳差、腰酸、口干目涩等，舌质淡，边有瘀点，苔薄白，脉弦细。辨证为肝肾精亏，气血不足，瘀血阻络。

处方：黄芪 20 克，太子参 20 克，白术 12 克，生地黄 12 克，玄参 9 克，生槐米 20 克，杜仲 12 克，炙鳖甲（先煎）15 克，枸杞子 12 克，僵蚕 12 克，乌梢蛇 12 克，桃仁 12 克，钩藤（后下）20 克，忍冬藤 20 克，炒延胡索 12 克。另服用马钱子片（每片合原生药材 0.3 克）1 片，1 日 2 次。服药 3 年，配合支持和对症治疗加功能锻炼，右上肢前臂略有萎缩，未发展至上臂及肩胛带肌萎缩，目前仍在随访治疗。

［安红梅，靳淼，史云峰 . 顾明昌治疗运动神经元疾病的经验 [J]. 中医杂志，2006，47（11）：825-827.］

【评析】　本病多因先天禀赋不足所致。故本案从肝肾着手。治疗以生地黄、玄参、杜仲、鳖甲、枸杞子等补益肝肾，以生精血。黄芪、太子参、白术、槐米等调补中焦以助先天精血化生。僵蚕、延胡索、桃仁、乌梢蛇活血通络，以助气血运行。忍冬藤清络中之热。钩藤平潜肝阳。用药切合症情，必然取效。

10. 顾明昌　温补脾肾，化痰通络法治疗进行性延髓麻痹医案

蔡某，女，72 岁，2004 年 8 月初诊。

病史：患者家属在 1 年前发现其讲话困难、声音嘶哑、鼻音重，逐渐出现饮水呛咳，流涎多，在某医院就诊为进行性延髓麻痹。曾接受药物治疗未见明显好转。就诊时见形态消瘦，构音不清，声音鼻音重，流涎多，伴有上下肢无力，穿脱衣服须人帮助，步行缓慢。检查见软腭运动及咽喉肌无力，咽反射消失，舌肌明显萎缩，舌肌束颤似蚯蚓蠕动，舌质淡，苔白略腻，舌上遗留食物残渣，脉细。

上下肢肌肉有萎缩，肌力减退呈Ⅲ级。伴有头昏口干，睡眠欠佳，便干，易反复发作口腔溃疡。辨证为脾肾双亏，痰瘀阻窍。

处方：黄芪20克，太子参20克，杜仲12克，枸杞子12克，僵蚕12克，桃仁12克，山药12克，薏苡仁20克，炙地龙9克，枳实12克，竹茹9克，石菖蒲12克，炙远志6克，生大黄（后下）9克。另以西瓜霜喷剂等治疗口腔溃疡。

服药2年，配合营养支持治疗加语言、肢体的功能锻炼等，症状未有加重，目前仍在随访治疗。

［安红梅，靳淼，史云峰.顾明昌治疗运动神经元疾病的经验[J].中医杂志，2006，47（11）：825-827.］

【评析】　运动神经元疾病是一组病因未明、选择性侵犯运动神经系统或某一部分的进行性变性疾病。临床上将运动神经元疾病分为肌萎缩侧索硬化、进行性脊髓性肌萎缩和进行性延髓麻痹等。本病属中医学"痿证""颤证""喉痹"等范畴。顾明昌教授擅长运用中西医两种方法医治神经精神系统疑难和难治疾病，疗效肯定。在近年的临床中采取中医药治疗本病，在改善患者临床症状和提高生活质量方面取得一定效果，现介绍如下。

（1）明确病位，力主补益肝肾

现代医学认为，运动神经元病主要损害脑及脊髓，即延髓及上下运动神经元。部分痿证患者有家族遗传史或出生时即具痿证表现，或伴有生长发育异常。因此，痿证可因先天禀赋不足所致。中医认为，肾为先天之本，藏精生骨生髓，脑为髓之海，肾精亏损必脑髓空虚。肾之精气亏虚，则五脏之精血无以化生，精枯血虚，经脉筋骨失于濡养，形成痿证。该病的病位涉及脑髓、脾、肝、肾及三脏相应的经络。正如《素问·痿论》所描述："肝主身之筋膜，脾生身之肌肉，肾主身之骨髓"，因三脏受损或邪气侵袭可生"筋痿""肉痿""骨痿"，表现为肢体筋脉弛缓，手足痿软无力，运动不利，甚至瘫痪，日久患肢肌肉萎缩。本病的病机应概括为肝肾精亏、脑脊髓失养。根据上述病机，治痿证应着眼于补益肝肾为基础。补益肝肾多选用淫羊藿、肉苁蓉、巴戟天、枸杞子、山茱萸、桑寄生、熟地黄、熟附子等。

（2）探讨病性，注重调补脾胃

痿证除先天因素外，尚与后天劳倦、疾病、邪气侵袭有关。《脾胃论》有"百病皆由脾胃生"。脾胃为后天之本，气血生化之源，人体五脏六脉、四肢百骸、经脉筋骨皆赖于脾胃气血精液充养，脾又主肌肉和运化水湿，胃为五脏六腑之大源，主润宗筋。如久病体虚，劳神太过，饮食失调，起居失常以及外感毒邪乘虚入侵，均可损及脾胃。脾胃亏虚，受纳、运化功能失常，津液精血生化之源不足，水谷精微无以散精而敷布周身，肌肉筋脉失养失充，致皮肉筋骨枯萎，则肌萎无力，发为痿证。脾虚运化水湿内停，聚湿成痰，痰阻血瘀，痰瘀互结，闭阻经络、脑窍而致失用。顾教授对患者肢体痿软无力，伴纳少便溏、少气懒言、面色萎黄等症状，则以健脾益气、和胃助运为主，多选用黄芪、太子参、白术、茯苓、甘草、山药、佛手等药；若湿盛伴胸脘痞闷，可用厚朴、薏苡仁、茯苓、泽泻等。

（3）病期辨长短，依据病位、病性综合诊治

运动神经元病的预后差，进展快者 1～3 年死亡，缓慢者可拖延 5～10 年衰竭而亡。患者应尽早明确诊断，并接受治疗。在明确病位、病性的基础上，常根据病期长短、病变虚实，综合运用脏腑、气血津液等辨证。主张分期论治，针灸与药物相结合，鼓励患者采用支持和症状治疗加功能锻炼等。

运动神经元病早期阶段，症状单一，仅涉及单一肢体、单侧肢体，或仅现吞咽、语言困难，以经络病变为主，脏腑之气未见大衰，临证分析应为阴血亏虚、内风扰动、筋骨失养、痰热内感、经络阻滞之实证。治疗原则以补益肝肾、疏通经络、涤痰化瘀祛邪为主。黄芩、天竺黄、竹茹等泄热豁痰去其实，远志、石菖蒲豁痰开窍，配以丹参活血通络。以生地黄、熟地黄、白芍、益智仁、山药顾其肝肾而治本，标本兼治，收效益彰。中期，病情加重，病损范围扩大，由于病程日久，病情缠绵，患者多兼气血瘀滞之象，治疗时应酌加莪术、丹参、当归、桃仁、红花等活血通络之品，瘀象明显者须加搜剔络中瘀血的全蝎、蜈蚣、乌梢蛇等虫类药物。晚期，易合并呼吸麻痹，以脏腑病变为主，病势由浅入深，脏腑之气衰败，病情较复杂，治疗原则以填精补髓、培补肝肾、化痰息风开窍补虚为主，能稳定病情，或延缓病情的发展，延长生命。若伴见膝胫痿弱不能站立，甚至举步维艰、腰酸遗尿、遗精早泄、月事稀少、发枯毛脱，甚至步履全废、腿胫大肉渐脱等症状，则以补肾壮骨、填精生髓；若出现脾肾两虚的症状，则脾肾双补。此时，尚要兼顾脏腑之间关系，在出现其他脏腑功能失调症状时，也应在健脾补肾的基础上加以考虑。如肾虚不能制火，火克肺金，出现痿躄不能用、干咳声嘶，应佐以养阴润肺。

11. 胡建华 补脾益肾，养血和络法治疗脊髓性肌萎缩医案

1994 年 8 月 21 日，胡教授接待来自美国加州的患儿康乃尔。在其出生 6 个月后，家人发现他肢体活动能力差，并日渐严重，躯干与四肢肌肉明显萎缩，被诊断为脊髓性肌萎缩。美国神经科权威医生断言患儿只能活到 3 岁。患儿家属慕名专程到上海求治时，患儿躺在床上几乎不能动弹，不能翻身。肌肉萎缩不温，哭声微弱。胡教授根据患儿的症状表现，从痿证入手，施以补脾益肾、养血和络之法，重用人参、黄芪、肉苁蓉、山茱萸、牛膝、杜仲、当归、桂枝等药，并配合推拿等综合治疗，使病情得到了控制。患儿返美后，通过邮寄，继续服用药方半年。

1995 年 3 月，患儿再次来沪做进一步治疗。此时，他已能双臂高举，右腿能自主翘在左腿上，病情明显好转。同年 10 月，胡教授应邀赴美为患儿治疗，此时，患儿已 3 岁多，并能讲话，智力良好，肘、肩关节活动自如，能自主翻身，病情取得了惊人的好转。"老中医救了洋娃娃"的消息，在海内外多次报道，引起了医学界的轰动，为弘扬中国传统医学文化，起到了积极的作用。1997 年 3 月由美国寄来录像带，观看其能在平地上独自操纵电动轮椅，可以绕过障碍物，迅速地追逐家长，非常活泼敏捷。

［胡建华工作室. 胡建华学术经验楫英 [M]. 上海：上海中医药大学出版社，2005.］

【评析】 本例患儿初诊时出生仅 23 个月，肌肉萎缩，哭声微弱，虽时值盛夏，但肢体不温。胡教授认为，患儿禀赋不足，稚体娇弱，脾肾阳虚。盖肾主骨，脾主肌肉，阳气衰微，以致肌肉骨骼失于温煦，气血痹阻。故宜温肾阳而暖中土，补气血而通脉络，进行治疗。并嘱其衣着宜宽松保暖，常食羊肉等温补食品。通过精心治疗，使病情明显好转，取得显著疗效。

12. 王占玺 补肾平肝息风法治疗进行性脊髓性肌萎缩医案

张某，男，32 岁。1968 年 3 月 7 日初诊。

病史：两年前，1966 年 10 月发现左手尺侧麻木，手臂无力，提物吃力，经某医院神经科确诊为进行性脊髓性肌萎缩。此后逐渐两手大、小鱼际肌肉萎缩、消失，遂做肌电图检查三角肌，大鱼际肌均有双相及多相电位，且逐渐发生两臂

不能抬起，左上肢变瘦，较右侧为细，肌张力降低，有时成束肌肉颤抖，不能持重物。持物时肘关节不能弯曲，左臂无力尤甚。舌苔薄白，脉细。两手大、小鱼际肌肉消失，左手握力明显减弱，胸腹部无其他明显阳性体征。证属于"痿"，痿证的传统治疗原则应"独取阳明"，然实则阳明，虚则太阴。结合现代医学观之，脊髓神经疾病，应属于督脉范围，督脉主肾，故著者经验，治疗脊髓神经疾病多从肾经入手治疗，较易取效。结合本例脉细肌萎无力等症，乃肾阴偏虚、虚风内动致使痿而肢麻等，遂予补肾平肝息风缓治其本。

处方：生熟地黄各 45 克，生山药 30 克，山茱萸 25 克，丹参 25 克，云苓 30 克，泽泻 30 克，当归 30 克，桑枝 60 克，钩藤（后下）30 克，蒺藜 30 克，杭菊花 18 克，蝉蜕 15 克，共为细末，炼蜜为丸，每丸重 10 克，早晚各服 1 丸。同时服用痿痹通络丹，早晚各服一丸，以助通经活络之力。嘱其加强双上肢活动。

1968 年 9 月 22 日二诊：上方于 6 个月来共服 6 料后，两手握力明显增加，手臂活动弹性较前为好，已消失之大、小鱼际肌肉又重新出现，且接近常态，左前臂麻木已去大半，并接近正常，舌苔薄白，脉象仍细。两手握力相近，已能提水（一煤油筒），且肘关节屈伸自如。仍宗前方一料，加全蝎 25 克，蜈蚣 10 条，红花 25 克，共为细末，炼蜜为丸，继续服用以巩固后效。于 1978 年 2 月 25 日信访云：1974 年治愈痿证后，一般情况稳定尚好。

［王占玺. 临床验集 [M]. 北京：科学技术文献出版社，1981.］

【评析】　肌萎缩侧索硬化，在运动神经元疾病中最常见。《素问·痿论》曰："肝主身之筋膜，脾主身之肌肉，肾生身之骨髓……肝气热，则胆泄口苦，筋膜干，筋膜干则筋急而挛，发为筋痿；脾气热，则胃干而渴，肌肉不仁，发为肉痿；肾气热，则腰脊不举，骨枯而髓减，发为骨痿。"王占玺所治本案，从肝、肾论治，肾虚水不涵木，虚风内动为之病机，治疗时采用滋肾水，息肝风之法，并配丸药以缓图治，取得了显著效果。

13. 张学文　温补脾肾，活血化瘀法治疗进行性肌萎缩医案

南某，女，35 岁，2005 年 12 月 31 日初诊。

主诉：四肢乏力 8 年余，加重 2 周。8 年前无明显诱因出现右下肢无力，站立不稳，无明显感觉障碍，大小便正常。后左上肢力量渐弱，渐波及右臂、左腿，由远端向上延伸，并出现肌肉颤动。红会医院、西京医院均诊断为运动神经元病、

进行性肌萎缩。应用神经生长因子、肌苷等治疗效果不佳，近 2 周来感觉肌无力明显加重。刻下症见：四肢无力，以右侧为著，四肢肌肉颤动，食纳较差，眠差，梦多，大小便正常，舌黯红，苔薄黄，右脉沉细略涩。神经系统查体见：脑神经（－），四肢肌肉萎缩，右侧肢体萎缩明显，四肢肌张力下降，右侧上下肢肌力Ⅲ级，左侧上下肢肌力Ⅳ级，四肢腱反射下降，病理反射未引出，全身浅深感觉对称正常。中医诊断为痿证，证属脾肾两虚、瘀血阻滞，治以温补脾肾、活血化瘀。

处方：黄芪 20 克，天麻 12 克，菟丝子 15 克，川芎 10 克，白术 12 克，神曲 15 克，麦芽 15 克，山楂 15 克，怀牛膝 15 克，桂枝 10 克，当归 10 克，红花 6 克，鹿角胶（烊化兑服）10 克，鹿衔草 15 克，桃仁 10 克，杜仲 10 克，山茱萸 10 克，葛根 10 克，枸杞子 10 克，伸筋草 12 克，太子参 12 克，黄连 6 克，嘱服 20 剂。

2006 年 1 月 20 日二诊：四肢无力较前明显改善，右手可以握筷，但仍觉无力，四肢肌肉颤动较前明显减轻，食纳增进，睡眠改善，诉现可每晚熟睡 5 ~ 6 小时，舌黯红，苔薄根略黄，右脉沉细略弦。四肢经脉已转通，气血虽趋充盈，但因素体虚弱，久患痿证，故气血仍虚，脾肾仍亏。恐大虚不耐峻补，故原方去鹿角胶，怀牛膝易为川牛膝以图缓，继服 20 剂。

药后病情明显好转，精神振奋，四肢肌力大大改善，右手已能执笔写字，左手执物自如，四肢肌肉颤动基本消失，纳可，夜寐安，二便调，舌黯红，苔薄根黄，脉沉弦。上方加黄柏 10 克，知母 10 克。嘱服 10 剂后，将上方药量增加至 4 倍，炼蜜为丸，每次服 6 克，每日 2 次，早晚服。定期随访，病情稳定。

［张军文 . 张学文教授疑难病治验举隅 [J]. 山西中医学院学报，2007，8（1）：41－42.］

【评析】　痿证是以四肢无力为主要临床表现的一种疾病。对于本病《黄帝内经》早有记载，在《素问·痿论篇》中对其病因病机及治疗进行了较为系统的论述，提出了"治痿独取阳明"的著名论断，为后世治疗本病确立了原则。肾为先天之本，脾为后天之本，后天依赖先天的推动促进，先天依赖后天的资生充盈，先天与后天相互依赖，相互为用。本例患者先天禀赋不足，后天调养失宜，故见脾肾两虚，脾肾两虚鼓动气血无力而见瘀血阻滞。张教授紧扣这一病机，辨证细腻，组方灵活，随症化裁，善于变通，故取得了满意的疗效。

14. 黄调钧　益气健脾，补肾壮骨，养肝泄热法治疗上运动神经元病变医案

曾某，男，11岁。

病史：近2年来，双下肢肌力弱，步履蹒跚不稳。曾在省医院诊断为上运动神经元病变，经治疗效不佳。现双下肢肌力弱，步履乏力、蹒跚不稳，怕冷，行走时气促、汗出，纳味欠佳，记忆力差，智力较常人下降。舌质红，舌苔薄净，脉沉。查体：双下肢肌肉不萎缩，神经反射存在，病理反射未引出。诊断：中医：痿证。西医：上运动神经元病变。证属脾肾两虚，肝阴不足。治以益气健脾，补肾壮骨，佐以养肝泄热。

处方：虎潜丸加减。生黄芪、炒杜仲、党参各15克，当归、熟地黄、龟甲（先煎）、炒白芍、远志、建菖蒲、淫羊藿各10克，锁阳8克，怀牛膝、猴骨、陈皮各7克，干姜6克，黄柏5克，5剂；21金维他1片，口服，每日2次。

二诊：原方去当归，加焦白术、黄芪各10克。服药5剂。

三诊：仍步履乏力、蹒跚不稳，智力欠佳，记忆力差。炙黄芪25克，党参、熟地黄、炒杜仲各15克，当归、黄柏5克，白术、续断、淫羊藿、怀牛膝、龟甲（先煎）、炒白芍、锁阳各10克，干姜6克，千斤拔12克，猴骨7克，5剂；21金维他、补中益气丸。

四诊：双下肢乏力感减轻，行定较前稍稳，三诊方加续断、狗脊、炙黄芪、白术各5克，再进7剂。

五诊：双下肢力增、有时麻木，步履较前为稳，四诊方去千斤拔，加鹿角胶（烊化兑服）10克，7剂。

六诊：下肢乏力感减轻、不麻木，行走较稳，用五诊方，7剂；补中益气丸。

七诊：下肢稍感乏力，炙黄芪20克，党参、鸡血藤、熟地黄各15克，淫羊藿、续断各12克，白术、锁阳、龟甲（先煎）、怀牛膝、鹿角胶（烊化兑服）、猴骨各10克，干姜、黄柏、当归、狗脊各5克，炒杜仲7克，9剂。

八诊：行定较稳，有时足跟痛，七诊方加炒白芍15克，7剂。

［张洪，罗进华. 黄调钧治疗疑难病验案举隅[J]. 实用中西医结合临床，2005，5（4）：61-62.］

【评析】　中医学虽无上运动神经元病变的病名，但本例的步履蹒跚，行走

不稳，当属中医"痿证"范畴。脾主运化、升清，又主肌肉、四肢，脾气健运，就能将水谷精微输送至四肢、肌肉，为之营养，使其发达、丰满、健壮。脾失健运，则清阳不升，营养精微不得正常输布，四肢肌肉营养不足而痿弱无力，肌力减弱。肾主骨生髓，肾精充足则骨髓生化有源，骨骼得到充分营养而坚固有力，肾精不足，则骨髓空虚，骨骼得不到滋养而脆弱无力，甚至脚痿不能行动；髓海空虚，脑失所养，故记忆力减退、智力下降；脾肾阳虚，故纳味欠佳、肢体怕冷；肾主纳气，肾虚不能纳气，所以行走时气促；肾气虚故动则乏力汗出；肝肾有热，耗伤阴血，症见舌红、脉沉；肝主筋，阴虚失于濡养，则筋痿骨弱。本例脾、肾、肝三脏皆虚，以脾肾气虚为主；肝肾有热而至阴亏，阴损及阳，导致肾阳亦虚。

黄老师认为《黄帝内经》虽有"治痿独取阳明"之说，但不宜拘泥不变。本例病机比较复杂，治以虎潜丸化裁。生黄芪、党参、白术益气健脾，培后天之本；鹿角胶、炒杜仲、锁阳、淫羊藿、干姜温肾益精，强先天之根；当归、熟地黄、炒白芍、龟甲滋阴养血；猴骨、续断、狗脊、千斤拔、怀牛膝、鸡血藤强筋骨，通经络；熟地黄、黄柏滋阴清热。加补中益气丸增强补气运血之力。以补为主，寓清热于补虚之中，脾肾肝之虚得复，病则愈。

15. 李军　散邪逐瘀，化痰消滞，补血行气法治疗运动神经元病医案

刘某，男，45 岁。2019 年 10 月 5 日初诊。

主诉：言语不能、流涎伴吞咽困难 1 年，加重 1 周。自诉无明显诱因逐渐发病，前期出现声音嘶哑、发声费力，言语欠流畅，饮水常吞咽困难，觉醒后口角流涎，先后于西安市、北京市多家医院就诊，被诊断为运动神经元病。近 1 周上症加重，遂来就诊。刻下症见：言语不能，发声困难，口角不自主流涎，饮水难以下咽，伴有周身困倦，头脑不清晰，口干、口苦、口臭，平素喜食凉、生食物，自汗严重，遇热后加重，夜眠差，小便短黄无力，大便不畅，两日一行，唇舌黯红，舌下络脉迂曲伴瘀点、瘀丝（＋＋），苔白厚腻，脉沉细滑。西医诊断：运动神经元病。中医诊断：痿证，痰瘀滞络证。治以散邪逐瘀，化痰消滞，补血行气，予柴葛二陈汤合桃红四物汤加减。

处方：北柴胡 10 克，葛根 18 克，土茯苓 30 克，陈皮 12 克，茯苓 15 克，姜半夏 12 克，桃仁 15 克，红花 12 克，生地黄 12 克，赤芍 8 克，当归 12 克，

川芎 8 克，蟅虫 16 克，鬼箭羽 10 克，细辛 3 克，蝉蜕 8 克，石菖蒲 10 克，焦三仙各 15 克，12 剂，水煎服，每日 1 剂，早晚温服。

并嘱患者每日进行肢体康复、吞咽功能等训练，配合中医针刺等特色疗法。

2019 年 10 月 30 日二诊： 患者主症明显好转，可简单说出语句，但有明显卡字现象，家人描述喝水时未见饮水呛咳等症，夜间睡眠好转，晨起无口角流涎症状，但偶有自汗、乏力等症，小便基本正常，但仍排尿无力，大便日渐规律，一日一行。予初诊处方，土茯苓增至 36 克，党参增至 15 克，熟地黄、当归、益智仁均增至 12 克，去升麻、五味子、厚朴，改蟅虫为 12 克，鬼箭羽为 15 克，余药同前，7 剂，水煎服，早晚温服。

2019 年 11 月 10 日三诊： 患者神志清，精神可，可说简单字句，未见卡字不清等症，自诉服药后全身诸症锐减，自汗、乏力及小便排尿无力等症明显改善，但近期大便干结，排便困难，唇舌黯红，舌下络脉迂曲伴瘀丝（＋），苔薄黄，脉沉细数。予首诊处方，生地黄增至 18 克，加玄参 12 克，代赭石（先煎）8 克，12 剂，水煎服，早晚温服。

2020 年 5 月 18 日，随访其病情进展情况，自诉痿证已基本痊愈，神志清楚，精神可，纳食及夜眠可，二便基本正常，嘱其减少肥甘厚味饮食，适当运动，调理情绪，保持充足睡眠。

［张鼎，贾妮，李军．李军应用柴葛二陈桃红四物汤诊治痿证经验 [J]. 吉林中医药，2021，41（8）：1022-1024.］

【评析】 痿证病因复杂多样，《医学衷中参西录》中提出痰瘀致痿的重要病机，认为"痰瘀、血瘀及风寒湿痹，皆能阻塞经络也"。一般认为，痿证病因不外乎外邪、内伤多种因素共同作用导致机体筋脉受损。本例患者已到中年，阳明之气渐减，又因平素喜凉、生食物，内伤脾胃，寒湿之邪从中生，久之气血大伤，周身之气无法收敛固摄机体筋脉，故而遇热自汗加重，周身困倦乏力。又因阳明之气衰减，寒湿之邪萦绕，多生痰瘀之物，痰瘀可堵塞脉管，阻滞气血，发为痿证。因此，疾病治疗须正本清源，《素问·痿论》曰："治痿独取阳明。"但阳明已受痰瘀之邪困阻，病因在于痰、瘀，须外邪与痰瘀同治，治以散邪逐瘀，化痰消滞，补血行气。遂给予柴葛二陈汤合桃红四物汤加减，北柴胡、葛根先除外邪，桃仁、红花、土茯苓、蟅虫、鬼箭羽逐瘀消滞，祛除浊毒，川芎、赤芍、当归、生地黄补血行气，陈皮、姜半夏、茯苓、石菖蒲、焦山楂、焦麦芽、焦神曲健脾消食，利水渗湿，开窍化痰。随证化裁过程中须注意土茯苓的作用，此药在本方中为祛除浊毒之妙药，有渗利皮肉筋骨的妙用，重用可使痰瘀余毒除尽，常用剂量为 30 ~ 40 克。疾病发展至恢复阶段，往往正气暗耗，阴津已伤，三诊时患者大便干结，排便困难，故多给予滋阴之品，滋补津液，再以代赭石性甚平和，降逆不伤正气，通燥结而毫无开破。本病在整个治疗过程中，须以柴胡、葛根作为"先锋药"透外邪，散阳明，用化痰逐瘀消滞之药以疏通机体脉道，再用活血补血行气药"打扫战场"，注意祛邪同时不可伤正，坚持效不更方，则痿证自除。

16. 李济仁　健脾补中，固本培元法治疗运动神经元病医案

许某，男，45 岁。2013 年 11 月 14 日 初诊。

主诉： 进行性四肢乏力 1 年余。患者 1 年前无明显诱因出现右手力量减弱，再延及右下肢、左上肢、左下肢，四肢肌肉出现萎缩，肌力Ⅲ级。2012 年 9 月曾在上海某医院诊断为运动神经元病。刻下症见：四肢乏力，肌肉萎缩，神疲体倦，少气懒言，面色无华，胸闷，心悸，饮水呛咳，语言不清，纳眠尚可。舌淡，苔薄白，脉细弱。西医诊断：运动神经元病。中医诊断：痿证，证属脾胃气虚。治宜健脾补中，舒筋振痿。

处方： 黄芪 50 克，当归 15 克，陈皮 9 克，川芎 12 克，赤芍 15 克，白芍 15 克，穿山龙 15 克，鸡血藤 15 克，大血藤 15 克，全蝎 6 克，狗脊 30 克，伸筋草 10 克，威灵仙 25 克，蜈蚣 1 条，三七 8 克，桂枝 9 克。每日 1 剂，水煎 2 次取汁 300 mL，分早、晚 2 次服，服 14 剂。

2013 年 11 月 28 日复诊，患者诉四肢乏力有所改善。效不更方，继续服 14 剂。患者四肢乏力症状明显改善。后患者在上述方药基础上加减运用，病情在恢复中。

[范为民，胡怡芳，李艳. 李济仁教授"培元"思想临床应用探微 [J]. 河北中医，2016，38（3）：329–331.]

【评析】　运动神经元病为难治性疾病之一，病程呈持续发展，常因呼吸肌麻痹并发呼吸道感染而死亡。本病属中医学痿证范畴。《素问·痿论》中有"治痿独取阳明"的记载。本病病变部位在筋脉肌肉，因脾胃为后天之本，气血生化之源，脾又主肌肉。故脾气虚弱，生化乏源，气血不足，筋脉失养，日久发为痿

证。治疗应补气健脾，舒筋活络。方中重用黄芪大补中气；陈皮、桂枝理气，通络，健脾；当归、白芍益阴养血；川芎、鸡血藤、大血藤、三七、赤芍活血化瘀；狗脊、伸筋草、威灵仙舒筋活络；全蝎、蜈蚣搜风振痿。诸药合用，共奏健脾补中、舒筋振痿之效。

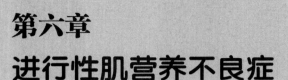

第六章
进行性肌营养不良症

一、现代医学对本病的认识

进行性肌营养不良症是一组原发于肌肉组织的遗传性变性疾病，多发于儿童和青少年，主要见于男性患者。本病起病隐匿，多表现为进行性加重的肌肉萎缩和无力。临床特征是四肢近端肌肉缓慢出现进行性无力和萎缩，多从近端开始，呈对称性。由于萎缩肌肉的特征性分布而表现出肌病面容、翼状肩及鸭步，常与假性肥大并存。常有家族遗传史。

根据临床特征、发病年龄、肌肉萎缩及无力的情况和受累肌肉不同等，大致可将本病分为如下几型。

（一）进行性假肥大性肌营养不良症

属 X- 连锁隐性遗传，是最常见的类型，根据临床表现，又可分为 Duchenne 型和 Becker 型。

（1）Duchenne 型肌营养不良症（DMD）

也称严重性假肥大性营养不良症，基本上见于男性。常起病于 2 ～ 8 岁。初期感走路笨拙，易于跌倒，不能奔跑及登楼，站立时脊髓前凸，腹部挺出，两足撇开。步行缓慢摇摆，呈特殊的"鸭步"步态。当由仰卧走立时非常困难，必先翻身俯卧，再双手攀缘两膝，逐渐向上支撑起立（高尔征）。随后病情发展累及肩胛带及上臂肌群则两臂不能上举，成翼状肩胛，最后肋间肌和面肌亦可无力。某些受累肌肉由于肌纤维被结缔组织和脂肪所替代而变得肥大坚实，此种"假性肥大"80% 见于腓肠肌，也可见于肢近端肌肉、股四头肌及臂肌。腱反射减低或消失，无感觉障碍。后期常由肌萎缩而致肌腱挛缩和关节强硬畸形。不少患儿尚伴有心肌病变，心电图可有 P-R 间期延长、Q 波加深等异常。部分患儿智力低下。血清肌酸激酶 CPK 明显增高，本病预后差，多数在 20 岁之前不能行走而卧床不起，常死于肺炎、心力衰竭或慢性消耗。

（2）Becker 型肌营养不良症（BMD）

也称良性假肥大性肌营养不良症。常在 10 岁以后起病。首发症状为骨盆带及股部肌肉力弱，进展缓慢，病程长，出现症状后 25 年及以上才不能行走，多数在 30～40 岁时仍不发生瘫痪，预后较好。其血清 CPK 升高不如 Duchenne 型显著，肌肉组织化学染色可见 Ⅱ B 纤维，也与 DMD 不同。

（二）面—肩—肱型肌营养不良症

属常染色体显性遗传，男女均有，青年期起病。首先面肌无力，不能露齿、突唇、闭眼及皱眉。口轮匝肌可有假性肥大，以致口唇肥厚而致突唇。有的肩、肱部肌群首先受累，以致两臂不能上举而成垂肩，上臂肌肉萎缩，但前臂及手部肌肉不被侵犯。病变也可累及胫前肌和肌盆带肌群，引起下肢无力、萎缩而致垂足和脊柱前凸。心肌不受影响。血清酶正常或微增。病程进展极慢，常有顿挫或缓解。

（三）肢带型肌营养不良症

属常染色体隐性遗传，偶为显性，常散发，两性均见，起病于儿童或青年。首先影响骨盆带肌群及腰大肌，行走困难，不能登楼，步态摇摆，常跌倒。有的则只累及股四头肌。病程进展极慢。晚期可侵犯肩胛带肌群。

（四）其他类型

股四头肌型、远端型、进行性眼外肌麻痹型、眼肌—咽肌型（垂睑、吞咽困难）等，均极少见。

本病迄今为止西医无特殊治疗，以一般支持疗法为主，必要时可以试用药物治疗。

（1）一般治疗

患者尽可能从事日常活动，但应避免劳累，防止继发感染。适当体育活动、按摩有助于改变肢体功能。卧床不起时应注意预防压疮、肺部感染等并发症。

（2）药物治疗

1）加兰他敏2.5毫克，肌内注射，每日1～2次。若有疗效，常在3～4周出现。1个月为一个疗程，可反复使用。

2）别嘌呤醇50～100毫克，口服，每日3次，3个月为1个疗程。部分患者可改善临床症状。

3）胰岛素葡萄糖治疗。皮下注射正规胰岛素，第1周每日4单位，第2周每日8单位，第3周每日12单位，第4周每日16单位。于每日清晨注射胰岛素后1小时内口服葡萄糖50～100克。有效者可间隔2～3个月后重复治疗1个疗程。

二、中医学对本病的认识

本病属中医"痿证"范畴。中医学认为本病的发生主要是由脾肾亏虚所致。肾为先天之本、藏精、主骨生髓，肾藏元阴、元阳，若先天禀赋不足，肾脏虚亏，精髓不足，骨失所养，则骨枯而髓空，症见足不任身，腰脊不举，发为骨痿；脾胃为后天之本，为气血津液生化之源，主肌肉、四肢。脾胃虚弱，则五脏无所禀，水谷精微无以化生、布达于四肢、肌肉，肢体肌肉失养而成痿。若先天肾脏之元阳不足，命门火衰，不能温煦脾阳，脾胃虚寒，受纳及运化功能失常，气血津液生化之源不足，肌肉得不到温煦，而见四肢肌肉痿软无力。先天不足，后天失养，气血虚亏，导致五脏内伤和脏腑气血功能的失调，使气血更加亏虚，肌肉痿软无力不断进展。总之本病是脾、肾、肝三脏亏虚，肌肉失养所致，其病位在肌肉，其病性以虚为主。

关于痿证的治疗，《素问·痿论》有"治痿独取阳明"之说。所谓独取阳明，指采用补益后天为治疗原则。脾胃功能健旺，饮食得增，气血津精充足，脏腑功能转旺，肌肉筋脉才能得到濡养，则有利于痿证的恢复。故在临床治疗时，一般都重视调理脾胃这一治疗原则。但不能单以独取阳明的法则治疗各种类型的进行性肌营养不良症，临床上仍须辨证施治。又因肾为先天之本，脾为后天之本。故治疗时尚须注重补肾温阳填精，以培补、温煦后天，以利气血之化生，肌肉之得养。而临床辨证论治大致分为以下四个方面。

（1）湿热内侵

主症：肢体乏力，步履困难，甚至肌肉萎缩。伴倦怠乏力，肢体沉重，口干口苦，小便黄少，大便干或溏，舌红，有齿痕，苔黄腻，脉滑数。

治法：健脾运中，清热利湿。

方药：异功散、二妙散等加减。

（2）脾胃亏虚

主症：足软无力，步态不稳，逐渐加重，甚至肌肉萎缩。伴有纳呆便溏，腹胀。面萎黄，形体消瘦，舌质淡或淡红，苔薄白，脉细。

治法：补脾益气，健运升清。

方药：参苓白术散、补中益气汤等加减。

（3）脾肾两虚

主症：肢体痿软，不能抬举，手臂无力，难以握持，甚至肌肉萎缩。伴肢体恶寒喜暖，腰膝酸软，步履乏力，咀嚼无力，口淡流涎，大便溏薄，舌质淡胖，苔少或白滑，脉沉迟。

治法：补肾健脾，温阳壮骨。

方药：右归丸合四君子汤、阳和汤等加减。

（4）肝肾亏虚

主症：先天禀赋不足，较晚学会走路。行走缓慢，鸭行步态，易于跌绊。肌肉萎缩无力。伴有头晕耳鸣，腰膝酸软，少言寡语，可有慢性病容，舌淡或红瘦，苔白或少津，脉沉细。

治法：补益肝肾。

方药：虎潜丸、地黄饮子、地黄丸等加减。

另外，本病的中医辨证治疗要重视以下三个方面：一要注意本病的不同类型具有不同致病特点。如进行性假肥大性肌营养不良症临床多兼痰湿，治宜燥湿化痰通络，晚期患者多脾肾阳虚，治宜温补脾肾；其他类型病人多为气血亏虚，晚期多为肝肾阴亏，治当补益气血，滋补肝肾。二要注意活血化瘀药物的应用，活血药能促进肌肉的血液循环，改善肌肉营养，但宜以养血活血为法，不宜破血逐血。三是补益勿忘祛风，祛风药物如僵蚕、地龙能调节自主神经，马钱子则可兴奋肌肉神经，增加骨骼肌的紧张度。

本病的中医治疗，在辨证论治的基础上，要结合现代科学理论和药理学研究用药，在传统补脾益气、温肾填精、养血平肝、强筋壮骨的基础上，要考虑到重用具有细胞膜稳定性和改善细胞免疫功能的药物，如五味子、黄芪、灵芝、红景天、紫河车、鹿茸等；仙茅、淫羊藿、鹿茸、鹿角胶等有类激素样作用的药物，也可用于本病的治疗。

三、医案

1. 尚尔寿 健脾化痰，搜风通络法治疗进行性肌营养不良症医案

韩某，女，6 岁半。1985 年 8 月 20 日初诊。

病史：患儿于 1982 年 9 月始出现下肢无力，行走时易跌倒及爬起困难，直至翻身困难等症。遂往河北某医院诊治，做肌电图无阳性发现。1985 年 7 月来北京某医院就诊，肌电图示：右股内侧肌、右岗上肌轻度神经元损害。8 月初去北京某医院就诊，确诊为进行性肌营养不良症。体检：一般情况可，步态不稳，呈明显鸭步状，下蹲后起立及卧位时翻身均困难，可见明显腓肠肌假性肥大，未见明显翼状肩及四肢、躯干、盆带肌萎缩。目前自觉双下肢无力，上楼爬坡困难，纳差神疲，脉弦细。舌淡苔薄白。诊断：进行性肌假肥大性营养不良症。中医病名：留瘦。辨证：脾虚不运，痰浊阻络，肝风内动。治法：健脾化痰，搜风通络，以复肌宁粉减味及复肌汤方并用。

处方：①天麻 30 克，全蝎 30 克，蜈蚣（去头足）10 条，共研末，每服 2.5 克，每日 2 次，温开水送下。②菖蒲 10 克，胆南星 10 克，麦冬 15 克，伸筋草 15 克，牡蛎（先煎）20 克，赤芍 10 克，珍珠母（先煎）20 克，夏枯草 15 克，牡丹皮 10 克，僵蚕 10 克，牛膝 15 克，龙齿（先煎）15 克，云苓 20 克，甘草 10 克，佛手 10 克，黄芪 10 克，党参 10 克。水煎服。

二诊：服药两个月后，精神增进，纳食增加，双下肢较前有力，可坚持体育锻炼每天半小时，能跑步 300 米以上，不跌跤，双脚跳可达 10 厘米，单脚亦可离地，并可单独上楼。舌淡红，苔薄白，脉弦细。嘱坚持锻炼，配合针灸按摩，注意营养，停取复肌汤，仅用复肌宁粉剂，本方服至 1987 年 2 月，据信访得知患儿症状消失，下蹲起立及翻身轻松自如，下肢乏力感消失，经河北省某医院 1987 年 2 月 20 日病理复查报告：少数横纹肌变性。属临床基本治愈。

【按】 《素问·通评虚实论》有："不从内外中风之病，故瘦留著也。"及"留瘦不移，节而刺之"（《素问·三部九候论》）之说，本案诊为病程长，风痰邪毒滞留于体内而致肌肉瘦削为主要症候的"留瘦"较为妥当。此多因禀受父母之精气不足，导致小儿肝肾亏损，脾气虚弱，久则痰瘀互结，留着肌肉，形

成本虚标实之证。"清阳实四肢""脾主四肢",脾虚不运,故可见双下肢无力;脾土虚弱,肝木乘脾土,故可见走路摇摆呈鸭步状。所谓"诸风掉眩,皆属于肝"。故治以健脾,平肝,化痰,搜风通络。方选杜仲、牛膝以补肝肾、强筋骨、活血化瘀;黄芪大补脾气,以资生化之源;天麻为肝经气分药,息风化痰;更兼全蝎、蜈蚣、地龙三味虫药祛风化痰逐瘀,标本兼顾,而效果明显。

[闫洪琪,马立森.当代名医尚尔寿疑难病临证精华 [M].北京:新世界出版社,1991.]

【评析】 编者认为此案以肢体无力为主要表现,也应属"痿证"范畴。故仍列于本书中,以开拓读者临床思路。

2. 尚尔寿 补肝肾,益脾气,息肝风,化痰瘀法治疗进行性肌营养不良症医案二则

病案 1

茂某,女,7 岁。1989 年 11 月 1 日初诊。

主诉:双下肢行走无力,易摔倒一年。病史:患儿足月顺产第一胎,13 个月会走路。但跑步较正常儿慢。一年前发现患儿走路无力,经常平地走路摔倒,且走路左右摇摆,呈鸭步态。腰膝酸软,上楼爬坡困难,蹲站费力,须用手扶踝扶膝才能站起。经当地医院检查诊断为 DMD,随后来北京某医院检查肌电图提示为肌源性损害,未做其他治疗。饮食正常,二便调,时有汗出,舌质淡红,苔薄白,脉弦细无力。家族史:家族史无同样病史患者。查体:体温 36.8℃,呼吸 24 次 / 分,脉搏 86 次 / 分,体重 16 kg,形体消瘦,面色萎黄。心肺检查未见异常,肝脾未触及。肌肉神经系统检查:全身肌肉萎缩,上肢带、下肢带、腰部、肩胛带明显萎缩,肌容积变小,双侧下肢腓肠肌假性肥大。翼状肩,肌力明显下降,上肢约Ⅳ级,下肢Ⅲ ~ Ⅳ级。高尔征(+)。膝腱反射减弱,病理反射未引出。理化检查:HBsAg(-),CPK 3730 IU/L,LDH 1350 IU/L,GPT 115.9 IU/L,GOT 79.5 IU/L。积分值为 52 分。中医诊断:痿证。西医诊断:进行性肌营养不良症(Duchenne 型)。中医辨证:肝肾两亏,脾气虚弱,肝风内动,痰瘀阻络。治法:补肝肾,益脾气,息肝风,化痰瘀。

处方:复肌宁胶囊,每次 3 粒,每日 3 次口服。

1989 年 12 月 5 日二诊:患儿摔倒减少,走路较前有力,仍有汗出,饮食

正常，大便稀溏，舌质红，苔薄，脉弦细无力。查 LDH 463 IU/L，GPT 149 IU/L，GOT 11.5 IU/L。

1990 年 3 月 14 日三诊：走路有力，很少摔倒，蹲站上楼较自如。舌质淡红，苔薄白，脉沉细。查 CPK 812.6 IU/L，LDH 353.9 IU/L，GPT 53.5 IU/L，GOT 52.8 IU/L。

患儿服药 4 个半月，症状体征明显好转，走路自如，很少摔倒，鸭步减轻，走路明显增加，上下楼梯不用扶手，蹲站不用手扶膝，能连续做 10 次。治疗前积分值为 52 分，治疗后为 38 分，共下降 14 分。血清酶检在 CPK 值由 3739 IU/L 下降为 812.6 IU/L，LDH 由 1350 IU/L 下降至 353.9 IU/L，GPT 由 115.9 IU/L 下降至 53.5 IU/L，GOT 由 79.5 IU/L 下降由 52.8 IU/L。临床治疗效果明显，继服复肌宁巩固治疗。

[闫洪琪，马立森 . 当代名医尚尔寿疑难病临证精华 [M]. 北京：新世界出版社，1991.]

病案 2

赵某，男，6 岁，1992 年 3 月 12 日初诊。

病史：以双下肢无力 3 年，加重半年而入院。患儿为足月顺产第 1 胎，1 岁半会走路，3 岁左右家长发现患儿行走无力、易跌倒、走路摇摆。近半年来病情进行性加重，逐渐出现上坡和蹲立困难。患儿家族中无类似发病。诊查：舌质淡红，苔薄白，脉滑数。肩胛带、盆带肌及下肢近端肌肉轻度萎缩，双下肢腓肠肌假性肥大、质硬，走路摇摆呈鸭步，略能慢跑，蹲立困难，须手扶膝盖，上下楼梯须扶膝单级行走。肌电图示肌源性损害。实验室检查：肌酸激酶 1318.7 IU/L，乳酸脱氢酶 526.9 IU/L，谷丙转氨酶 210.3 IU/L，谷草转氨酶 99.2 IU/L。诊断：中医：痿证（肝肾不足，脾虚，风痰阻络）。西医：进行性假肥大性肌营养不良症。治法：补益肝肾，健脾，祛风通络。

处方：①复肌宁胶囊每次 3 粒，每日 3 次。②复肌汤：杜仲炭 10 克，牛膝 8 克，党参 10 克，生黄芪 10 克，珍珠母（先煎）12 克，牡蛎（先煎）12 克，钩藤（后下）10 克，僵蚕 6 克，胆南星 4 克，菖蒲 10 克，伸筋草 10 克，麦冬 10 克，佛手 8 克，清半夏 8 克，云苓 10 克，焦三仙各 6 克。

患儿治疗 1 个月后，肢体活动较前有力，跌跤明显减少。肌酸激酶降至

69.8 IU/L，其余 3 项无明显改善。出院后继续服用复肌宁胶囊，停服汤药。4 个月后患儿症状、体征明显好转，走路步态基本正常，能如正常儿童一样快跑，蹲立自如、无须扶膝，唯上坡稍感费力，双下肢腓肠肌明显缩小、变软。临床效果明显，继续服复肌宁胶囊 3 个月，以巩固疗效。

[于振宣，黄坤强，季晓莉. 尚尔寿治疗痿证经验 [J]. 中医杂志，1995，36（9）：522-524.]

【评析】 尚尔寿临床多年，对痿证的治疗独树一帜。尚尔寿根据张景岳"酌寒热之浅深，审虚实之缓急"之说，认为先天禀赋不足为痿证发生的主要内因，六淫之邪作祟为其外在诱因；虚则为肝脾肾虚，实则为痰浊、湿热、血瘀、风邪等。临床常为虚实错杂之证。在五脏中，尚尔寿尤为重视肝。尚尔寿针对本病的病机特点，以平肝息风、补益肝肾、健脾益气、祛痰通络为治疗总则，制订了复肌宁胶囊 I 号、II 号、复肌汤等系列方药。

而进行性肌营养不良症的临床特点为：多有家族遗传史；病程长，进展缓慢；肌肉萎缩起始于腰部，早期步行障碍；多有假性肥大。故属中医痿证范畴。本病以先天禀赋不足，肾虚为根本；兼有痰浊血瘀互结，留着肌肉则出现假性肥大。

复肌宁 I 号胶囊（全蝎、蜈蚣、地龙、天麻、杜仲、牛膝、黄芪等）以平肝息风为主，补益肝肾、健脾益气为辅。经临床观察，患者服后多反应有肌力增强的感觉。现代药理学研究表明蝎毒有增强骨骼肌收缩的作用。配天麻息风平肝；配牛膝、杜仲补肝肾、强筋骨。《本草纲目》载："杜仲古方只知滋肾，唯王好古言是肝经气分药，润肝燥，补肝虚。"黄芪益气健脾，扶正以祛邪。全方共奏平肝息风、滋养肝肾、健脾益气之功。本方旨在祛风通络，是通补兼顾之方，通用于痿证的各个发展阶段。

复肌宁 II 号胶囊（人参或党参、羊肉、山药等，经特殊加工配制而成）功效在于健脾益气。李东垣谓："补，可以去弱，人参、羊肉之属是也。夫人参甘温，能补气之虚，羊肉之甘温，能补血之虚，羊肉有形之物也，能补有形肌肉之气，凡气味与人参、羊肉同者，皆可以补之。人参补气，羊肉补形。"故选用补气力专之人参及"血肉有情之品"之羊肉为主药，以补人体形气之不足。本方适用于痿证中以肌肉萎缩为主症者。

复肌汤（药物组成：珍珠母、牡蛎、僵蚕、钩藤、枸杞、杜仲、党参、黄芪、佛手、茯苓、姜半夏、胆南星、菖蒲、伸筋草、焦三仙、麦冬）具有祛风通络，补益肝肾，健脾化痰的作用。方中用珍珠母、牡蛎平肝潜阳，僵蚕祛风化痰，钩藤息风，共助胶囊中全蝎、蜈蚣等药平肝息风。枸杞子、杜仲补益肝肾，党参、黄芪益气健中，胶囊中虽原有杜仲、黄芪等补益之药，但对虚损程度较重的患者，就嫌病重药轻，故加重其用量。佛手、茯苓、姜半夏取二陈汤化痰之意，加胆南星、菖蒲意在祛风痰，伸筋草通络，焦三仙健胃化食，佐以麦冬滋养胃阴以防祛风化痰药燥伤阴。诸药共奏祛风通络、健脾化痰、补益肝肾之功。临证时还可视具体辨证随症加减。

以上 3 方为尚尔寿治疗痿证的基本方，胶囊剂主要针对本病病机要点和本病的共性，汤剂则是针对不同发展阶段的病机特点及患者个体的差异性，两者相辅相成。

3. 谷铭三　益气养血，健脾补肾法治疗进行性肌营养不良症医案

刘某，男，15 岁。1985 年 5 月 15 日初诊。

主诉：四肢肌肉萎缩行走困难 5 年多。患者自幼 18 个月开始走路，以后良好。10 岁时因发热，随后发现四肢肌肉逐渐变细萎缩，行走困难。近年加剧，每易摔倒，倒后不能仰起，必须俯卧位用手支撑而立。1982 年 12 月 15 日至上海某医院，诊为进行性肌营养不良症，因无良策转回，其间曾服中药数十剂未见明显疗效。经介绍请谷铭三治疗。既往无家族史可寻。来诊时，患者面色萎黄不华，形体消瘦，上臂、肩背、大腿肌肉明显萎缩，唯膝下肌肉粗壮，然膝软无力，呈鸭步态，摇摆不稳。频易摔倒，起立艰难，步履困难，纳谷欠佳，头晕怕冷，二便调。查体：体温 36.5 ℃，脉搏 74 次 / 分，血压 14.6/10.6 kPa，四肢近端双肩胛肌明显萎缩呈翼状肩，两小腿肚有假性肥大，无感觉障碍。脑神经检查（－），肌电图提示肌源性受损。脉弦细，舌淡苔白润，舌体小。诊断：进行性假肥大性肌营养不良症。辨证：先天不足，后天失养，气血生化之源不充，肌肉筋脉失养所致。治法：益气养血，健脾补肾。

处方：十全大补汤加味。白参 75 克，云苓 10 克，当归 10 克，熟地黄 10 克，川芎 5 克，白芍 7.5 克，苍术 5 克，黄芪 30 克，桂枝 5 克，淫羊藿 15 克，五加皮 10 克，牛膝 10 克，炙甘草 5 克。水煎早晚分服，每日 1 剂。

6 月 13 日初诊：服药 28 剂，自觉体力增加，行动力增，近来摔倒次数明显减少，饮食转佳。二便自调。肌萎缩未明显见好，小腿肥大不用，系湿热下注之

故，方加黄柏 10 克，以助苍术之力，再增龟甲（先煎）10 克，以强益肾壮骨之功。

7 月 24 日复诊： 连进 32 剂。诸症显著好转，行走不再摔。步履较前有力，鸭行步态亦趋稳健，唯感上楼费力，此乃痼疾，肌肉之恢复，尚须后天充养，故从缓从长计议，配丸剂服用。处方：黄芪 100 克，白参 40 克，龟甲（先煎）60 克，熟地黄 60 克，肉苁蓉 40 克，牛膝 50 克，当归 80 克，白芍 50 克，淫羊藿 80 克，制何首乌 60 克，天冬 60 克，补骨脂 60 克，鹿茸 20 克，菟丝子 100 克，肉桂（后下）20 克，南五加皮 60 克。共为细末，炼蜜为丸，每丸 10 克，早晚各服 1 丸。

1986 年 9 月 20 日复诊： 坚持服丸剂 1 年多，病情稳定，步态基本正常，行走 1 ~ 1.5 千米路不成问题，登高仍觉费力，双小腿腿围缩小 3 厘米，萎缩肌肉已见增粗。尤以上臂三角肌明显，脉弦细，继用丸剂，从缓图治，上方加陈皮 20 克，红花 20 克，肉桂减半。守服 2 年，病情稳定，基本治愈。

［谷言芳，张天文 . 谷铭三治疗疑难病验案集 [M]. 大连：大连理工大学出版社，1992.］

【评析】 进行性肌营养不良症，是一组原发于肌肉的遗传性变性疾病。主要临床特征为受累骨骼肌的进行性萎缩、无力，故相当于中医之痿证。痿之为病，大抵与肺肝肾胃关系最密，故邹滋九讲："痿证之旨，不外肝肾肺胃之病，盖肝主筋，肝伤则四肢不为人用而筋骨拘挛。肾藏精，精血相生，精伤不能灌四末，血虚不能营养筋骨。肺主气，为高清之脏，肺虚高源化绝，化绝则水涸，水涸则不能濡润筋骨。阳明为宗筋之长，阳明虚则宗筋纵，宗筋纵则不能束骨以流利机关，此不能步履痿弱筋缩之证作矣。"据此分析，谷铭三认为本案乃先天不足，肾精亏损在前，故有自幼迟行之虞，继则后天失养，化源不充，外感发热后，肺热叶焦，高源化绝，四脏所合之筋、脉、骨、肉枯萎，从而加速了痿证的显著进展。由于后天失养，不但化源难充，而且湿热下注，致使小腿假性肥大而不用。故方选十全大补合保元，补肝肾，益脾胃，充化源，强筋骨。白术易苍术佐加三妙祛湿热。先期投汤剂，当病势得以控制后，改作丸剂，从缓图治。因本案之基因乃先天不足，现后天脾胃功能业已恢复，则根据《黄帝内经》"形不足者温之以气，精不足者补之以味"的原则，将重心移向益肾填精，温补气血上。着重增加了鹿茸、龟甲等血肉有情之品，后天之养则靠饮食提供，经 3 年多之调治，终告稳定，基本治愈。

4. 叶心清 固气养血，清利湿热，通经活络法治疗进行性肌营养不良症医案

李某，男，3岁，于1959年11月来我院治疗。

主诉：全身无力，活动、行走困难7个月。自1959年5月发现患儿不能独立上台阶，以后逐渐加重。站立时不能蹲下，蹲下后不能站起。行走不能持久。且经常跌倒，翻身亦感困难，只能由仰卧转为侧卧，不能由俯卧转为侧卧或仰卧。曾按小儿麻痹症用针灸及各种物理疗法治疗5个月，均不见效。后在北京某医院及某儿童医院系统检查，并经专家会诊，确诊为进行性肌营养不良症。近1个月来症情逐渐加重，周身无力，活动更感困难。患儿为首胎，足月顺产，牛乳哺养，10个月能站立，1周岁可以行走。家族中无患同样疾病者。检查：发育、营养中等，神清合作。面色潮红，皮肤干燥，肢体动作不灵活，不能上下台阶，虽可在平地行走，但摇摆不稳，且不能持久，不能自主站起或蹲下。由蹲位站立时，须两手扶于膝上，非常费力。肩部肌肉萎缩，举臂时肩胛骨内缘稍离胸壁，呈轻度鸟翼状。上臂较前臂为细，臀部肌肉呈假性肥大。肝在肋缘下1指，无压痛，心肺未见异常，左侧膝腱反射略可引出，右侧膝腱反射消失，皮肤感觉尚正常。脉细而稍数，舌苔白腻有剥脱。尿液检查：肌酸110 mg/24 h（正常0～60 mg/24 h），肌酐0.1936 g/24 h（正常0.7～1.5 g/24 h）。辨证：先天禀赋不足，气血两虚，湿热浸淫。治法：固气养血，清利湿热，通经活络。

处方：生黄芪15克，当归9克，怀牛膝6克，干地龙3克，茯苓12克，独活3克，桑枝12克，陈皮3克，秦艽3克，黄柏4.5克，苍术6克，泽泻4.5克，甘草1.2克。上方2日1剂。配合针刺肩髃、曲池、曲泉、外关、足三里、大椎。平补平泻，每周1次。

服上方10剂及针治3次后，患儿活动较前灵活。自12月14日起，每日吞服三七粉0.6克，口服蜂王浆100毫克。1个月后病情逐渐好转。1960年1月，已能自行翻身，扶持下可上台阶，右侧膝腱反射可引出，但较弱。1960年2月，按初诊处方10倍量熬膏，一日2次，每次白开水兑服半汤匙。2月中旬可以较灵活地蹲下及站起，扶持下可以上楼。

至8月初服完3料药膏，针治每周1次或半个月1次，活动增加，动作也较灵活，可以随意蹲下或站起，能和小朋友一起做各种游戏，但膝腱反射仍弱，肩部肌肉

仍有萎缩。又以原方加杜仲、熟地黄、桑寄生、山药、蛇床子、薏苡仁、蒲公英熬膏。继服 2 料药膏后，1961 年 2 月，患儿活动大有进步，能自如地在平地上走动、跑步，自行上 2～3 楼亦无困难。为巩固疗效，嘱再服药膏 1 料，并每晚服云南白药 0.6 克。共治疗 1 年又 5 个月。

1962 年 6 月 5 日复查： 患儿入托儿所已 1 年，体力充沛，活泼好动，跑跳自如，上下楼毫无困难，与同年的健康儿童无任何差异。肩部肌肉无萎缩，翼状肩及臀肌假性肥大完全消失。

1965 年 2 月 22 日复查： 生长发育及体检均正常，尿肌酐 1.03 g/24 h，肌酸 62.5 mg/24 h。

［徐长秋．叶心清医案选 [M]．北京：人民军医出版社，1991．］

【评析】 进行性肌营养不良症为一原因不明，并有家族遗传倾向的肌肉变性疾病，主要表现为进行性加重的肌肉萎缩和无力。目前现代医学对本病尚无满意的治疗方法。

据其临床症状本病属于中医"痿躄"范畴。《素问·痿论》提出"治痿独取阳明"之说，认为阳明为五脏六腑之海，主润宗筋，宗筋主束骨而利关节。若阳明虚不能布化水谷之气，使五脏无所禀，宗筋无所养，则痿躄作矣。本例痿躄迁延，证属虚候，且伴有面色潮红，苔白腻，脉细数等虚中夹杂湿热之象。方用黄芪为主，以其温分肉、实腠理、补中气、健脾胃；当归、熟地黄补血养肝以柔筋；杜仲、桑寄生、牛膝、蛇床子补肝肾、强筋骨；陈皮、山药、甘草行气健脾和中；地龙、桑枝、秦艽、独活疏风通络；黄柏、苍术、薏苡仁、茯苓、泽泻、蒲公英清热利湿；三七生血养血，强健体质；云南白药通气活血。

脊骨、手足痿躄为督脉及宗筋病，治痿须理督脉兼养宗筋，针取大椎、足三里、外关、肩髃、曲地、曲泉等穴。肩髃、曲池、足三里为手足阳明经穴；中脘为足阳明胃经之募穴；曲泉为足厥阴肝经之合穴；大椎为督脉手足三阳之会。在治疗中有调气活血、通经络、养宗筋的作用。针药并用使气血健旺，筋脉充实，经络通达，正复邪祛，而痿躄自愈矣。

5. 刘德芳　补气养血，祛风除湿，通络活血法治疗进行性肌营养不良症医案

彭某，男，14 岁。1971 年 5 月 20 日初诊。

病史：患儿体倦乏力，易跌仆年余。近半年病情加重，脊背四肢强硬、酸沉，下肢时痛，肌软无力，不能翻身。肌肉丰满，皮下肿结隐现，上肢较少，下肢较多，大如核桃，小如弹丸，触之则痛。先后经省医院及北京某医院诊为进行性假肥大性肌营养不良症。屡治无效，延余诊治。查舌质淡红，苔薄白稍腻，脉细弱。综观诸症，乃属气血双虚，寒湿留滞经络肌肉之间，气血运行不畅，肌肉筋脉关节失养而致该疾。治宜补气养血，祛风除湿，通络活血。

处方：鸡血藤 30 克，青风藤 12 克，牛膝 15 克，木瓜 15 克，桂枝 9 克，白术 10 克，当归 12 克，赤芍 15 克，红花 9 克，秦艽 10 克，炒没药 9 克，独活 9 克，威灵仙 10 克，黄芪 30 克，丝瓜络 30 克，陈皮 10 克。

服上药 6 剂疼痛消失，颈项柔软，肢体强硬减轻，已能翻转。上药有效，续服十五剂，脊背四肢强硬及皮下硬块消失，但仍活动不利，困乏软弱无力。舌质淡，苔薄白，脉沉细无力。此属邪祛正虚。故上方去威灵仙、独活、秦艽、桂枝、红花、白术、没药、陈皮，加熟地黄 20 克，山茱萸 10 克，山药 15 克，菟丝子 20 克，桑寄生 15 克，杜仲炭 15 克，川续断 12 克，紫河车粉 1 克。以汤药冲服。连服 20 剂。病告痊愈。

［河南省卫生厅 . 河南名老中医经验集锦 [M]. 郑州：河南科学技术出版社，1983.］

【评析】 本案痿证，盖因气血不足，肌肉、筋骨未充，风寒湿邪侵袭，留恋于经脉肌肉之间，致气血痹阻，正邪搏结。发为本病。方用桂枝温经；秦艽、独活、威灵仙、木瓜等，祛风除湿；当归、赤芍、川牛膝、红花、没药、鸡血藤等，养血行瘀活血通经；黄芪、白术，健脾益气以培后天。服数剂风寒湿邪祛，气血调畅，结节消散，唯肢体痿软无力不减。乃正气未复，筋脉肌肉先养所致。故二诊后加熟地黄、山药、川续断、桑寄生、杜仲、紫河车等，补气血壮筋骨。终获邪祛正复，其病告愈。

6. 赵清理　补肾温中，健脾止泻法治疗进行性肌营养不良症医案

谢某，男，8 岁。

病史：患儿素体虚弱，先天禀赋不足，腰膝软弱，行走迟缓。近半年来患慢性腹泻，时发时止，迄未痊愈。西医曾诊为营养不良性肌萎缩症，经治疗效果不著，故求余诊治。刻下症见：患儿肌肉瘦削，骨瘦如柴，毛发憔悴，面色萎黄，

食少腹胀。舌淡，苔白。此系先天不充，土失火煦所致之痿证。病在脾、肾二脏。法取补肾温中，健脾止泻。

处方： 党参6克，白术6克，山药9克，白扁豆6克，莲子12克，云苓9克，薏苡仁9克，砂仁（后下）3克，陈皮3克，附子6克，龟甲（先煎）9克，黄芪9克，杜仲9克。3剂，水煎服。另用牛骨烧灰存性，鸡内金焙黄，共为细末，每次1克，每日2次。

二诊： 服上药后，每日腹泻2次，质稍稠，饮食有增。药证相符，初见成效，守上方略有出入，先后用药两月余，行走有力，病告痊愈。

［赵清理．临证心得选[M].郑州：河南科技出版社，1984.］

【评析】 本例患儿腹泻日久，脾虚不能化生气血，加之先天禀赋不足，脾肾两亏，故发痿证。《素问·痿论》说："治痿者，独取阳明何也？曰：阳明者，五脏六腑之海，主润宗筋，宗筋主束骨而利机关者也。"本案即从培补后天化源，兼补肾气，使肾强而骨坚，脾旺而肉充，骨实肉腴，痿自可向愈也。

7. 李济仁　补肾益肝，舒筋活络法治疗进行性肌营养不良症医案三则

病案1

王某，男，15岁。

病史： 患者10岁时感觉步态欠稳，不时跌跤，经长期服用激素、维生素等西药和苦寒滋阴等中药无效。13～14岁病情逐渐加重，举步困难，至上海某医院进行多方面检查，确诊为进行性肌营养不良症，但未予治疗。患者从《中医杂志》看到本人治愈本病的验案报道，不远千里，来我处就诊。患者形瘦神疲，步履艰辛，呈鸭行步态，翼状肩，胸骨微突，两大腿和两臂肌肉萎缩，小腿腓肠肌反而肥大，蹲卧难起，手足痿废不用，舌苔白腻，脉来微弦，左弱右强，此属痿证无疑矣！左手脉弱，心肝肾精血亏虚之阴证，治当补肾益肝，舒筋活络，并嘱其尽量多活动肢体，以便气血流行，促使病愈。

处方： 熟地黄20克，枸杞子15克，炒杜仲15克，制黄精20克，肉苁蓉15克，锁阳12克，淫羊藿20克，仙茅9克，鸡血藤15克，大血藤15克，宣木瓜12克，五加皮15克，威灵仙12克。

上方连续服用20剂。二次来诊，自述四肢较前有力，平路行走鸭步不显。仍综上方加金毛狗脊15克，以增温肾之力。又服20剂，患者神振形丰，两手运

动自如；两大腿肌肉已显丰满，小腿腓肠肌由硬粗变软细，翼状肩、鸭态步大有好转，药既对证，效不更方，原方再进20剂。同时加服桂附地黄丸。

患者来信说：由于按时服药，坚持锻炼，病情大有好转，臂力增，腿力强，将近如常人。拟上方去锁阳、威灵仙，加巴戟天15克，补骨脂15克，仍取20剂，以资巩固。另晨起服芡实、薏苡仁、胡桃仁，以使木火相生，脾健肉丰，肾坚骨强，肝健筋舒，早日恢复健康。

［董建华．中医疑难病例分析 [M]．太原：山西科学教育出版社，1987．]

【评析】 痿证首见载于《黄帝内经》。《素问·痿论》曰："五脏因肺热叶焦，发为痿躄。"《素问·生气通天论》亦曰："湿热不攘，大筋软短，小筋弛长，软短为拘，弛长为痿。"《素问·脏气法时论》又曰："脾病者，身重善肌肉痿，足不收行。"认为痿证主要是由肺热、湿热、脾虚所致，而在治疗上仅提出"独取阳明"。后世医家在此基础上，不断有所发展。李中梓把痿分为：湿热痿，湿痰痿，气虚痿，血虚痿，阴虚痿，血瘀痿，食积痿等型。在治疗上专重于肝肾，因肾主骨而藏精，肝主筋而藏血，故肝肾虚则精血竭，则内火消灼筋骨为痿，治当补养肝肾，张景岳也说："元气败伤，则精虚不能灌溉，血虚不能营养。"朱丹溪指出："痿之不足，阴血也。"清代林佩琴"参而酌之"将痿证之因概括为：湿热壅阻、阳明脉虚、肝胃阴虚、肝肾阴虚、肾督阳虚、瘀血留着等六类，以证各立治法方药，甚为全面。

本病诊断要点是手足痿软无力，精神疲乏，肌肉瘦削，鸭步形态，甚则肢体痿废以致瘫痪。症状典型者，诊断并不困难。其中虽有湿热为患者，但至痿弱症状出现时，则外邪多已不显，主要矛盾当是精血不足，筋脉失濡，脾虚不主四肢肌肉所致。所以治疗当以大剂填补肝肾精血为要，兼顾健脾利湿，活血舒筋。

本案为15岁男孩。《黄帝内经》曰："二八而肾气盛。"少年之际，生机旺盛，须有充足精血以供骨脉筋肉生长的需要。今病者步履艰辛，乃骨软筋弱之象。故首选熟地黄、枸杞子、制黄精填精补血。然"善补阴者，必求之于阳"。且肾之阳气能促进阴精的化生。补阴而不温阳，则独阴不生，是以投炒杜仲、肉苁蓉、淫羊藿、仙茅、锁阳等温补肾阳之品，此诸味虽温肾而不刚燥，是无劫阴之弊，且有强筋骨利机关之功。"足受血而能步，手受血而能握"，手足不用，血不濡也。所以不但要补益肝肾之精血，还应活血通络以舒筋。鸡血藤活血且养血，乃为理想药物，用量宜大。加宣木瓜、五加皮、威灵仙，以增强舒筋活络之功，更可防湿邪阻滞经络。综全方之义，重在补运二字。虽以补益肝肾为主，也不忽略活血舒筋的辅佐。20 剂后，竟初见成效，故当守方继进。复诊时曾先后加用狗脊、巴戟天、补骨脂，增服桂附地黄丸，均为加强肾气所施。治疗后期，考虑经过补益，肝肾精血渐生，臂腿力增，而萎缩的肌肉恢复较慢，即嘱服芡实、薏苡仁、胡桃仁等健脾益气养阴的平和之味，意在缓收全功，如此沉疴，短期得痊，实可喜矣！

🍅 病案 2

患儿，男，7 岁，2010 年 4 月 7 日初诊。

病史：家长于 2 月发现患儿上下楼梯困难，双侧小腿肌肉发硬。在当地儿童医院就诊，给予维生素、激素等治疗，效果不佳。实验室检查：谷丙转氨酶（ALT）364 U/L，谷草转氨酶（AST）164 U/L，肌酸激酶（CPK）5898 U/L，肌酸激酶同工酶（CK-MB）203 U/L，乳酸脱氢酶（LDH）1045 U/L，α-羟丁酸脱氢酶（HBDH）826 U/L。3 月到北京某医院就诊，左肱二头肌肌肉病理示：肌营养不良，假肥大性肌营养不良症；*DMD* 基因分析示：外周 *DMD* 基因 1-9 外显子缺失突变；EMG 示：肌源性受损改变，确诊为进行性肌营养不良症。住院治疗无好转，辗转至李教授处。刻下症见：患儿神疲乏力，上下楼梯困难，下蹲后不易起立，双侧小腿腓肠肌假性肥大，手足心发热，盗汗明显，纳可，二便调，夜寐安，舌红、苔黄，脉细数。诊为痿证，证属肝肾阴虚型。治当滋补肝肾，舒筋活络。

处方：生地黄、牡丹皮、虎杖、垂盆草、五味子、生薏苡仁、炒薏苡仁各 15 克，千年健 12 克，狗脊、五爪金龙、穿山龙、巴戟天、肉苁蓉、苍术、白术各 10 克，炮穿山甲 8 克，全蝎 4 克。30 剂，每天 1 剂，水煎服。

5 月 4 日二诊：服上药后乏力感、手足心发热较前好转，仍有盗汗，纳可，夜寐安，二便调，舌红、苔白，脉细数。原方去生薏苡仁、炒薏苡仁，加地骨皮 15 克，秦艽、知母各 10 克，以滋阴养血，养阴与透邪并进。每天 1 剂，水煎服。

6 月 25 日三诊：双侧小腿肌肉发硬较前好转，乏力、盗汗也明显好转。6 月 22 日复查：AST111 U/L，CPK 4553 U/L，CK-MB 158 U/L，LDH 647 U/L，HBDH 515 U/L。原方生地黄加至 20 克，千年健加至 15 克。如法继服，并嘱患儿常食核桃仁。

之后以上方为基础加减治疗，至今仍坚持服药。家长诉患儿今年 9 月已开始上小学，并坚持做日常功能锻炼，正在逐渐康复中。

［李振怡，舒春，李艳．国医大师李济仁治疗进行性肌营养不良验案举隅 [J]．中医药临床杂志，2012，24（5）：385-387.］

【评析】 中医药治疗疾病，辨证非常重要。患儿上下楼梯困难，双侧小腿腓肠肌发硬，盗汗，手足心热，舌红、苔偏黄，脉细数，为典型的儿童虚痿证。本病常见病因为先天禀赋不足和后天调养不当。小儿为蓬勃向上之躯，若喂养不当则易造成小儿营养失衡或匮乏，后天之精不足，则脏腑阴阳气血津液皆易损亏，而不能以奉生身，渐则肢体不能正常运动遂成痿疾。又因肝主筋脉，肾主骨生髓，为作强之官，肝肾阴精亏损则筋脉失养，骨软髓枯，作强不能，故见双下肢痿软无力。治须滋补肝肾以养先天，理气健脾以强后天，舒筋活络以通痿弱之筋。

方中生地黄专补肾水之真阴，李教授常言："患者虚而有热者，最宜用其养阴生津，且其善填骨髓，长肌肉。"巴戟天善强筋骨，安五脏；肉苁蓉滋腻柔润，且补而不峻，善养命门，滋肾气，既补肾阳，又益精血。两药合用，使脾、肾二经得所养，而诸虚自愈，筋壮骨健。千年健虽补肾益精作用不强，但配伍以上诸药应用，可加强其生精益髓之功，同时可促进渐充之肾精向患肢血脉的运行，从而加速痿弱肢体肌力的恢复。再取怀牛膝无微不至之功，引药直达病所。痿证患者转氨酶、肌酸激酶等增高，李教授喜用降酶功效显著之垂盆草、五味子。双侧小腿腓肠肌发硬，予五爪金龙、穿山龙改善其代偿期的假性肥大堪称良效。诸药合用，守方守法，方药得彰，取得满意疗效。

病案 3

患者，男，31 岁，2010 年 6 月 23 日初诊。

病史： 四肢远端肌肉萎缩 20 年，加重七八年。患者四肢远端肌肉萎缩，逐渐加重，早期下肢远端易抽搐，随之双足抬起困难，步履艰辛，腓肠肌假性肥大，渐发展为远端肌肉萎缩，双手静止性震颤，痛觉减退。于 2010 年 4 月在广州某医院诊治，诊断为进行性肌营养不良症，具体用药不详，疗效欠佳。刻下症见：四肢远端肌肉萎缩，步履艰辛，双手震颤，纳可，寐安，二便调，舌淡红、苔薄白，脉细弦。中医诊断为痿证，证属肝肾两虚型。治以补益肝肾，舒筋活络。

处方： 黄芪 40 克，生薏苡仁、炒薏苡仁、鸡血藤、活血藤各 20 克，炒白术、当归、穿山龙、五爪金龙、威灵仙、扦扦活、狗脊各 15 克，巴戟天、肉苁蓉、山茱萸各 12 克，土鳖虫 10 克，炮穿山甲 10 克，全蝎 6 克。每天 1 剂，水煎服。

7月5日二诊： 身体较前舒适，肌力增加。守上方加五加皮、补骨脂各 15 克。如法继服。

10月24日三诊： 步履较前轻松，双足抬起较前有力，萎缩肌肉并未进一步恶化，但近日常觉胃胀，偶有嗳气，余无不适主诉。守原方去山茱萸、威灵仙，加木香、陈皮各 15 克。如法加减，坚持治疗服药，巩固疗效，控制病情。

〔李振怡，舒春，李艳.国医大师李济仁治疗进行性肌营养不良验案举隅 [J].中医药临床杂志，2012，24（5）：385-387.〕

【评析】 本案患者因长期不能随意运动而肌肉萎缩松弛，筋脉失养则知觉迟钝无痛感。李教授认为，治疗痿证绝不能拘泥于"独取阳明"，应辨明病因，分清脏腑虚实，一方一法，辨证论治。然痿证病因复杂，"肺热叶焦""因于湿……弛长为痿""脾虚致痿""痿乃肝、肾、肺、胃四经之病"等。

故治疗痿证时，若在各证型方剂的基础上配伍强筋骨，通经络药物有助于增强肌力的恢复，提高疗效。亦不能只补阴而忘扶阳，不仅要温肾阳，还要扶脾阳。若单纯应用养阴之剂，无阳性流动之品，则药物之效难达病所。此即阴中求阳、阳中求阴之理也。投以肉苁蓉、山茱萸、狗脊温阳之品，温肾而不刚燥，无伤阴之弊，且有强筋骨利机关之功。"二八则肾气盛。"少年之际，生机旺盛，须有充足精血以供骨脉筋肉生长之需要。该患者 10 岁即抬腿困难，步履艰辛，乃骨软筋弱之象。其中虽有湿热为患者，但至痿弱症状出现时，则外邪多以不显，主要矛盾当是精血不足，筋脉失濡，脾虚不主四肢肌肉所致。故用黄芪、白术、当归、鸡血藤、活血藤，益气健脾，活血补血，养血通络。诸药配伍，乃"阴精得阳助而益充，得血养而益盛"之意。

8. 林贞慧　补益肝肾，滋阴清热法治疗进行性肌营养不良症医案

张某，女，12 岁，1994 年 4 月 12 日就诊。

病史： 其母代诉，患者于 2 年前无明显诱因出现双下肢无力，行走缓慢，步态不稳，登梯困难等症。而到某医大附一医院神经科诊治，经理化检查诊为进行性肌营养不良症，治疗半年未效。而后 2 年多延医数十处。行西药、中药、针灸、按摩、熏洗等治疗，病情日益加重。刻下症见：双下肢无力。步态不稳已发展至走 10 米左右则倾跌摔跤，不能自行蹲下起立，不能登梯上楼，腿肚肌肉发硬，且伴形体消瘦，心烦易怒，饮食偏少，大便干结，小便自调，脉细弦。

舌质红，苔微黄腻。检查：肌电图示：肌源性损害，心电图基本正常。ALT 106 IU/L，AST 98 IU/L，CPK 5840.0 IU/L，LDH 488 IU/L，肌酐 33 mmol/L。中医诊断：痿证。

综观前医均遵《黄帝内经》"治痿独取阳明"治法，用温补脾胃的补中益气汤或参苓白术散加减为治。

服药1年半，病情不仅未减，近半个月来，反增烦躁暴怒。前路不通，另辟蹊径，和依据前人"肾主两足"之说，本例以两足痿弱为主，故仍先天禀赋不足，肾精亏虚，后天失调，气血阴精乏源，脏腑筋脉肌肉失养，发为本病。治宜补益肝肾，滋阴清热为主，佐以健脾益气，养血通络。处方：巴戟天、枸杞子各15克，黄芪30克，白术12克，补肾健脾；山茱萸、生地黄、龟甲（先煎）各15克，猪髓半副，滋肾填精；黄柏9克，知母12克，滋阴清热；当归9克，鸡血藤18克，养血活血；木瓜、怀牛膝各15克，舒筋活络。上药每日1剂，水煎服，服药4周，心烦易怒消失，余症无明显进退。此属顽疾难除，仍守法、守方。故照上方减苦寒之黄柏，加苦平之桑寄生、千年健各15克。每日1剂，水煎服。另配龟肉100克，枸杞子30克清炖食疗，每周3次。共起增强补肝肾，壮筋骨之力。服药150剂后，腿肚肌肉发硬基本消失。下肢力力量较前增强，能行走300米左右而不摔跤，能独立完成蹲下与起立动作，能扶梯登楼。ALT 52 IU/L，AST 40 IU/L，CPK 540 IU/L，LDH 250 IU/L。综观症证，病情明显好转，但仍未愈。为防病情复发与加重，以上方为基础，依临症而加减，每月服10剂。坚持用药6年多，现患者已18岁，发育正常，除足尖先踏地走路外，余均正常。

［林贞慧．痿病治验四则 [J].光明中医，2001，16（97）：41-43.］

【评析】 痿证并非难治病。有易治者，亦有难治者。不管难易，均须采用辨病与辨证相结合论治，才能提高临床疗效，巩固疗效，防患复发与避免浪费用药。本案为进行性肌营养不良症，是一种遗传性疾病，属西医疑难病证，预后差。笔者认为遗传性疾病，多属先天禀赋不足。辨证论治要多考虑肝肾，而疑难病证的治疗，应参照《金匮要略》"久病不愈从中立"的观点，适当给予补脾，然后再结合患者临床症状。故本例立补益肝肾，滋阴消热为主，佐以健脾的治法。坚持治疗，长期用药，取得症状缓解。病情好转，打破某医学权威的断言，难活至18岁。

9. 董廷瑶　益气通阳，活血行痹法治疗进行性肌营养不良症医案

谭某，男，4岁。1991年11月7日初诊。

病史：患儿于6个月前发现双下肢小腿肌肉肥大坚实，腿距较宽，步行不稳，走路易跌，上楼不能屈腿，只得爬行而上，从卧、坐位站起困难。曾在某市级医院检查：肌张力正常，病理征未引出，尿素氮6.78 mmol/L，谷丙转氨酶32.5 U/L，谷草转氨酶19.5 U/L，肌酸激酶253.9 U/L。尿常规（－）。肌电图示肢体有纤颤，正尖波，股内侧伸肌运动单位时限稍突（界限性），为肌源性损害。诊断为进行性假肥大性肌营养不良症。住院一个月，应用肌营养药、复合维生素B、维生素E等，未获改善，遂来求治。询之患儿出生后有"立迟""行迟"病史，渐至步态不稳，上楼必须爬行，纳便尚调，视其舌淡苔薄而干，按之脉细小涩，两小腿粗大坚实，按之不痛。辨证为先天胎赋不足，气虚血凝，乃《金匮要略》之"血痹"也。先拟黄芪桂枝五物汤加减，益气通阳，活血行痹。

处方：炙黄芪6克，桂枝3克，赤芍9克，当归9克，川牛膝9克，炙甘草3克，薏苡仁12克，桃仁9克，宣木瓜6克。随症酌情加入鸡血藤15克，忍冬藤15克。

1991年12月5日二诊：服药一个月，左腿腓肠肌已转软，步行较前为稳，唯面㿠少华，神萎倦怠，肢软无力，舌质淡红，苔薄转润，尚觉口干。乃阳气得行，血运已通，然气血本亏，筋失濡养，再拟气血双调，通络行痹。处方：炙黄芪10克，党参6克，赤白芍各6克，当归9克，生地黄15克，乌梅6克，怀牛膝9克，桑枝10克，宣木瓜6克，鸡血藤10克。

1992年2月27日三诊：调治3月余，小腿肌肉假性肥大渐消，已趋正常，行走平稳，复查肌酸激酶55.2 U/L，谷草转氨酶4.8 U/L。患儿舌红苔净，二脉沉细濡软。药已奏效，痹虽宣启而气血仍虚，肝血不充而筋脉失养，再予益气养血，润肝濡筋为治。处方：炙黄芪6克，党参9克，当归6克，天冬9克，麦冬9克，黄精9克，天花粉9克，忍冬藤15克，鸡血藤15克。

服上方半个月，步行如常，已能直立提腿登楼。再拟原法巩固。

［邓嘉成，王霞芳.江南名医医案精选.董廷瑶医案[M].上海：上海科学技术出版社，2003.］

【评析】　进行性肌营养不良症是一种遗传性家族性疾病，是儿科少见的顽重病症。先见肌肉假性肥大，活动受限，继之发展为进行性肌萎缩，能存活至青

春期以后者不多。中医一般归属痿证，多从补益肝肾，健筋壮骨治疗。本例属假肥大性，患儿小腿坚粗，步行易跌，肢体麻木不仁，舌淡少苔，脉细小涩；又兼生后即有"五迟"之象，符合《金匮要略》："血痹阴阳俱微……外证身体不仁，如风痹状"之证。诚如《诸病源候论》所云："血痹者，由体虚……邪入于血而痹。"是为正虚阳气不足，致使风气得以直入血中，阴血凝涩，血运不畅遂成痿痹。宣可决壅，通可行滞，而阴阳形气俱不足，当调之以甘药，选黄芪桂枝五物汤出入。黄芪益气，桂枝通阳，芍药入营，合当归、桃仁活血养血；佐牛膝、薏苡仁、木瓜平肝通络缓其转筋拘挛，共奏益气通阳，理血宣痹，兼调营卫之功。服药一个月，阳通痹宣，血中之邪随阳气通达而出，遂使下肢转软，步履趋稳。邪去正虚，二诊顾其里虚，去桂枝之宣通，增参、地培补气血，配桑枝、鸡血藤通络柔筋。调治三个月，不但肢体转和，复查血清酶均降至正常。三诊善后，重在扶益肝肾，酌加二冬、黄精滋阴柔筋。董师疗疾素重求因，精于辨证，条分缕析，按八纲，分气血，初起里虚邪入，先予通阳益气，活血宣痹祛邪为急；终以益气养血，培补肝肾，补虚图本。常谓不可拘于现代病名，见症治症，执一方治一方，则易入歧途而罔效，须识病而明理，细辨而应变，祛邪而扶正，终获步行如常，顽征得瘥。

10. 董廷瑶 扶元强筋法治疗进行性肌营养不良症医案

宋某，男，8 岁。1984 年 1 月 8 日初诊。

病史：自幼腰背软弱，步行易跌，下蹲后不能站立，无法登楼，且见握手不紧。检查大腿细瘦，小腿腓肠肌假性肥大，曾多处求治，被诊为进行性肌营养不良症。纳和眠安，二便尚调，二脉沉弱，舌淡苔薄。证属元虚，治从扶元强筋。

处方：川椒 1.5 克，淡附片 4.5 克，怀牛膝 9 克，当归 6 克，鸡血藤 12 克，伸筋草 9 克，党参 9 克，黄芪 9 克，炒白术 9 克，木瓜 9 克。7 剂，其后续服 3 周。

2 月 15 日二诊：手足稍觉有力，跨步渐稳、腰脊能直，舌苔薄润。治守前义，增以益肾。上方去木瓜，加杜仲 9 克，狗脊 9 克。如此连服两个月。

4 月 18 日三诊：走步稳健，亦可上楼，手握有力，腰脊屈伸轻利，蹲下之后，起立尚难。舌脉同前，原法不变。处方：党参 9 克，黄芪 9 克，杜仲 9 克，狗脊 9 克，川椒 1.5 克，淡附片 4.5 克，怀牛膝 9 克，当归 6 克，鸡血藤 12 克，伸筋草 9 克。

嘱以本方长服。

[邓嘉成，王霞芳. 江南名医医案精选. 董廷瑶医案 [M]. 上海：上海科学技术出版社，2003.]

【评析】 本例为严重痿证，且病史已久，殊难治疗，今以四诊辨证，注重肾元虚怯，故投温通养筋与扶元益肾并举之剂，三个月后获初效。由此不难领会，川椒之辛温强筋，是堪瞩目。

11. 焦树德 健脾益肾，化湿活络法治疗进行性肌营养不良症医案

柴某，男，3岁。1990年5月25日初诊。

主诉：行走不稳2年。病史：患儿系足月顺产，然学会走路延迟至1岁7个月，且行走不稳，呈鸭步，易倒，蹲起费力，智力尚可，曾在我院神经内科确诊为进行性肌营养不良症。患儿纳食尚可，二便调，夜寐啼哭。今请焦树德诊治，要求服中药治疗。既往史：无重要病史记载，家族中亦无类似病史。否认肝炎、结核病史，否认药物过敏史。个人史：无特殊记载。查体：舌淡红，薄白苔，脉略滑，左手指纹红紫。诊断：中医：五迟；西医：进行性肌营养不良症。辨证：四诊合参，知为脾肾两虚，气血瘀滞，湿邪不化，发为行迟。治法：健脾益肾，化湿活络。

处方：炒白术3克，生熟薏苡仁各5克，茯苓6克，苍术3克，桑寄生12克，熟地黄9克，淫羊藿3克，红花2克，赤芍5克，皂角刺13克，炙穿山甲2克，威灵仙10克，豨莶草15克，五加皮2克。7剂，水煎服。

1990年6月1日二诊：服上药后，近两天未出现夜间啼哭，食纳可，虎纹青紫，苔薄白。症情减轻，守方加减。处方：1990年5月25日方，加防风3克，川续断9克，全蝎2克，以益肾祛风。14剂，水煎服。

1990年10月19日三诊：共服上药一百三十余剂，现觉患儿走路较前明显变稳，夜间无啼哭，纳可，二便调，舌苔白，指纹青紫变浅。鉴于症情明显好转，仍守上方出入，加重健脾益肾之品。处方：炒白术5克，生熟薏苡仁各6克，茯苓6克，苍术5克，桑寄生15克，熟地黄10克，淫羊藿5克，红花3克，赤芍5克，皂角刺3克，炙穿山甲3克，威灵仙10克，豨莶草18克，五加皮3克，焦四仙各3克。7剂，水煎服（效可继服）。

1991年3月22日四诊：服上药共一百五十余剂，服药后走路较平稳，能小跑，夜间已不啼哭，食纳尚可，二便尚调，左手指纹略紫，舌苔中部略白。症情减轻，

守方加减。处方：1990 年 10 月 19 日方，加补骨脂 5 克，其余药各加 1 克。20 剂，水煎服（效可继服）。

1992 年 5 月 5 日五诊：服完上药后，隔日 1 剂又共服上药一百八十余剂，现走路较前明显好转，能小跑，但不能跳，不能奔跑，纳食可，二便调，脉弱。症情减轻，守方加减用之。处方：补骨脂 5 克，川续断 10 克，牛膝 6 克，炒白术 5 克，茯苓 10 克，五加皮 5 克，苍术 6 克，山茱萸 5 克，生熟地黄各 6 克，巴戟天 3 克，淫羊藿 5 克，当归 3 克，炙穿山甲 3 克，皂角刺 3 克。14 剂，水煎服（效可继服）。

1992 年 9 月 29 日六诊：一直服用上方，现觉较前有力，步行如同龄儿，能自己步行（汽车）一站地的路途以上，能自行跑、下蹲、直立，但不能跳，纳食、二便可，夜寐未发生啼哭，舌苔薄白，脉弱。处方有效，症情明显好转，故仍宜守方进退。处方：桑寄生 15 克，川续断 10 克，生熟地黄各 9 克，山茱萸 6 克，茯苓 9 克，泽泻 6 克，牡丹皮 6 克，炒山药 10 克，羌活 6 克，苍术 9 克，五加皮 6 克，怀牛膝 10 克，补骨脂 6 克，巴戟天 9 克，独活 6 克，防己 6 克，生薏苡仁 12 克。20 剂，水煎服。

1993 年 7 月 16 日七诊：一直服用上方中药，近半年来未发生摔跤，能自行走路及奔跑，能自行立、蹲、跳，两大腿肌肉无萎缩，纳食、二便如常，舌苔薄白，脉沉。鉴于病近痊愈，患儿已近同龄儿，与同龄儿一起上幼儿园，其母要求焦树德处方可常服之，以巩固疗效。处方：桑寄生 18 克，川续断 12 克，生熟地黄各 10 克，山茱萸 8 克，茯苓 10 克，泽泻 9 克，牡丹皮 6 克，炒山药 12 克，苍术 10 克，五加皮 6 克，怀牛膝 12 克，补骨脂 6 克，巴戟天 9 克，羌独活各 6 克，防己 6 克，生薏苡仁 15 克，炙穿山甲 5 克，皂角刺 5 克，连翘 10 克，生牡蛎（后煎）10 克。50 剂，水煎服。

[阎小萍. 焦树德临证百案按 [M]. 北京：北京科学技术出版社，2006.]

【评析】　患儿仅 3 岁，然行迟至 1 岁 7 个月方呈鸭行状，行走不稳 2 年。焦树德诊合参，知脾肾两虚，气血瘀滞，湿邪不化，发为行迟。治宜健脾益肾，化湿活络。方以六味地黄丸滋水补肾制其三阴，酌加补肾、壮腰膝之牛膝、川续断、桑寄生、补骨脂等，并加入健脾燥湿、增力之苍术配五加皮，还用了羌活等风药以胜湿健脾，患儿坚持服药半年余，病症基本痊愈。

12. 胡建华　健脾益气，补肾活血法治疗进行性肌营养不良症医案

朱某，男，49 岁。1996 年 11 月 20 日初诊。

病史： 患者自 1995 年 12 月开始无明显诱因出现四肢无力，以后逐渐加重，双臂无法抬举，双腿无法下蹲或上抬，洗脚只能坐高凳，上楼梯困难，全身肌肉有针刺感，四肢肌肉逐渐萎缩。某医院检查发现：四肢近端肌肉中冈上肌、冈下肌、胸大肌及胸小肌均有不同程度的萎缩，无肌束颤动。四肢肌张力正常，四肢肌力 Ⅳ 级，感觉无异常。肌电图示：所有肌细胞均可见线粒体变性，少量线粒体相互融合或包裹在自噬泡中，肌细胞轻度萎缩。诊断为肌营养不良症。患者住院 40 天，双上臂无法高举及向后转，双腿无法下蹲或抬举，四肢肌肉萎缩，肢体瘦削无力，四肢肌肉针刺感。胃纳欠香，二便正常。脉濡细，舌苔薄腻。证属脾肾亏虚，气血痹阻，肌肉筋骨失常。治拟健脾益气，补肾活血。

处方： 党参 15 克，黄芪 15 克，炙甘草 9 克，制黄精 15 克，巴戟天 15 克，桑寄生 15 克，熟地黄 9 克，川桂枝 9 克，全当归 15 克，桃仁 9 克，莪术 15 克。14 剂，水煎服。

二诊： 下肢感到较前轻松，举臂仍痿软无力，双腿难以下蹲，胃纳欠馨，二便正常。脉濡细，舌苔薄腻。再守原意，加熟附子 6 克，14 剂。

此后初诊方加熟附子 6 克，淫羊藿 9 克，连续服 3 个月，患者双臂伸展自如，能持物高举过头，能轻松上楼，肌肉针刺感消失；胃纳增加，体重从 55.5 千克增至 60 千克。随访半年，症状稳定，能正常工作和生活。

［张慧.痿证论治重在脾肾——胡建华临床经验 [J].上海中医药杂志，1998（7）：7-9.］

【评析】 进行性肌营养不良症属中医"痿证"范畴。胡建华认为与脾肾关系密切。治疗着重脾肾两脏。用药不主张方大量重药全。而是于平淡中见其精妙之处。健脾和胃多用黄芪、党参、白术、茯苓、甘草、山药、佛手等。补肾壮阳填精多用淫羊藿、桑寄生、山茱萸、枸杞子、肉苁蓉、熟地黄等。本案临床表现为脾虚，治疗以健脾为主，但脾阳须依靠肾阳的温养才能发挥作用。故加入巴戟天、淫羊藿、熟附子。患者全身肌肉针刺感，乃气血运行不畅而致，故加用当归、胡桃仁、莪术等活血通络之品，而使气血运行通畅，肌肉筋脉得养，症状渐除。

13. 黄永强　益气养阴，除湿通络法治疗进行性肌营养不良症医案

刘某，男，30 岁。1995 年 11 月 30 日初诊。

主诉：消瘦，进行性四肢萎缩无力，行走困难半年。半年前无明显诱因发病，四肢进行性萎缩无力，双下肢行走、坐卧、起立难以完成，症状逐渐加重，曾在某医院治疗未效。刻下症见：形体瘦削，四肢肌肉明显萎缩，双肩胛呈鹰嘴肩，坐卧起立时须双手撑扶助力。舌淡红，苔白厚，脉弦细。西医诊断：进行性肌营养不良症。中医诊断：痿证，证为气阴不足，虚中夹湿。治法宜攻补兼施。

处方：黄芪 20 克，防风、连翘、续断、防己各 12 克，绵茵陈、薏苡仁各 30 克，淫羊藿、佩兰各 10 克，泽泻 15 克。3 剂，每日 1 剂，复渣煎服。

12 月 2 日二诊：脉症如前，久病累及肝肾，须调补肝肾方可除病。治宜益气，平补肝肾。处方：黄芪、绵茵陈、千斤拔各 30 克，何首乌、生地黄各 20 克，党参、泽泻、女贞子、续断各 15 克，五味子 10 克，青黛 5 克，4 剂。

12 月 7 日三诊：肢体活动较前有力，症状稍有好转。上方出入，又服 20 剂。

1996 年 1 月 3 日四诊：四肢活动明显好转，能由坐卧位起立，各症均改善，舌淡红，苔白微厚，脉弦细。法仍守滋阴补气，益肾壮骨，又服 20 剂。

1 月 23 日五诊：双上肢较为有力，双下肢活动功能正常，能够骑单车和驾驶摩托车，能挑 30 千克以上重物行走，坐卧起立自如，功能恢复正常。

［黄永强 . 痿证治验 3 则 [J]. 新中医，1997，29（S1）：125-126.］

【评析】　本例痿证由于素体气阴两虚，又受湿邪内侵，湿热交灼津液，困阻经脉，经脉失养而成痿。治以攻补兼施，补以益肾行气，填培真阴，恢复先天肾主骨功能，攻以利湿，通达经络，故收效颇佳。

14. 张羹梅　补益脾气，滋养肝肾法治疗进行性肌营养不良症医案

李某，男，51 岁。1973 年 7 月 19 日初诊。

主诉：进行性肌肉萎缩 5 年，近一年来加重。病史：1968 年因两手不能上举，发现翼状肩，以后逐步出现面部、肩胛部以及下肢肌肉萎缩无力。在某医院神经科检查，诊断为进行性肌营养不良症，近一年来产生痉挛现象，以两眼下睑

为主。有高血压病史。诊断：进行性肌营养不良症。刻下症见：肌肉萎缩；两手酸软，无力握物；两脚痿弱，步态不稳；两眼下睑时时跳动。脉虚细，苔薄腻。脾生肌，肾主骨，肝主筋，今肝、脾、肾皆有不足之象，肌萎缩成矣。方以补脾气，益肝肾。

处方：潞党参 12 克，炙黄芪 12 克，熟地黄 12 克，全当归 9 克，赤白芍各 9 克，淫羊藿 18 克，金毛狗脊 12 克，菟丝子 12 克，鹿角片（先煎）9 克，龟甲（先煎）12 克，怀牛膝 9 克，健步虎潜丸（吞服）4.5 克。7 剂。

患者长期服用上方加减，自觉两手、两足较前有力。1977 年患者自云步行 3 小时，未感疲乏。

[张天，唐荣华. 临证偶拾·张龚梅医案. 上海：上海科学技术出版社，1979.]

【评析】 张龚梅认为，弱而不用者为痿，故《证治准绳》曰："痿者，手足痿软无力，百节缓纵不收也。"《医宗金鉴》曰："痿痹之证，今人多为一病，以其相类也。然痿病，两足痿软不痛；痹病，通身肢节疼痛。但观古人之治痿，皆不用风药，则可知痿多虚，痹多实，而所因有别也。"由以上文献而论，可知痿证是一种虚弱的症候。治疗之法，当以补益为主。

15. 袁梦石　阴阳双补法治疗进行性肌营养不良症医案

患者，男，20 岁。

病史：因"右上肢近端屈伸无力伴右上臂肌肉萎缩 1 年"于 2017 年 5 月 23 日初诊，经外院肌活检确诊为面—肩—肱型肌营养不良症。舌红，苔薄白，脉细。予五子衍宗丸合六味地黄丸加减。

处方：熟地黄 30 克，枸杞子、盐菟丝子、覆盆子、盐沙苑子、盐巴戟天、山药、酒山茱萸各 15 克，盐车前子、盐杜仲、续断、牡丹皮、盐泽泻、茯苓各 10 克，砂仁（后下）5 克。14 剂，水煎服，每日 1 剂。

2017 年 6 月 17 日二诊：右上臂已有较明显增粗，上方再投 30 剂，水煎服，每日 1 剂。后因患者外地求学，其家属代其子多次于门诊复诊，患者乏力、萎缩等症状明显缓解，日常活动及轻度的体育运动基本不受影响，效如桴鼓。

[孙备，袁梦石. 袁梦石治疗痿证经验 [J]. 中医药导报，2020，26（9）：181-183.]

【评析】 治疗面—肩—肱型肌营养不良症，袁梦石提倡阴阳双补的观点，正如《伤寒论》所提及的茯苓四逆汤、炙甘草汤等，阴中求阳，阳中求阴，阴阳互补，以平为期。在临床实际应用中，须分清主次，方能达到阴平阳秘之效。常以五子衍宗丸、肾气丸、右归丸配合六味地黄丸、地黄饮子、左归丸等，阴阳平补。

在运用阴阳双补法的过程中，分清主次，祛邪扶正，调和阴阳，以平为期，气血匀生，机体充养，故二诊时右上臂较前明显增粗，病虽疑难却疗效显著。

16. 陈卫川　健脾化湿，滋补肝肾法治疗进行性肌营养不良症医案

张某，女，18岁。

病史：两年前无明显诱因出现行走困难，双下肢无力，以两侧大腿部为主，行走200米左右即须休息，下蹲后可自行起立，能上下楼，患者未予重视及治疗。此后患者症状进行性加重，行走缓慢，臀部摇摆，行走100米后即感腰部及双下肢酸困无力，下蹲后起身困难，不能自行站立。上楼困难，无力抬脚，须扶楼梯辅助。患者就诊于当地某医院，行相关检查考虑为多发性肌炎，给予泼尼松口服后，症状未见明显改善。患者遂就诊于西安市某医院，行肌肉活检未见明显异常。此后又行基因检测确诊为肢带型肌营养不良症ⅡB型，给予泼尼松、碳酸钙 D_3 片、辅酶Q等治疗后，患者症状仍未改善。既往无高血压、糖尿病病史，无外伤手术史，无输血史，无肝炎、结核史及密切接触史。父母体健，家族中无类似病史。查体：神清，精神一般，思维正常，定向力、理解力、计算力均正常。记忆力正常，双瞳孔等大同圆，直径约3.0毫米，直接、间接对光反射灵敏。角膜反射正常，额纹正常对称，鼻唇沟对称。悬雍垂居中，咽反射正常。伸舌居中，无舌肌萎缩。指鼻试验协调准确，指指试验欠稳准。双侧肱二头肌肌腱反射、肱三头肌肌腱反射、双侧桡骨膜反射、双侧膝腱反射、双侧跟腱反射均正常引出，无踝阵挛，无髌阵挛。双下肢远端肌力Ⅳ级，近端肌力Ⅲ级，尚无肌肉萎缩，四肢肌张力正常，双足略下垂。病理征均未引出，双侧皮肤感觉对称、正常。实验室检查：血、尿、便常规均正常。生化：谷草转氨酶185 U/L，谷丙转氨酶314 U/L，余正常。肌酸激酶5922 U/L。肌电图示非特异性肌源性损害，神经传导速度正常。刻下症见：患者双下肢酸软无力，近端明显，上楼及蹲位站立困难，行走不稳，腰部酸困无力，纳可，睡眠可，二便调。舌红，苔黄腻，脉沉细数。脉症合参，证属肝

肾不足，兼有湿热，治以健脾化湿、滋补肝肾为法。

处方：薏苡仁 30 克，苍术 15 克，怀牛膝 12 克，黄柏 12 克，泽泻 12 克，天麻 12 克，砂仁（后下）10 克，木香 12 克，木瓜 15 克，鸡血藤 30 克，狗脊 20 克，丝瓜络 15 克，路路通 12 克，石菖蒲 12 克，五加皮 12 克，赤芍 12 克，甘草 12 克。7 剂，每日 1 剂，凉水煎煮 400 mL，分早晚 2 次，饭后 30 分钟温服。并嘱咐患者每日适度锻炼。

2019 年 2 月 5 日二诊：患者自觉精神较前好转，苔薄，略白腻，下肢酸软无力略减轻，余症状无明显改善。查血、尿便、生化均无异常。肌酸激酶 5043.9 U/L。原方去泽泻、石菖蒲，加黄芪 30 克，忍冬藤 15 克，广藿香 10 克，穿山龙 15 克，桑枝 12 克，荷叶 15 克，威灵仙 12 克，鹿角霜（先煎）12 克，瓜蒌 15 克。14 剂，每日 1 剂，凉水煎煮 400 mL，分早晚 2 次，饭后 30 分钟温服。

2019 年 5 月 6 日三诊：前药服下，直中病机，患者诉下肢无力较前明显改善，蹲下后可自行站起，余症亦有所缓解，复查肌酸激酶 3647 U/L。舌质淡红，苔薄白，脉细。上方加神曲 10 克，山楂 10 克，麦芽 10 克。14 剂，每日 1 剂，凉水煎煮 400 mL，分早晚 2 次，饭后 30 分钟温服。

经 3 个疗程治疗后，患者症状平稳，平地行走基本复常，上楼抬脚有力，但仍觉腰部酸软乏力，遂间断至陈卫川门诊求治，以期巩固调理，续以补益脾肾为主要治法，辅以活血通络，进一步恢复肢体功能。

[甘佳乐，贾爱民，陈卫川．名老中医陈卫川治疗肢带型肌营养不良症经验举隅 [J]. 中国民族民间医药，2019，28（19）：73-75.]

【评析】 肢带型肌营养不良症属于中医 "痿证"范畴。早在《黄帝内经》中就有 "痿证"病因病机的论述，既有从脏腑论治的 "五脏使人痿"，又有从病因论治的 "因于湿，首如裹，湿热不攘，大筋软短，小筋弛长，软短为拘，弛长为痿" 的论述。并提出骨痿、痿躄、肉痿、脉痿等五痿。

历代医家对痿证病因病机多从"湿、痰、瘀、虚"等方面阐述。朱丹溪在《丹溪心法·痿》中论述痿证有"湿热、湿痰、血虚、气虚、血瘀"，不可作风治而用风药。

可见"湿热"是痿证的重要病理因素。陈无择在《三因极一病证方论·五痿叙论》提出"内脏精血虚耗"而致痿，认为"治肝肾脏虚，热淫于内，致筋骨痿弱，不自胜持，起居须人，足不任地，惊恐战掉，潮热时作，饮食无味，不行气力，诸虚不足"。叶天士认为 "肝主筋，肝伤则四肢不为人用，而筋骨拘挛。肝肾精血相生，精虚则不能灌溉诸末，血虚则不能濡养筋骨。"强调了 "肝肾" 在痿证中的重要性。

本案患者女性，18岁，理应为肾气充盛之时，但由于先天禀赋不足，后天外邪入里，加之患者病程较长，致脏腑阴阳气血津液虚损，不能奉养周身，而渐成痿证。陈卫川认为本例患者以肢体疲软无力为主症，首先，病位在肝脾，因 "肝主筋，筋主司运动，肝气血充盛，筋得其所养，则筋力强健。脾胃为五脏六腑之海，运化后天之精微而润宗筋，以充养四肢肌肉。患者腰部酸困，久病及肾，舌红，苔薄黄，脉沉细数，虚实夹杂，属肝肾不足，兼有湿热。故治以健脾化湿，滋补肝肾为法。肝肾精血充盛则筋骨强健。《医林绳墨》中提出 "痿之一症全在湿热"。可见化湿为治疗痿证一大关键。初诊中患者舌苔黄腻，故重用薏苡仁，《神农本草经》言其： "主治筋急拘挛，不可屈伸。"化湿同时健脾益胃，利经络。黄柏可使湿热之邪从下焦而出，苍术既有健脾又有燥湿之功，牛膝补益肝肾、强壮筋骨，引药下行，直达病所，共奏四妙之意。加用砂仁、木香行气化湿，木瓜舒筋活络。五加皮性温，可补中益精，坚筋骨而除湿。狗脊温下元而固肾气，强腰膝同时祛风湿，与木瓜同用可增强其强筋壮骨之功。天麻，《本草新编》言： "天麻，能止昏眩，疗风去湿，治筋骨拘挛瘫痪，通血脉，开窍，余皆不足尽信。然外邪甚盛，壅塞经络血脉之间，舍天麻又何以引经，使气血攻补之味，直入于受病之中乎？"可见天麻在此方中为点睛之笔，既为引经药，又可通经脉。然久病多瘀，久病入络，在清湿热的同时，活血通经络必不可少，故加鸡血藤、路路通，加大疏通经络之功效，使全方补而不滞，湿邪尽散。

患者服药后二诊，诸症好转，舌苔黄厚腻略减，可知药证相对，遵循 "除浊务尽"的原则，故原方去泽泻、石菖蒲。加黄芪30克补气升阳，李东垣言治痿"当用辛甘之药滋胃，当升当浮，使生长之气旺"。忍冬藤与广藿香、威灵仙同用共奏健脾化湿之功。穿山龙与桑枝配伍可增强其活血化瘀通络之功，且现代药理学研究发现，其可增加血流量，改善循环，抗血小板聚集有助于降低肌酸激酶含量。鹿角霜味咸、涩，性温。可温肾助阳。加荷叶清轻升散，使补而不滞。

三诊患者行走较前有力，舌淡红，边有齿痕，苔薄白，脉弦，为湿热渐除之象，效不更方。因患者诉纳差，故于前方加神曲、山楂、麦芽健脾和胃之品，又因服药日久，所当顾护胃气，故此三药皆可助其用，使脾健运，胃纳佳，则后天生化无穷，以充养四肢肌肉。

纵观全方用药经验，陈卫川辨证论治，以补脾肾为主，辅以化湿、活血、行气等药，切中病机，故获满意疗效。

可见，辨治痿证既不能拘泥于"治痿独取阳明"，也不能独用养阴滋补一法。因病因、病证复杂多变，很难用一法、一方、一药独致。

第七章
多发性神经炎

一、现代医学对本病的认识

多发性神经炎，又称多发性神经病、末梢神经炎，是肢体远端的末梢神经损害肢体远端而出现的对称性感觉、运动与自主神经功能障碍。本病的发病原因复杂，可因中毒、感染、营养不良、代谢障碍、营养因素、工业毒物及重金属中毒、神经变性、肿瘤、遗传性因素等引起。任何年龄均可发病，但以青年较多。

各种病因引起的多发性神经炎，其主要临床症状相似，主要表现为肢体末端的对称性手套或袜套式的感觉障碍，如麻木疼痛、感觉迟钝、烧灼感、感觉异常或感觉过敏等。进而有痛、温、触觉及音叉震动觉、关节位置觉减退。运动障碍表现为肌无力、肌张力低下、肌肉萎缩、腱反射减退或消失。自主神经功能障碍表现为手、足部皮肤变薄、变嫩或过度角化、多汗、潮红或发绀、温度降低等。病情轻重不一，轻者仅有肢端疼痛、麻木，而无感觉缺失或运动障碍。有时须用肌电图、神经传导速度检查或神经活检等帮助诊断。

本病的治疗一般分以下三方面。

（1）病因治疗

去除引起周围神经损害的各种病因。如药物中毒应立即停药；重金属中毒应脱离毒物环境，急性中毒应大量输液，利尿通便，促进排毒。代谢性病则应积极治疗原发病等。

（2）神经营养药

可大量应用多种维生素、ATP、辅酶 A 、肌苷，特别是 B 族维生素。此外，加兰他敏、地巴唑、神经生长因子、神经节苷脂也有促进神经再生和功能恢复的作用。

（3）对症治疗

严重疼痛可用卡马西平、苯妥英钠及镇静药物；恢复期则给予针灸、理疗，注意肢体的主动、被动活动锻炼，防止挛缩畸形。

二、中医学对本病的认识

本病依其临床症状可属中医"痹证""痿证""麻木"等范畴。中医学认为，本病是因寒湿侵袭、湿热浸淫而致脉络闭阻，筋脉肌肉失养而发病；病变日久，可损伤肝肾精血。具体临床辨证论治可从以下五方面着手。

（1）寒湿侵袭

主症：手足麻木。伴肢冷无力，或肢痛，得温则减。舌质淡，舌苔白腻，脉紧缓。

治法：散寒除湿。

方药：黄芪桂枝五物汤、阳和汤等加减。

（2）湿热浸淫

主症：手足麻木无力。伴肢体肿胀疼痛。口干或口黏。食欲差，尿赤便干或溏，舌质红，苔黄腻，脉滑数。

治法：清热利湿。

方药：四妙散加减。

（3）气滞血瘀

主症：手足麻木刺痛。伴肢体痿软无力，胸胁胀闷，腹胀等表现。舌质紫黯，苔白，脉弦细或细涩。

治法：活血理气通络。

方药：补阳还五汤加减。

（4）气血双亏

主症：四肢无力，麻木。伴面色苍白无华，口唇色淡，神疲气短，肌肉萎缩。舌淡苔薄，脉沉细。

治法：益气养血。

方药：八珍汤、归脾汤等加减。

（5）肝肾亏虚

主症：肢体麻木无力，甚至肌肉萎缩。伴有腰膝酸软，乏力倦怠，步履艰难，形体消瘦，男子遗精，女子经量减少等表现。舌质红，少苔，脉细数。

治法：补益肝肾。

方药：左归丸、虎潜丸、地黄饮子等加减。

三、医案

1. 赵锡武　培补肝肾法治疗多发性神经炎医案

范某，男，64 岁。

主诉：两腿麻木无力，感觉丧失 6 年。患者于 1969 年因胃及十二指肠溃疡出血而行胃次全切除术，术后长期消化不良，食量减少。因住地长期潮湿，患者经常感到两脚疼痛，脚趾发凉。近两年来两脚如着袜套，感觉丧失，用热水泡脚不知热，鞋子掉了还往前走，走路无力，站立不稳，1 年之中曾跌倒 3 次。经中西医治疗效果不显著。刻下症见：头重如裹，两目如蒙，头晕目眩，两腿肌肉似有捆绑僵硬的感觉，走路必扶拐，两耳听力显著减退，甚则听不到钟表声，两目干涩，尿频数，1 日数十次，大便溏，每日 4～5 次，食纳欠佳，身体消瘦，夜寐不宁，多思虑，须长期服安眠药。体格检查：神志清楚，血压130/90 mmHg，步行缓慢，呈阔步状，瞳孔等大等圆，对光反射存在，脑神经检查（－），两下肢肌力Ⅳ级，肌张力略低，肱二、肱三头肌肌腱反射略低，膝反射及跟腱反射均未引出，两下肢深浅感觉均差，且皮肤发凉、干燥起裂，无病理征。脉沉细，舌质淡，苔白厚腻。西医诊断：①多发性神经炎；②左耳混合性耳聋（轻度）；③脑动脉硬化。中医辨证：乃肝肾不足，脾失健运，筋骨失养所致。证为痿躄，属于筋痿及骨痿范畴。以培补肝肾为主，佐似健脾利湿治法。

处方：淫羊藿 30 克，熟地黄 18 克，巴戟天 12 克，附子（先煎）18 克，龙骨（先煎）18 克，天麻 12 克，杜仲 12 克，白蒺藜 30 克，茯苓 18 克，猪苓 12 克，桂枝 15 克，白术 24 克，山药 18 克。

连服两个月后，两腿有力，站立平稳，可以站立洗脸不用扶桌子，食欲增进，偶尔能听见钟表声，脚趾麻木减轻，大便日行 1 次，尿频好转，开会 4 小时可以不去厕所，两眼干涩感消失，仅下肢发凉，腰酸乏力，口干。脉象弦细，两尺无力，舌质淡苔薄。此系湿祛本虚，显露肝肾亏损之故，宜温补肝肾为法，宗上方加减。处方：熟地黄 24 克，巴戟天 12 克，石斛 12 克，茯苓 18 克，五味子 9 克，山茱萸 12 克，麦冬 12 克，肉桂（后下）6 克，淫羊藿 30 克，细辛 6 克，鸡血藤 30 克，白术 24 克，龙骨（先煎）18 克，附子（先煎）5 克，黄连 3 克，肉苁蓉 18 克。

服 4 个月后，病情明显好转，两腿麻木感消失，耳聪目明，能听到钟表声，已不用拐杖，自己步行复诊，肌力 V 级，肌张力正常，膝反射、跟腱反射均已引出（左侧偏低），深浅感觉正常，脑血流图检查：基本正常。

[张问渠. 现代著名老中医临床诊治荟萃 [M]. 北京：科技文献出版社，2000.]

【评析】 本例证属筋痿、骨痿。追问病史，手术后气血亏损，素多思虑，加之久居湿地，湿邪滞留，浸淫伤筋脉，体虚久病，迁延日久，津失输布，肌肉失荣。盖本病为肝肾亏损，标为脾虚湿胜。肾为水脏，受五脏六腑之血之精而藏之，输布全身；肝主筋，肾主骨，骨藏髓，脑为髓之海。故本病实为肝肾之病，治当始终补益肝肾。用地黄饮子合五苓散，以培补肝肾为主，佐健脾利湿之法。待湿去本虚，着重以温补为法，选用八味丸、地黄饮子合天雄散加减。地黄饮子是温而不燥，为补肝肾之良方。方中曾用细辛、鸡血藤、黄连等药，用细辛以散寒通窍，用鸡血藤以活血通络，二者合用能缓解痉挛，用黄连反佐之意可加强温补药之功效，并常配合骨碎补、巴戟天、肉苁蓉、锁阳等填精益肾之品取得效果。

多发性神经炎似中医学之痿躄。痿证是指筋脉弛缓，手足痿软无力。临床上以两下肢为多见。本病在《素问·痿论》说："故肺热叶焦，则皮毛虚弱急薄著，则生痿躄也。"并指出有脉痿、筋痿、骨痿等，亦有因五脏气热，而分为心、肝、脾、肺、肾等各脏之痿。前人认为痿躄主要原因为肺热叶焦，在治法上，采用"治痿独取阳明"。而本病在临床报道甚少。赵锡武认为本病属筋痿及骨痿，在临床多采用培补肝肾，健脾利湿之法，以地黄饮子加减而奏效，值得借鉴。

2. 吴熙伯弟兄　补益肝肾，养血健脾法治疗多发性神经炎医案

吴某，男，31 岁。

病史：两上下肢痿软无力，有废而不用之感，两腿肌肉明显萎缩，住某医院治疗，经检查：双上肢肌力 I～II 级，双下肢肌力 I 级。血常规检查示：血红蛋白 85 g/L，红细胞 2.4×10^{12}/L，白细胞 5.2×10^9/L，中性粒细胞 64%，淋巴细胞 36%，诊断为多发性神经炎。给予维生素 B$_1$、地巴唑等药治疗无效，患者自动出院，

就诊中医。刻下症见：两上下肢痿软无力，步履不能，着物无力，有废而不用之感。面色不华，饮食不思，四肢不温，大便稀溏。舌苔薄白，脉微细。辨证为脾胃虚弱，肝肾亏损，筋脉失养，属痿证也，拟方补益肝肾，养血健脾。

处方：黄芪 30 克，当归 10 克，制潞党参 15 克，炒白术 10 克，狗脊 12 克，怀山药 15 克，怀牛膝 10 克，桂枝 6 克，木瓜 10 克，锁阳 10 克，熟附子 10 克，橘皮 10 克。15 剂。

二诊：药后四肢转温，手腿在床上能转动屈伸，效不更方，原方续服 15 剂。

三诊：面有华色，饮食增多，精神渐佳，持杖能下地缓行，唯感四肢酸，守原方去橘皮、附子，加鸡血藤 20 克，独活 10 克，续服 1 个月，症状基本告痊。

［吴熙伯，吴少清.吴熙伯弟兄临床治验集锦 [M].福州：东南大学出版社.，2006.］

【评析】 《素问·痿论》云"治痿独取阳明"，是治痿证的原则。本例患者上下肢废而不用，辨证为脾胃虚弱，津液精血生化乏源，筋脉肌肉失于濡养。选方以补益肝肾，强筋健骨，健脾养血，坚守一方频服而获治效。

3. 刘叔林　通腑泻热，养阴润燥法治疗多发性神经炎医案

胡某，男，54 岁。1981 年 4 月 5 日初诊。

病史：患高血压病及动脉硬化已 3 年。发病前半年曾多次下湖作业，后遂感右上肢及双下肢疼痛，用西药治疗月余后疼痛缓解。但出现四肢痿软无力，渐至举臂不能，抬腿困难，行走不稳，甚则失足仆地。且伴头晕昏胀，消谷善饥，大便秘结，约 10 日一行，尿黄而频，日达二十余次。查血压 140/90 mmHg，血糖正常，尿糖阴性。神经科诊为多发性神经炎。见其形盛体实，面红目赤如酒醉状。喘息气粗，口臭喷鼻，步态蹒跚，舌红，苔黄厚腻，脉沉实有力。患者素有烟酒癖。辨为湿热合邪而成痹。由痹热郁蒸为热痿。热结阳明阴津熏灼，延久有津枯液涸之虞。本《黄帝内经》治痿独取阳明之旨用大承气汤以泻腑实，佐增液汤以护津液，润脏腑。

处方：生大黄（后下）15 克，芒硝（冲服）10 克，枳实 10 克，厚朴 10 克，生地黄 15 克，玄参 15 克，麦冬 15 克。水煎服。

服 7 剂后，二便通调，善饥去，肌萎无力竟亦随之改善。继服 6 剂，头脑清，

体力增，行步已如常人。后以增液汤加沙参、石斛服 6 剂以善后。

[蔡剑前. 诊籍续焰——山东中医验案选 [M]. 青岛：青岛出版社，1992.]

【评析】 痿证乃一虚证，其治疗大法是独取阳明。一般多从补益脾胃论治。本例患者虽肌肉痿软，四肢抬举无力，但形盛体实，邪结阳明，热势鸱张。系因热致虚，故用通腑泻实护津之法，以大承气汤涤荡胃肠以泻其实，以增液汤养阴润燥顾其虚。故腑气通而邪热去，谷气通气血充不治痿而痿自除。以泻实之手段，达补虚之目的。诚如《医宗金鉴》所示："胃壮能食审证攻……阳明积热法三承。"据此施之胡案，果应手而效。

4. 徐致修 补气活血，祛瘀通络法治疗多发性神经炎医案

田某，男，65 岁。1978 年 9 月 24 日初诊。

病史：患者 9 天前因腹泻而口服西药，入夜泻止。次晨醒来发觉四肢活动无力，有麻刺感，手不能握，欲站不能而仆倒于床边。经西药治疗 5 天罔效而来院就诊。门诊以药物性多发性神经炎收住院。于西药治疗 3 天无效，遂转中医治疗。查患者年老肌瘦，郁闷纳呆。舌苔白腻，脉缓。证系脾虚气弱，失于运化，治以补气健脾，和胃渗湿之法。

处方：参苓白术散水煎服。

6 剂后，食欲渐复，自觉肢体较前有力，足能踏地但仍不能挪步。手虽能握然尚无力。遂拟补气活血，祛瘀通络之法，方用补阳还五汤加枸杞子、川续断各 9 克。连服 18 剂后，患者拄拐已能行走。效不更方，带药出院继续治疗。半个月后随访手足活动自如。3 年后随访，康复。

[蔡剑前. 诊籍续焰——山东中医验案选 [M]. 青岛：青岛出版社，1992.]

【评析】 本案患者年老体弱，在脾虚泄泻的基础上复染邪毒，发为痿证。故治宜补气健脾以营充四末，和胃渗湿以祛湿浊邪毒。首用参苓白术散使脾胃健运，清阳之气流布全身。此乃宗"治痿独取阳明"之旨。然精微化生之源既升，何以痿废难复？乃因患者年老体弱病久，气虚而血瘀，故用补气活血，祛瘀通络的补阳还五汤。取黄芪大补元气为主药，辅以当归、赤芍、地龙、川芎、桃仁、红花活血祛瘀，通行经络；加枸杞子、川续断滋补肝肾、强壮筋骨。故用药月余则痿废振复。

5. 王文藩　益气养血，调补肝肾法治疗多发性神经炎医案

刘某，男，5岁。1979年11月1日就诊。

病史： 患儿初病发热，服西药后出汗多，逐渐出现四肢不能活动，经治无效，方赴南阳某医院治疗。经查诊为多发性神经炎，在待床入院期间邀余试诊。刻下症见：面色无华，毛发不泽，体倦乏力，天柱倒折，精神萎靡，两目无神，口燥齿干，四肢痿软，足不能履，臂不能举。舌瘪苔白，脉象细弱。综观诸症，乃素为气、血、肝、肾不足之体，复感热病，重伤津液，筋脉失濡而致斯疾。治宜益气养血，兼调肝肾。拟用人参养荣汤加味治之。

处方： 人参5克，白术5克，茯苓6克，当归6克，白芍6克，熟地黄6克，陈皮3克，黄芪10克，桂枝3克，远志5克，石斛6克，枸杞子6克，甘草2克。

服上药3剂。精神好转，似有转机。继服10剂，诸症减轻。服一个月，四肢已能活动，兼服加味虎潜丸3个月，肢体活动自如，行走顺利，病告痊愈。

［河南省卫生厅. 河南名老中医经验集锦 [M]. 郑州：河南科学技术出版社，1983.］

【评析】　本例痿证，始于肺热津伤，而病不久则见面无华色，皮毛枯燥不泽，天柱倒折等症。足见素禀不足，气血虚弱之甚，故在治疗上不是重在滋阴，而是补气养血，兼调肝肾。由于药证相符，切中病机，故效显著。

6. 胡蔚然　育阴通便法治疗多发性神经炎医案

郑某，男，35岁。

病史： 患者于1962年8月5日白天在地里看瓜，半夜突然腹痛，腹泻黄色水样便，恶寒发热。在当地卫生所治疗四日，腹痛好转，腹泻停止。第五日，发热加重，两下肢麻木无力，胸中闷痛。第七日两下肢瘫痪，且小便点滴不通。到地区医院就诊，遂收住院，诊为多发性神经炎。住院十一天后，请中医会诊。刻下症见：面色晦暗无华，下肢瘫痪，无明显肌萎缩，小腹部略膨满，保留导尿。其声音低微，呼吸均匀。有口臭，皮肤灼热，大便十日未下，小便不通，食欲极差。舌苔黄腻，脉弦数。检查：两下肢肌张力减弱，肌力减退，腱反射消失。体温38.8 ℃。据以上症情，其本属肝肾亏损，筋脉失养，其标为湿热互结，二便不通。治宜标本兼顾，育阴兼通二便。投以大补阴丸加减。

处方：生地黄 12 克，龟甲（先煎）、阿胶（烊化兑服）各 6 克，知母 9 克，黄柏 3 克，牡丹皮 9 克，牛膝 9 克，火麻仁 24 克，瓜蒌子 24 克，白芍 9 克，蜂蜜 15 克，海金沙（包煎）9 克，车前子（包煎）12 克，甘草 9 克。

8月25日二诊：服上药 2 剂，大便未下。原方加大黄 15 克。

8月28日三诊：大便已通，色如败酱，瘫痪如前。拟济生肾气丸加减服，以补肾元以通小便。处方：白茯苓 15 克，泽泻 6 克，山茱萸 12 克，牡丹皮 8 克，山药 10 克，熟地黄 10 克，车前子（包煎）12 克，肉桂（后下）2 克，川牛膝 9 克，知母 15 克，黄柏 15 克，滑石 15 克，琥珀 15 克，海金沙（包煎）15 克，甘草 5 克。

9月16日四诊：服上药 10 剂，体温正常，黄腻苔大减，小便已通，但次数太多（一昼夜五十多次），尿道割痛，尿色淡黄浑浊。两下肢恢复知觉，已能伸屈。守上方加萆薢、土茯苓各 15 克。

9月23日五诊：上药服 5 剂后，小便次数减少，每日 10～15 次，色淡黄无浑浊。

9月26日六诊：黄腻舌苔已退完，两下肢活动逐渐灵活，右脚已能左右摇动，仍感麻木无力，不能站立。守上方加黄芪 12 克。

10月8日七诊：上药进 9 剂，大小便用正常，下肢虽不能步履，已能举起，可以站立。原方去清热利尿药。处方：黄柏 10 克，龟甲（先煎）12 克，知母 12 克，熟地黄 10 克，白芍 9 克，桑寄生 10 克，炒杜仲 10 克，木瓜 12 克，当归 10 克，川续断 15 克，虎骨 15 克，独活 6 克，甘草 3 克。

上药进 6 剂，站立已稳，搀扶可以步履，唯腿仍软而无力。原方加黄芪 12 克，丹参 10 克，赤芍 8 克。续服。

11月7日八诊：饮食正常，精神好转，二便通畅，两下肢知觉正常，伸屈自如，步履较前进步，病获临床基本痊愈。嘱出院后继服中药 10 剂，加强锻炼。

[河南省卫生厅 . 河南名老中医经验集锦 [M]. 郑州：河南科学技术出版社，1983.]

【评析】　本例患者发病陡然，虽素无宿疾，然已高热瘫痪十数日，大便又十日未下，小便点滴不通，病固当属实。然究由高热稽留，肺金被灼，肺律不布，肝肾不滋，而致下肢筋脉弛缓不用。综其脉证，其病确属虚实错杂，其虚在肝肾，实在大肠与膀胱。故先以大补阴丸护阴增液；佐二仁、蜂蜜，润下热结；海金沙、车前子，除湿热。初投 2 剂，大便未下，知热结较重，故增大黄以荡涤瘀积，使热有出路。待大便通后，小便不通，湿热蕴结，膀胱气化障碍仍为标症之急。故以济生肾气丸加味，益肝肾，助气化以利水道，使小便得以畅通。二便已通，标急得除，治疗则转向治本，专以益肝肾，强筋健骨补气之剂缓图收功。此案辨证明晰，立方用药井然有序，先议攻下，次用分利，终则专补，祛邪而不碍正，扶正而不留邪。整个疗程仅两个多月，即获痿振瘫起之效。

7. 张泽生　养阴清热，活血通络法治疗多发性神经炎医案

邢某，女，15 岁。

病史： 1973 年 5 月，因误诊为肺结核，服异烟肼过量，以致两上肢无力，两手握力减退，两下肢肌张力减低，严重至出现瘫痪，生活不能自理。经中西医结合治疗，症情稍有好转，但两手指肌肉萎缩，握力仍差，臂部及两下肢肌肉瘦削。1978 年 2 月 20 日经某专科医院检查，发现四肢对称性远端明显肌萎缩及无力，腱反射几近消失，四肢呈手套、袜样感，感觉减退，认为属异烟肼中毒引起多发性周围神经炎，建议运用中药及针灸治疗。刻下症见：右手大指萎缩无力，左足趾甲向足背高突，足趾不能翘起，食欲减退。脉濡细，舌质紫起红点，苔白。阳明脉络失濡，气血不能流注。病属痿证，不易速效。

处方： 淡苁蓉 9 克，全当归 9 克，炒白术 9 克，杜红花 9 克，生薏苡仁 15 克，粉萆薢 9 克，川黄柏 5 克，炒川续断 12 克，怀牛膝 9 克，宣木瓜 9 克，嫩桑枝 15 克，津大枣 4 枚。

同日经我院针灸科会诊，亦认为目前四肢活动无力，拟取阳明经及肝经穴位，针刺手三里、外关、合谷、足三里、丘墟、太冲等，隔日一次。

3 月 16 日二诊： 上药 16 剂，食欲渐香，两足稍有力，右手大指肌肉仍萎缩，两手鱼际亦萎缩，足趾仍不能翘起。脉濡软，舌苔薄净。病由服异烟肼中毒而引起多发性神经炎。原力尚合，扩充再进。处方：潞党参 15 克，全当归 9 克，炒白术 9 克，怀山药 12 克，川续断 12 克，淡苁蓉 9 克，生薏苡仁 15 克，怀牛膝 9 克，宣木瓜 9 克，杜红花 9 克，酒炒桑枝 15 克，津大枣 4 枚。

5 月 13 日三诊： 上方已服 2 个月，食欲已正常，症情继续改善，行走如常，握力已见增强，唯两手鱼际肌肉仍稍有萎缩，病情在好转之中，拟方带回常服之。处方：潞党参 15 克，全当归 9 克，肥玉竹 9 克，生薏苡仁 15 克，宣木瓜 9 克，怀牛膝 9 克，怀山药 12 克，鸡血藤 15 克，嫩桑枝 15 克，津大枣 4 枚。

[徐景藩，张继泽 . 张泽生医案医话集 [M]. 南京：江苏科学技术出版社，1981.]

【评析】　本例痿证，是因服异烟肼中毒引起多发性周围神经炎，四肢肌肉逐渐萎缩，以致握物无力，行走蹒跚，业已酿成痿躄。经有"治痿独取阳明"之论，故用当归、党参、白术、大枣补益气血，健脾和胃；川续断、牛膝补益肝肾；红花、桑枝养血通络。并由针灸科配合治疗。共治不到三个月，症情显见好转，带方回原籍金华继续调治。

8. 刘冠军　养阴清热，通络疏筋，益肾健脾法治疗多发性神经炎医案

汪某，男，54岁。

病史： 患者于2月18日因感冒发热，畏寒怕冷，时有咳嗽，胸胁疼痛，被某医院诊断为胸膜炎，连续使用青霉素、链霉素和大量异烟肼静脉滴注12天，病情好转。但无明显诱因，出现四肢痿弱无力，继则全身瘫软，翻身起坐均不能，只能卧在床上，翻身、大小便均须别人协助。于3月5日经脑部CT诊断为脑萎缩（老年性）。3月8日来我科诊治。诊见：体格中等，营养一般，神志清楚，对话正常，问知饮食欠佳，夜寐及二便均无异常。体温36.5℃，面部表情淡漠，舌红苔微黄，无口眼㖞斜，两瞳孔等大同圆，颈项对称，气管居中，无瘿、瘰及静脉怒张，全身及皮肤黏膜无黄染，浅表淋巴结无肿大，心肺肝脾未见异常。神经系统检查：痛觉、触觉减退，肱二头肌、肱三头肌、桡骨膜反射迟钝，膝、跟腱反射均为0级，肌张力均低下。实验室报告：血、尿常规正常，肝功能正常。诊为痿证（多发性神经炎）。治法：宜养阴清热、通络舒筋、益肾健脾为主法。

治疗经过：治疗初期，由于诊断不明，按癔症性瘫痪处理，针取人中、内关、四神聪、神门，经治2周无效，后详细辨证，确认由异烟肼慢性中毒引起的多发性神经炎，属罕见病例，目前一般认为恢复希望不大。

余认为患者无癔症史及其他精神因素，否认癔症性瘫痪。同时评审病情，诊为患者年过五旬，阴气已不足，加之病起于热证感冒，治疗不当，日久余热未清，伤及肺胃之津，致使水谷精微不能输布，乃致筋脉失于濡养而成痿软。完全性瘫痪，正所谓"脾主肌肉而实四肢""四肢不举，邪伤脾也"。故治疗依"独取阳明之法"，以润宗筋，束骨节，利关节，乃每日针灸足三里、胃俞、脾俞，旨在培脾土、益气血、润宗筋、养肌肉、利关节，佐阳陵泉通络舒筋，配尺泽、肺俞养阴清热，以防伤肺津。针合谷、内庭、太冲，意在清胃、肝、大肠之邪热，经用上法治疗50天，前臂能做屈伸活动，下肢亦能活动。再诊脉来沉弱，两尺尤甚，

舌质微红少苔。由于上下肢功能逐渐恢复，证明是因脾气健，津液得生，四肢肌肉得以濡养的结果，但患者腰部无明显好转，且较板硬、有冷感，仍不能起坐，知系痿软日久，肝肾阴亏，真阳亦出现不足，加之腰为肾府，肾主藏精，通于冲任，今脉来沉弱，两尺尤甚，精血不能濡养筋骨肌肉，加之日久气血循行受阻，命门火衰，故肾之外府无气血津液之濡养而痿软无力。据此，乃加刺华佗夹脊穴，意在通畅督脉以扶真阳，且能助膀胱之气，使之气血通畅，佐用命门、腰阳关温灸，以扶命火、通经络，肾俞、太溪滋肾阴，使肾阴足，宗筋得养，痿软可除。

肝肾阴亏，此非针灸调节能奏全功，故投熟地黄滋肾水，益真阳，填精髓，长肌肉，生精血；臣以枸杞子助熟地黄以增补肝血、益精血、扶阳气、壮筋骨之效用；使以黄芪健中州、升清阳、补肺气、布津液以振奋元阳；尤妙在淫羊藿辛以润肾，温以助阳；巴戟天助淫羊藿以壮腰脊；少加龟甲补肾益精，强筋健骨；牛膝、红花通经络、壮腰膝、利关节、起痿软，上方每日1剂，分2次服，经60天，四肢功能恢复明显，下地行走、起、坐、翻身均如常人，仅稍感不灵活，唯手足指感觉迟钝，不能持物，且有麻木、冷感，知经络通，但气血仍有受阻，四末阳气不足，乃加刺十宣出血，针八风、八邪以消瘀滞，以利经气之通畅。

4月27日检查结果： 一般体检均正常，上下肢功能活动如常人，连续行走200米无疲倦、软弱之感，起、坐、翻身、持物均如常人。神经系统检查：痛、触觉正常，肱二头肌、肱三头肌、膝、跟腱反射存在，肌力上下肢均恢复至Ⅴ级，肌张力正常，四肢粗细均等，确认"四肢痿软"恢复正常，出院。随访一年，已能参加劳动而痊愈。

［张文康.中国百年百名中医临床家丛书·刘冠军［M］.北京：中国中医药出版社，2001.］

【评析】 痿指肢体筋脉弛缓，手足痿软无力，所谓"弱而不用者"为痿。它的发生一般为感受邪热，伤及血脉，致使经筋、骨髓、血脉、肌肉、皮毛痿弱无力，而其病位多主张肺先受之。实际上，痿除肺热叶焦发生痿证外，临床每见有因虚、痰、瘀诸因致痿者，所以临证主张审热之浅深，虚实之缓急，更察何胜受邪，不泥守"主热而投凉药"，正治之法，应审热灼肺津以清热润燥，养肺生津为主；湿热浸淫以清热利湿，通利筋脉为主；脾胃虚弱以补脾益气健运升清为主；肝肾亏损以补益肝肾、滋阴壮骨为主法。每针药兼施，收效颇速。

临证组方，常用熟地黄、山茱萸、麦冬、玄参、牛膝、豨莶草为主方。凡病在肺，出现皮痿者，加板蓝根、大青叶以清热解毒；口渴甚，加生石膏、知母、水牛角；实热便秘，加大黄以泻热；病在肉，出现肉痿，加参、芪、术、甘以健脾，加苍术、萆薢、薏苡仁以利湿；病在骨，出现骨痿、加狗脊、肉苁蓉、巴戟天以强筋壮骨；病在筋，出现筋痿，加木瓜、白芍以舒筋；病在脉，出现脉痿，加茯神、柏子仁以安神；日久气虚，加参、芪益气；血虚加熟地黄、鹿角胶养血；精髓空虚加龟甲、鹿角胶、牛骨髓、紫河车以填精补髓；瘀血伤络，加赤芍、三七以活络消瘀；日久阴损及阳，出现怕冷、脉沉细无力，加鹿茸、补骨脂、附子以温阳；痛甚加天麻、乳香、没药止痛；抽掣加钩藤、全蝎；知觉减退加羊踯躅；肌肉消瘦加鹿茸、肉苁蓉、石斛，兼服鹿马起痿丸。

针灸疗痿，首遵"独取阳明"。可取肩髃、曲池、合谷、髀关、伏兔、足三里、腰阳关等，是因阳明为多气多血之经，主润宗筋；痿病初发有热者，施用泻法以清其热，可配尺泽、肺俞、大椎，热退之后，应复其气血，可加脾俞、阳陵泉健脾化湿、调健中州；日久出现肝肾亏虚，由于肝主筋、肾主骨，故加筋会阳陵泉、髓会绝骨、骨会大杼以舒筋、壮骨、生髓，此为治痿之大法。

由于痿证病情复杂，病程长，临床不可泥守"阳明"，应本"治法因乎术，变通随乎症，不随乎法"的原则。随症施治，旨在润宗筋，主束骨，利关节，使滋生气血津液，以营养肌肉宗筋，以助痿弱之恢复。

由于痿证主要病在肌肉，上肢活动靠三角肌的收缩，此肌肉恰是手阳明经所过之处，故应重刺肩髃、臂臑、手三里、曲池、合谷为主穴；下肢活动靠股四头肌的收缩，此肌群恰是足阳明经之所过，故应重刺髀关、伏兔、梁丘、足三里、解溪为主穴。

"治痿独取阳明"是最佳的选穴规律，而痿之能否起步首要在于能否恢复这些肌肉的功能。上下肢的活动功能，大都是以上带下，如上肢是上臂的神经、肌肉支配着前臂，前臂又支配着手指，据此上肢痿当先选上臂经穴，使上臂功能得以恢复，就能带动前臂及手的活动。下肢由腰脊部神经肌肉支配带动着股，股带动胫，胫带动足，据此下痿当先解决腰脊功能，应先取腰、臀、股、胫部经穴，特别是腰脊部经穴是治下痿之要穴。

痿弱后期，常遗留肢体一侧麻木、瘦削、痿软，导致肢体内、外或前、后的肌力失衡，从而形成内外斜、内外翻等畸形。临床应针对症状，区别是哪一经麻痹，哪些肌力不足，加以调整、纠正，运用补其不足、泻其亢盛的方法，才能纠正经气失衡所引起的畸形。

如肩外展困难多是三角肌麻痹，而三角肌是手阳明经经过、濡养的处所，故肩髃、臂臑、曲池为其要穴。

如肩部伸展困难多是肱二头肌麻痹，可取天泉、天府为主。

如腕伸展困难，多是腕伸肌麻痹，可取曲池、手三里及外关疗之；若屈曲困难，乃腕屈肌麻痹，则当刺郄门、内关疗之。这些选穴方法都体现"随经所在而调补之"的法则。

下肢大腿内收困难，当取箕门、阴包、阴廉以促进内收肌之恢复；膝无力作展，当取髀关、伏兔以恢复股四头肌功能；若膝无力屈曲，当取大肠俞、承扶、殷门以恢复股后肌群功能；足无力背屈，当取足三里、上巨虚促进胫骨后肌功能；足无力外翻，当取阳陵泉、绝骨、昆仑以促进腓骨长短肌功能；足无力内翻，当取委中、承山、三阴交、太溪以促进胫骨后肌功能。由此可见，"治痿独取阳明"贯彻治疗之始终。

至于针刺之先后，又应根据以上带下、以主带次的法则，即上肢先取肩部、上臂经穴，以带动前臂和手，下肢先取腰、臀、股、胫部经穴，特别是腰脊部经穴。

痿证日久，应区别哪经亏损，加以调整，一般下肢内斜肌痿软是外侧少阳经不足，足下垂多为足阳明经之虚所致。

由于痿证病情复杂，又应随症调治，如肺热加尺泽、肺俞以清热益肺；湿热责于脾，可加阳陵泉、脾俞；肝肾亏损，加肝俞、肾俞、太溪；腰肌麻痹，以取相关夹脊穴、腰阳关、命门为主；腹肌麻痹，加天枢、带脉、梁门及相关夹脊穴；咽下困难，加天突、廉泉；失语，加哑门、通里；流涎，加地仓、承浆、合谷；小便失禁，加次髎、中极、三阴交。

针灸治疗本病，早期宜多针浅刺，日久可采用透针，出现肌痿宜灸，或加温针，此为治痿应遵守之原则耳。

9. 王任之　补气活血祛瘀法治疗多发性神经炎医案

邓某，男，53 岁。1980 年 8 月 7 日初诊。

病史：患者以多发性神经炎于 8 月 5 日住入神经内科，刻下症见：两上肢略能活动，两手仅拇指、食指稍知动弹，下肢仅稍可就床挪动。吞咽困难，大口饮水则发呛，环唇作麻，四肢亦麻，脉弦。气血交阻，瘀阻会厌，拟予补阳还五汤合会厌逐瘀为治。

处方： 绵黄芪12克，全当归10克，干地龙9克，红花4克，桃仁（去皮尖、杵）6克，炒川芎3克，苦桔梗9克，甘草3克，生地黄12克，玄参6克，鹿衔草10克，鸡血藤15克，炒怀牛膝10克。

［王任之．王任之医案 [M]．合肥：安徽科学技术出版社，1998.］

【评析】 本案乃气虚血瘀所致之痿证。治以补阳还五汤益气活血通络。会厌逐瘀汤行气活血，解毒利咽。两方合用效如桴鼓。

10. 胡蔚然　肃肺清热，养血活血法治疗多发性神经炎医案

阎某，男，32岁。1963年11月4日初诊。

病史： 患者于1963年11月初，突然发热恶寒，自汗，腰痛，口唇发麻，语言謇涩，两下肢麻木不仁，不会屈伸，不能步履，终致瘫痪卧床。收住院后，西医诊断为多发性末梢神经炎，转中医治疗。刻下症见：舌苔白厚、中间黄有燥纹，脉弦数。大便干燥，三日一行。此感受外邪，郁而化火，火刑肺金，耗伤肺津，宣发失职，五脏之精不得输布，筋脉失养所致。治宜肃肺清热为主，养血活血为辅。

处方： 当归9克，生白芍15克，生地黄9克，牡丹皮15克，防风15克，川牛膝9克，知母9克，生紫菀5克，忍冬藤20克，金银花10克，川贝母6克，生桑白皮9克，蜂蜜30克，甘草9克。

11月7日二诊： 服上药3剂，两下肢麻木稍好，大便仍干，遵上方蜂蜜加至60克，川牛膝12克。

11月9日三诊： 已能站立，口唇麻木好转，口干，脉弦数。原方加石膏（先煎）、天花粉各10克。

11月13日四诊： 口唇麻木消失。两下肢屈伸觉轻松，可以步履，但感软弱无力，两足麻木。舌尖红、苔厚。原方加重牡丹皮至30克。

11月16日六诊： 饮食增加，精神好转，语言清楚，两下肢活动较前自如，可单独下楼活动。原方续服。

11月26日七诊： 患者走路平稳，仅有轻度腰痛而出院。

［河南省卫生厅．河南名老中医经验集锦 [M]．郑州：河南科学技术出版社，1983.］

【评析】 张子和云："大抵痿之为病，皆因客热而成。"《素问·痿论》云："肺热叶焦，则皮毛虚弱急薄著，则生痿躄也。"本例患者亦属客热入里耗津，肺热叶焦。治疗上以清肺胃之热，养血活血为主，并佐以润燥通便，使腑气畅通而痿自愈。

11. 沈炎南　健脾益气，运化水湿法治疗多发性神经炎医案

崔某，男，58岁。1955年11月28日初诊。

病史：患者曾因手脚麻木，行动不便，在某医院诊断为多发性神经炎，经住院治疗，未见明显疗效而来要求中医治疗。患者自觉手脚对称性麻木，运动障碍，行走不便，肌肉消瘦，但四肢关节无疼痛，也无变形。查体：神疲，体瘦，双下肢肌肉萎缩，舌淡，苔白厚腻，脉濡细。此乃脾虚湿困，治当健脾益气，运化水湿。处方：桑枝、佛手、桑白皮各12克，车前子、党参、茯苓、茯苓皮各15克，枳壳、大腹皮、泽泻、猪苓各9克，陈皮6克。7剂，每日1剂，水煎服。药后自觉症状大为改善，原方续服7剂。

12月16日二诊：诸症好转，改用健脾调理为主。处方：桑枝、党参、北黄芪、茯苓、白术各15克，天冬、麦冬各9克，五味子6克，甘草3克。每日1剂，连服1个月。

1986年2月5日三诊：手脚已无麻木，也较前有力，但仍消瘦，下肢肌肉仍萎缩，上方加白芍15克，每日1剂，并以此方加减调理2月余而愈。

［刘焕兰. 沈炎南老中医验案4则［J］. 新中医，1994（8）：5-6.］

【评析】 多发性神经炎，属中医的痿证范畴。《素问·痿论》云："五脏使人痿……脾主身之肌肉……脾气热，则胃干而渴，肌肉不仁，发为肉痿。"因脾主肌肉，脾能为胃行其津液，今脾虚气血生化无源，所以消瘦、肌萎缩。"治痿独取阳明"，因此重视阳明后天根本，以四君子汤合芍药甘草汤调治，则气血化生有源，肌健体壮而获效。

12. 张学云　养血活血，调和营卫，通络止痛法治疗多发性神经炎医案

孙某，男，48岁。1996年10月6日初诊。

病史：半年前，患者因泌尿系感染而口服呋喃坦啶，每次0.1克，每日3次。

2 天后，双手指发麻、不灵活，逐渐发展到双手指针刺样麻痛，频发触电样麻木掣痛至腕关节，手不能屈指握物，与他物接触时即麻痛剧烈。同时，双足趾发生同样改变，双足着地痛不可忍。其间曾多处求医，均诊为周围神经炎。采用肌内注射维生素 B_1、维生素 B_{12} 及中药治疗等，病情非但无减轻，且越来越重，发展为指趾肿胀，极端痛苦。检查：患者痛苦面容，营养欠佳。十指漫肿，不能屈曲，指肤燥裂，色萎黄。脚趾肿胀苍白，汗毛全脱，指趾甲残缺不全，稍一触动即呼痛不止。舌苔薄白腻，脉弦细。中医辨证属血虚风痹，营卫不通，经络阻滞，不通则痛。故治以养血活血，调和营卫，通络止痛为原则。

处方： 桂枝、熟地黄、赤芍、当归、川芎、伸筋草、丝瓜络各 10 克，白芍、丹参各 30 克，制乳香、制没药、路路通各 12 克，薏苡仁 60 克，忍冬藤、威灵仙各 20 克，甘草 6 克。每日 1 剂，水煎服，并停其他药物。

3 剂后麻痛略见减轻，10 剂后麻痛大减，指趾肿胀明显好转。仍以养血活血通络为治。处方：当归、制乳香、制没药各 12 克，白芍 15 克，川芎、生地黄、地龙、木瓜、丝瓜络各 10 克，忍冬藤 30 克，生甘草 6 克。守此方略作加减，共服药百余剂，诸症悉除，指趾恢复正常。

［张学云. 多发性神经炎治验 [J]. 安徽中医学院学报，1999，18（4）：46.］

【评析】 呋喃类药物服用过量，或对本药敏感者，可出现神经系统和消化系症状。本例患者共服 0.6 克，就引起严重的多发性神经炎，发生感觉障碍和远端肢体营养障碍。中医学认为：营卫之气不调，血瘀阻滞经络，血虚不荣四末，则诸症发生。故笔者选用调和营卫之桂枝汤，养血活血之四物汤，加通络祛风之品，坚持服用而终收全功。

第八章
脊髓空洞症

一、现代医学对本病的认识

脊髓空洞症是一种缓慢进行性脊髓退行性病变，在致病原因（先天性或肿瘤疾病，蛛网膜炎或发生于严重脊柱外伤后）的影响下脊髓中央管扩大或形成管状空腔，其周围胶质增生，引起受累的脊髓节段神经损害症状，以痛、温觉减退与消失而深感觉保存的分离性感觉障碍及有关肌群下运动神经元瘫痪，兼有脊髓长束损害运动障碍及神经营养障碍为特点。脊髓空洞最常发生于颈段及胸段，向上扩展至延髓称为延髓空洞症。位居脊髓断面中心，但也可呈偏心发展。脊髓空洞症表现症状的严重程度与病程早晚有很大关系，早期患者症状比较局限和轻微，晚期可发展至行动困难。

本病的主要病理改变是胶质增生与空洞形成。脊髓的外观可以正常，亦可呈梭形膨大或萎缩。空洞壁不规则，空洞内含无色或黄色透明液体，蛋白含量高。脊髓横切面上可见单个或多发的大小不等的空洞。大多数病例的空洞发生在脊髓颈段，亦可向上到脑干，向下伸展到胸段，少数偶尔可达腰段。空洞通常由中央管的背侧横向发展，早期可能局限于一侧后角的底部，以后累及脊髓后角的腹侧部分及前角的底部，最后扩展到该水平的脊髓的绝大部分。

（1）临床表现

本病男多于女。症状可起自儿童期或青少年期，但多数于 20 ～ 30 岁发病。有报道最小发病年龄为 3 岁，最大发病年龄为 70 岁。起病隐匿，进展缓慢。

①感觉异常：空洞位于脊髓颈段、胸上段，早期可表现为同侧上肢相应支配区域痛、温觉消失，而触觉、深感觉等相对保留，呈现节段性、分离性感觉障碍。患者常在发生手部烫伤、割伤等情况下才发现痛、温觉的丧失。随着病变的发展，

痛温觉缺失可扩大到两侧上肢、胸、背部，并呈短上衣样分布。如空洞影响三叉丘脑束交叉处，可以造成面部痛温觉减退或消失。部分患者在感觉缺失区有自发性难以形容的刀割样、烧灼样疼痛，称为中枢痛。晚期病变可影响脊髓丘脑侧束及后索，出现相应平面以下各种感觉减退或消失。

②运动障碍：颈胸段脊髓空洞出现一侧或两侧下运动神经元性上肢弛缓性部分瘫痪，表现为肌无力、肌张力下降，尤以两手鱼际肌、骨间肌萎缩最为明显，严重者呈爪形手畸形，且可有肌束震颤（"肉跳"），一侧或两侧下肢发生上运动神经元性部分瘫痪、肌张力亢进。

③自主神经损害症状：空洞累及脊髓侧角的交感神经脊髓中枢出现霍纳综合征、病变相应节段的肢体与躯干皮肤少汗、温度降低、指端或指甲角化过度，萎缩，失去光泽。由于痛、温觉消失，易发生烫伤。损伤晚期病人可出现大、小便障碍。

④颈枕痛：多伴有小脑扁桃体下疝畸形。

（2）辅助检查

① MRI、X 线片及脊髓造影：其中 MRI 对脊髓空洞症具有独特的诊断价值，能够显示脊髓空洞伸展范围和大小及有无分隔。

②诱发电位及肌电图：用以了解神经传导功能。

（3）治疗

①手术方法：对于临床表现逐渐加重，且无手术禁忌证者适用。常见的有：a. 有脑积水并颅内压高者，先行侧脑室腹腔分流术；b. 如出现小脑扁桃体下疝可行后颅窝枕下减压术；c. 对无明显环枕骨畸形及枕骨大孔疝者（如外伤性），可于病变相应部位（空洞下段）行椎管内探查及空洞蛛网膜下隙分流术（不能用于蛛网膜炎的患者）；d. 后颅窝减压术后还可行脊髓空洞上口栓塞术。

②保守治疗：病情较轻、空洞范围有限的患者可保守治疗。定期检查，适量增加维生素 B 类药物和食物的摄入。本病患者适当增加优质蛋白饮食，为神经细胞和骨骼肌细胞重建提供营养支持。

二、中医学对本病的认识

本病属中医"痿证""风痹"等范畴，其发病大多由于肝脾肾等脏器亏虚。肾主藏精，主骨生髓；肝藏血，主筋；若素有先天禀赋不足或饮食劳倦损伤肝肾，则精血不足，髓海空虚，筋骨失养。脾为气血生化之源，主肌肉四肢，若素体脾胃虚弱或饮食劳倦伤脾，脾失健运，气血化源不足，肌肉筋脉失养，脑髓欠用而发为本病。而肾为先天之本，脾胃为后天之本。两者相互资生，互相推动促进。脾虚可及肾，肾虚无以温煦脾阳，脾肾两虚，则出现肌肉筋骨失去温煦濡养；无以生髓通脑，髓海空虚；水津无以运化，二便失司等，致使疾病缠绵难愈。

本病的辨证论证可从以下四方面着手。

（1）肾阳不足

主症：腰膝酸软，形寒肢冷，四肢无力，肌肉消瘦，肌肤不仁，排尿不畅。舌淡苔白，脉沉细。

治法：补肾温阳。

方药：右归饮、八味丸等加减。

（2）肾精亏乏

主症：肢体痿软无力，肌肤不仁，腰膝酸软。面色潮红，口干盗汗，头晕耳鸣。舌红少苔，脉细数。

治法：滋肾填精。

方药：六味地黄丸、虎潜丸、大补阴丸等加减。

（3）肝肾亏虚

主症：腰膝酸软，肌肤不仁，肌肉萎缩。形瘦体弱，五心烦热，舌红少苔，脉细数。

治法：滋补肝肾。

方药：左归丸、地黄丸等加减。

（4）脾肾阳虚

主症：腰膝酸软，四肢无力，肌肤不仁，肌肉萎缩。倦怠乏力，纳呆腹胀，头昏嗜睡，畏寒肢冷。小便频数或失禁，大便稀溏。舌淡胖大，有齿痕，舌苔薄白，脉沉弱。

治法：温补脾肾。

方药：六君子汤、附子理中丸等加减。

三、医案

1. 谢海洲　补肾填精，益髓健脑，补气活血法治疗脊髓空洞症医案

齐某，女，32 岁。

病史： 右上肢及腰椎 I ～ IV 两侧呈阶段性麻木不仁，不知痛温，有时感到自发性闷痛。表面皮肤干燥，触之有感觉。右臂运动无力，肌肉萎缩，脊椎变曲。经北京某医院诊为脊髓空洞症，历经五年医治效果不显转来诊治。诊其舌质淡嫩有齿痕，舌边黯紫有瘀点，无苔，脉细涩而结。辨属先天不足，精髓不充，气虚血瘀。拟补肾填精，益髓健脑，补气活血调治。

处方： 巴戟天 12 克，淫羊藿 12 克，菟丝子 15 克，当归 12 克，鹿角胶（烊化兑服）9 克，龟甲胶（烊化兑服）12 克，黄芪 20 克，枸杞子 20 克，桑寄生 15 克，怀牛膝 15 克，狗脊 12 克，太子参 12 克，赤芍 9 克，鸡血藤 20 克，山茱萸 30 克，熟地黄 12 克，丹参 15 克，川芎 6 克。

守方 60 剂后，感觉稍复，痛已消除，麻而不木。舌色淡红，瘀点消失，脉弦细。上方中减活血化瘀药用量，重用补肾填髓益气之品，继服 80 剂，腰背感觉基本复常，右臂活动有力，肌肉渐丰，苔脉复常。处方配丸以调治。巴戟天 15 克，淫羊藿 15 克，菟丝子 20 克，鹿角胶 12 克，龟甲胶 12 克，黄芪 30 克，枸杞子 30 克，当归 15 克，赤芍 6 克，川芎 6 克，丹参 12 克，熟地黄 15 克，肉苁蓉 30 克，川续断 20 克，桑寄生 20 克，怀牛膝 20 克，狗脊 15 克，太子参 15 克，桂枝 12 克，鸡血藤 30 克，穿山甲 12 克。共研为粉，制蜜丸，丸重 9 克，每次 1 丸，每日 3 次。服药半年左右，症状体征消失，活动如常。复经北京某医院检查：节段性感觉分离，节段性肌肉萎缩，临床症状等均消失，病告愈。一年后追访，未见复发。

［邱德文，沙凤桐 . 中国名老中医药专家学术经验集 [M]. 贵阳：贵州科技出版社，1996.］

【评析】 　脊髓空洞症属中医"痿证"范畴。其发病多与肾脏有关。张介宾曰："精气耗伤，故肌肉不仁，发为肉痿。"故本案方用左归饮、当归补血汤、龟鹿二仙胶化裁意以补肾益髓。配合活血通络之品，以冀肾充则髓生。

2. 刘惠民 温肾健脾，补气养血，温经通阳法治疗脊髓空洞症医案

高某，女，45 岁。1970 年 5 月 13 日初诊。

主诉：左上半身感觉减退，麻木，无汗 5 年多。自 1965 年春，先发现左手感觉减退，麻木，并相继发现左侧头面部、胸背部及上肢不出汗，局部发凉，肢体麻木，感觉减退，逐渐加重。常不自觉被烫伤。左手握力差，不能持重物。经某医院神经科检查，左侧头面部、上肢及左侧躯干 $T_{3 \sim 4}$ 以上平面，痛温觉减退，皮肤较健侧明显干燥。主动运动、共济运动及生理反射均无特殊改变。诊断为脊髓空洞症观察、神经根炎。多年来常有腹泻，每天大便两三次，较稀，便前有时腹痛，腹泻常与情绪改变有关，未治疗。检查：发育营养一般，面黄，精神不振，舌质淡红，舌苔薄白，脉沉细而弱。辨证：脾肾不足，气血两虚，风寒内袭，阻闭经络。治法：温肾健脾，补气养血，温经通阳。

处方：山药 30 克，熟地黄 15 克，麻黄 4.5 克，炮姜 9 克，鹿角胶（烊化兑服，也可用阿胶代之）12 克，桂枝 9 克，补骨脂 12 克，土炒白术 15 克，炒陈曲 9 克，醋香附 12 克，当归 12 克，熟附子 9 克，山茱萸 12 克，木香 9 克，生黄芪 12 克，骨碎补 12 克，鸡血藤 12 克，水煎 2 次，兑在一起，早晚各 1 次，温服。

5 月 26 日二诊：服药 6 剂，感觉舒适，食欲好转，食量增加，余症同前。舌苔、脉象同前。后方去木香、黄芪继服。

6 月 3 日三诊：药后病情明显好转，食量增加，大便已转正常，左上半身麻木感减轻，舌苔薄白，脉沉细，较前有力，仍以原方加减继服。处方：山药 30 克，熟地黄 15 克，麻黄 4.5 克，炮姜 9 克，鹿角胶（烊化兑服）15 克，桂枝 9 克，补骨脂 12 克，炒陈曲 9 克，土炒白术 15 克，醋香附 12 克，当归 12 克，熟附子 12 克，淫羊藿 12 克，枸杞子 15 克，生黄芪 15 克，生菟丝子 24 克，骨碎补 15 克，鸡血藤 15 克，水煎服。

1977 年 11 月 30 日随访，先后间断服药半年多，左上肢麻木感逐渐减轻，患部痛温觉较前敏感，左手握力大增，与健侧无明显差别，出汗如常，左上肢功能恢复正常。现已 5 年，未再服药治疗。

［戴岐，刘振芝. 刘惠民医案 [M]. 济南：山东科学技术出版社，1978.］

【评析】 脊髓空洞症是一种慢性进行性疾病，由于在脊髓中心有空洞形成，故可引起分离性感觉障碍，肢体瘫痪和营养障碍等症状。30 岁以前青年人多见，

发病原因不明。病变好发于颈段和上胸段脊髓，起病缓慢，最早的症状常为两上肢对称的节段性痛、温觉消失，触觉及深感觉仍存在。常因痛、温觉消失而致上肢不自觉地烫伤或受伤，发生溃疡等。进一步发展，可致肌肉萎缩。

脊髓空洞症在中医学中无专门记载，属中医学"痿证""痹证""风痱"等范畴。《诸病源候论·风病诸候篇》有"偏风者风邪偏客于身一边也。人体有偏虚者，风邪乘虚而伤之……或不知痛痒""风不仁者，由荣气虚，卫气实，风寒入于肌肉，使血气行不宣流，其状搔之皮肤如隔衣是也"的记述，与本病颇有相似之处。

肾主骨、藏精、生髓，故髓病多责之于肾。久病肝肾亏虚，气血瘀滞，精血不能濡养筋髓，则渐成痿。而此案不仅责之肾，而且主要着眼于脾胃。盖肾乃先天之本，有赖于后天水谷精微的濡养，今中焦脾胃虚弱，气血生化乏源，复受寒邪侵袭，经脉闭阻，筋络失养而致病。遂本案之治疗以扶正为主，兼而化瘀。方中以山药、黄芪、白术、陈皮、香附健脾益气；生地黄、白芍、当归滋阴养血；山茱萸、骨碎补、淫羊藿、补骨脂、菟丝子、枸杞子、鹿角胶、附子补肝肾、益精血；麻黄、桂枝、鸡血藤、干姜温经通阳，收到满意效果。

3. 叶心清　补气养血，散寒利湿法治疗脊髓空洞症医案二则

🍅 **病案 1**

阎某，女，30 岁。1962 年 12 月 25 日来院治疗。

主诉：两腿酸软无力 6 ～ 7 年，肩背酸困麻木 1 年余。1955 年以来，自觉两腿无力，站立欠稳。1961 年开始背部发麻，去北京某医院神经科检查疑为脊髓空洞症（$T_{3\sim8}$ 节段），经用超短波治疗 1 月余无效。同年 8 月行左侧乳腺囊肿切除术，术后背部发麻及两腿酸软无力加重，并感腰酸。1962 年 5 月去北京某医院神经科检查确诊为脊髓空洞症（$T_{3\sim10}$ 节段）。经服维生素 B_1 及酵母片，注射维生素 B_{12} 等治疗 7 个月，症情仍无好转，且逐渐发展，两上肢麻木颤抖。11 月检查已发展至 T_{12} 及 L_1 节段，纳差，白带多，二便调。检查：一般内科检查未见异常。T_2 至 L_1 节段痛、温觉均消失，但胸骨前区及两侧腋下 12 肋以下至髂骨上棘有痛感，感觉较迟钝；全身触觉正常，四肢及头面部感觉正常，生理反射存在，病理反射未引出。无肌肉萎缩现象。脉沉细弦，苔薄淡黄。辨证：气血两虚，寒湿阻络。治法：补气养血，散寒利湿。

处方：生黄芪 24 克，当归 9 克，川芎 6 克，生熟地黄各 15 克，党参 12 克，白芍 12 克，羌独活各 6 克，伸筋草 9 克，桑寄生 12 克，怀牛膝 6 克，薏苡仁 24 克，陈皮 6 克，制附子（先煎 30 分钟）9 克，甘草 3 克，砂仁（打碎后下）3 克。

上方每日 1 剂。每周针治 3 次，取足三里（双）、外关（双），留针 30 分钟。胸、腹、背部叩打梅花针。

半个月后，在叩打梅花针时，自觉腹部有轻微痛感，同时背麻、肩酸及腰腿酸软均见好转，手麻、颤抖消失。因服汤药不便而按前方化裁，配成丸药继服。处方：生黄芪 180 克，当归 60 克，生熟地黄各 150 克，党参 60 克，白芍 60 克，羌独活各 30 克，干地龙 30 克，桑寄生 90 克，怀牛膝 60 克，薏苡仁 90 克，肉桂 30 克，陈皮 24 克，川芎 30 克，甘草 15 克，砂仁 15 克。上药炼蜜为丸。每丸重 9 克，每天 2 次，每次 1 丸。并加服三七粉，每晨 0.6 克。

治疗 35 天以后，经检查 $T_{4\sim6}$ 节段痛、温觉明显减退。$T_{7\sim9}$ 节段痛、温觉轻度减退，$T_9\sim L_1$ 节段痛、温觉近消失，胸骨前区感觉正常。继续服用丸药及针治，自觉胸、腹、背部之感觉较前逐渐灵敏，体力已有增进。按前方加减共服丸药 5 料。1 年后肩背酸困麻木及两腿酸软基本解除。

1964 年 1 月 30 日改服大补气血方。处方：生黄芪 60 克，党参 30 克，生地黄 30 克，大枣 10 枚，砂仁（后下）6 克，猪脊髓 1 条 排骨 750 克。上方 3 日 1 剂，共服 10 剂。

1964 年 4 月 7 日复查，仅脐周有一小片痛觉减退外，其余均恢复正常。

🍅 病案 2

田某，女，38 岁。1959 年 8 月初诊。

主诉：左下肢麻木 3 年余。自 1956 年开始发现左下肢对冷热感觉迟钝，且日渐加重。1957 年常因左足置于热水中，不知冷热而烫伤起泡，同时左下肢感觉消失，行路常易摔倒。同年 10 月住某院，入院时查脑神经正常，上肢运动、感觉均良好；左下肢肌力减弱；活动范围尚可，两下肢腱反射亢进；感觉从左侧 T_8 以下触觉良好，但痛、温觉消失；腰椎穿刺压力正常，无阻塞现象；脑脊液常规检查亦未见异常。经专家会诊，诊断为脊髓空洞症。住院约 1 个月，用青霉素鞘内注射，每次 1 万单位，每周 2 次。先后共治 6 次，出院后继续在门诊治疗 6 个月。做深部 X 线照射，每周 2 次，照射 $T_{6\sim8}$、$T_9\sim L_3$，每次 150 r。因疗效不明显，于 1958 年 6 月停止治疗，而来我院诊治。检查：发育、营养中等，神情合作；心肺正常，腹软，肝脾未触及；四肢关节外形及运动均正常，左下肢痛、温觉消失，触觉及深感觉均存在，无肌肉萎缩。左脉沉细，右脉沉滑，苔薄白，舌尖红。辨证：气血亏损，寒湿留滞。治法：益气养血，温通除湿。

处方： 生黄芪 24 克，当归 12 克，桑寄生 6 克，牛膝 9 克，陈皮 4.5 克，蝉蜕 6 克，茯苓 12 克，泽泻 4.5 克，蒲公英 18 克，黄柏 45 克，甘草 2.4 克。上方每日 1 剂，共服 26 剂。

用梅花针扣打腰骶常规刺激部位，并轮换取左足胃经、膀胱经、胆经、脾经循行路线。

前 3 个月隔日针治 1 次，每次叩打 20～30 分钟，治疗第 6 天发现左足盘腿而坐时有麻感，并偶出现放射性疼痛，第 18 天用梅花针叩打颅胃经时，膝以上有轻微疼痛，膝以下呈麻感。半个月后洗澡时发现左下肢已有冷、热感觉，但不能辨出冷热程度，舌脉同前。仍遵原法，前方进退。去泽泻，蝉蜕改为 3 克，加杜仲 9 克，肉桂（后下）3 克。隔日 1 剂或 3 日 1 剂。

治疗 3 个月后，左下肢冷、热感大部恢复，痛感明显增强，左下肢肌力较前增进，迈步灵活有力，跌倒现象大为减少。后改为每周针治 1～2 次，中药 2～3 日 1 剂。治疗半年后走路完全正常，无跌倒现象出现。

治疗 9 个月后，查左侧 T_8 以下痛、温觉基本恢复正常，仅略差于对侧，舌脉如常。停服汤药及针治，改服丸药以巩固疗效。处方：生黄芪 240 克，当归 120 克，桑枝 120 克，牛膝 30 克，桑寄生 120 克，蝉蜕 60 克，陈皮 30 克，车前子（包煎）60 克，甘草 30 克，独活 60 克，秦艽 60 克，蒲公英 180 克。上药共研细末，炼蜜为丸，每丸重 6 克，口服 2 次，每服 1 丸。

共治疗 9 个月，服汤药 62 剂，针治 50 余次。停止治疗后，随踪观察 3 年，情况一直良好。

[徐长秋. 叶心清医案选 [M]. 北京：人民军医出版社，1991.]

【评析】 脊髓空洞症，中医辨证多从脾肾着手。盖脾主肌肉四肢，肾主骨生髓。脾虚无以生化气血濡养筋脉肌肉。肾虚则髓海空虚，骨软无力。而脾为后天之本，肾为先天之本，两者互相资助，相互影响。而脾肾主一身之阳。脾肾不足，阳气虚衰，无以温煦气化，水液停滞，聚而成湿，阻滞经脉，加重肢体痿软无力之症状，甚至出现疼痛。故治疗上给予温肾补脾，兼以散寒通脉为原则。对该病的中医治疗有一定的指导意义。

4. 田家训　补肾健脾通络法治疗脊髓空洞症医案

张某，男，13 岁。1979 年 10 月 11 日初诊。

主诉：患儿右侧上下肢无力，麻痹半年。因右上臂被开水烫伤后患儿无痛感引起家长重视，多方求医治疗无效。经某医院神经内科确诊为脊髓空洞症。检查：发育与营养正常，面色㿠白。心肺听诊无异常发现，脊柱无畸形，眼底检查正常，脑神经正常。患侧肌无力，较健侧消瘦。右侧痛觉、温觉消失，无其他病理反射。血常规正常，舌苔薄白，脉细无力。诊为痿证。属脾肾两虚。治以补肾健脾，佐以通络。

处方：熟地黄 30 克，山药 12 克，枸杞子 15 克，狗脊 12 克，巴戟天 9 克，山茱萸 15 克，人参 15 克，白术 9 克，当归 9 克，川芎 9 克，川牛膝 9 克，肉桂（后下）6 克，鹿角胶（烊化兑服）30 克，白花蛇 9 克，附子 3 克，地龙 9 克。水煎分 3 次服。

随症加味，连续治疗半年余，于 1980 年 5 月 26 日复诊，临床症状全部消失，检查一切正常。停服中药煎剂，用上方研细末，炼蜜为丸，每丸 9 克，每次 1 丸，每日 3 次内服。1980 年 11 月 10 日复诊无不适。再续服 3 个月停药，随访至 1985 年一切正常。

［蔡剑前．诊籍续焰——山东中医验案选 [M]．青岛：青岛出版社，1992．］

【评析】　痿证有先天和后天之分。本例属先天发育异常。肾为先天之本，先天肾气不足，肾精亏损，精虚而骨枯髓减，久病失养、脾虚则肌肉失濡。由于脾肾两虚，故筋脉失养而为痿。治用补肾健脾、充精填髓，益气调血通络。治疗年余而收全功。

5. 孙允中　补肝益肾，填精养血法治疗脊髓空洞症医案

荆某，男，60 岁。1964 年 7 月 2 日初诊。

病史：5 月 12 日，劳动后感到疲乏，夜间睡卧凉炕，并与妻同房。第二天，便觉右手麻木，活动不灵，不能握拳。于沈阳某医院检查，诊为脊髓空洞症，治疗无效。现除右腿外，全身麻木不仁，腰背酸痛，头晕耳鸣目眩，但欲寐，多梦。

查其右侧肢体松弛，稍萎缩。舌淡苔白，脉沉细无力。此肝肾两亏，精血不足，筋脉失其荣灌，治以补肝益肾，填精养血。

处方： 熟地黄 15 克，山药 15 克，山茱萸 15 克，丹参 10 克，茯苓 10 克，川续断 15 克，牛膝 10 克，枸杞子 15 克，肉苁蓉 10 克，菟丝子 15 克，杜仲 10 克，茯苓 15 克。水煎服。

7 月 30 日复诊： 上方连服 20 剂，疗效不著。拟益气养血，和营通络。处方：黄芪 35 克，白芍 15 克，桂枝 15 克，桃仁 10 克，红花 10 克，丹参 15 克，当归 10 克，乳香 10 克，生姜 10 克，大枣 6 枚，水煎服。

8 月 20 日复诊： 服黄芪桂枝五物汤 11 剂，麻木略见好转。痿证日久，且年高之体，恢复不易，拟振颓汤加味，益气养血，补肝强肾，缓缓图之。处方：生黄芪 35 克，知母 15 克，党参 15 克，焦白术 15 克，当归 15 克，乳香 15 克，牛膝 15 克，山茱萸 15 克，鹿角胶（烊化兑服）15 克，川续断 25 克，桂枝 10 克，菟丝子 15 克。水煎服。

上方服至 11 月 21 日，计六十余剂，病情明显好转。全身已不麻木，唯右侧胸背及上肢有胀感，右足有时发凉。效不更方，振颓汤加虎潜丸再服，共计汤剂 65 剂，丸药 20 剂，基本痊愈。

［张英远，孙继先. 孙允中临证实践录 [M]. 沈阳：辽宁人民出版社，1981.］

【评析】 《素问·痿论》指出："治痿独取阳明。因阳明者，五脏六腑之海，主润宗筋，宗筋主束骨而利机关也。"本案痿证虽见肝肾两虚，精血亏乏，实因脾胃化生力薄，故久补肝肾，不见起色，后改投黄芪桂枝五物汤、振颓汤，诸症即退，确赖参、术、芪补中益气之功耳。

6. 焦树德　益肾强督，祛风活血通络法治疗脊髓空洞症医案

高某，男，40 岁。1994 年 1 月 21 日初诊。

主诉： 右手无力，不能持重物 1 年余。病史：患者于 1 年前始右手乏力感，伴右上肢亦无力，持重物不能，曾于北京某医院查 MRI 诊为脊髓空洞症，未行系统治疗，今来我院中医就诊。刻下症见：右上肢、右手部肌肉已削，乏力感著，伴麻木不适，纳可，二便调，寐可，时伴痔疮痛，出血。右手书写无力，右上肢皮肤无汗。既往史："胆石症"史 4 ～ 5 年，20 年前患胸膜炎，已愈。否认肝炎病史，否认药物过敏史。个人史：饮酒史，无吸烟嗜好。查体：舌苔微薄黄，

脉沉滑。中医诊断：肉痿。西医诊断：脊髓空洞症。辨证：肾督不足，阳明失养，而致右臂肉痿无力之证。治法：益肾强督，活血通络，佐以祛风之品。

处方：生熟地黄各 10 克，山茱萸 10 克，山药 12 克，茯苓 15 克，泽泻 15 克，牡丹皮 10 克，片姜黄 12 克，桂枝 15 克，红花 10 克，桃仁 10 克，葛根 18 克，白芥子 6 克，炙穿山甲 9 克，苏木 15 克，防风 10 克，羌活 12 克，鸡血藤 15 克。7 剂，水煎服。

1994 年 1 月 28 日二诊：服上药后，自觉右上肢麻木感减轻，肩部亦较前有力，纳食可，痔痛下血时作，二便调，夜寐安宁，舌苔薄白，脉沉滑，左尺弱。诊治同前，守方进退。处方：生熟地黄各 15 克，山茱萸 12 克，山药 12 克，茯苓 18 克，泽泻 25 克，牡丹皮 12 克，制附子 12 克，紫肉桂（后下）5 克，桂枝 15 克，葛根 20 克，麻黄 3 克，片姜黄 12 克，红花 10 克，桃仁 10 克，皂角刺 6 克，苏木 15 克，羌活 12 克，防风 10 克，鸡血藤 15 克，炙穿山甲 9 克。14 剂，水煎服。

1994 年 2 月 18 日三诊：服上药 21 剂后，右上肢麻木感减轻明显，仍觉乏力，程度减轻，书写时右手较前有力，然时觉左手较前乏力，纳可，二便调，夜寐安，舌苔薄白，脉沉滑。症情减轻，守方出入。处方：生熟地黄各 15 克，山茱萸 10 克，山药 12 克，茯苓 15 克，泽泻 20 克，牡丹皮 10 克，制附子 12 克，紫肉桂（后下）6 克，片姜黄 12 克，桂枝 18 克，白芥子 6 克，葛根 20 克，麻黄 5 克，红花 10 克，桃仁 10 克，羌活 12 克，防风 12 克，鸡血藤 20 克，炙穿山甲 9 克。14 剂，水煎服。

1994 年 3 月 8 日四诊：右下肢麻木减轻，现左上肢亦有麻木、乏力减，纳可，二便调，舌苔微薄黄，脉沉滑。诊治同前，方中加重温经活络之品。处方：1994 年 2 月 18 日方，加桑枝 30 克，改桂枝为 20 克。14 剂，水煎服。

1994 年 3 月 22 日五诊：自觉拇指鱼际及合谷穴处的肌肉较前增长，右上肢皮肤较前有微汗出，纳食可，二便调，寐安，舌苔略白，脉沉。诊治同前，原方加减。处方：生熟地黄各 18 克，山茱萸 12 克，山药 12 克，羌活 12 克，茯苓 20 克，泽泻 20 克，牡丹皮 12 克，制附子 12 克，紫肉桂（后下）6 克，片姜黄 12 克，桂枝 20 克，葛根 20 克，白芥子 6 克，麻黄 5 克，红花 10 克，桃仁 10 克，炙穿山甲 9 克，鸡血藤 20 克，防风 12 克，皂角刺 6 克。14 剂，水煎服。

1994 年 4 月 5 日六诊：服上药后，右上肢麻木明显减轻，乏力亦减轻，时觉右拇指麻木，纳可，二便如常，舌苔薄白，脉沉略滑。症情减轻，守方加入舒筋活络之品。处方：1994 年 3 月 22 日方，加伸筋草 30 克。14 剂，水煎服。

1994 年 4 月 19 日七诊：右上肢麻木感明显减轻，持物较前有力，能提起座椅一把，提水等家务均能，纳食可，二便调，舌苔薄白，脉沉细。诊治同前，守方加减。处方：生熟地黄各 18 克，山茱萸 12 克，山药 18 克，茯苓 15 克，泽泻 12 克，牡丹皮 10 克，制附子 12 克，紫肉桂（后下）6 克，桂枝 25 克，片姜黄 12 克，白芥子 9 克，葛根 30 克，麻黄 5 克，红花 10 克，桃仁 10 克，羌活 12 克，防风 12 克，鸡血藤 25 克，炙穿山甲 9 克。14 剂，水煎服。

1994 年 5 月 6 日八诊：右手大鱼际肌肉萎缩及持物力欠均明显减轻，唯左肘关节处受风后则发热感，拔罐后，皮肤色紫，纳可，二便调，舌苔薄白，脉沉细。处方：1994 年 4 月 19 日方，加金毛狗脊 40 克，加鹿角霜（先煎）10 克。14 剂，水煎服。

1994 年 5 月 20 日九诊：自觉服药后，右上肢较前有力明显，右手大鱼际、虎口处肌肉较前丰满，现已能手提座椅等重物，恢复日常工作及家务劳动，纳可，二便调，寐少，推颈部沉而不适感，脉沉略细，舌苔薄白。诊治同前，守方巩固疗效。处方：生熟地黄各 20 克，山茱萸 12 克，山药 20 克，茯苓 18 克，泽泻 15 克，牡丹皮 10 克，制附子 12 克，紫肉桂（后下）8 克，桂枝 30 克，片姜黄 12 克，白芥子 9 克，麻黄 5 克，葛根 30 克，红花 10 克，桃仁 10 克，羌活 12 克，防风 12 克，鸡血藤 25 克，炙穿山甲 9 克，金毛狗脊 40 克，鹿角霜（先煎）10 克。28 剂，水煎服。

[阎小萍.焦树德临证百案按 [M].北京：北京科学技术出版社，2006.]

【评析】 患者因右手无力、不能持重物 1 年余而就诊，经磁共振成像诊为脊髓空洞症。据四诊所得，焦树德辨其肾督不足，阳明失养，而致右臂肉痿无力之证，治宜益肾强督，活血通络。选用 3 方并治，即以滋阴补肾为主，治疗小儿五迟证之六味地黄汤为基础；寓有能阳光普照，使阴霾四散，可温补和阳、散寒通滞之阳和汤；酌加补肾强督、活血通络、温阳之品，妙在用羌活、防风等风药，取风能胜湿而健脾，脾健肌肉生之有源矣。如此，脾肾先后天之本足矣，肉痿之证岂能不除焉！

7. 史济柱 治疗脊髓空洞症医案二则

🔘 **病案 1：补肾养肝，健脾助运，调和气血法**

沈某，男性，55 岁。1991 年 9 月 1 日初诊。

病史：因两上肢间歇性不遂 12 年而就诊。患者 12 年前始有两上肢间歇性不遂症状，持续时间为半天至 2 天，尤以右上肢发作频繁，曾在本市数家医院诊治，先后诊断为桡神经麻痹、尺神经麻痹。后因症状加剧，两上肢不遂时间延长，发作频繁，而住某医院神经内科治疗。经做脊髓椎管造影及 CT 检查，诊断为脊髓空洞症。历经理疗、运动疗法、放疗及药物治疗，症状未轻缓。出院后数年内反复发作，逐渐加剧，由每年发作 1～2 次增至 9～10 次，持续时间为 1～2 周。现觉两上肢活动不利，右上肢为甚，并自觉力量较前逐渐减弱，两上肢肤表遇热及疼痛刺激反应麻木，纳食欠香，大便溏薄。无外伤史。检查示：两上臂、前臂肌肉萎缩，两上肢活动受限，肌力减退，右侧较甚，表皮热觉迟钝，痛觉不明显，触觉存在。两下肢无异常。舌质黯红，苔薄微腻，脉软滑。辨证属肝肾两亏，脾虚运弱，髓海空虚，筋骨失养，瘀滞阻络，气血失和。治宜补肾养肝，健脾助运，调和气血。治本为主，标本兼顾。

处方：炙龟甲（先煎）、熟地黄、紫丹参、络石藤各 30 克，补骨脂、潼蒺藜、潞党参、炒白术、全当归、嫩桑枝、骨碎补、宣木瓜各 15 克，枸杞子、山茱萸、陈胆南星、木防己、生甘草各 10 克，春砂仁（后下）3 克。7 剂。水煎，分 2 次服。

二诊：药后患者两上肢活动渐利，右上肢仍活动受限，但较前好转。胃纳小振，寐安，便溏。舌质偏黯，苔薄腻，脉软滑。治予原法进步。前方中去络石藤、木防己，加老紫苏梗 10 克，鹿角片 15 克。续服 14 剂。

三诊：两上肢渐能自主活动，但觉力量仍弱，纳食渐香，寐安便调。舌质黯红，苔薄腻，脉软滑。效不更方，再予 14 剂。

患者经治疗月余，两上肢活动基本正常。经中药调治三年来，病情未再反复。目前患者临床体征部分好转。CT 复查示脊髓空洞缩小，能坚持上班授课。

🍅 病案 2：化痰通络，益肾壮督法

董某，男，60 岁。1994 年 2 月 28 日初诊。

病史：患者因两侧肩、臂、胸胁部疼痛，右侧尤甚 5 年余而来诊。自 1988 年 9 月起，觉右肩、臂及右胸胁部疼痛反复发作而去某医院诊治，诊断为胆石症，同年 11 月行胆囊摘除手术。术后右肩、臂、胸胁部疼痛依旧，转至他院诊治，经磁共振成像检查，确诊为脊髓空洞症。又先后在多家医院门诊与住院治疗，症状未能控制，渐觉两侧肩、臂、胸胁部疼痛加剧，反复发作，右侧尤甚。1990

年 11 月因突发头痛，逐渐剧烈，额部麻木，在某医院接受"小脑矫正"手术，术后头痛减轻。近半年来，自觉两侧肩、臂、胸胁部疼痛逐渐剧烈，右侧为甚，疼痛呈针刺样，昼夜均然，入睡后无感觉。两上肢肤表遇热及疼痛刺激反应不明显，胃纳欠馨，大便日行 2 ~ 3 次，成形。无外伤史。检查示两上臂、前臂肌肉萎缩，表皮热觉迟钝，痛觉不明显，触觉正常。右上肢活动受限，力量较减。舌质黯红裂，苔薄腻前剥，脉弦滑。辨证属肾督两亏，肝阴不足，精血虚少，后天失调，筋骨肌肉无以充养，痰瘀胶结，经络阻滞，气血失和，不通则痛。治先宜活血化痰，通络止痛；徐图益肾养督，补肝健中。

处方： 炙龟甲（先煎）、熟地黄、炒白术、晚蚕沙（包煎）各 30 克，鹿角片、川楝子、粉葛根、骨碎补、全当归、杭白芍、陈胆南星、大枣各 15 克，白僵蚕、地龙各 10 克，参三七粉（分吞）6 克，蜈蚣粉（分吞）3 克。7 剂。水煎，分 2 次服。

二诊： 药后两肩、臂、胸胁部疼痛虽减未除，仍以右侧较甚，胃纳小振。大便日行 1 ~ 2 次，成形。两膝间有酸痛。舌质黯红裂，苔薄腻布不匀，脉软滑。治予原法进步。前方去骨碎补、粉葛根，加川牛膝、潞党参、云苓各 15 克。续服 14 剂。

三诊： 两肩、臂、胸胁部疼痛明显好转，右臂间有刺痛感，纳馨寐安，二便正常。舌质黯红，苔薄腻前剥，脉弦细。效不更方，再予 14 剂。

患者经上方加减治疗 2 月余，症情逐渐好转。再经调治 10 月余，两侧肩、臂、胸胁部疼痛未再复发，两上肢活动基本正常。临床体征部分好转，CT 复查示脊髓空洞缩小。

［周大成. 史济柱治脊髓空洞症 [J]. 上海中医药杂志，1996（8）：18-19.］

【评析】 史济柱认为，脊髓空洞症的中医治疗首重辨病与辨证相结合。《黄帝内经》曰："谨守病机，各司其属，有者求之，无者求之。"识其机要，方能效如桴鼓。就该病部分症状而言，似与中医学"痿证""痹证"关联。探求现代医学，对病因病理、症状诊断描述甚详，但临床尚无满意疗效报道。故史济柱认为识病可借助现代诊断技术，而治疗可在中医整体观念指导下辨证论治。中医藏象学说有肾主藏精，在体为骨，主骨生髓；肝主藏血，在体合筋；脾主运化，在体合肌肉，主四肢之述，史济柱以此为指导，集临床辨证、治疗之心得，不断实践探索，认为脊髓空洞症之病因病机与肝、脾、肾三脏关系较为密切。肝肾不足，髓海空虚，筋骨失养，脾虚源乏，生化无主，后天失调属病之本，气不畅达，血不盈脉，瘀血内停，痰瘀胶结，经络阻滞，气血失和为病之标。治疗宜急则治标，以行气活血、化瘀通络为主。缓宜治本，以益肾填精、养肝健中为主，或标本兼顾。史济柱强调：投药之际，辨证为本，因人制宜，临证化裁，孰轻孰重，随"机"应变，以求确实疗效。

史济柱临证用药，既选用熟地黄、炙龟甲、鹿角片、补骨脂、潼蒺藜、枸杞子、山茱萸、杭白芍等益肾填精、滋阴补阳、涵木养肝之品；又有全当归、紫丹参、参三七粉、络石藤、地龙、蜈蚣粉、宣木瓜、骨碎补等养血活血、逐瘀通络、强壮筋骨之剂；兼备潞党参、炒白术、云苓、老紫苏梗、春砂仁、大枣等健脾养胃之辈，并常重用陈胆南星，认为能除久病顽痰，具温化痰瘀之功。

8. 仝小林 "态靶因果"辨治方略治疗脊髓空洞症医案

患者，女，38 岁。2015 年 6 月 24 日初诊。

主诉：手足麻木 2 周。患者 2 周前出现手足麻木，于当地医院行磁共振成像（MRI）检查示 $C_{2\sim4}$ 椎体层面颈髓内异常信号，考虑脊髓空洞，诊断为小脑下疝颈椎脊髓空洞症、腰椎间盘突出症，建议手术治疗，患者拒绝手术，欲以中医治疗。刻下症见：手足麻木，上臂、腰部及膝皆凉，偶头蒙不清，眠差，胃胀，大便日 1～2 次，质稀不成形，月经调。舌苔黏腻，脉滑。西医诊断：小脑下疝颈椎脊髓空洞症、腰椎间盘突出症。中医诊断：痹证（肾虚督寒）。治法：散寒通阳，补肾填精益髓。

处方：葛根汤配伍鹿茸粉、牛脊髓粉、黄芪加减，具体如下：葛根 30 克，生麻黄 6 克，川桂枝 15 克，白芍 15 克，鸡血藤 30 克，川芎 15 克，黄芪 45 克，鹿茸粉（分冲）1.5 克，牛脊髓粉（分冲）3 克，生姜 3 片，大枣 3 枚。28 剂，水煎，每日 1 剂，早晚 2 次分服。

2015 年 7 月 21 日二诊：服上方 28 剂，脊柱 MRI 检查示脊髓空洞范围较前有所缩小，手部麻木症状缓解 80%，足麻同前，上臂发凉感基本缓解，胃胀减轻，睡眠改善，大便日 1～2 次，质稀溏，月经色黯。舌黯，苔黄白相间。上方加炒杜仲 30 克，首乌藤 15 克，当归 15 克，黄芪增至 60 克，28 剂，煎服法同前。

2015 年 9 月 8 日三诊：患者手部麻木基本缓解，上臂围减少，左上肢 30 厘米，右上肢 30.8 厘米，偶耳鸣，头痛，面部肌肉跳动，入睡改善，但眠浅易醒。二诊方加白芷 15 克，黄柏 9 克，炒酸枣仁 30 克，川芎增至 30 克，黄芪增为 90 克。28 剂，煎服法同前。

2015 年 10 月 13 日至 2016 年 1 月 25 日复诊期间，患者手部及足趾麻木均缓解，左上肢自觉消瘦加重，上臂、腰膝发凉改善，上臂肌肉跳动。故在三诊方基础上葛根渐增至 45 克，生麻黄加至 12 克，黄芪重用至 240 克。后根据患者症状，随症加减，患者病情稳定，定期复查 MRI，结果示"$C_{2 \sim 4}$ 脊髓空洞较前未见明显变化"。

［张海宇，苟筱雯，田佳星. 仝小林运用"态靶因果"辨治方略治疗肾虚督寒型脊髓空洞症经验 [J]. 中华中医药杂志，2021，36（9）：5281-5283.］

【评析】　患者中年女性，病因为小脑扁桃体下疝畸形，导致后颅窝拥挤和脑脊液循环障碍，形成脊髓空洞症。脊髓空洞症目前尚无统一治疗标准，外院推荐后颅窝减压术、小脑扁桃体切除术等手术治疗，患者拒绝。仝教授从"态靶结合"辨治，本病为先天性疾病，故患者病"因"为先天不足，本为肾精亏虚，髓海不充，即"因态"为肾虚，标为督脉之阳气不达，寒自内生，现阶段之"态"为督寒，病久虚甚，阳气虚衰，精亏髓空，筋脉肌肉失养，发为痿证，即"因态"为痿证。此患者本因肾虚，督寒而经络不通，阳气不达四肢，故症见手足麻木，肌肉失于濡养，则肌肉跳动，四肢失于温煦，则上臂腰膝发凉感明显，肾虚督寒，累及脾阳，脾失健运，故胃胀，大便溏，故辨为"痿证，肾虚督寒"。治以靶方葛根汤和靶药鹿茸粉、牛脊髓粉、黄芪加减，其中葛根汤散寒解肌，温经通络，调督寒之态，鹿茸粉、牛脊髓粉峻补肾阳，填精益髓，补肾虚之态，黄芪益气通络，随症施量，初诊未见痿证，以低剂量 45 克，预防痿证，后复诊症见左上肢臂围缩小，已发痿证，渐加量重用至 240 克，后随症状缓解逐渐减量。黄芪用量超出《中华人民共和国药典》规定范围，故临证需检测患者肝肾功能，并随症加减变化剂量。因此，葛根汤合鹿茸粉、牛脊髓粉、黄芪通过"态靶同调"治疗肾虚督寒型脊髓空洞症疗效显著。此外，患者经络不通，筋脉失养，症见手足麻木，上臂腰膝等发凉，故加鸡血藤、川芎活血通络，两药均为仝小林教授治疗周围神经病变的靶药。因眠差，故加首乌藤、炒酸枣仁等交通心肾，助眠安神，此二味为仝教授治疗失眠的靶药。

9. 袁梦石　疏肝活血法治疗脊髓空洞症医案

患者，男，54岁。

病史： 因"左侧肢体麻木、乏力、发凉十余年"于2018年3月27日初诊，于2013年在某医院诊断为小脑扁桃体下疝畸形Ⅰ型合并脊髓空洞症（颈髓），当时行手术治疗，术后自觉效果不满意。左侧肢体乏力明显，麻木，头颈、肩背朝左前方侧弯，枕项巅顶等部位胀痛，左半侧多汗，失眠，口干口苦。舌红，苔黄腻，脉弦。予龙胆泻肝汤合黄芪桂枝五物汤加减。

处方： 龙胆草、桂枝、甘草各5克，栀子、黄芩、柴胡、当归、木通、车前子（包煎）、泽泻、肉苁蓉各10克，黄芪60克，赤芍、菟丝子、生地黄各15克。14剂，水煎服，每日1剂。

2018年4月19日二诊： 诉左侧肢体乏力、麻木，睡眠及头部胀等症状好转。上方去肉苁蓉，加僵蚕10克，土鳖虫10克，鸡血藤30克。20剂，水煎服，每日1剂。经随访后症状均明显改善。

［孙备，袁梦石. 袁梦石治疗痿证经验 [J]. 中医药导报，2020，26（9）：181-184.］

【评析】 脊髓空洞症是一种进行性脊髓病变，以肌肤麻木、肌肉萎缩无力为主要的临床表现。《难经·二十九难》指出："督之为病，脊强而厥。"结合经络理论督脉的循行分布与功能特点，袁梦石认为脊髓的病变常常与督脉密切相关。督脉为阳脉之海，对全身阳经气血起调节作用。肝经上行出于额部，与督脉交会于头顶之百会。且肝为刚脏，体阴而用阳，主升主动，在体合筋，主司关节运动。因此袁梦石以经络理论为依据，在治疗脊髓病变的疾病时，从肝论治，加强经脉在不同层次上的交流。张横柳治脊髓空洞症，首辨六经之三阴病位，尤重扶正气，建中州，通血脉。临证多以桂枝汤类方加减，重用人参、黄芪之品贯穿始终。因此本案例中袁梦石以龙胆泻肝汤清热利湿，舒筋活络。配合以益气温阳、和血通经之黄芪桂枝五物汤，有气旺则血行、血行则经通之义，配合赤芍、鸡血藤等活血通经，使气旺血行以治本、祛瘀通络以治标，标本兼顾。两方合用，诸症消减，方药与病机相符，疗效显著。复诊后患者乏力、麻木症状明显减轻，故予以僵蚕、土鳖虫、鸡血藤加强养血柔筋、通经活络之功。

第九章
周期性瘫痪

一、现代医学对本病的认识

周期性瘫痪为一种与钾离子代谢有关的疾病。临床特征为反复发作的弛缓性骨骼肌瘫痪或软弱，可持续数小时至数周。间歇期完全正常。按发作时的血清钾浓度不同，分为低血钾、高血钾和正常血钾性周期性瘫痪。伴发甲状腺功能亢进、醛固酮增多症、肾功能衰竭、代谢性疾病等所致的低钾血症者，称为低血钾性周期性瘫痪或继发性周期性瘫痪。有家族史者称为家族性周期性瘫痪。

该病病因不清。周期性瘫痪的发作与血清钾浓度密切相关，但导致钾离子转运障碍而引起低钾血症、高钾血症的机制尚不清楚，可能与钠离子通透性增高有关。临床上发现，周期性瘫痪的发作与大量糖类的摄入、过度疲劳、酗酒等因素有关。

（一）分类

根据血清钾浓度的不同，临床上可分为以下三类。

（1）低血钾性周期性瘫痪

此型在国内最常见，属常染色体显性遗传。在我国以散发病例为多，男性多于女性，多在 20 ～ 40 岁发病。发作时血清钾浓度降低。随着年龄增长该病的发作次数减少，程度逐步减轻。

本病的特点为多于清晨或夜间熟睡中突然发现肢体瘫痪。常自腰背部和双侧髋部开始，向下肢远端蔓延，也可发展到上肢。近端重于远端，下肢重于上肢，数小时至 2 日内发展到高峰。常伴有肌肉酸痛、重胀、麻木、针刺样或蚁走样感觉。有的患者可有激动、恐惧、口渴、出汗、关节疼痛等前驱症状，颈部以上肌肉通常不受影响，瘫痪发作时，肌张力降低，腱反射降低或消失；极严重的患者可发生呼吸肌瘫痪和（或）严重的心律失常而危及生命。每次发作可持续数小时或数日，然后逐渐恢复。发作早期如能做轻度的肢体被动活动可使发作减轻或停止。检查可见：血清钾浓度降低。心电图有 T 波降低、u 波出现、QRS 波延长等低钾表现。

伴发甲状腺功能亢进的周期性瘫痪发作频率较高，每次持续时间较短，常在数小时至 1 日内；甲状腺功能亢进控制后，发作次数减少。

（1）高血钾性周期性瘫痪

本病少见，属常染色体显性遗传性疾病。发病时血清钾较平时增高。多在 10 岁以前起病，男性多于女性，且较重。

特点是：一般日间发病，持续时间短，大多在数小时内症状消失；也可有与低血钾性周期性瘫痪相似的前驱症状和麻痹症状。发作时麻痹也相似。但瘫痪程度较轻。肌无力程度与血钾不相平行。常伴有痛性肌痉挛和轻度肌强直。每次持续时间较短，进行轻度的体力活动或进食可能使发作推迟或顿挫，发作一般较低血钾性周期性瘫痪频繁。大多在 30 岁后趋向好转，逐渐终止发作。个别患者有持久的心律不齐，如二联律或阵发性室性心动过速等。肾功能不全、肾上腺皮质功能减退、醛固酮缺乏症、服用激素或钾盐时易诱发本病。

（3）正常血钾性周期性瘫痪

本病较少见，属常染色体显性遗传。发作时血清钾和尿钾均正常。多在 10 岁前发病。

特点是：起病多在夜间。发作时除四肢麻痹外常伴轻度面肌及咀嚼肌无力、吞咽困难和发音低弱等。有时如小腿肌或肩臂肌等某些肌群可有选择性受累。每次发作持续时间较长。可持续 2 日至 3 周不等，大多在 10 日以上。临床发现部分患者平时极度嗜盐，限制食盐入量或给予钾盐可诱发本病。

（二）治疗

（1）一般治疗

平时应少吃多餐，忌高碳水化合物饮食，限制钠盐。避免过饱、受寒、饮酒、过劳等激发因素。

（2）病因治疗

①低血钾性周期性瘫痪。发作时口服氯化钾或10%氯化钾注射液；严重者以5%葡萄糖注射液加入氯化钾注射液静脉滴注。伴发有甲状腺功能亢进的病人，在对甲状腺进行适当的治疗后常可中止发作或显著减轻。本病的间歇期可服用：乙酰唑胺、螺旋内脂等预防发作。氯化钾每次1～2克，每日3次，口服，也可减少发作。

②高血钾性周期性瘫痪。严重者可静脉滴注10%葡萄糖酸钙10～20 mL，或在10%葡萄糖注射液500 mL中加胰岛素10～20单位静脉滴注，也可口服氢氯噻嗪等利尿剂帮助排钾。间歇期可给予乙酰唑胺或氢氯噻嗪口服。二氯苯二磺胺每日100 mg，口服，可预防发作。

③正常血钾性周期瘫痪。发作时给予大量生理盐水静脉滴注。间歇期给药乙酰唑胺口服，可预防发作。

而在上述治疗过程中，须密切注意血清钾浓度的变化。

二、中医学对本病的认识

周期性瘫痪是一种与钾离子代谢有关的反复发作的以骨骼肌弛缓性瘫痪或无力为主要表现的疾病。可分为低血钾性、高血钾性和正常血钾性周期性瘫痪三种类型。关于本病的中医证治，文献中报道甚少，尚缺乏系统认识。现将目前临床报道总结如下。

周期性瘫痪以肌肉萎弱无力甚或瘫痪为主证，可归属为中医"痿证"范畴。然其发病具有起病急、恢复快，反复发作，间歇期肌力正常等特点。一般没有肌肉消瘦萎缩，无神志障碍及言语障碍。与传统痿证略有不同。有作者查阅文献后提出《灵枢·邪气脏腑病形》所载"风痿"一证，似与本病相近。"风痿，四肢不用，心慧然若无病。"其证为四肢不能随意任用，而"心慧然若无病"，说明无神志障碍。且周期性瘫痪发病急，变化较快，较短时间内恢复的特点，符合风性善行数变的特点，可借"风"以言其性，以"痿"言其形，而名曰"风痿"以别于一般痿证。其观点为周期性瘫痪的中医辨证治疗提供了新的思路。

脾主肌肉四肢，四肢肌肉痿软无力当责之于脾。盖或由于饮食不节，伤及脾胃；或由于情志不遂，木旺伐土，脾气受伤；或由于外感寒湿、湿热之邪，病邪久郁，损伤中焦脾胃；或由于先天禀赋不足，肝肾亏虚，后天脾胃失养，导致脾胃亏虚，运化失调，精微不布，筋肉失养而发为痿。故治疗当以补气健脾为主，针对不同病因，施以清热利湿、温阳散寒、补益肝肾等不同治疗。具体分证论治如下。

（1）湿热困脾

主症：肢体痿软无力。伴有发热或口苦口干不欲饮。腹满纳呆，小便频数，大便溏。舌质红，苔薄黄或黄腻，脉滑数。

治法：清热利湿通络。

方药：四妙散加减。

（2）寒湿困脾

主症：肢体痿软重着无力。伴胸痞脘闷，呕恶纳呆，肢体恶寒，大便溏薄，舌苔白腻，脉弦滑或沉弦。

治法：温阳散寒通络。

方药：藿朴夏苓汤、金刚丸等加减。

（3）脾胃虚弱

主症：肢体痿软无力，甚至肌肉瘦削。伴面色无华，倦怠乏力，纳呆脘胀，不思饮食。大便溏薄。舌质淡红，苔薄白，脉沉细或细弱。

治法：补益脾胃。

方药：补中益气汤、归脾汤、六君子汤等加减。

（4）气阴两虚

主症：肢体瘫软无力，肌肉瘦削。伴口渴喜饮，气短懒言，心悸多汗，甚或呼吸困难，舌质淡红或绛，苔少，少津，脉细数无力。

治法：益气养阴。

方药：生脉散、当归补血汤、八珍汤等加减。

（5）肝肾亏虚

主症：肢体痿弱无力，肌肉消瘦，筋脉挛缩，甚至瘫痪。伴腰膝酸软，肌肤麻木不仁，潮热盗汗，手足心热，舌质红，舌体瘦小，苔薄白或薄黄，脉细数。

治法：补益肝肾。

方药：虎潜丸、八味丸、左归丸、右归丸等加减。

三、医案

1. 陈志刚　治疗周期性瘫痪医案二则

病案 1：益气养阴法

庞某，女，40 岁。

主诉：反复发作四肢瘫软 5 年，加重半个月。于 1985 年住院。既往有类风湿关节炎病史、反复腮腺肿大史。5 年中反复发作四肢无力，严重时瘫痪，甚或不能抬头，吞咽困难，伴肌肉酸痛，有时呕吐，一般持续 1 ~ 2 周。经补钾等措施可渐缓解，每年发作三四次，曾于外院诊为肾小管酸中毒。入院后经生化、免疫、甲状腺功能检测、唇腺活检等多种检查，确诊为干燥综合征合并桥本甲状腺炎及肾小管酸中毒，继发性低血钾性周期性瘫痪。根据患者四肢瘫软，下肢为著，气短乏力，动则气促，口眼及全身皮肤干燥，便干，舌质黯红，脉沉细涩等。中医辨证属气阴两虚。投益气养阴之剂。

处方：黄芪 60 克，太子参 16 克，天麦冬各 10 克，生地黄 15 克，玄参 10 克，当归 10 克，赤芍 12 克，丹参 15 克，牛膝 15 克，天花粉 15 克，生甘草 3 克。

服药三十余剂，诸症改善，肌力恢复。续上方加冬虫夏草、女贞子、墨旱莲等，炼蜜为膏长期服用，随访两年，基本未再发作。

病案 2：温肾益阳法

赵某，男，38 岁。1995 年 2 月就诊。

病史：既往健康。近 3 年来反复发作四肢无力，下肢明显，重时不能行走，伴四肢发凉感，无言语障碍，二便正常。每因感冒着凉而诱发，每月发作 2 ~ 3 次，每次发作持续 1 ~ 3 天，得温稍减，遇冷加重。伴腰酸头昏，精神倦怠，不能坚持正常上班。普通内科检查（-）；发病时神经系统检查：脑神经（-），深浅感觉无障碍，双上肢肌力Ⅳ级，双下肢Ⅱ ~ Ⅲ级，肌张力减低，腱反射对称减弱，病理反射（-）。发作时查血清钾减低、甲状腺功能正常、CP-CO$_2$ 正常。诊断：低血钾性周期性瘫痪。患者舌淡，脉细尺弱。证属肾阳不足。急性发作期予适量补钾促进恢复，间歇期予金匮肾气丸、健步虎潜丸治疗，1 个月后病情明显改善，发作频次及程度减少、减轻。已恢复正常工作。

[陈志刚.周期性瘫痪中医证治初探[J].北京中医药大学学报,1995,18(6):57-58.]

【评析】 陈志刚认为周期性瘫痪虽属痿证范畴,然其发病形式、病程、临床症状及预后有特殊之处,病因病机亦不尽相同。故提出风痿作为病名,并结合临床证治的体会,对本病辨证论治作初步探讨。认为急性期以气阴两虚为多见,治以益气养阴。中药治疗的同时仍须适当补钾。间歇期主要涉及肝肾。治宜补益肝肾。

2. 叶景华 补益肝肾,清化湿热法治疗周期性瘫痪医案

宋某,男,43岁。

病史: 因突然两下肢不能行走,于1978年5月16日住院。入院前3天起感下肢酸软乏力,至当日上午突然两下肢不能行走,无其他不适。过去有类似发作,每次一般四五天即自行恢复正常。体检:四肢无畸形,两下肢不能自主活动,膝反射消失,两手握力减退。检查正常。西医考虑为周期性瘫痪。住院后中医诊治,患者两下肢瘫痪不能行动,两手乏力,纳可,大小便如常,稍有口干,舌苔薄黄,质较黯,脉缓。肝肾不足,肝主筋,肾主骨,湿热阻滞致筋骨不用。治以补益肝肾而清化湿热。

处方: 生熟地黄各12克,枸杞子9克,怀牛膝12克,淫羊藿15克,黄柏9克,甘草5克,泽泻15克,茯苓12克,赤芍15克。并肌内注射当归针。

服药2剂,下肢活动渐恢复,膝反射出现。又服药1剂,四肢活动正常,但乏力,舌苔薄黄化,口干减,脉细。再以原方加党参12克,黄芪12克,陈皮9克。于1978年5月19日出院。

[叶进,朱雪萍,王莉珍,等.叶景华医技精选[M].上海:上海中医药大学出版社,1997.]

【评析】 周期性瘫痪临床呈阵发性发作。发作时具有"痿证"的特点,且病位在肢体肌肉、筋脉。故治疗当责之于肝、脾、肾。综其舌脉表现,可知乃素来肝肾不足,外感湿热之邪,痹阻经络,气血运行受碍,肢体筋脉肌肉失去濡养而发此病。遂治疗以生熟地黄、枸杞子、怀牛膝、淫羊藿、泽泻、茯苓等补益肝肾,濡养肢体筋脉。黄柏清热兼以滋养肾阴。赤芍、当归活血通络,以利气血运

行。取效后给予党参、黄芪、陈皮健运中焦，以除湿滞，防止再发。

3. 黄京阳　补益肝肾，滋阴清热法治疗周期性瘫痪医案

胡某，男，47 岁。1978 年 2 月 17 日初诊。

主诉： 下肢周期性瘫痪 3 年余。病史：1974 年冬因工作劳累，突然下肢瘫痪，即在某院住院治疗。出院几日，瘫痪复现。在西安某医院诊断为低血钾性周期性瘫痪。住院 6 个月，效果不著。近年来，患者周期性瘫痪发作频繁，3 ~ 5 天发作一次，每次数小时至数天。自觉心悸，少寐，手足心热，口干不思饮，腰膝酸软，身困乏力，溲黄。检查：双下肢张力减退，较正常人为细，站立时发抖。舌质红，脉象细数。辨证：劳力过度，肝肾亏虚，精血不能濡养筋骨，虚火妄动。治法：补益肝肾，滋阴清热。

处方： 生地黄 15 克，茯苓 9 克，山茱萸 9 克，泽泻 9 克，麦冬 9 克，当归 15 克，枸杞子 9 克，知母 9 克，制鳖甲（先煎）9 克，生牡蛎（先煎）20 克，夏枯草 15 克，伸筋草 15 克，怀牛膝 9 克，艾叶 3 克。水煎服。每日 1 剂，连服 3 剂。

2 月 21 日二诊： 手足心热减，睡眠好转，口干减轻。舌质红，脉细数。守方治疗，继进 10 剂。

3 月 4 日三诊： 服药以来，明显好转，两腿有力，能履步上街，瘫痪未作。唯食欲尚差。舌质淡红，脉象沉缓。治宜健脾胃，补肝肾。处方：党参 15 克，白术 12 克，茯苓 12 克，陈皮 9 克，焦山楂 15 克，生地黄 15 克，当归 15 克，鸡血藤 15 克，狗脊 9 克，怀牛膝 9 克，艾叶 3 克，夏枯草 9 克，5 剂。

3 月 10 日，食欲好转，腰酸痛明显减轻。舌质淡红，脉象沉缓，三诊方再进 3 剂，停药。

三个月以后，一切如常，恢复工作。

［贺永清 . 南郑医案选 [M]. 西安：陕西科学技术出版社，1982.］

【评析】 低血钾性周期性瘫痪系钾在体内分布异常之血钾过低引起。据临床表现，属于中医学"痿证"范畴。张景岳指出，痿证因为"元气败伤则精虚不能灌溉，血虚不能营养者，亦不少矣"。肝藏血主筋，为罢极之本；肾藏精，主骨，为作强之官，精虚不能灌溉，血虚不能营养，阴虚内热，筋骨经脉失濡养为病。首以生地黄、茯苓、山茱萸、泽泻、麦冬、枸杞子以滋阴液补肝肾；知母滋阴清热；鳖甲、牡蛎滋阴潜阳；怀牛膝、伸筋草强肝肾通经络；当归养血补血；

夏枯草能"补养血脉"（《本草衍义补遗》）。经现代医学研究，含丰富的钾盐，是否能调节体内钾的分布，有待进一步研究；艾叶能"通行十二经……行血中之气、气中之滞"（《本草正义》）。继则脾胃兼顾，以获痊愈。

4. 任瑞文　温化痰涎，通达经络法治疗周期性瘫痪医案

李某，男，23岁。1955年9月16日初诊。

病史：自1953年5月1日起床时，感四肢无力，不能动转，当时神识清晰，视力、听力均正常。到午后抬送到河北省某医院，诊断为神经系统病，而后又转他院诊断为周期性瘫痪。嘱其回家，服氯化钾。至晚尚未及服药，就渐渐好转，恢复了正常状态。以后3～5天发作一次，发作时间一般为数小时，或一二日，不药自愈，症状如前，除饮食、二便须人服侍外，别无所苦。曾于1954年6月去北京某医院住院治疗，诊断为周期性瘫痪。治疗月余，仍不断发作。最后转华北某研究所治疗，诊断为风湿症，服中药二十多剂，并施针灸，仍然发作。只好返回保定。于1955年9月16日来我院门诊治疗。患者面色萎黄，肌肉消瘦，精神不振，言语低微，脉缓滑。根据主诉和体征，属于脾气虚衰，湿浊内生，凝滞成痰，痰涎壅塞经络而致。拟以芳香开窍，温化痰涎，通达经络为法。

处方：苏合香丸1粒，小活络丹4粒。混合分4次服用，每日早晨空腹1次，晚间睡前再服1次。

9月24日二诊：连服药8日，在服药期间只发作一次，为时很短。改用苏合香丸1粒，礞石滚痰丸25克。混合分4次服，服法同前。

10月10日三诊：连服药16日。在服药期间有小发作2次，为时仅十余分钟。患者精神面貌大有好转，食量增加，又继服前药12日，症状停止发作。改以人参健脾丸内服，以善其后。

愈后两个多月，因过节日会餐，酒、肉、黏糕并进，症状又复发作，仍按前方治疗而愈。

［河北中医验案选编选组.河北中医验案选[M].石家庄：河北人民出版社，1982.］

【评析】　此证因脾气虚衰，湿痰内停，壅塞经络。故取苏合香丸芳香开窍，温化痰涎，用小活络丹以畅通经络，后用滚痰丸，取其重坠导浊，以涤荡停滞凝结之湿痰。在服滚痰丸期间，大便微溏，每日2～3次，每次便后均带有白色黏冻状脓样便，以后脓样便逐渐减少，以至于无，才获痊愈。三年后函询，未复发。

曾将此经验介绍于他人，治疗两例，也收到满意的效果。

5. 张志兴　补气养血，补肾舒筋，祛风活血法治疗周期性瘫痪医案

朱某，男。1971 年 9 月 30 日就诊。

病史：患周期性瘫痪已 2 年之久，每周小犯一次，2～3 天后恢复，症状较轻。每月大犯一次，10～15 日后才可恢复，症状较重，自觉犯病与气候变化有关，犯病时手不能握，臂不能抬，肢不能伸，不能起床，生活不能自理。刻下症见：面色㿠白，身体消瘦，肢软无力，精神倦怠。检查：脉沉细，无力，舌质微红，苔白。治法：补气养血，补肾舒筋，祛风活血为主。

处方：绵黄芪 60 克，生地黄 15 克，熟地黄 15 克，川续断 12 克，枸杞子 12 克，黑杜仲 12 克，当归 24 克，忍冬藤 30 克，豨莶草 15 克，桑枝 6 克，丝瓜络 12 克，全蝎蜕 6 克，红花 9 克，桂枝 6 克，炒桃仁 9 克，石斛 12 克，秦艽 9 克，地龙 9 克。水煎服。服后微发汗。

患者带方回去接上方连服 30 剂，于 12 月 8 日来信说其效果甚好，自入冬以来，未见犯病，唯有坐的时间长了，腿还发软，有时感到两腿酸困和筋骨间发凉，要求再服一段药，以巩固疗效，随寄去一方嘱其继续服用。在原方基础上去生地黄，加川牛膝 12 克，川木瓜 12 克。后又去信随访，2 年未见发病，余症也消失。

［王寿亭，王现图，张志兴，等 . 临证实效录 [M]. 郑州：河南科学技术出版社，1982.］

【评析】　本案以益气养血，补肾通络为法进行治疗。患者气血亏虚，卫外不固，遂每于气候变化时，感受外邪，邪郁痹阻血脉，本有血虚络脉空虚，现复加邪阻，筋脉肌肉更失濡养，则发而成痿。故治疗宜以益气补血，祛风通络为先。气血充沛，卫表得固，血脉流畅，则痿证自可消除。后留有肢体酸困乏力，筋骨间发凉，考虑乃本虚不足，再以补肾通络为法治其根本，则余症消矣。

6. 姜子维　温肾健脾，回阳救逆法治疗周期性瘫痪医案

陈某，男，49 岁。1963 年 9 月 20 日初诊。

主诉：下肢厥冷，痿顿无力逢夏发作 3 年。今复发月余。患者近 3 年来每逢夏季则下肢厥冷无力，步履维艰。曾经上海某医院检查，诊为周期性瘫痪，给予激素等对症治疗，均未获效，特邀师诊治，见其形体消瘦，面白无华。近 3 年来

每入酷暑之际，则下肢厥冷，痿软无力，甚则不能步履（入秋后则证情渐趋缓解而复如常人），喜近于阳热之处则舒，神乏口淡，时而便溏，甚则完谷不化，舌淡苔水滑，脉象沉细。辨证为脾肾阳虚，阴寒内盛。治拟温肾健脾，回阳救逆，方选四逆汤加味。

处方： 制附子10克，甘草3克，干姜8克，仙茅10克，淫羊藿10克，肉桂（后下）4克（回阳救逆，温里祛寒），党参20克，炙黄芪25克，茯苓12克，炒白术15克，大枣5枚（益气健脾以助生化之源），炒白芍15克（与甘草合用，酸甘化阴可防辛热燥烈伤阴之弊）。服10剂，以水适量浸泡，煎成汤液300 mL。分早晚2次服。嘱其避寒，忌食瓜果等物。

药后自觉周身经脉有暖气流畅感，下肢渐温似有力，可以缓步行走，精力较充沛。继投10剂。原方不变。如法煎服。另服全鹿丸10克，早晚各1次，淡盐开水送下。

1963年10月24日复诊： 自感证情日减一日，食纳增，大便正常，步履尚稳，原方加煨牛膝10克，杜仲10克，依法煎服8剂，半个月后再诊，周身舒适，下肢能转温有来复之机，且行走渐趋恢复，嘱其注意保暖，多食血肉有情之品，以调善其后。热药疗痿躄3个月而愈，连续随访3年旧恙未复，大获全功，复如常人。

［徐国樯.姜子维治疗疑难病证经验［J］.南京中医药大学学报，1995，11（3）：21−22.］

【评析】 痿证是指筋脉弛缓，手足痿软无力的一种病证，以下肢不能随意运动及行走者为多见，故有痿躄之称。其病因多端，治疗各异。阳盛阴寒内盛者，较为罕见。重温《素问·四时调神大论》有关"春夏养阳"之说。运用张志聪"春夏之时，阳盛于外而虚于内"的理论，指导临床实践。且《黄帝内经》特别强调，阳气是阴津的动力，不注意护阳，则阴津难以化生。上述诸论，言及"养生之道、人与自然以及春夏之时对人体阳气的影响和护阳气的重要性"。在临床实践中，为阳虚型痿躄的辨证论治，提供了诊断和治疗的依据。本案痿躄，乃劳力之躯，汗出腠理疏松，以水为事，寒邪内渍，肾阳受损，时值夏令，贪凉饮冷，阳气重虚于内，阴寒内生，不能熏蒸脾土，四肢失于温煦，则下肢痿软厥冷，诸疾丛生。虽暑令所发，论治却从温阳入手，方选四逆辈，佐以益气健脾使阳气复，脾运健，阴津生，筋脉得以充养则痿躄自愈。据考《景岳全书·痿证》论及痿义，黄帝内经含之详矣，且观五脏所列之痿，皆合为热，而五脏之证，又总于肺热叶焦，以致气燥水亏痿证乃成。据临床所见，属阳虚者亦有之，故见其证当约时令，辨其喜恶、虚实寒热，其治疗不可固执一端，庶为治痿之全矣，且在辨证论治上增加了一个必须思考的证型。

7. 林贞慧　补脾健胃，益气养血，宁心安神，舒筋濡筋法治疗周期性瘫痪医案

林某，女，23岁。1985年5月8日就诊。

病史：患者素体虚弱，形体瘦小。诉3年来，每因劳累，情绪激动，或受凉则发生四肢瘫痪，发时查血钾1.8～2.8 mmol/L，须静脉补钾或口服氯化钾后，症状才缓解。近1年来，发作频繁，每月发作1～2次。此次因劳累过度又出现四肢软瘫。且伴心悸、纳少，气短懒言。舌质淡红，苔白，脉结代。查血钾2.4 mmol/L，心电图示：室性期前收缩，QT延长，V1～V5 U波明显。西医诊断：低血钾性周期性瘫痪。中医诊断：痿证。此乃患者素体虚弱，劳累过度，损伤脾胃，而致胃失腐谷，脾失健运，水谷精微不足，气血津液生化乏源，脏腑肌肉筋脉失养，发为本病。治取补脾健胃，益气养血，宁心安神，舒筋濡筋为一体之治法。

处方：黄芪50克，桂枝9克，白术、党参、茯苓各15克，以补脾健胃，而资生气血；浮小麦30克，酸枣仁15克，炙甘草10克，养心安神以定悸；佐当归9克，白芍12克，木瓜、怀牛膝各15克，养血通络，舒筋濡筋而祛痿。上药每日1剂，水煎服。

服药3剂后，上症锐减，心悸脉结代消失。能扶床下地活动，但仍感四肢无力、腿软。效不更方。照上方继服10剂，诸症消失。检血钾4.2 mmol/L，为防患劳累或情绪紧张等而诱发，采用补中气、和肝胃、调阴阳之补中益气汤、逍遥散、黄芪五物汤等，交替服用6周，巩固疗效，药后至今16年未复发。

［林贞慧. 痿病治验四则 [J]. 光明中医，2001，6（97）：41-43.］

【评析】　此例属低血钾性周期性瘫痪，则须参考西医对低血钾病因的认识，进行中医辨证论治，当患者症状消失后，仍须采用补中气，和肝胃，调阴阳的方药治疗，才能巩固疗效。

8. 潘韵泉　升阳益胃，健脾除湿法治疗周期性瘫痪医案

陈某，男，56岁。1961年4月12日初诊。

病史： 五年来每属梅令必下肢麻痹不用，经 2～3 个月后逐渐向愈，上海某医院诊为周期性瘫痪。梅雨早临，故下肢自觉沉重，由沪地返里休养，乃来院就诊。询之饮食如常，身无寒热，便溏溲短，脉细濡，苔白腻。证属湿困中焦，阳明失约。故以升阳益胃，健脾除湿。

处方： 泔苍术、白术、白芍、泽泻、党参各 10 克，炙绵黄芪、炒川黄柏、姜半夏、陈皮各 6 克，川萆薢、茯苓各 12 克，羌活、独活、防风、炙柴胡各 3 克。7 剂。

4 月 19 日复诊： 服前方后，苔腻化，两下肢觉轻松，能扶杖而行，前方加怀牛膝 10 克。上方出入调治几月，已活动自如，后以金匮肾气丸固功。其后每年三月中旬服上方十余剂，连续三年，宿恙未发。

［陆文彬 . 潘韵泉医疗经验摭拾 [J]. 黑龙江中医药，1985（1）：2-3.］

【评析】 "痿之为状，两足痿弱不能行用……躄者，足不能伸而步行难"（张子和语），而楼氏《医学纲目》指出"痿则阳明虚，宗筋纵，带脉不引而然"。本案辨证着重在"周期性"，盖因阳明主信，故以升阳益胃，取参、芪、苓、术辈培中以御邪，防风、羌独活取风除湿，俾湿祛、阳升，而阳明健、胃气和，痿躄自治。

9. 李桂娥　滋阴潜阳，强筋壮骨法治疗周期性瘫痪医案

郑某，男，45 岁。1976 年 6 月 25 日就诊。

主诉： 两下肢痿废无力，不能站立 3 天。初发病在 4 个月前，经市某医院诊为周期性瘫痪。曾用氯化钾、新斯的明等药物治疗。至今仍每周发作一次。发病后服上药物治疗二三日可缓解。刻下症见：面色红润，形体较为肥胖，舌质红苔少；血压 170/110 mmHg。自述头晕，心烦少寐，两下肢酸软乏力，食欲尚可，二便正常，脉象弦。病属痿躄，证系肝肾阴虚，肝阳上亢。肝肾阴虚、筋脉失养故痿，阴虚不能潜阳、虚阳上扰故头晕。治宜滋阴潜阳，佐以强筋壮骨之品。

处方： 石决明（先煎）、玄参、桑寄生各 30 克，生地黄、白芍、枸杞子各 18 克，女贞子、夏枯草、牛膝、钩藤（后下）各 15 克，杜仲炭、甘草各 10 克。水煎 2 次分服。

服药后下肢痿软症消失，至一周后复发作一次，但症状已较前软微。继服原方佐服氯化钾 1 克，1 日 3 次。翌日痿软消失。停西药坚持服中药治疗 24 日，未再发作下肢痿废。期间血压降至 150/100 mmHg 时，原方减夏枯草、石决明，

加鸡血藤 30 克，首乌藤 15 克。

经治 1 个月出院。随访 5 年未再出现周期性瘫痪。

［蔡剑前 . 诊籍续焰 - 山东中医验案选 [M]. 青岛：青岛出版社，1992.］

【评析】 本例痿躄证因有肝肾阴虚，肝阳上亢证候，故以大剂量滋阴潜阳之品佐以强筋壮骨之药，经治 1 个月而愈。后遇同属周期性瘫痪者，以其面色苍白，四肢不温酸楚乏力，舌体胖舌质淡，脉沉细等证，诊为阳虚气怯，治以温阳益气之黄芪桂枝五物汤而效。由此可见按辨证论治为准绳，有足证用是药，虽病同而方异可有殊途同归之功。

10. 孙传珍　健脾益气滋肾法治疗低血钾性周期性瘫痪医案

李某，男，56 岁。

主诉： 四肢痿软不用 6 天。三年来曾有类似发作 4 次，发作后，双手不能提物，双足不能站立行走，伴有神情倦怠，食欲减退，少气懒言，腰膝酸软。面色萎黄，大便稀溏。心率 85 次 / 分，第一心音减弱，双膝腱反射消失。血清钾 2.75 mmol/L。心电图：ST 段下移，T 波低平，u 波增高，T、u 波融合，提示：呈低血钾表现。舌淡，苔薄白，脉细无力。辨证：脾肾两虚，以脾为主。治法：健脾益气滋肾。

处方： 黄芪 30 克，党参 15 克，白术 15 克，陈皮 15 克，当归 15 克，升麻 9 克，柴胡 10 克，甘草 10 克，熟地黄 30 克，牡蛎（先煎）30 克，鹿角霜（先煎）15 克，龙骨（先煎）16 克，桑葚 30 克，枸杞子 16 克。水煎服。煎取 500 mL，分 2 次服下。每日 1 剂，另外服壮腰健肾丸，每次 1 丸，日服 2 次。

服到第四天时，就能扶着桌椅在屋里慢慢行走，精神、食欲开始好转，双上肢也能提取轻物。但尚感腰膝无力，当服到 12 剂后，四肢活动有力，精神食欲正常，查血清钾 4.25 mmol/L。嘱补中益气丸与壮腰健肾丸交替服用半个月巩固疗效。

［孙传珍 . 孙传珍临证集要 [M]. 上海：上海科学技术出版社，2002.］

【评析】 本病西医考虑是低血钾性周期性瘫痪。考其病因，似属脾肾两虚。脾肾虚弱，纳运失职，水谷无以生化精微，肾失滋养而日亏，四肢、肌肉、筋脉失养，故四肢痿软不用。故《素问·痿论》有 "治痿独取阳明" 的治疗原则，用补中益气汤以补益脾胃法为主治疗本病。方中参、术、芪类药物以补气健脾为主；熟地黄、当归、桑葚、枸杞子类药物以滋肾补血为辅；更加柴胡、升麻升举清阳为使；鹿角霜、龙骨、牡蛎、陈皮既有濡养任、督二脉之功，又有增补钙、钾、磷之微量元素的作用。是以补气、补血、增钾、添钙相得益彰。脾肾健旺，生化有源，收到预期的治疗效果。

11. 孟宪庆　健脾益气，燥湿化痰法治疗低血钾性周期性瘫痪医案

李某，女，36岁。1988年4月14日初诊。

病史：患者于今晨发觉双下肢不能站立行走，急来本院就诊。半月来患者自感纳呆，恶心欲呕，脘胀满闷不舒，进食后尤甚。渐感困乏倦怠，气短四肢痿软无力，以致两下肢瘫软不能行走。检查：青年女性，神清，精神萎靡，面色苍白。双上肢肌力Ⅱ级，双下肢肌力Ⅰ级，膝腱反射微弱。血压105/60 mmHg，心肺正常，血清钾3.0 mmol/L，心电图可见与T波相连的u波。客观指标符合低钾血症。诊为痿证。证属脾胃虚弱，痰湿中阻，化源不充，四肢肌肉失养。治以健脾益气、燥湿化痰。方以六君子汤加味。

处方：人参12克，白术9克，茯苓12克，炙甘草6克，陈皮9克，姜半夏9克，焦三仙各12克，大枣6克，生姜9克。水煎服。

4月18日二诊：服药3剂后，胃纳大增，上肢肌力已恢复如初。下肢肌力Ⅲ级，上方继服。

4月29日三诊：续服3剂后查血清钾3.8 mmol/L。原方再服6剂，复查血清钾4.4 mmol/L。心电图检查为正常心电图。患者行定已如常人。

［蔡剑前. 诊籍续焰——山东中医验案选[M]. 青岛：青岛出版社，1992.］

【评析】　低血钾性周期性瘫痪是因体内钾盐代谢障碍引起全身肌肉软弱无力以四肢为甚的疾患，属中医痿证范畴。李中梓在《证治汇补》中提到："古人治痿，首重阳明，此为气虚者立法也。"盖阳明为五脏六腑之海，其经脉主润宗筋，束骨而利机关。若脾胃气虚，则脏气弱，五体失濡。《素问·痿论》明训"治痿者独取阳明"。今患者因脾胃气虚，聚湿生痰，痰湿内蕴，而纳呆呕恶以致五体失濡，痿废不用。故以四君子健脾益气，合二陈汤燥湿化痰。加焦三仙以导其食滞，以防虚不受补。脾胃健，纳谷馨，五脏得充，四肢肌肉得濡，痿废自除。

本案为脾胃亏虚，精微不运，而发痿证。半个月来纳呆，恶心欲呕，脘胀满闷，进食尤甚，是因脾胃气虚，聚湿生痰，痰湿内蕴而致胃失和降，脾失健运；脾胃虚弱，气血化源不足，四肢肌肉失养，故日渐气短，面色苍白，四肢痿软无力，以致双下肢瘫软，不能站立行走。治以健脾益气，燥湿化痰。方用六君子汤

加焦三仙、生姜、大枣。四君子汤健脾益气，二陈汤燥湿化痰，加焦三仙导其食滞，以防虚不受补，生姜、大枣合用，调补脾胃，提高滋补效果。药后肌力改善，胃纳大增，知脾胃功能渐复，痰湿之邪渐除，效不更方，终致脾胃健，纳谷馨，五脏得充，四肢肌肉得濡，痿废自除。

12. 王宝亮　健脾益气法治疗低血钾性周期性瘫痪医案

王某，男，28 岁。

主诉：发作性双下肢无力半年，加重 1 周。于 2015 年 9 月 26 日来诊。病史：患者半年前无明显诱因出现双下肢无力，严重时累及双上肢，甚则难以翻身起坐，多于夜间发作，每次发作持续 5 ~ 6 小时，曾于多家医院就诊，诊断为低血钾性周期性瘫痪，查电解质示：血钾 2.8 mmol/L。给予静脉补钾治疗，双下肢无力症状明显缓解。后上述症状反复多次发作，发作频率逐渐增加，每次发作持续时间逐渐延长，严重影响患者工作，被迫离职回家治疗。1 周前无明显诱因出现四肢无力，抬举不能，难以翻身转动，经补钾治疗，症状缓解，但行走缓慢，自觉乏力，慕名来诊。刻下症见：神志清，精神差，神疲乏力，四肢无力，行走缓慢，无感觉异常，纳差，眠差，大便溏，小便正常，舌质淡，苔薄，脉细弱。神经系统查体：双上肢肌力Ⅳ + 级，双下肢肌力Ⅳ级，肌张力降低，腱反射减弱，无病理征，余未见明显异常。既往生活不规律，喜喝碳酸类饮料。中医诊断：痿证（脾胃虚弱证）；西医诊断：低血钾性周期性瘫痪。治法：益气健脾。

处方：黄芪 50 克，党参 20 克，炒白术 30 克，陈皮 15 克，炒薏苡仁 30 克，升麻 10 克，柴胡 10 克，砂仁（后下）10 克，茯苓 20 克，巴戟天 15 克，干姜 10 克，炙甘草 10 克。7 剂，水煎服，每日 1 剂，早晚温服。

二诊：服药后，四肢无力发作次数较前明显减少，每次持续时间较前缩短，但仍眠差，入睡困难，多梦，守上方加首乌藤 20 克，酸枣仁 20 克，7 剂，水煎服。

后患者间断用上方半年，随访 1 年未复发。

［田丹珂，王宝亮. 王宝亮教授治疗低钾型周期性瘫痪的临床经验 [J]. 中国中医药现代远程教育，2017，15（11）：83-85.］

【评析】　低血钾性周期性瘫痪，中医学没有本病的命名，本病属中医学痿证范畴，病变部位在筋脉肌肉，但根本在于五脏虚损，重在脾肾。五脏病变，皆能致痿。本病发病迅速，症状多在短期内缓解，易反复发作，发作间歇期肌力正常，一般不伴有神志不清、言语不利、肌肉萎缩等症状。《灵枢·邪气脏腑病形》曰："风痿，四肢不用，心慧然若无病。"四肢不用，说明肢体障碍；心慧然若无病说明患者神志清，无意识障碍，与本病症状相似。且本病发病迅速、易于反复，符合风邪善行而数变的特点，体现了风邪在本病发病过程中的作用。《素问·生气通天论》曰："因于湿，首如裹，湿热不攘，大筋软短，小筋弛长，软短为拘，弛长为痿。"《素问·痿论》曰："有渐于湿，以水为事，若有所留，居处相湿，肌肉濡渍，痹而不仁，发为肉痿。"均说明湿、热在痿证发病过程中的作用。疾病日久，气血运行不畅，瘀滞脉中，失却濡养筋脉的作用，进一步加重肌肉痿软无力的症状。

低血钾性周期性瘫痪，根据其临床表现分为发作期、缓解期。发作期出现肢体肌肉对称性不同程度的无力或完全瘫痪，可伴有肢体酸胀，针刺感，脑神经支配肌肉一般不受累，但少数严重病例可发生呼吸肌麻痹。急性发作期应及时补充氯化钾，缓解症状，以避免延误病情。缓解期以扶正补虚为主，兼以清热化湿、疏风活血。肺热津伤者，宜清热润燥；脾胃虚弱者，宜健脾益气；肝肾亏虚者，宜滋养肝肾。

肺热津伤为主者，发病前多有感冒发热咳嗽病史，症见：热后突然出现肢体软弱无力，心烦口渴，咽燥呛咳，小便黄，大便干燥，舌质红，苔黄，脉细数。宜清热润燥，养阴生津。处方：沙参12克，麦冬10克，玉竹12克，百合12克，防风6克，生石膏10克，桑叶12克，杏仁10克，枇杷叶10克，生甘草6克。伴咳嗽者加紫菀、百部润肺止咳。在热郁阶段，酌加疏风开郁之品，俟郁热解，再行甘润养阴之品。

脾胃虚弱为主者，症见：肢体肌肉软弱无力逐渐加重，神疲乏力，面色白或萎黄，舌质淡，苔薄白，脉细弱。宜健脾益气，处方：黄芪40克，炙甘草12克，党参20克，当归12克，陈皮12克，升麻10克，柴胡10克，白术20克。脾胃虚弱，易兼夹食积者，酌加焦三仙；气血不足兼血瘀，舌质黯者，酌加丹参、川芎、川牛膝以行气化瘀；痰湿者加茯苓、半夏健脾化痰。

肝肾亏虚为主者，症见：肢体痿软无力，下肢尤甚，伴腰膝酸软，不能久立，或伴眩晕耳鸣，遗精遗尿，舌红，少苔，脉细数。处方：防风6克，白术15克，荆芥10克，怀牛膝20克，熟地黄20克，桑寄生25克，补骨脂15克，当归12克，白芍20克，陈皮12克，干姜10克。有效者，采用丸药缓调。

　　患者为青年男性，既往喜饮碳酸类饮料，加之饮食不规律，日久损伤脾胃，脾胃为后天之本，脾胃受损，受纳运化失常，饮食水谷运化乏力，出现纳差，便溏、肌肉筋脉失养而致痿。治以益气健脾升清。方选补中益气汤加减。重用黄芪补中益气、升阳固表，配伍党参、白术、炙甘草补气健脾，陈皮理气和胃，使补药补而不滞，升麻、柴胡升阳举陷，炒薏苡仁、茯苓健脾渗湿，使湿邪从小便而去，利小便而实大便，砂仁温中止泻，巴戟天、干姜补肾助阳，祛风除湿，诸药合用，共奏益气健脾之效，药证相合，切中病机，故痿证得愈。

第十章
脑炎后遗症

　　脑炎是指脑实质受病原体侵犯而引起的炎性反应，是一个广义的概念。按病因可分为病毒性、细菌性、霉菌性、寄生虫性脑炎等；按病程可分为急性、亚急性、慢性脑炎；按流行情况可分为流行性及散发性脑炎等；按临床可分为非化脓性和化脓性脑炎两类。①非化脓性（感染性）脑炎，包括病毒性脑炎，主要累及神经细胞，如乙型脑炎、森林脑炎、单纯疱疹病毒脑炎、狂犬病、亚急性硬化性全脑炎等。还包括其他病原体所致的脑炎，可侵犯神经组织各种成分，如细菌、霉菌、寄生虫与螺旋体等均可引起脑炎。②脱髓鞘疾病（播散性脑脊髓炎），感染后及疫苗注射后所致的急性脱髓鞘疾病属于此类。③化脓性脑炎，包括化脓性脑炎与脑脓肿。

　　脑炎可以发病于不同性别和年龄，多为急性或亚急性起病，常伴有发热、头痛等一般症状。神经系统的表现根据病因、病变分布和严重程度而有所不同。轻型的病例可仅有头痛、头晕、颈部僵直等脑膜炎的症状。病变严重、弥漫时则可出现意识障碍、谵妄、躁动、脑神经麻痹、肢体瘫痪、不自主运动、尿便障碍、惊厥等症状，病情进一步发展时患者可陷入深度昏迷，呈去大脑或去皮质状态。有时病变可局限于脑干、脊髓等部位，引起相应的症状，分别称为脑干炎或脊髓炎。

　　本类疾病经治疗后多数遗留有神经、精神症状。例如：精神失常或神志模糊，失语流涎，吞咽困难，肢体瘫痪，震颤，不自主运动甚至肢体强直，角弓反张，视力障碍，痴呆，以及病理神经反射阳性等。

　　脑炎后遗症出现肢体痿软无力，甚至瘫痪者，属"痿证"范畴。

一、脊髓灰质炎（小儿麻痹症）后遗症

　　脊髓灰质炎是由脊髓灰质炎病毒引起的一种急性传染病。病变主要侵犯脊髓

前角灰质运动神经细胞。临床表现轻重悬殊，以轻型及不显性感染多见。轻型仅表现为发热、咽痛、肢体疼痛。少数重病患者则发生弛缓性瘫痪。多发生于6个月到3岁的儿童，故又称小儿麻痹症。

脊髓灰质炎的传染途径是：患者和带病毒者的鼻咽分泌物和粪便中排出病毒，通过消化道或呼吸道进入体内，首先在胃肠道壁淋巴结繁殖，再通过血循环全身播散，当进入血循环丰富的脊髓前角，尤其是胸腰段和颈胸段的前角运动神经细胞后，神经细胞发生肿胀、无血、变性、分裂和破坏。

本病的临床表现轻重不一，一般分为急性期、恢复期和后遗症期。

（一）急性期

此期是指自接触感染至肢体出现瘫痪，平均约为17天。此期又分为潜伏期、全身感染期及瘫痪期。

潜伏期：无任何症状，但体内产生特异性抗体。此型感染最多，并不易被发现，为主要传染源。

全身感染期：由于病毒在体内大量繁殖，出现呼吸道和消化道症状，如高热、咽痛、恶心呕吐、腹泻等。多数患者症状消失而康复。

瘫痪期：病毒通过血液进入神经系统生长繁殖。除高热、头痛、恶心呕吐外，还表现为肢体痛、感觉过敏、肢体僵硬或颈部强直等。高热数小时后出现肢体弛缓性瘫痪。分为脊髓型（常见于四肢，尤以下肢多见。多不对称、肌张力减退、腱反射消失）、脑干型（延髓型瘫痪或延髓麻痹）、脑型。

（二）恢复期

急性期过后体温降至正常，一般症状消失，瘫痪的肌肉停止发展，并逐渐恢复功能，初期的3～6个月为恢复最快期，重者常需更久的时间才能恢复。

（三）后遗症期

受累的神经细胞损害，瘫痪的肌肉功能不能恢复从而出现软组织挛缩、肌肉萎缩、骨骼发育差、骨与关节变形和患肢短缩等，造成不同程度的功能障碍，留下永久的后遗症。

本病无特效治疗，以对症处理为主。急性期加强护理、积极支持对症治疗，防治并发症；并进行消化道隔离。恢复期的治疗措施是应用药物，促进神经细胞的充血、水肿和炎症消退，对患肢施行推拿、理疗等，改善肌肉血液循环，防止发生肌肉萎缩和畸形。

后遗症期肢体瘫痪患者，应妥善保护瘫痪肢体免受外伤及压迫，并置于功能位。对有呼吸肌瘫痪、呼吸困难者可采用人工呼吸机，并积极有效地控制继发感染。长期瘫痪伴有畸形者可手术治疗。

中医学认为本病急性期多属于"湿温"范畴。后遗症期出现肢体肌肉萎缩，关节变形等时属于"痿躄"范畴。并认为本病的发生是由于感受风、湿、热等时行邪毒，营卫失调，邪毒灼伤津液，阴血亏损，筋脉失于濡养，致成此证。本病的发展过程为，病邪首先侵犯肺胃，湿热蕴蒸，蒙蔽清窍；湿热流注经络，气血阻滞则可形成瘫痪，或日久耗伤精血，筋脉、肌肉失养，形成肢体痿软，甚至瘫痪。具体辨证施治可从以下四点着手。

（1）邪侵肺胃

主症： 发热。伴咳嗽流涕、头项身痛等表证。兼见厌食呕吐，腹痛腹泻，精神萎靡等表现。舌质红，苔白腻，脉滑数。

治法： 解表清热，疏风利湿。

方药： 甘露消毒丹、银翘散等加减。

（2）邪阻经络

主症： 上述症状之后，发热又起。伴肢体疼痛，转侧不利，皮肤感觉过敏，甚至拒绝触碰，继则出观肢体瘫痪，以下肢为多，可发生于一侧，亦有两侧并见。小便失禁。舌质淡黯，苔白腻，脉滑数。

治法： 清热祛湿，舒筋活络。

方药： 四妙散、身痛逐瘀汤等加减。

（3）气血两虚

主症： 肢体痿软无力，甚至肌肉萎缩，肢体瘫痪。伴有面色萎黄或无华，心悸汗出，肌肤不仁。舌质淡，苔薄白，脉滑。

治法： 益气活血，祛邪通络。

方药： 补阳还五汤、归脾汤等加减。

（4）肝肾虚损

主症： 患肢肌肉明显萎缩，肢体细弱，甚至畸形。伴有全身虚弱症状，如之力倦怠，腰酸腿沉，潮热盗汗等。舌质淡，苔薄白，脉沉细。

治法： 滋补肝肾，强筋健骨。

方药： 虎潜丸、大补阴丸等加减。

总之，本病的发病初期，具有"温热病"的一般特征，属于温病范畴，当按卫气营血的规律，辨证施治。温邪退，上肢痿，下肢躄，迁延日久，气血虚损，当纳入杂病，按痿躄治疗。《素问·痿论》说："治痿独取阳明。""独"不应仅作"只"字或"专"字解，应理解为"重点"。即在临床上，除治在阳明经外，仍须识标本，分主次，审先后，灵活施治，方可获得满意疗效。

医案

1. 郑颉云　清热导滞，健脾化湿法治疗脊髓灰质炎后遗症医案

王某，男，6岁。1969年9月初诊。

主诉： 患脊髓灰质炎五个月。病史：五个月前曾接连两次高热，持续一周多，虽经治愈，但遗留右下肢软弱无力，行走颠跛。经省级某医院诊为脊髓灰质炎后遗症，予以针药治疗月余，效果欠佳。刻下症见：患儿面色萎黄，形体消瘦，脘腹胀满，五心烦热，口渴喜冷饮，食欲不振，胃中嘈杂，嗳气腐酸，夜眠盗汗，大便秘结，小便黄赤，右下肢细软，肌肉已明显萎缩，走路跛行。舌质红，苔白腻，脉沉细涩，右关脉滑数。诊断：痿证。辨证：气虚血滞，脾胃蕴生湿热，属本虚标实证。治法：清热导滞，健脾化湿以治其标。

处方： 全瓜蒌15克，酒大黄4克，石菖蒲10克，白豆蔻仁（后下）5克，厚朴10克，鸡内金10克。

二诊： 上药共服6剂，大便溏软，一日2次，精神较前欢快，饮食增加，腹胀嗳气已平，烦躁亦解，夜眠尚好，右下肢无明显变化。标证既除，遂更方，予以补阳还五汤加减以治其本。处方：生黄芪60克，桃仁、红花、当归、川芎、赤芍、生地黄、地龙、牛膝各10克，全蝎、乌梢蛇各6克，蜈蚣4条。

三诊： 服药8剂，跛行已明显好转，行走时感觉有力。投散剂一料：乌梢蛇60克，全蝎、土鳖虫、血竭各30克，制马前子12克。共为细末。每服3克，日服2次。

四诊： 上药服完，患儿行走自如，右下肢肌肉萎缩基本消除。原方制散再进

一料以善后，并适当锻炼。

[河南省卫生厅.河南名老中医经验集锦 [M].郑州：河南科学技术出版社，1983.]

【评析】 本例痿证虚实夹杂，虽气虚血滞为本，然若中焦湿邪壅滞不除，蛮进补剂，则必陡增壅满，与本病并无助益。故初治当以清下为先，待热解湿除，中气畅达之后，方用补阳还五汤扶正治本，经气得复，经脉得畅，血得营运，痿自可指日而愈。

2. 来春茂　健脾保肺，养肝益肾法治疗脊髓灰质炎后遗症医案

孙某，男，4 岁。

病史：患儿因双下肢瘫痪，双上肢亦软弱无力，在当地多方求治八月余无效，转来我院门诊。其父母代述，患儿因高热三天经某卫生所肌内注射青霉素等治疗，热退后四肢即痿软麻痹。限于当时条件未获明确诊断，后经有经验的西医分析其患病全过程。认为系患脊髓灰质炎。刻下症见：面色淡白，饮食少，颈项两侧淋巴结成串，如花生米大小十余个，经胸透提示肺门淋巴结核。患儿肌肤瘦削，双下肢瘫痪不能站立，双上肢亦现痿弱不用，左手指尚能活动，右足呈马蹄状下垂，膝反射消失。舌质淡，苔白微腻，脉微弱。证属脾肺虚弱，肝肾不足。治立健脾保肺，佐以养肝益肾，壮筋通络。因患儿父母不便在昭通久居，即处以二方，先后分服。

处方：①潞党参 12 克，白术 6 克，陈皮 6 克，怀山药 9 克，砂仁（后下）3 克，桔梗 3 克，薏苡仁 9 克，莲子 6 克，狗脊 6 克，巴戟天 6 克，炙甘草 2 克，生姜 2 克，大枣 6 克。嘱服 21 剂后，若饮食增加，肌肉丰满，再服后方 21 剂。②黄芪 9 克，潞党参 9 克，白术 6 克，茯苓 6 克，当归 6 克，川芎 5 克，续断 6 克，怀牛膝 6 克，熟地黄 6 克，红花 3 克，杜仲 6 克，威灵仙 6 克，龟甲（先煎）15 克。

1963 年患儿父母来昭通探亲，领患儿前来看望。时已七岁，身体健康，仅跑步时左足微瘸。其父称后方服至 31 剂，患儿状况日趋好转。至今已无任何不适。

[来春茂.来春茂医话 [M].昆明：云南人民出版社，1984.]

【评析】 本例病程日久，复染肺门淋巴结核，脉证合参，系脾肺两虚，肾阳不足。据证情处以二方，先拟参苓白术散加狗脊、巴戟天，补脾肺，温肝肾，以利阳明，奏"束骨，利机关"之效。后以益气血，补肝肾，活血通络之剂收功。

脏腑相表里，故可治阳明而取脾肺。重点虽治阳明，却佐以温肝肾。盖肝主筋，肾主骨，且温肾有补火生土之意。若痿躄证属湿热所致，此法断不可施。盖《素问·生气通天论》有云："湿热不攘，大筋软短，小筋弛长，软短为拘，弛长为痿……"二证相距甚远，不可不识。

3. 来春茂　清热养阴，益气通络法治疗脊髓灰质炎后遗症医案

马某，男，2 岁半。

病史：患儿曾患麻疹合并肺炎，经住院治愈返家，不久复发高热，打针服药后高热转为寒热不定，随即右腿运动障碍，不能屈伸移动。初诊：病由麻疹并发肺炎，温邪麻毒伤津，体元未复，余毒未尽，卫外不固，复感外邪，遂致高热。进而右下肢软弱麻痹。患儿伴面色无华，神识模糊，大便结，小便短，烦躁口渴，体温 38 ℃。右下肢肌肉松弛萎缩，瘫痪沉坠，足趾不能活动，膝腱反射消失。舌绛而干，苔黄糙，指纹色紫。《黄帝内经》云："肺热叶焦……则生痿躄。"病由邪窜营分，熏灼肺卫所致。叶天士谓："入营犹可透热转气。"仿清营汤之意，参以息风通络之品加减立法。

处方：生地黄 9 克，玄参 6 克，金银花 5 克，连翘 6 克，黄连 3 克，紫丹参 3 克，麦冬 5 克，怀牛膝 5 克，广地龙 3 克，全蝎 1 克。

复诊：进 4 剂，烦热、口渴均除。绛舌苔退，大便通，小便清，饮食亦增加，唯疲倦思睡，患肢瘫痪厥逆。细审其因，乃气阴两伤，血络瘀阻，宗王清任补阳还五汤加味。处方：黄芪 15 克，当归尾 6 克，川芎 3 克，赤芍 3 克，桃仁 3 克，红花 3 克，生地黄 6 克，桑寄生 6 克，龟甲（先煎）9 克。

进 4 剂，足趾能活动。配合推拿，守方增损续服 12 剂，患肢已能任意屈伸。加减用过的药物有怀山药、巴戟天、枸杞子、伸筋草、补骨脂、白术、薏苡仁、潞党参、续断、杜仲、怀牛膝等。推拿手法，以滚、推、拿、摇、按、捻、搓等为主，重点取穴如肾俞、居髎、环跳、委中、承山、阴陵泉、阳陵泉、足三里、解溪、昆仑、涌泉等。治疗约三个月，终获痊愈，现已十六岁，步履如常。

［来春茂. 来春茂医话 [M]. 昆明：云南人民出版社，1984.］

【评析】　本例感受麻毒温邪，病后余毒未尽，复感外邪而高热。温邪上受首先犯肺，肺为娇脏，"肺热叶焦……则生痿躄"。温邪入营分故神识迷糊而舌绛，所以首选清营汤加减，以清营解毒，泄热护阴。盖肺主气，为五脏华盖而朝百脉，

热退而右侧下肢瘫痪厥逆不复，是气阴两伤，脉络瘀阻，故以补气活血之补阳还五汤，加入益阴清热舒经通络之品，辅以推拿疗法，坚持三个月，终于获效。

4. 刘惠民　治疗脊髓灰质炎后遗症医案二则

🍅 病案1：清肃肺胃，化痰通络法

曹某，女，1岁半。1958年9月3日初诊。

病史：三天前开始发热，咳嗽，流涕，诊为上呼吸道感染，用青霉素治疗后退热，但仍咳嗽，喉中痰鸣，甚则吐奶，呼吸气促，并发现左侧口眼歪斜，四肢活动不灵，右上肢更明显，不能自动翻身，声音嘶哑，哭声低微。到传染病院就诊，经做腰椎穿刺取脑脊波检查，确诊为脊髓灰质炎（急性瘫痪期）。检查：体温38.2 ℃，发育营养中等，神志清晰，左侧轻度面瘫，四肢软瘫，咳嗽无力，喉中有痰声，哭声低微。舌苔白，两手指纹紫红，至气关。辨证：外感时邪，肺胃蕴热，风痰壅阻经络。治法：祛风解表，清肃肺胃，化痰通络。

处方：生石膏（先煎）4克，葛根6克，蝉蜕6克，川贝母4.5克，钩藤（后下）3克，炙甘草2.4克，全蝎（去刺）2.4克，僵蚕2.1克，橘络2.1克，麻黄0.6克，防风1.5克，山药1.2克，水煎2次，约得药液150 mL，分3次服，第一次药后饮热米汤少许，令出微汗，隔一小时后再服第二次药。小儿回春丹四粒，第一次服两粒，隔四小时再服两粒。犀角，以水磨汁频服。

9月4日二诊：服汤药1剂，小儿回春丹四粒。昨晚体温降至正常，睡眠安宁，大便一次，右手稍能自主运动，余症同前。舌苔白，稍厚，指纹深红。原方加千年健4.5克，秦艽4.5克，舒筋和血。香薷6克，芳香化湿。小儿回春丹、犀角磨汁，按前法服。

9月8日三诊：服药后，病情继续好转，右上肢力增加，已能上举，右手已能握物。仍轻微咳嗽。舌苔白，略厚，两手指纹红，至气关。原汤药方去麻黄、防风，加滑石4.5克，蝉蜕4.5克，橘络3克，水煎服。煎服法同前。停服犀角及小儿回春丹。并配服粉剂。药粉方：羚羊角（可用白羊角尖代，量加倍）3克，白术9克，紫河车9克，全蝎（去刺）6克，僵蚕6克，天麻6克，天竺黄4.5克，白芷3克，当归3克，犀角（可用水牛角尖代，量加倍）3克，红花18克，细辛1.5克，血竭1.5克，蜈蚣5条，上药共为细粉，每30克药粉加精制马钱子粉0.9克，麝香0.15克，研细研匀，装瓶。每次0.2～0.25克，每日服2次。

9月20日四诊：服汤药11剂，配服药粉，病情日见好转，除右下肢活动欠灵活外，其他肢体已活动如常。嘱继服药粉，汤药隔日1剂。

10月14日随访：除右下肢肌力稍弱外，诸症均愈。嘱继服药粉，注意加强患肢功能锻炼。

🍅 病案2：补益肝肾，益气养血法

刘某，男，3岁半。1960年4月8日初诊。

病史：右上肢瘫痪两年多。1岁时曾高热，持续六七天，继之四肢痿软无力。经医院检查，诊为脊髓灰质炎（急性瘫痪期）。治疗后热退，但后遗右上肢细软无力，不能上抬，右手不能提物。经中西药物及针灸、理疗等多方治疗，效果不显。检查：发育营养稍差，消瘦，面黄少泽，右上肢肌肉明显萎缩，肌力降低。舌质淡红，苔薄白，脉细弱。辨证：肝肾不足，气血两虚，经络失养。治法：补益肝肾，益气养血，舒筋活络，振痿起颓。

处方：生白术45克，虎骨24克，千年健24克，冬虫夏草24克，全蝎（去刺）36克，当归30克，白芷24克，人参24克，红豆蔻24克，白羊角尖21克，水牛角尖24克，细辛21克，红花21克，血竭18克，没药18克，乳香18克，天竺黄15克，琥珀15克，羚羊角6克，蜈蚣（隔纸炙）7条，共为细粉，每30克药粉加精制马钱子粉1.5克，研细匀，再加冰片1.2克，研匀，装瓶。每服0.9克，每日3次，服药一周，停药一天。服三周后改为每次服1.2克。

6月9日二诊：服药粉一月余，右上肢肌肉较前丰满，已能自动上举，可触及自己的面部，右手持物较前有力。体力仍较弱，时出虚汗，近日食欲欠佳。舌质红，苔白，脉沉取仍弱。嘱继服药粉，并以健脾和胃益气固表之法，处汤药方服用。处方：麦冬12克，浮小麦9克，生白术9克，生黄芪7.5克，茯苓6克，钩藤（后下）6克，麻黄根4.5克，防风3克，白豆蔻（后下）3克，炙甘草3克，水煎2次，分2次温服。

8月27日其父来函称：服汤药十余剂，药粉一料，右上肢活动继有好转，虚汗已止，饮食增加。为其改方继服。处方：天麻90克，全蝎（去刺）45克，生白术60克，当归36克，水牛角尖36克，白羊角尖36克，千年健36克，冬虫夏草36克，白芷30克，没药30克，乳香30克，人参30克，红豆蔻30克，虎骨30克，羚羊角骨30克，细辛27克，红花24克，血竭24克，天竺黄24克，

琥珀 24 克，蜈蚣（隔纸炙）12 条，共为细粉，加冰片 3 克，研匀。每 30 克药粉加精制马钱子粉 1.8 克，研细匀，装瓶。每次服 1.5 克，每日 3 次，蜜调服。服三周，改为每次服 1.8 克。另用葛根 15 克，千年健 12 克，钩藤（后下）12 克，水煎 2 次，约得药液 150 mL，作一天饮用。

［戴岐，刘振芝．刘惠民医案 [M]．济南：山东科学技术出版社，1978．］

【评析】　脊髓灰质炎是由病毒所致的小儿急性传染病，夏秋季较为多见。病初多先有发热、咽痛、咳嗽、流涕等上呼吸道症状，有的伴有呕吐、腹泻，继之出现神经系统症状，如头痛，全身肌肉痛，尤以颈、背、四肢为著，伴有感觉过敏或异常，并相继呈现肢体痿软，肌肉松弛，甚至瘫痪，有的可出现口眼歪斜，严重者急性期后常遗留肢体肌肉萎缩废用。

本症属于中医"痿证"范畴。前人认为，热邪是致痿的主要病因，如《素问·痿论》说："五脏使人痿……肺热叶焦……则生痿躄也……肝气热……则筋急而挛发为筋痿，脾气热……则肌肉不仁发为肉痿。"《素问·生气通天论》还指出："秋伤于湿……发为痿厥。""湿热不攘，大筋软短，小筋弛长，软短为拘，弛长为痿。"说明湿邪积久化热，浸淫筋脉也能致痿证。历代医家在《黄帝内经》的理论指导下，对痿证发病机制的认识继有发展，进一步认识到除了温、热之邪外，精血耗伤、气血衰败也是致痿的重要因素。如张景岳即认为痿证"非尽火证……败伤元气者亦有之，元气败伤，则精虚不能灌溉，血虚不能营养者亦不少矣。"

刘惠民遵照辨证施治的原则，对本症的治疗多分期进行，在急性期，以清肺胃之热为主，佐以养阴生津，化痰、通经、活络，如病案 1。对后遗症则以补益肝肾，益气养血，通经活络，振痿起颓为主，如病案 2。方中葛根，味甘辛而性平，既有解肌退热、开腠发汗、生津止渴之功，又无伤津耗液之弊，所以他常用此药作为治疗本病急性期的主药，或用作治疗后遗症的引经药。马钱子能通经活络止痛，并能增强肌力，有振痿起颓之功，故他治疗本病后遗症也多喜采用。

5. 唐福舟　治疗脊髓灰质炎后遗症医案六则

病案 1：和血搜风法

张某，女，3 岁。1963 年 9 月 27 日初诊。

病史：病已二十余日。发病之初，高热不止，经注射退热针剂，高热虽退，尚有发热，项强，下肢痿软，腿痛不可近，日夜呼号，纳食极差，日只食粥少许，身体消瘦，便秘。症状虽重，犹可治之。治宜和血搜风为法。

处方： 当归 6 克，赤芍 6 克，熟地黄 9 克，威灵仙 3 克，乳香 3 克，防风 6 克，钩藤（后下）6 克，全蝎 6 条，僵蚕 6 克，牛膝 6 克，葛根 9 克，天竺黄 9 克，地龙 3 克，桑枝为引。

二诊： 二便已如常，腿痛稍减，症已好转，其母欣喜异常。药已中的，再以上法加木瓜 6 克。

三诊： 项已灵活，腿痛渐轻，二便如常，身热已消。再以第一方加双钩藤（后下）6 克。

四诊： 颈项顾盼自如，腿痛已止，唯软而无力。此为邪风已去，肌体受损，当补气血以扶其正，用虫类药以通其络，攻补兼施，自能取满意之效。处方：当归 6 克，熟地黄 9 克，威灵仙 3 克，全蝎 6 条，僵蚕 6 克，牛膝 6 克，天竺黄 9 克，地龙 3 克，黄芪 15 克，糖参 6 克，白术 6 克，龟甲胶（烊化兑服）6 克，鹿角胶（烊化兑服）6 克，白花蛇半条、桑枝一尺为引。以此方调理二十余剂痊愈。

🍅 病案 2：和血舒筋法

陈某，男，2 岁。1963 年 10 月 8 日初诊。

病史： 初起发热，热退后形成右腿痿软，足不可履地，卧于床榻之上，不可坐起，已月余。当和血舒筋为法。

处方： 熟地黄 9 克，白芍 9 克，当归 6 克，党参 9 克，白术 6 克，黄芪 9 克，炙甘草 9 克，木瓜 6 克，地龙 9 克，威灵仙 3 克，白花蛇半条。

10 月 11 日二诊： 上方服后，已能坐，腰腿亦较前稍有力量，症状大有好转。方药如前，白花蛇加两条。

10 月 16 日三诊： 诸症更趋好转。再以前法加牛膝 9 克。又服药 15 剂，已能行走。

🍅 病案 3：通经和血法

胡某，男，2 岁。

病史： 左腿麻痹，脚心略有知觉，大腿变细，小腿肌肉松弛。据诉：五十余日前，发热后形成痿软之症，经某医院针灸四十余日，去省立医院治疗十余日，均无效。拟通经和血之法。

处方： 党参 9 克，黄芪 12 克，白术 6 克，鹿角胶（烊化兑服）5 克，龟甲胶（烊化兑服）3 克，全蝎 15 克，当归 6 克，熟地黄 9 克，地龙 3 克，川芎 6 克，白花蛇一条。

🍅 病案 4：补益脾肾法

杨某，男，2 岁。1963 年 8 月 20 日初诊。

刻下症见： 右腿麻痹痿软，行动较差，有跛行。治宜补益为法。

处方： 糖参 6 克，龟甲胶（烊化兑服）6 克，鹿角胶（烊化兑服）6 克，白术 6 克，云苓 6 克，补骨脂 6 克，甘草 6 克，熟地黄 6 克，陈皮 6 克，地龙 1.5 克。

🍅 病案 5：和血通络搜风法

王某，女，2 岁。

病史： 1972 年 4 月 15 日，突发热，全身疼痛，两腿尤甚。经市某院治疗，住院 12 日，热退两腿软瘫，不能站立和举步。4 月 28 日出院，转余处治疗。细查之，身热已退，右腿略细，麻木不仁，足趾亦变形，左腿略短，稍能活动，脉细无力，身弱难支，痿证也。治宜和血通络搜风为法。

处方： 当归 6 克，赤芍 6 克，川芎 4.5 克，乳香 6 克，牛膝 6 克，木瓜 6 克，桑枝 6 克，生甘草 4.5 克，白花蛇半条，3 剂，水煎服。

5 月 2 日二诊： 服用上方后症状略轻，可见左腿活动自如，右腿亦稍好转。仍以原方加人参以助元气。

5 月 4 日三诊： 右腿亦稍能活动，足趾略可伸屈，饮食增加，精神转佳。再以上方继服 3 剂。

5 月 6 日四诊： 右腿活动又有进步，脚趾仍变形，但已有知觉。再以上方服之。

5 月 8 日五诊： 病足活动自如，腿尚痿软，不能站立。仍以原方继服 4 剂。

5 月 13 日六诊： 已可扶床移步，尚十分较弱。再以原方 4 剂。

5 月 18 日七诊： 已可缓步行走，然痿软不可远行。孩子贪玩不肯服药，其母又十分溺爱，亦不愿勉强，任其停药。故以后右腿走路时，终不及左腿得力，略跛行。

🍅 病案 6：补气通络法

刘某，男，1 岁半。1963 年 3 月 13 日，其父抱子前来就诊。

主诉：2月25日起小儿发热2天，左腿麻痹。在市某医院诊断为病毒感染，治疗无效，经抽脑脊液等项检查，诊断如前，而病情转剧。左腿麻痹又波及右腿，尤见少腹左侧有一硬块，形如鹅卵，疼痛拒接，转求治于余。视其儿，身瘦腿细，左脚变形，两腿酸软、不仁，少腹硬块痛不可近。乃元气大虚，兼有瘀结所致。此症如攻邪则伤气，补气则助邪，只可寓攻于补，争取两全。

处方：人参4.5克，山药4.5克，炙甘草4.5克，当归6克，龟甲胶（烊化兑服）6克，乳香6克，熟地黄9克，谷芽4.5克，白花蛇半条，2剂，水煎服。

3月15日二诊：症状无出入。仍以原方为法，加川牛膝6克治之。

3月17日三诊：少腹硬块稍软，疼痛减而不拒按。再以上方为法治之。

3月19日四诊：少腹硬块全消，右腿活动自如。以上方去乳香，加延胡索6克，4剂。

3月23日五诊：右腿近于正常，唯左脚业已变形，腿尚痿软，不可履地，治当缓图。以补气血为主，散瘀通络为辅。处方：人参4.5克，炙黄芪4.5克，山药4.5克，炙甘草3克，熟地黄6克，龟甲胶（烊化兑服）4.5克，当归4.5克，乳香3克，谷芽3克，小白花蛇半条，10剂，水煎服。

4月3日六诊：左脚变形，略有恢复。仍以上方续服两周，已能行动，左脚仍未完全恢复。因药苦，儿不肯再服，其父母亦认为小孩已能行走跑动，不愿强迫其继续治疗。现患者已工作多年，慢行时步履正常，快跑则微跛，盖为未能坚持治疗之过也。

［任森，郭金品. 唐福舟医验汇粹 [M]. 合肥：安徽科学技术出版社，1987.］

【评析】脊髓灰质炎后遗症因出现肢体痿软无力而属中医"痿证"范畴。其发生多由感受湿热、热毒之邪，煎灼津液，津枯液耗，气血匮乏，筋脉肌肉失去濡养，发而为痿。故上述六例治疗均未离开补益脾肾，养血和血之法，或伴祛风，或伴通络。气血和，经络通，则筋脉肌肉得养，而痿证渐消。

6. 白玉兰　针药并施治疗脊髓灰质炎后遗症医案

张某，男，19岁。1993年2月15日初诊。

主诉：左下肢肌肉萎缩十余年，双侧下肢部分肌群萎缩。病史：2岁半时患脊髓灰质炎，左下肢肌肉萎缩，逐渐加重，出现双侧下肢部分肌群萎缩。延及四肢躯干，出现躯体变形、四肢扭曲。曾多方治疗均无明显疗效。查体：面色青黄苍白。

消瘦，躯体变形，四肢扭曲，上肢上举，指似鹰爪状，迈步呈跳跃状。稍动则引动肢体全身发生挛缩连锁反应。双下肢部分肌群萎缩，左下肢主要肌群的肌力及肌张力低下，足外翻，足尖着地，足跟落地不能。患处皮肤温度低于健处。膝反射消失。舌淡红，少苔，干裂，脉弦细，沉弱。诊断：脊髓灰质炎后遗症。中医诊断：痿证。辨证为精气内夺、肝肾亏损。

治疗：①针灸：a.疏导督脉，通调诸阳。补脑益髓。穴用大椎、身柱、命门、腰阳关、华佗夹脊以补益督脉根蒂、通调脏腑气血。b.取任脉调节后天生化之本，补先天真元，固肾培元。穴用中脘、气海、关元。c.取足阳明经脉健脾和胃，调补气血。穴用气街、髀关、足三里；取肝脾经穴荣养宗筋，壮骨健步，以三阴交、太冲为主。诸穴合用可以调和气血、通利关节。穴位可交叉使用，每周针2～3次。针后必加灸。②灸法：采用电灸仪施治大椎、身柱、命门、华佗夹脊等穴，每穴灸15～20分钟。③药物贴敷：用如前所述贴敷药物贴于上下肢严重挛缩关节处，上肢肘关节贴于曲池穴，下肢膝关节贴于阳陵泉穴。④中药内服：a.滋养肝肾，填精益髓，强筋健骨。处方：独活9克，桑寄生6克，肉苁蓉10克，杜仲10克，枸杞子10克，川续断10克，锁阳10克，当归10克，木瓜6克，牛膝6克，熟地黄15克。b.补益宗气，强健脾胃。用五味异功散加减（人参12克，白术、茯苓、甘草、陈皮、枳壳、桂枝各9克），腹胀加砂仁（后下）、木香各6克，可适时加活血化瘀药，如红花、川芎、丹参各6克，适时加用芍药甘草汤解痉和营润燥。

上述治疗10次后，手足能自然下垂；连续治疗3个月后，肌力、肌张力渐复，患肢亦能平稳站立，挛缩的手指恢复活动功能。可从事轻体力劳动。

［李虹，侯中伟，白玉兰.白玉兰主任医师治疗脊髓灰质炎后遗症经验 [J].北京中医药大学学报（中医临床版），2008，15（6）：45-46.］

【评析】 因阳明经为气血生化之源，位于中州，旁达诸脏，万物所归，且为宗筋之长，故治法不离阳明。用针取穴原则是依照《素问·痿论》"治痿独取阳明"之训而定。"阳明虚则宗筋纵""厥阴不治取阳明"，阳明胃弱气少、气血津液不足是形成痿证的主要因素。所以，取阳明治之，中土润而风痉可止；肝脾和而营润、痉解、燥去则筋柔矣。自主任医师治疗本病针灸取穴配方从整体考虑，把健侧与患侧穴位、远端与近端穴位结合起来，以全身带动局部，健侧带动病侧，远端带动近端，故达到了治愈疾病的目的，取得了较好疗效。

二、乙脑后遗症

流行性乙型脑炎，简称乙脑，是由嗜神经的乙脑病毒所致的中枢神经系统急性传染病。经蚊等吸血昆虫传播，流行于夏秋季，多发生于 10 岁以下儿童。本病发病较急，临床上以高热、意识障碍、惊厥、呼吸衰竭及脑膜刺激征为特征。部分患者留有严重后遗症，重症患者病死率较高。

该病潜伏期为 4 ~ 21 天，一般为 10 ~ 14 天。多数人在感染后并不出现症状，但血液中抗体可升高，称为隐性感染。部分患者出现轻度的呼吸道症状；极少数患者，病毒通过血脑屏障造成中枢神经系统病变，出现炎症表现。典型患者的病程可分四个阶段。

（一）初热期

病程第 1 ~ 3 天，体温在 1 ~ 2 日内升高到 38 ~ 39℃，伴头痛、神情倦怠和嗜睡、恶心、呕吐等症状。小儿可有呼吸道症状或腹泻。

（二）极期

病程第 4 ~ 10 天，进入极期，突出表现为全身毒血症状及脑部损害症状。

（1）高热

乙脑必有的表现。体温常高达 39 ~ 40 ℃或以上。轻者持续 3 ~ 5 天，一般持续 7 ~ 10 天，重者可达数周。热度越高，热程越长，则病情越重。

（2）意识障碍

大多数人在起病后 1 ~ 3 天出现不同程度的意识障碍，如嗜睡、昏迷。嗜睡常为乙脑早期特异性的表现。一般在 7 ~ 10 天左右恢复正常，重者持续 1 个月以上。

（3）惊厥或抽搐

是乙脑的严重症状之一。由于脑部病变部位与程度不同，可表现轻度的手、足、面部抽搐或惊厥，也可为全身性阵发性抽搐或全身强直性痉挛，持续数分钟至数十分钟不等。

（4）呼吸衰竭

是乙脑最为严重的症状，也是重要的死亡原因。主要是中枢性的呼吸衰竭，可由呼吸中枢损害、脑水肿、脑疝、低钠性脑病等原因引起。表现为呼吸表浅，节律不整、吸息样呼吸、呼吸暂停、潮式呼吸甚至呼吸停止。

中枢性呼吸衰竭可与外周性呼吸衰竭同时存在。外周性呼吸衰竭主要表现为呼吸困难、呼吸频率改变、呼吸动度减弱、发绀等。但节律始终整齐。

高热、抽搐及呼吸衰竭是乙脑急性期的三联症，常互为因果，相互影响，加重病情。

（5）脑膜刺激征

较大儿童及成人有不同程度的脑膜刺激征。婴儿多无此表现，但常有前囟隆起。

（6）其他神经系统症状和体征

若锥体束受损，常出现肢体痉挛性瘫痪、肌张力增强，巴宾斯基征阳性。少数患者可呈软瘫。小脑及动眼神经受累时，可发生眼球震颤、瞳孔扩大或缩小，不等大，对光反应迟钝等；自主神经受损常有尿潴留、大小便失禁；浅反射减弱或消失，深反射亢进或消失。

多数患者在本期末体温下降，病情改善，进入恢复期。少数患者因严重并发症或脑部损害重而死于本期。

（三）恢复期

极期过后体温 2 ～ 5 天降至正常，昏迷转为清醒，言语、表情、运动及神经定向逐渐恢复正常。部分患者恢复较慢，需 1 ～ 3 个月或以上。个别重症患者表现为低热、多汗、失语、瘫痪等。但经积极治疗，常可在 6 个月内恢复。

（四）后遗症期

部分患者在发病 6 个月后留有神经、精神症状，称为后遗症。发生率为5% ～ 20%。以失语、瘫痪及精神失常最为多见。如继续积极治疗，仍可望有一定程度的恢复。

乙脑病情重，变化快。高热、抽搐、呼吸衰竭是本病的三个重要症状，可互为因果，形成恶性循环，因此必须及时发现，抓住主要矛盾，尽快采用中西医结合措施，以利康复。

患乙型脑炎后 6 个月以上，还遗留有神经、精神症状的称为乙型脑炎后遗症。

最常见的后遗症有失语、吞咽困难、肢体瘫痪、神志不清、智力障碍、大小便失禁、精神失常及癫痫等。儿童以失语和肢体瘫痪为主。

乙脑后遗症出现肢体瘫痪、肌肉萎缩者属中医"痿证"范畴。中医学认为其发生多由于热邪留恋，燔灼气血津液，则气滞血瘀、伤津耗液，气血亏虚；或热邪炼液为痰，痰浊瘀血阻滞经络，以上原因均可使肢体筋脉肌肉失去气血的濡养，而发生痿软无力，甚至萎缩之症。病久伤及肝肾精血，精虚髓亏，脑窍失养；阴虚无以涵阳，虚风内动，则往往出现瘫痪、失语、呆痴、筋脉瘈疭，以及口噤不开、吞咽困难、手足蠕动等后遗症。故针对其治疗临床往往从清热凉血解毒、活血化痰通络治其初期及极期。后遗症期则宜以补肾填精、补益肝肾、养阴涵阳、温肾健脾等方面着手。

医案

1. 张惠五　温经通络，调营养卫法治疗流行性乙型脑炎后遗症医案

李某，男，6岁。

病史： 1976年秋因高热、抽搐，以流行性乙型脑炎收住某医院。治后热退，抽搐止。但左侧肢体瘫痪，不能行走，屡治失验。于1977年秋邀余诊治。察患儿手不能握，足不能履。四肢不温，食少，面色不华。舌淡，苔薄白，脉弱无力。乃暑温致痿已久，气虚阳虚之象明显。治宜温经通络，调营养卫为法。方用桂枝加苓术附汤。

处方： 桂枝10克，白芍10克，甘草3克，茯苓10克，白术10克，附子6克，生姜3片，大枣3枚。

服4剂能扶杖缓行。服5剂能活动玩耍。后又服十余剂以固其效而告痊愈。半年后随访，肢体功能恢复正常，身体复康。

［河南省卫生厅. 河南名老中医经验集锦[M]. 郑州：河南科学技术出版社，1983.］

【评析】 小儿高热致痿，临床颇为多见。对本病机制《素问·太阴阳明论》曰："今脾病不能为胃行其津液，四肢不得禀水谷之气，气日以衰，脉道不利，筋骨肌肉，皆无气以生，故不用焉。"治疗上《素问·痿论》曰"治痿独取阳明"等，对本病的认识和治疗颇有指导意义。然营卫之气，生发于脾胃，故治

当健其脾胃，调其营卫。方中桂枝通阳调卫；芍药苦酸养阴和营；大枣、甘草，甘温补中；附子助阳温通经络；生姜辛温助卫调胃；白术、茯苓，健脾气、实四肢。用此法共治疗三十余例，疗效满意。

2. 刘惠民　治疗脑炎后遗症医案四则

病案 1

沈某，男，27 岁。1960 年 4 月 4 日初诊。

病史： 1956 年 6 月下旬曾发高热，体温 40 ℃，伴神志朦胧，用各种抗生素治疗无效。发热持续半个月始退，神志转清，但视力仅可辨指，两耳失聪，肢体瘫痪，以下肢为重，二便闭塞不通。经中西医及针灸等治疗，病情逐渐改善，现视力及听力完全恢复，上肢瘫痪也基本复原，但仍有麻木感。下肢瘫痪恢复较慢，仍不能自主活动，不能自动坐起或站立，局部发凉，感觉迟钝，肌肉萎缩，以左侧为著。自觉腰以下极度酸软无力。大便干燥，三日一行。排尿仍不易控制，有急迫感，有时失禁。有时盗汗。检查：发育正常，营养稍差，面黄，言语清晰，两下肢截瘫。舌质淡红，根部有淡黄苔，脉虚弱，左关弦。辨证：肝肾亏损，精血耗伤（脑炎后遗症）。治法：滋补肝肾，养血通络，振痿起颓，息风镇痉。

处方： ①汤剂：酸枣仁（生熟各半）18 克，生菟丝子 30 克，生杜仲 24 克，生黄芪 15 克，狗脊 15 克，千年健 15 克，丹参 15 克，枸杞子 12 克，益智仁 12 克，当归 12 克，生白术 12 克，天麻 12 克，桑寄生 12 克，鸡血藤 12 克，橘络 12 克，麻黄根 12 克，防风 9 克，砂仁（后下）9 克，附子 6 克，水煎 2 次，分 2 次温服。②丸剂：天麻 90 克，生白术 60 克，水牛角尖 54 克，狗脊 54 克，全蝎 48 克，冬虫夏草 48 克，人参 48 克，千年健 48 克，白羊角尖 45 克，鹿角 45 克，桑螵蛸 45 克，益智仁 45 克，虎骨 45 克，乌头 45 克，红豆蔻 45 克，当归 42 克，没药 36 克，乳香 36 克，血竭 36 克，玳瑁 36 克，白芷 30 克，细辛 27 克，犀角 15 克，蜈蚣 25 条，上药共研极细粉，用猪脊髓 2 条，拌药中，干燥，再用枸杞子 500 克，桑葚 1000 克，川牛膝 240 克，肉苁蓉 180 克，鸡血藤 180 克，共捣碎，水煎 2 次，过滤，以文火熬成流膏，拌药粉中，干燥后研细，每 30 克药粉加精制马钱子粉 1.8 克，再研匀，加冰片（研细加入，拌匀）4.2 克，水泛为小丸，干燥装瓶。每次 6 克，早晚饭后各服 1 次。

9 月 15 日二诊： 上药持续服用 3 个月，症状改善，已能自动坐起，坚持四五个小时，并能自己扶床站立。下肢肌肉较前丰满，左侧较右侧略细。睡眠良好。现两下肢仍不能完全伸直，局部皮肤发凉，时有抽搐。大便干燥，排尿仍不易控制，有时失禁，虚汗已减少。有时胸闷、咳嗽、吐痰不畅。舌苔薄白，脉弦细。仍守原方义略行加减，继服。①汤剂方：炒酸枣仁 24 克，生杜仲 24 克，生黄芪 24 克，生菟丝子 21 克，葛根 21 克，熟地黄 21 克，狗脊 21 克，枸杞子 15 克，黄精 15 克，益智仁 15 克，当归 15 克，肉苁蓉 15 克，天麻 15 克，生白术 15 克，千年健 15 克，木香 12 克，全蝎 12 克，橘络 12 克，钩藤（后下）12 克，熟附子 9 克，水煎服。煎服法同前。②僵蚕 3 克，天竺黄 2.4 克，琥珀 1.2 克，其研细粉，分 2 次冲服。③粉剂方：天麻 105 克，全蝎 75 克，生白术 54 克，水牛角尖 54 克，冬虫夏草 54 克，僵蚕 48 克，虎骨 48 克，人参 48 克，益智仁 48 克，玳瑁 45 克，白羊角尖 45 克，鹿角 45 克，红豆蔻 45 克，天竺黄 45 克，白芷 42 克，当归 42 克，乳香 42 克，没药 42 克，羚羊角骨 36 克，琥珀 36 克，红花 30 克，血竭 30 克，蜈蚣 27 条，蛤蚧 6 对，麝香 3 克，冰片 0.3 克（后两味后入，研），上药共为极细粉。用枸杞子 500 克，桑葚 1500 克，当归 300 克，川牛膝 240 克，肉苁蓉 240 克，鸡血藤 210 克，共捣粗末，水煎 2 次，过滤，以文火熬浓汁，拌药粉中，干燥研细，每 30 克药粉加精制马钱子 1.8 克。每次服 3 克，每日 3 次，饭后蜜调服。

🍅 病案 2

连某，男，2 岁。1956 年 12 月 8 日初诊。

病史： 1956 年 5 月发热、咳嗽，医院诊断为支气管肺炎，七八天后并发脑炎，出现神志昏迷，肢体抽搐，自汗，经住院治疗后，抽搐止，热退，但后遗左半身瘫痪，伸舌障碍，两眼球固定，经中药、针灸等治疗，好转不明显。现在左侧肢体肌肉萎缩，扶之稍能站立，但不能行走。食欲差，进食略多则呕吐，睡眠不宁，易惊，伴有咳嗽。检查：发育营养较差，面黄，两眼球活动不灵活，语言謇涩，舌苔根部白厚，脉虚数，指纹青紫，达风关。辨证：脾气不足，肺气失宣，风痰阻络（中毒性脑炎后遗症，左侧中枢性瘫痪）。治法：健脾益气，息风活血，通经活络，清热化痰。

处方： ①汤剂方：葛根 6 克，钩藤（后下）4.5 克，千年健 4.5 克，生石膏（先煎）4.5 克，桔梗 3 克，天竺黄 3 克，白术 3 克，麦芽 3 克，天麻 3 克，薄荷（后下）2.4 克，灯心草 1.5 克，水煎 2 次，约煎 150 mL，分 4 次服完，每日 1 剂。小儿回春丹两丸，每日 3 次。②粉剂方：天麻 24 克，天竺黄 18 克，全蝎 15 克，僵蚕 15 克，白术 12 克，人参 12 克，犀角 9 克，白芷 9 克，没药 9 克，乳香 9 克，当归 9 克，红花 6 克，马宝 6 克，朱砂 2.4 克，牛黄 1.5 克，蜈蚣 3 条，琥珀 4.5 克，血竭 4.5 克，研细粉，加麝香 1.5 克，冰片 0.9 克，研细匀，每 30 克药粉加精制马钱子粉 0.9 克，研匀装瓶。每次 0.6 克，每日 3 次，饭后蜜调服。

1957 年 2 月 22 日二诊：服药后，肢体肌力增强，自主运动显著进步，能自己坐起，但仍不能行走，两眼球活动已恢复正常，讲话仍不流利，夜间睡眠易惊醒，精神及食欲良好，咳嗽已愈。舌苔薄白，两手指纹色青，至气关，脉虚弱。处方：①汤剂方：葛根 4 克，钩藤（后下）6 克，千年健 6 克，狗脊 6 克，炒酸枣仁 6 克，白术 4.5 克，天麻 4.5 克，薄荷（后下）3 克，天竺黄 3 克，炙甘草 3 克，桔梗 3 克，灯心草 1.5 克，水煎服，煎服法同前。②粉剂方：天麻 30 克，全蝎 24 克，党参 24 克，白术 24 克，虎骨 18 克，羚羊角骨 15 克，僵蚕 15 克，白芷 12 克，没药 12 克，乳香 12 克，当归 12 克，生石决明 12 克，犀角 9 克，马宝 9 克，血竭 9 克，胆南星 6 克，蜈蚣 5 条，冰片（后入）1.5 克。共为细粉，每 30 克药粉加精制马钱子粉 0.9 克研匀装瓶。每次服 0.9 克，每日 3 次。

🍅 病案 3

王某，女，1 岁半。1959 年 2 月 17 日初诊。

病史：1958 年 2 月 13 日开始生麻疹，一周后疹退，但又出现高热（体温 39 ℃）、咳嗽、痰多、腹泻、烦躁等症状，诊为麻疹后肺炎，经治疗无明显好转。2 月 29 日出现阵发性肢体抽搐，严重时则有短暂窒息，即住某医院，诊断为中毒性脑炎，经抢救后脱险，但体温一直波动，并时有阵发性四肢强直与抽搐，口眼抽动，意识模糊，有时吞咽呛咳，两目失明，两耳失聪。腹胀，便结，大便两三天 1 次。睡眠欠宁，易惊，失语。曾用多种抗生素、激素、镇静剂、针灸、推拿，以及对症治疗，肺部症状有所好转，但神经症状仍无进步。检查：发育营养一般，神志不清，表情痴呆，口与眼睑不自主抽搐，不能言语，四肢活动欠佳，右上肢、左下肢肌张力增强。舌苔白微厚，指纹青紫，过气关，脉虚数。辨证：余邪未清，痰热阻闭。治法：清热化痰，息风镇痉，通经活络，宁心安神，佐以润肠通便。

处方：炒酸枣仁 12 克，钩藤（后下）9 克，生龙骨（先煎）9 克，天麻 9 克，葛根 9 克，茯神 6 克，肉苁蓉 6 克，当归 6 克，橘络 6 克，陈皮 3 克，清半夏 3

克，天竺黄3克，地骨皮3克，石菖蒲3克，大黄3克，炙甘草3克，煎得药液150 mL，分4次服，隔3小时服1次。福幼丹每次1片，每日服4次。

3月20日二诊： 服药二十余剂，病情好转，视力进步，食欲增加，吞咽时呛咳已轻，右上肢及左下肢活动仍不灵活，大便仍略干。余症同前。舌苔白厚，指纹青紫，至气关，脉同前。原方加没药9克，僵蚕3克，熟地黄9克，天冬9克，薄荷（后下）1.5克，灯心草1.5克，另以通经活血、祛风通络药，配药粉常服。处方：天麻24克，羚羊角骨18克，生白术15克，全蝎12克，西洋参12克，白芷9克，当归9克，琥珀9克，僵蚕9克，天竺黄9克，红花9克，血竭9克，没药9克，乳香9克，蜈蚣5条，共为细粉，每30克药粉加精制马钱子粉1.5克，混匀，再加冰片1.5克，研匀装瓶。每次1.2克，蜜调服，每日3次。

9月11日三诊： 服上药粉两料，视力、听力已趋恢复，精神、睡眠、二便均已正常，左下肢及右上肢活动较前进步，能稍做自主活动，但两手不能持物，仍不能坐起及站立，已能说简单话。舌苔正常，脉细弱。服药有效，再按原方配药粉继服。处方：天麻60克，生白术30克，全蝎24克，人参24克，虎骨21克，当归18克，白芷18克，琥珀18克，僵蚕18克，天竺黄18克，砂仁18克，血竭15克，乳香15克，红花12克，细辛9克，羚羊角骨6克，蜈蚣10条，共为极细粉，加冰片2.4克，研匀，每30克药粉加精制马钱子粉2.4克，再研细匀，每次1.2克，每日服3次，两周后改为每次1.5克。另以葛根15克，络石藤12克，狗脊9克，钩藤9克，白糖少许，水煎2次，分2次送服药粉。

1960年5月22日四诊： 服药后，四肢活动较前灵活有力，已能自动坐起，人扶之能站立，右手能握物，已能说笑，食欲、睡眠、二便均正常。左下肢活动仍欠灵活。舌苔薄白，脉沉细。处方：天麻90克，生白术75克，全蝎60克，白羊角尖54克，当归45克，没药45克，乳香45克，虎骨45克，红豆蔻45克，冬虫夏草60克，千年健60克，狗脊60克，水牛角尖48克，僵蚕42克，白芷36克，血竭36克，红花36克，天竺黄36克，龙齿36克，马宝36克，鸡血藤36克，远志36克，石斛36克，蝉蜕36克，细辛30克，胆南星12克，犀角18克，蜈蚣25条，麝香3克，冰片2.1克（后两味后入），共研细粉。用钩藤60克，炒酸枣仁150克，防风60克，水煎2次，熬浓汁，加入药粉中，拌匀，干燥，再研成细粉，每30克药粉加精制马钱子粉1.5克。每次服1.2克，每日3次，饭后蜜调服，药引同前。

🍅 **病案 4**

王某，女，1 岁半。1953 年 6 月 15 日初诊。

病史：患儿于 1952 年 9 月突然高热、抽搐、昏迷、肢体痉挛，经医院检查诊为乙型脑炎。治疗后急性症状缓解，但后遗四肢痿软无力、不能活动、流涎、失语、吞咽发呛、失明、耳聋、两眼直视等症。并有性情急躁、智力迟钝、咬人咬物等精神障碍，经多处医院治疗，未见进步。检查：面色黄，消瘦，指纹青紫，脉细数。辨证：肝肾阳虚，津血耗伤，痰热内阻。治法：平肝镇痉，清热化痰，振痿起颓，疏通经络。

处方：炒酸枣仁 15 克，生牡蛎（先煎）6 克，钩藤（后下）6 克，僵蚕 6 克，龙骨（先煎）6 克，蝉蜕 6 克，全蝎 6 克，生石决明（先煎）6 克，天麻 6 克，橘络 6 克，牛膝 6 克，灯心草 1.5 克，水煎 2 次，约得药液 150 mL，分 4 次服，每 2 小时 1 次。小儿回春丹，每次 2 丸，每日服 2 次。

7 月 21 日二诊：服药后症状减轻，性情急躁明显好转，四肢已能轻微自主活动。舌脉同前。嘱继服上方，另配药粉久服。处方：天麻 15 克，僵蚕 15 克，全蝎 15 克，天竺黄 12 克，生龙齿 12 克，蝉蜕 12 克，羚羊角 9 克，犀角 6 克，麝香 0.6 克，蜈蚣 7 条，羚羊角骨 24 克，朱砂 3 克，共研细粉，每 30 克药粉加精制马钱子粉 1.2 克，研匀装瓶，每次服 0.45 克，每日服 3 次。

1954 年 2 月 9 日三诊：肢体自主活动有明显恢复，已能自动行走，言语、听力已正常，视力也有明显改善，眼球运动自如，吞咽障碍消失。面色红润，脉缓和。原药粉继服，汤药为引。药引方：夏枯草 9 克，钩藤（后下）9 克，橘络 9 克，天麻 9 克，生地黄 9 克，千年健 3 克，灯心草 1.5 克，水煎 2 次，约得药液 150 mL，分 3 次送服药粉。

3 月 25 日四诊：走路已很稳，肌力、体力均已明显恢复，两上肢稍差，不能自行进食，言语、视力均已基本正常，痴呆也有改善，但肢体肌肉仍有轻度萎缩，手足发凉，脉缓和有力。处方：羚羊角骨 30 克，全蝎 24 克，生白术 18 克，天麻 18 克，生龙齿 18 克，蝉蜕 18 克，生石决明 18 克，当归 18 克，人参 18 克，虎骨 18 克，犀角 18 克，天竺黄 12 克，白芷 12 克，血竭 9 克，没药 9 克，红花 9 克，羚羊角 9 克，鹿茸 6 克，朱砂 4.5 克，麝香 0.9 克，蜈蚣 8 条，并为细粉，每 30 克药粉加精制马钱子粉 0.3 克，再研细，装瓶。每次 0.6 克，每日取 3 次，蜜调服。药引同前。

1955 年 3 月随访：病情继有进步，活动接近正常儿童。

［戴岐，刘振芝．刘惠民医案 [M]．济南：山东科学技术出版社，1978.］

【评析】 本症多属温病后遗症。临床表现以肢体筋脉弛缓，手足痿软最为多见，重者可有抽搐、失明、耳聋、痴呆、失语、吞咽障碍及二便失禁等气血亏损的表现。中医文献中无对本症之系统记载，多散见于温热病之"不语""惊搐"及"瘫痪""痿证"等记载中。

概括其病机主要为邪热熏灼，脾胃津液枯槁，精血耗伤，肝肾亏损。刘惠民认为，其病因有以下几点：①正气不足，机体对病邪抵抗力减弱；②正气虽胜，而病邪严重，以致温邪犯肺，耗伤津液；③病后邪热未清，肺受热灼；④治疗欠妥，伤至阴分，水亏火旺，津血亏损，不能灌溉脏腑筋骨，经脉失养，或寒凉过分，邪热郁伏，稽留络道，阻痹不宣，久久不能复原，治疗上甚为棘手。故他认为治疗本病，不能求其速效，宜配以粉剂长期调理，使逐步恢复，其治法与一般稍异，未专用养阴清热之法。多配以活血祛瘀，补肾壮骨，振痿起颓，息风化痰为主，佐以补气培元，健脾和胃等法而取得了满意效果。方中所用马钱子粉，有兴奋脊髓前角运动神经原、改善肌力的作用，对振痿起颓确有疗效。同时重用葛根，因葛根为阳明经药，不仅有祛风清热、升散作用，而且能利用其鼓舞胃气，输布津液，滋润筋脉，使强急得以缓解。所用之白羊角尖、水牛角尖，均为羚羊角、犀角之代用品，价格低廉，效果较好。

3. 王植三　滋补肝肾，活血通络法治疗乙脑后遗症医案

赵某，男，6 岁。

病史：1971 年 8 月 7 日出现高热抽搐经某院诊断为乙型脑炎，三日后转入邓州市某院乙脑病房中医治疗，历时 12 日，痊愈出院。回家后数日，患儿仍不愿下地行走，家长认为乃病后体虚，未引起重视。后发现两下肢痿软不用，左上肢抬举无力，始在本地及其他几家医院治疗，因疗效欠佳，于 1972 年 1 月 15 日求治于王植三。刻下症见：双下肢肌肉松弛痿软不能行步，左上肢抬举困难（四肢均有知觉），精神疲惫，舌红有瘀点，脉细数而温。此乃罹染乙脑所遗偏瘫之证。

处方：熟地黄 12 克，山茱萸 6 克，山药 10 克，牡丹皮 6 克，茯苓 10 克，泽泻 6 克，桃仁 6 克，红花 4 克，牛膝 9 克，钩藤（后下）6 克，全蝎 6 克，天麻 6 克。丝瓜络 15 克为引。每日 1 剂，煎服法同前。

连服两周后，可扶床行走，上肢能抬举且已有力，唯食欲欠佳，守原方加砂仁（后下）2克续服。迫至2月6日，患儿走步功能恢复，上肢抬举自如，体重增加，病告痊愈。随访两年健康无恙。

［王宗僚，孙阿英．王植三老中医治乙脑后遗症经验简介 [J]．国医论坛，1991（6）：29-30．］

【评析】　肝藏血主筋且能调节神志，肾藏精主骨并可生髓通脑，肝肾精血互生，两者具有滋养机体的功能。肌体皮肉筋骨受精血之濡则运动正常，头面诸窍禀精血之养则神聪窍灵。因此王植三认为乙型脑炎后遗诸症的产生机制，主要是暑热邪毒久羁不除，伤及肝肾精血，机体失却濡养所致。诚然，乙脑一病在初热期及极期阶段是以"暑热火毒"为病变的主要矛盾，但在恢复期及后遗症期，肝肾亏损，伤阴耗血，则成为病变的关键。王植三临证紧紧抓住这一机制，以滋补肝肾为其治疗大法，选择六味地黄汤化裁治之，可谓的对。

王植三同时强调，乙脑恢复期使用本法必须与"清余热"紧密结合，但补之不宜早，清之不宜迟，补之过早会恋热不解，清之过晚则死灰复燃。因此，单纯滋补肝肾，必是无邪之时方可施用。以上认识观点，正是王植三宽假岁月、勤于实践的经验所在，故整理之以备疗却乙脑后遗诸症之一格。

4. 滕宣光　治疗乙脑后遗症医案二则

🍅 病案1：益气养阴，通络荣筋法

陈某，男，9岁。1982年12月6日就诊。

病史：4个月前患流行性乙型脑炎，曾先后在两所医院住院，经中西医治疗后，患儿病情仍危重，送请滕宣光会诊。4个月来一直发热，体温38～39℃。近半个月来体温波动在38℃左右，午后热重，神昏、躁扰，言謇语涩，吞咽困难，强行进食，时时呛出，甚则呕吐。二便失禁。面色晦黯，毛发焦枯，眼球下陷，两目呆滞，鼻常衄血，肌瘦体羸，皮肤无泽，腹部膨胀，颈项强直，左下肢瘫痪，右下肢僵硬，略能活动，但不能屈伸，两手拘挛如鸡爪状，频频抽掣，汗出淋漓，神疲气弱，啼哭无泪，舌质红，舌苔薄白，少津，脉沉细无力。证属热耗营阴，暑邪伤气。治以益气养阴，通络荣筋。

处方：党参9克，当归9克，阿胶珠12克，细生地黄12克，玄参12克，麦冬9克，菖蒲9克，郁金6克，远志6克，钩藤（后下）9克，生龙骨（先煎）

15 克，伸筋草 9 克。另用大活络丹 1 丸冲服，每日 2 次。

经五次会诊，常用加减药物有黄芪、茯苓、山药、薏苡仁、鸡血藤、僵蚕、全蝎、秦艽、牛膝、丝瓜络、生石决、生牡蛎。共服 35 剂，患儿热退身安，神志恢复如常，抽搐止，语言清，四肢活动自如，未留残疾。但因久病，体力衰弱，一时难复，停药出院，以丰食调理善后。

两个月后赴患儿家中随访，见其已与同伴嬉戏玩耍，体力恢复，情况良好。

🍅 病案 2：补益脾肾，活血通络法

何某，男，6 岁。1981 年 10 月 29 日初诊。

病史： 两个月前因高热不退，头痛、恶心、呕吐、烦躁不安，继则反复惊厥，昏迷等，诊断为流行性乙型脑炎。经某院住院治疗，热退，抽止，但遗留神情呆滞，言语不清，头时时后仰，双下肢软弱无力，不能行走，只能站立 3 ~ 5 分钟，左臂外翻，右手软瘫，不能持物，面色㿠白，舌质淡，舌苔薄白，脉沉缓。证属脾肾不足，肝脉失濡。治以补益脾肾，活血通络。

处方： 龟甲（先煎）15 克，熟地黄 12 克，桑寄生 15 克，牛膝 10 克，川续断 10 克，鸡血藤 15 克，茯苓 15 克，女贞子 15 克，枸杞子 15 克，丹参 10 克，杜仲 10 克，白芍 12 克。

服药 5 剂后，双下肢已能站立，能行走 3 ~ 4 步，左右手仍无力，舌脉同前，继用益肾养血通络之剂。处方：桑寄生 15 克，牛膝 10 克，菖蒲 10 克，女贞子 15 克，赤芍 10 克，红花 10 克，姜黄 6 克，川续断 10 克，鸡血藤 15 克，丝瓜络 10 克。

药又 4 剂，患儿精神好，语言较前爽利，能回答简单问题，肢体活动又有进步，舌脉同前。上方去菖蒲、桑寄生，加黄精 10 克，郁金 10 克，桂枝 6 克。

继服 10 剂后患儿症状大有改善，语言清晰，流利，双下肢走路基本自如，但足尖稍向内翻。宗上方去赤芍、红花、姜黄、丝瓜络，加太子参 15 克，黄芪 15 克，白术 10 克，茯苓 15 克，益气养血荣筋调理善后，选服 10 剂，随访 3 个月，身体复常。

[范晨. 滕宣光治疗乙脑后遗症的经验 [J]. 北京中医杂志，1993（5）：6-7.]

【评析】 乙脑属于中医学"暑温"范畴，其病因是感受暑邪疫毒所致。暑为阳邪，其性易化火动风，损伤元气，故染病后，发病急骤，变化迅速，很快就出现高热、神昏、惊厥、狂躁等症状。如若毒邪壅盛，病势严重，或治疗不及时，

可致邪毒内闭，深陷心肝，损伤脑髓，波及生命。若能幸存，多留后遗之症，重则生活不能自理，造成终身残疾。

滕宣光对此疑难重证，常根据病因、病理，结合现在症，辨其所损而治之。在病案1治疗过程中，考虑患儿病已四月之久，热邪久羁，伤津耗气，阴津已损，虚火上炎，以致患儿发热夜重，哭而无泪，舌红脉细；元阴已伤，阴损及阳，因而面色晦黯，神倦气短，呼声低怯，汗出淋漓等。故方中选用增液汤育阴生津，待其阴液有所恢复，再加参、芪益气扶正；肝主筋，受液于肾，液枯血竭，水不涵木，筋无所养，则下肢僵硬，不能屈伸，双手拘挛，呈鸡爪状，故加用当归、阿胶、鸡血藤、大活络丹等养血通络；风不息、掣不止，颈项强直，佐全蝎、僵蚕、秦艽、钩藤息风以止掣；用龙牡、石决明以潜镇；暑必夹湿，又恐滋阴太过而助湿，交替配合薏苡仁、茯苓、山药渗利湿而健脾；神志不清，声音难出，以菖蒲、郁金、远志开窍益智醒神。病案2据其神情呆滞，言语不清，面色㿠白，肢软无力，头仰臂翻，考虑暑热伤阴耗津，阴精被劫，心失所养，湿邪困脾，肾精亏虚，筋脉失其濡养所致，故用以龟甲、桑寄生、牛膝、女贞子、杜仲、枸杞子以滋肝肾；丹参、川续断、鸡血藤养血荣筋；参、芪、苓、术、黄精健脾扶正，因而获得神清、言语流畅、手能提物，肢体恢复，步履如常人的功效。

三、森林脑炎后遗症

森林脑炎，又称蜱传脑炎，是由B组虫媒病毒中蜱传病毒所引起的中枢神经系统急性传染病。临床上以发热、意识障碍、脑膜刺激征、瘫痪等为特征。后遗症较重，病死率较高。本病是林区特有的自然疫源性疾病，多见于森林地带，流行于春、夏季节，患者常为森林作业人员。森林脑炎病毒寄生于松鼠、野鼠等血液中，通过吸血昆虫（蜱）叮咬传播给人。发病年龄以20～40岁青壮年为主，大部分为隐性感染或为轻型病例，少数出现典型症状。

本病潜伏期为1～2天，最长可达30天。除少数病例有全身不适、头晕、头痛等前驱症状外，大多数为突然起病。急性期临床表现轻重不一。轻症者多起病缓慢，有发热、头痛、全身肌肉酸痛、食欲缺乏、乏力等。重症者起病急剧，往往出现38℃以上高热伴有头痛，全身肌肉痛，乏力，食欲减退、恶心、呕吐等。面颈部潮红，结膜充血。部分患者有时可有心肌炎表现，严重者可突然发生心功能不全或急性肺水肿。半数以上病例有不同程度的意识障碍。意识障碍随体温下降而逐渐恢复。脑膜刺激征是本病最早出现和最常见的症状和体征。脑膜刺激征一般可持续 5～10 天，意识清醒后仍可存在 1 周左右。本病的瘫痪与乙型脑炎不同，多呈弛缓性瘫痪，常出现于发病后 2～5 天内。瘫痪以颈部、肩胛肌和上肢肌肉为主，其次是偏瘫和下肢瘫痪。颈部和肩胛肌瘫痪时出现本病特有的头部下垂症状。上肢瘫痪时，手臂呈摇摆无依状态。大多数患者肌肉瘫痪 2～3 周后逐渐恢复，少数病例难以恢复，出现肌肉萎缩成为残疾。

森林脑炎出现肢体瘫痪、肌肉萎缩等后遗症时，按中医"痿证"进行辨证论治。治疗以清热养阴、活血通络、补益肝肾等为原则。

医案

张伯臾　养阴生津法治疗森林脑炎后遗症医案

汤某，女，24 岁。1976 年 7 月 2 日初诊。

病史： 1975 年 6 月患森林脑炎，目前遗有左肩臂肌肉萎缩麻木。形体消瘦，体重仅 45 kg，头晕且痛，纳少便艰，神疲乏力，行动须人搀扶，脉细，苔薄质红。因热毒伤脑后，劫伤津液，发为痿证。拟养阴生津以荣肌肉。

处方： 北沙参 15 克，麦冬 9 克，川石斛 18 克，肥玉竹 12 克，甜苁蓉 12 克，潞党参 9 克，制黄精 12 克，炒知母 9 克，炙甘草 3 克，贯众 15 克，生谷麦芽各 12 克。连服三十余剂。

1976 年 8 月 4 日二诊： 左肩臂肌肉萎缩，但已知痛痒，纳增，便艰，精神转佳，尚感肢软乏力，脉细，舌淡红。气阴两亏，病久不易恢复，幸胃气来复，乃属佳象，前方尚感得当，毋庸更张。处方：北沙参 30 克，麦冬 15 克，川石斛 12 克，肥玉竹 15 克，五味子 4.5 克，生熟地黄各 9 克，甜苁蓉 12 克，潞党参 12 克，炙黄芪 12 克，远志 6 克，炒知母 9 克，炙龟甲（先煎）18 克。又连服三十余剂。

1976 年 9 月 15 日三诊： 头晕，后背连及左肩酸痛，左手渐有力，纳佳，便艰，脉细舌红。体重已增至 47 kg。再拟前法进退。处方：生地黄 24 克，京玄参 15 克，麦冬 15 克，制何首乌 18 克，潼白蒺藜各 9 克，潞党参 12 克，炙黄芪 12 克，全当归 12 克，肥玉竹 18 克，川石斛 18 克，活贯众 15 克，火麻仁（打碎）18 克。连服三十余剂。

1976 年 12 月 15 日四诊： 症情日趋好转，头晕减，有时前额作痛，脉细，舌淡红，苔薄。原法加减化裁。处方：潞党参 12 克，炙黄芪 18 克，生地黄 15 克，全当归 12 克，制川芎 6 克，制何首乌 12 克，肥玉竹 12 克，活贯众 15 克，麦冬 12 克，甜苁蓉 12 克，火麻仁（打碎）12 克。连服四十余剂。

1977 年 2 月 15 日五诊： 体重又增，面色红润，肩胛肌及左上肢肌肉萎缩好转，麻木已瘥，肌肉增强，能提物举手，脉细，舌正常。正气日复，病久必入络，再守前法参入补阳活血通络之品。处方：潞党参 15 克，炙黄芪 15 克，全当归 12 克，络石藤 12 克，砂仁（研碎后下）3 克，炒川芎 9 克，鸡血藤 15 克，仙茅 12 克，淫羊藿 12 克，炙甘草 4.5 克，宣木瓜 4.5 克。14 剂。

[严世芸，郑平东，何立人. 张伯臾医案 [M]. 上海：上海科学技术出版社，2003.]

【评析】　森林脑炎似属中医学温疫范畴。患者初起即高热、头痛、项强、恶心呕吐、左半身麻木，由小兴安岭林场送至哈尔滨医院治疗。热退房遗有左肩臂肌肉萎缩麻木，消瘦不能独立行动，纳少便艰等症。回沪经各种治疗一年，未见进步，1976 年 7 月来我院治疗。

痿之为病，内经有"肺热叶焦，发为痿躄"之论，后世则有所发展，认为痿证非尽为火证，元气败伤者亦有之。凡无发热，缓慢起病，渐至痿躄不用者，多属肝肾不足，元气败伤；病有发热而致痿者，多属肺热叶焦。所谓肺热叶焦者，热病之后，津液劫伤之谓也。本病即属此列。

在治疗上，张伯臾宗"治痿独取阳明"之意，于用大量养阴生津之品的同时，加入参、芪以健脾胃，补其律液生化之源。服药 9 个月，使津液复，肌肉生，宗筋润，关节利，病渐向愈。大凡治痿，不在朝夕，宜缓图取效。

第十一章
癔症性瘫痪

癔症性瘫痪以中青年女性多见。往往在情绪变化或精神刺激及不良的环境或自我暗示后突然发生，临床表现可为单瘫、偏瘫、截瘫或三肢瘫和四肢瘫。体格检查时腱反射正常或增强，无病理反射等神经系统阳性体征，无肌肉萎缩。在无人注意时或患者注意力转移时，可出现瘫痪肢体的活动。瘫痪肢体可伴有感觉障碍，但不符合神经解剖分布规律。症状可因暗示而加重或减轻。

本病多分为肝郁气滞、痰火内炽、心脾两虚、心肾不交、脾肾两虚及阳明腑实等类型。辨证涉及肝、肾、脾、心等多脏器。其中与肝的关系密切。中医治疗多从养血柔肝、益阴涵阳、交通心肾、益气养血、调补肝肾、补益脾肾等方面着手。

医案

1. 高体三　补益脾肾，温通经脉法治疗癔症性瘫痪医案

李某，男，50 岁。1980 年 11 月 6 日初诊。

主诉：下肢瘫痪 2 个月。病史：素体虚弱，又加房劳过度，损伤肾精。次日自觉下肢软弱，不能步履，而住某医院诊断为癔症性瘫痪。曾用暗示疗法，效果不显，又服药月余，仍不好转，方邀余会诊。刻下症见：下肢软瘫，不能站立，腰酸无力，食少便溏，面色不华。舌苔薄白，脉沉细。辨证：脾肾阳虚，精血不足。治法：补益脾肾，温通经脉。

处方：人参汤合真武汤加减。附子 10 克，干姜 10 克，党参 15 克，白术 15 克，桂枝 10 克，白芍 15 克，大枣 10 克，炙甘草 10 克，肉苁蓉 15 克，补骨脂 15 克，茯神 15 克。

11 月 10 日二诊：上方服药 3 剂，扶助能走，食欲增加。但肢体软弱无力。

舌脉同上。照上方加黄芪30克，当归15克。续服。

11月25日三诊：上方服药10剂，肢体有力，能自己行走，诸症减轻，脉较有力。照上方续服。

12月3日四诊：又服药12剂，面色红润，肢体恢复正常。

［河南省卫生厅．河南名老中医经验集锦［M］．郑州：河南科学技术出版社，1983.］

【评析】 本案患者因素体虚弱，房劳失精，辨证则责之脾肾之虚。脾虚则气血生化之源不足，肾虚则阴精匮乏。"二本"俱伤，精血无源，筋骨失于充养，故腰膝无力，不能站立，成为痿证。方以党参、黄芪、白术、炙甘草，益气健脾；以当归、白芍、补骨脂、肉苁蓉、大枣，养血补肾；复以附子、干姜，以温补脾肾之阳，使阴精得以化生。如此则阳旺、气足、精充，筋骨得养，而痿起矣。

2. 孙纪常　益气健脾，舒肝柔筋法治疗癔症性瘫痪医案

栾某，女，28岁。1978年9月5日初诊。

病史：两下肢瘫痪不能走路已半年，时发时止。患者意识清晰，面色萎黄。少气懒言，喜忧虑，易激动。脉滑无力，舌淡红，舌体胖，薄白苔。二便正常。膝腱反射亢进，病理反射未引出。西医诊断为癔症性瘫痪。素喜怒善忧，损及肝脾。脾为后天之本。脾虚则生化之源不足，气虚血少，肝筋失养，终成痿证。宜益气健脾，佐以舒肝柔筋之法。

处方：黄芪50克，木瓜25克，当归15克，白芍25克，川楝子25克，龟甲（先煎）15克，巴戟天15克，水煎服。

9月10日二诊：服前方5剂，能独立行走20米，但走时有些蹒跚，活动后心跳气短，自汗多。前方加党参25克，牡蛎（先煎）40克。

9月21日三诊：又服10剂，患者能步行就医。嘱服归脾丸，每次一丸，一日3次，温水送下。服丸药观察三个月，一切正常，停药上班，再未复发。

［广西中医学会，广西卫生厅中医处．广西名老中医医案选［M］.1984.］

【评析】 《素问·痿论》指出："治痿独取阳明。"阳明者，胃也，为五脏六腑之海，主润宗筋，宗筋主束骨而利关节。脾胃功能健旺，则脏腑气血旺盛，筋脉得以濡养。本例虽属忧思为患，但已病久，且属痿证，故治疗着眼于脾胃。

3. 张家驹 清热镇心，收摄浮阳法治疗癔症性瘫痪医案

张某，女，24岁。1978年4月12日初诊。

病史：患者平素体健，半个月前顺产一女，因夫家重男轻女，不仅服侍怠慢，且时时恶语相加，致使精神抑郁，头痛失眠，饮食俱废。1周前其母前来探望，患者突然失语，两下肢痿软，不能行走。患者口微干，欲饮水，面赤，两足欠温，但不畏寒，纳差溲滑，大便偏干。查体无阳性体征。血压、脑脊液检查及脑电图正常。舌红，苔黄，脉弦略数。证属产后阴分偏虚，情志怫郁，五志化火，风火上冲，归迸于心，热闭心窍，故失语，下焦阳气暂空，故足痿。予风引汤加减，以清热镇心，收摄浮阳。

处方：炒大黄9克，生石膏（先煎）30克，寒水石（先煎）30克，滑石（先煎）18克，生龙牡（先煎）各30克，桂枝9克，紫石英（先煎）30克，生甘草5克，干姜5克，朱砂（分冲）0.6克，琥珀粉（分冲）6克，雄鸡冠血1盅。趁热兑服，水煎服。

服药4剂，药后5天，突然说话，且下地行走。继以养血调肝之剂，调理旬日而愈。

［蔡剑前. 诊籍续焰——山东中医验案选[M]. 青岛：青岛出版社，1992.］

【评析】 本案西医诊断为癔症性失语瘫痪。辨证要点在于面赤足凉，但不畏寒，大便反干，为气郁化火，热壅心窍。故以《金匮要略》风引汤为主，加朱砂、琥珀镇心安神；雄鸡冠血民间用治失语，能从阳引阴，通利血脉；以其体虚纳少，故少佐干姜，予护中阳，防清之太过，寒从中生。全方寒热杂投，清固并用，用治外风化热或内热生风之痫痉诸疾，颇可为法。

4. 赵殿法 豁痰开窍，降火通便法治疗癔症性瘫痪医案

李某，女，23岁。1989年5月3日入院。

病史：患者于3个月前，因受情志刺激，整日精神不振，默默不乐。5天后，突然双下肢瘫痪，麻木。经在当地医院治疗，病情曾一度好转。2个月前，再次受情志刺激，以致双下肢瘫痪，不能言语，平时即感头晕，胸闷，胁胀，不思饮食，周身乏力，自觉咽喉部有气上冲，大便已3日未行。诊为癔症性瘫痪并失语，收入院。查体：精神抑郁，表情淡漠，言语不能，听力正常，双上肢关节活动自

如，双下肢瘫痪废用，但肌力Ⅰ级，肌张力正常，膝腱反射增强，生理反射存在，病理反射未引出。舌质红，苔黄腻，脉滑数。辨证为肝气郁结，痰热阻络，蒙蔽清窍。治以豁痰开窍，降火通便，佐以安神。方用涤痰汤合礞石滚痰丸加减。

处方：半夏10克，广陈皮10克，枳实10克，竹茹10克，胆南星10克，礞石（先煎）30克，代赭石（先煎）30克，黄芩15克，大黄（后下）10克，炒酸枣仁15克，白芍15克，沉香（后下）6克，石菖蒲12克，天竺黄10克。水煎服，每日1剂，分2次服。

上方连服6剂，双下肢活动恢复正常，谈吐自如，言语清晰。于5月10日缓解出院。

［蔡剑前．诊籍续焰——山东中医验案选[M]．青岛：青岛出版社，1992.］

【评析】 癔症性瘫痪并失语，属中医学"痦痱"之范畴。《奇效良方》曰："痦痱之状，舌痦不能语，足痿不为用。"医家多用滋肾阴，佐以补肾阳之法治疗。但本患者，虽有双下瘫痪，失语，周身乏力，头晕等虚象。究其病因乃由情志刺激，肝气郁结，郁而化火，痰自内生，痰热阻络，蒙蔽清窍所致。其证又以胸闷，胁胀，咽喉有气上冲之感，舌质红，苔黄腻，脉滑数等实证为主。故用涤痰汤加天竺黄以涤痰开窍，礞石滚痰丸以逐痰降火通便；佐以白芍、炒酸枣仁以平肝安神。诸药相伍，并奏豁痰开窍，降火通便，因而取得较好疗效。

5. 伊达伟 疏肝解郁，健脾和胃，滋补肝肾法治疗癔症性瘫痪医案

李某，女，40岁。2002年12月13日初诊。

病史：因工作纠纷，心情郁闷，不思饮食。出现双下肢无力伴四肢麻木，走路易跌倒，遂到附近诊所治疗。经中西医治疗十余天，效果不佳。后来我科请伊达伟诊治。查体：舌淡红而胖，苔白，脉弦细，四肢肌力减退，四肢腱反射减弱，病理反射未引出。初诊为痿证（癔症性瘫痪）。伊达伟认为，不应见瘫治瘫，而应身心同治。此病因郁怒伤肝，肾水亏虚，肝阴不足，阴损及阳，阳失温煦，筋脉失养而致。治以疏肝解郁，健脾和胃，滋益肝肾。投张景岳柴胡疏肝散加味。

处方：柴胡12克，枳壳9克，白芍9克，甘草5克，香附9克，川芎9克，砂仁（后下）9克，熟地黄9克，山茱萸6克，黄精15克，天麦冬各9克，川贝母6克，石菖蒲9克，远志9克，川怀牛膝各9克。水煎服，每日1剂。同时

配合使用心理疗法，消除患者忧虑，增强患者信心。

6剂后，诸症减轻。继服上方10剂，仍配合心理疗法，再次复诊，症状基本消失。

［邱连利．伊达伟老师治疗痿证的经验［J］．甘肃中医学院学报，2005，22（2）：3-4.］

【评析】 本案因情绪因素出现肢体痿软无力，属中医"痿证"。中医学认为，情志活动与五脏的生理功能息息相关，尤其与肝的关系更为密切。然郁怒伤肝，肝气不舒，郁结化火，耗劫元阴。遂予柴胡疏肝散加减理气疏肝，活血通络。熟地黄、山茱萸、黄精、天麦冬、贝母养阴润燥，以柔肝解郁，兼以濡养四肢百骸。菖蒲、远志交通心肾，调畅情志。同时配合心理治疗以解其发病之因，消除患者顾虑，增强患者信心，从而增加疗效。

6. 王占玺 利湿清热，健脾和胃，活血息风法治疗癔症性瘫痪医案

武某，男，36岁。1965年6月12日初诊。

病史：患者于5个月前感冒发热两天之后，四肢不适，继则两腿无力失用，卧床不能行走已5个月。头晕嗜睡，全身常出汗而腹部无汗，腹胀矢气，二便正常。因当地治疗不效来京后，经某医院及某医一院均诊为神经官能症、胃肠神经官能症等。经针灸服药治疗不效来门诊邀王占玺出诊治疗。患者每次起立后则觉腹内窜气转动后矢气，继之两腿痿软不能活动，不能行走与迈步，站立不稳，则软痿坐于地下。每常于左腰部有动气感，继之两侧腹部有如茶杯状物转动，继之矢气有欲便感。每天上午四肢无力较甚，下午较好。既往无其他病史。患者身高体胖，意识清楚，血压150/95 mmHg，双瞳孔等大等圆，对光反射良好，膝腱反射稍亢进，腹壁及下肢知觉正常，提睾反射正常，无病理征。舌净脉象沉滑。体胖下痿，气虚痰胜，"治痿者独取阳明"，拟利湿清热，健脾和胃，活血息风法治疗，用二妙散合六君子汤加味。

处方：苍术10克，黄柏10克，太子参15克，白术10克，云苓13克，甘草4.5克，半夏10克，陈皮10克，钩藤（后下）12克，牛膝10克，夏枯草15克，鸡血藤10克，全蝎10克，地龙10克，车前子（包煎）12克，生牡蛎（先煎）25克。每日煎服1剂。同时服用加味金刚丸，早晚各服1丸。针双侧环跳强刺激留针5分钟后，可由二人扶持于室内走动十余步。

上方服用5剂后，诸症状未见明显改进，只针后两腿较前有力，舌苔白薄而

舌质稍淡，舌边有齿痕，脉象细弱。细辨之，虽谓"治痿独取阳明"，然久病多虚，阳明与太阴互为表里，实则阳明，虚则太阴，太阴久虚必及于肾，腰腿痿软，乃脾肾二经为患，改用双补脾肾，佐以通经活络，用金匮肾气丸合厚姜半甘参汤加减。处方：干地黄18克，生山药12克，山茱萸10克，牡丹皮10克，赤茯苓12克，泽泻12克，桂枝10克，肉桂（后下）6克，附子10克，姜厚朴10克，炮姜10克，半夏12克，党参30克，地龙10克，蜈蚣3克，生黄芪18克，木香4.5克。

加减9剂后，可由一人扶持行走五十余米，要求返里，嘱将前方，再服30剂，于1965年7月8日来取药方，患者服药后大有好转，又与上方数剂调理善其后。

[王占玺．临床验集 [M]．北京：科学技术文献出版社，1981．]

【评析】 本案乃情志不舒，肝郁气滞所致之痿证。先以湿热辨治，故无效。遂改用金匮肾气丸合厚姜半甘参汤加减。厚姜半甘参汤出自《伤寒论》。"发汗后，腹胀满者，厚朴生姜半夏甘草人参汤主之。"原文是指发汗导致脾胃受伤，失于健运，升降无力，气滞壅满而胀。该方药用厚朴（炙，去皮）、生姜（切）、半夏（洗）各半斤，甘草（炙）二两，人参一两。岳美中教授在分析该方时指出："'胀非苦不泄'，厚朴微苦性温，通泄脾胃之气分，用作主药；'满非辛不散'，半夏辛温和胃，生姜辛通滞气，用作辅药；人参鼓舞胃气，主心下虚痞胀满，佐以甘草滋胃生津。通补兼施，法颇完密。"

本方以辛散苦泄、行气降逆消胀之品用量为重，以解肝气之郁。肝郁日久横逆克脾，脾阳不足则无以生化水谷精微，而致肢体筋脉肌肉失养。遂合用肾气丸温煦元阳，培补脾阳，以推动中焦之运化机能。证治贴切，遂"患者服药后大有好转"。

7. 原明忠 补肝肾，强筋骨，祛湿清热法治疗癔症性瘫痪医案

刘某，女，20岁。1982年3月10日入院。

病史：双下肢完全性瘫痪20多天，在某职工医院医治无效，于1982年3月10日转内蒙古医院神经科诊治。神经科检查：双下肢肌肉松弛，双膝及跟腱未引出病理反射。脊髓穿刺后查脑脊液未显异常。拟诊癔症性双下肢完全性软瘫。因无有效治疗办法而于3月13日转中医科诊治。经问，患者于1982年1月5日因感冒咳嗽在包头某职工医院就诊。治疗中又出现心慌气短，查心电图示频发室性期前收缩。拟诊病毒性心肌炎于2月5日入院治疗。入院第3天又感冒高热，

体温 39.8 ℃，患者认为越治越重病越多，与医务人员发生口角。经治 3 天退热后，出现双下肢颤抖不能自控。1 周后呈完全性瘫痪。该院行腰椎穿刺查脑脊液未见异常。曾用激素、ATP、维生素 B_1、B_{12} 等治疗无效而转院诊治。素体健康。望诊：面色红润，形体偏胖（与用激素有关），神清合作，愁苦病容，双下肢瘫软，被动位。无水肿及明显肌萎缩。舌质正常、苔黄厚。闻诊：言语清晰，无短气、喘咳。切诊：双下肢温度正常，肌肉松弛，触之有感觉。腹柔软无压痛，肝脾未触及，脉沉数（106 次 / 分）。诊断：痿证。辨证：肝肾不足，湿热浸淫。治法：补肝肾，强筋骨，祛湿清热。

处方： 加味金刚丸合四妙散加味。川草薢 15 克，木瓜 10 克，牛膝 10 克，菟丝子 12 克，杜仲 10 克，肉苁蓉 10 克，防己 12 克，苍术 12 克，黄柏 10 克，薏苡仁 30 克，柏子仁 10 克。每日 1 剂，水煎服。

服药 5 日，疗效初现，两人搀扶可迈步，着地不稳，脉象转缓（82 次 / 分），有结象。查心电图示频发室性期前收缩，继服上方 3 剂。患者言再服此药，每服药后约时许即感两腿发热，渐觉肌肉收缩有力，服至 9 剂，便能自己站立，但行走仍须人搀扶，自觉腿力不足，单腿不能平衡。效不更方，服至 12 剂，可由人搀扶缓行 1 千米，但中途须停歇几次。此时舌苔已转薄白，脉沉缓而无结脉。继服至 15 剂而能独自行走约 1 千米，中途仅一二歇。出院时带药 6 剂，嘱隔日 1 剂以巩固疗效。

［原道昱，张永康，原明忠. 原明忠治痿经验举隅 [J]. 山西中医，2000，16(4)：4-5.］

【评析】 《素问·生气通天论》云："湿热不攘，大筋软短，小筋弛长，软短为拘，弛长为痿。"湿热浸淫，亦可成痿，不可不察。此例以补肝肾，强筋骨，祛湿清热之法而一举收功。可谓切中本病要害。

第十二章
多发性肌炎、皮肌炎

多发性肌炎、皮肌炎是一组主要累及横纹肌的非化脓性炎症性肌病。临床上以对称性四肢近端和颈及咽部肌肉无力、疼痛为主要表现。本病可见于任何年龄，发病呈双峰类型，前峰 5 ~ 14 岁，后峰 40 ~ 60 岁，男女比例为 1 ： 2。其发病原因不明。研究表明与机体免疫异常、遗传、微生物感染等因素有关。

临床多以肌无力起病。少数患者因肌痛就诊。肌肉病变典型表现为对称性横纹肌无力、肌痛及肌肉压痛。最常受累的肌肉为骨盆带肌及下肢近端肌肉、肩胛带肌及上肢近端肌肉、颈部肌肉。出现下蹲、站起、跑步、上下楼、举臂、抬头等活动困难。另外也可累及咽部肌肉及呼吸肌，出现声嘶、发声含糊、呼吸吞咽困难等表现。临床上还有眼周水肿性紫红色斑、掌指关节和指关节伸面的Gottron 征、暴露部位鳞屑性红斑皮疹等皮肤表现。临床上也可出现关节肿痛、雷诺现象等。病久可累及脏器，出现肺部、心脏、消化道、肾脏等病变。伴发肿瘤和其他结缔组织病。

本病的诊断主要依据对称性近端肌肉无力、疼痛、压痛，特征性皮肤损害等表现。实验室检查提示 24 小时尿肌酸排出量明显增高，血清肌酸激酶和醛缩酶等酶活性显著增高。肌电图检查显示肌肉呈肌源性改变，有助于临床诊断。

本病的现代医学治疗以糖皮质激素为首选。对足量使用糖皮质激素 6 周无效；或 6 周后出现疗效平台期；或不能耐受糖皮质激素；或病情重、病程长者可使用免疫抑制剂治疗。病情缓解或稳定时，可配合透热电疗、推拿、按摩等物理治疗。

多发性肌炎、皮肌炎在中医学中无相应的病名。其临床表现早期与"痹证"相似。后期与"痿证"相似。而从多发性肌炎、皮肌炎临床上先以肌痛、肌肉酸楚伴乏力及特征性皮损等表现，逐渐发展为肌肉痿软无力、肌肉萎缩来看，辨证关乎肺、脾、肾两脏。辨证初期多属邪袭肺卫、肺热津伤、湿热浸淫等。急性期多属热毒炽盛、湿毒浸淫等。后期多属痰瘀痹阻、肝肾不足、脾肾两亏等证。治疗方用防风通圣散、青蒿鳖甲汤、身痛逐瘀汤、银翘散、清瘟败毒饮、升阳益胃汤、当归拈痛汤、地黄饮子等加减治疗。

医案

1. 陈连起　补益脾肾，养血活络法治疗多发性肌炎医案

张某，女，29 岁。

病史：患者于 1971 年 5 月，在支边地区劳动时，发现有不规则低热，关节痛，双下肢无力。曾按风湿性关节炎行一般治疗。1973 年 9 月因病情加重，出现四肢肌肉萎缩，影响活动而回沪医治。当时在上海几个大医院门诊就医，病情未见好转。一年半后住某医院，经实验室检查和肌肉活组织检查，诊为多发性肌炎。经 8 个月治疗好转出院。出院后不久病又反复，延至 1977 年 5 月，因低热、严重贫血、肌肉萎缩，不能行走而住我科中西医结合病房。体检：面色苍白，体软无力，心率 100 次 / 分，血压 114/74 mmHg，心界不大，肝脾未及，四肢远近端肌肉呈均匀瘦小、萎缩，两足内翻。深浅反射存在，未发现病理反射。实验室检查：血红蛋白 4.2 g%，红细胞 1.4×10^{12}/L，白细胞 2.9×10^{9}/L，尿肌酸 492 mg/24 h（正常值 0 ~ 200 mg/24 h），尿肌酐正常。肌肉活组织检查，病理报告为肌纤维普遍萎缩变细，肌纤维横纹消失而肿胀，肌纤维间毛细血管增多、扩张充血，有淋巴细胞浸润。刻下症见：面色苍白，头昏目眩，自汗盗汗，四肢肌肉萎缩，全身肌肉及大关节酸痛，手不能持重物，两腿不能支撑身体，卧床不能行走，声嘶，纳食不佳，口淡无味。大便溏薄，小便正常，月经量少色淡，舌苔白，舌质淡，脉细数。证属脾肾两虚。治以补益脾肾，兼养血活络。

处方：①党参 15 克，苍白术各 15 克，薏苡仁、白芍、丹参各 15 克，桃仁 12 克，当归 12 克，苏木、桂枝各 9 克。②桑寄生、白芍、龟甲（先煎）各 15 克，熟地黄、当归、牛膝、鹿角霜（先煎）各 12 克，天冬、锁阳、黄柏各 9 克，五味子、丝瓜络各 6 克。以上两方交替服用，各服 60 剂。

此外，辅以西药 ATP 20 mg，每日 1 次肌内注射，辅酶 A 100 单位，每日 1 次肌内注射。苯丙酸诺龙 25 mg，每周 1 次肌内注射。曾间断服用维生素 E

10 mg，每日 3 次。住院 132 天，实验室检查：尿肌酸恢复正常（86 mg/24 h），血红蛋白上升到 9.2 g%，红细胞 3.06×10^{12}/L。患者四肢肌肉萎缩现象明显改善，能换拐杖走路，临床症状基本消失，于 1977 年 9 月 24 日以病情好转出院。出院后继续服中药半年，随访 5 年。患者于 1979 年完全恢复健康，参加工作，并能坚持每天由住地到单位往返 4 千米，徒步上下班。随访患者，未复发，各项有关实验室检查均正常。

［陈连起，翟美芙．多发性肌炎 1 例治验 [J].中医杂志，1983，24（9）：47.］

【评析】　本案从脾肾着手进行治疗。盖脾主肌肉四肢，为后天之本。其运化功能正常则水谷得以化生水谷精微，运行四布于四肢百骸，肌肉筋脉得其濡养而强健。脾之功能的正常发挥，依靠肾阳的温煦以推动。患者病情反复不愈，久而伤肾，肾阳亏虚，则累及脾阳，脾肾双亏，气血生化不利，筋脉肌骨失养而发为痿证。脾肾阳虚无以蒸腾气化，则见口淡无味。清阳不升则有头晕目眩、大便溏薄。中焦气机郁滞，则有纳食不佳。脾肾亏虚，气血生化乏源，则出现月经量少色淡，自汗盗汗、舌苔白，舌质淡，脉细数等气血双亏之症状。故以补益脾胃、补肾温阳之剂交替服用，而达到脾肾同补，气血得养，痿证蠲除的目的。

2.董廷瑶　清肺养阴，凉血和血法治疗皮肌炎医案

单某，女，8 岁。1990 年 3 月 8 日初诊。

病史：1988 年因上呼吸道感染发热起，继则面部周身皮疹鲜红，乏力明显，下蹲及抬臂均感困难，肌痛，握力差，呈进行性加剧。经常发热。某市级医院体检发现浅表淋巴结多处可及，红细胞沉降率 34 mm/h，血红蛋白 10 g/L，白细胞 9.5 × 10^9/L，中性粒细胞 80%，淋巴细胞 16%，嗜酸性粒细胞 4%，乳酸脱氢酶 835 U/L，肌酸激酶 148 U/L，抗核抗体阴性，乙肝抗原抗体全套阴性，狼疮细胞未找到。观面部、肘部红斑明显，下肢网状青斑，指背关节处淡红斑。确诊为皮肌炎。予服泼尼松 5 mg，一日 4 次，维生素 E、复合维生素 B、氯化钾等治疗。中医病史：皮肌炎 2 年。红疹遍身密布，皮肤热灼，上下眼睑红肿，肌痛，乏力明显，双下肢下蹲及起立困难，不能上楼，舌边尖红，苔薄而干，脉细带数。风热邪袭化火，体弱阴精不足，热入营血发为斑疹。先拟清肺泻火，养阴凉营。

处方：金银花 9 克，连翘 9 克，桑白皮 9 克，地骨皮 9 克，生地黄 12 克，

女贞子 9 克，墨旱莲 9 克，甘草 3 克，牡丹皮 9 克，夏枯草 10 克，青蒿（后下）9 克，白薇 6 克，7 剂。

4 月 19 日二诊： 上方加减服已月余，肤热大减，面部蝶状红斑，周身红疹遇阳光照射后明显，肌力可，爱活动。复查肌酸激酶、乳酸脱氢酶恢复正常，但双下肢下蹲起立困难，不能上楼。大便坚硬，上法尚合，肌表邪热渐减，阴精亏耗，再拟滋阴润下，凉血清热。处方：玄参 9 克，麦冬 9 克，冬青子 10 克，墨旱莲 10 克，甘草 3 克，地骨皮 10 克，生地黄 15 克，知母 6 克，川石斛 9 克，天花粉 9 克，14 剂。手心烦热，颧赤盗汗，酌加乌梅、牡蛎（先煎）、竹叶、牡丹皮等，连续服用。

8 月 16 日三诊： 上方为主调治 4 个月，面赤较淡，两足稍有力，借助扶梯自能上楼，颈部、上胸皮肤潮红。复查肌酸激酶、乳酸脱氢酶均正常。下蹲、抬手、翻身仍困难，但无吞咽困难，食欲欠佳，大便偏干。泼尼松减量至 12.5 mg，一日 2 次。再拟益气健脾养阴。处方：太子参 9 克，天麦冬各 9 克，冬青子 10 克，墨旱莲 10 克，生地黄 15 克，天花粉 9 克，乌梅 6 克，生何首乌 12 克，川石斛 9 克，香谷芽 10 克。

1991 年 1 月 30 日四诊： 外感发热（体温 38.6 ℃），咳嗽流涕 2 周，舌苔薄腻，纳呆口臭，乏力转甚，先拟辛凉疏解。处方：桑叶 9 克，薄荷（后下）3 克，蝉蜕 6 克，杏仁 6 克，浙贝母 9 克，陈皮 5 克，紫苏叶 6 克，甘草 3 克，紫菀 6 克，百部 6 克，金银花 9 克。

3 月 7 日五诊： 3 周前因患肺炎，用红霉素引起全身皮疹剧痒，面部红斑较明显，皮肌炎活动，增加泼尼松用量。乳酸脱氢酶亦高于正常，增服雷公藤多苷片。药物过敏虽经处理，仍遍身发疹，再拟清热凉血。处方：桑叶 9 克，竹叶 9 克，牡丹皮 9 克，焦栀子 9 克，黄芩 6 克，冬青子 9 克，墨旱莲 9 克，荷叶 10 克，金银花 10 克，连翘 9 克，大枣 7 枚。

11 月 14 日六诊： 清热凉血，滋养通便更替进行，血分安静，病情稳定，唯两腿关节酸痛无力。激素递减，直至停服激素。近因考试过劳又感肢体乏力，面斑又赤，眼睑红，口渴咽干，大便艰行。血白细胞偏低，血红蛋白 9.8 g/L，病情复杂，深入血分。再拟清养和血。处方：生地黄 30 克，麦冬 9 克，天花粉 9 克，玉竹 9 克，知母 9 克，牡丹皮 9 克，冬青子 10 克，墨旱莲 10 克，鸡血藤 15 克，忍冬藤 30 克，粳米（包煎）30 克。

1992年3月12日七诊：上方（加珠儿参9克，玄参9克）调治。血液检查基本正常。苔薄润，胃纳可，大便调。唯两腿"O"型，腿力尚弱，虽能登楼，易觉乏力。再拟培补肝肾，和血舒筋。处方：生地黄30克，当归9克，天花粉9克，赤白芍各9克，冬青子9克，墨旱莲9克，宣木瓜9克，怀牛膝10克，狗脊9克，黑芝麻10克。

［邓嘉成，王霞芳．江南名医医案精选·董廷瑶医案[M]．上海：上海科学技术出版社，2003．］

【评析】　皮肌炎是慢性结缔组织病，以广泛性血管炎为主要病理变化，以皮肤肌肉症状为主。起病缓慢，常有轻度发热，皮疹遍布，面部红斑涉及上下眼睑；肌痛、肌无力，上楼困难，不能蹲下。病程久则坐立翻身均困难，严重的累及咽下肌、呼吸肌，导致吞咽困难、呼吸困难而危及生命。应用激素治疗反应良好，部分患儿可恢复正常，但须服激素两年以上，且易复发；部分患儿有皮肤及胃肠道溃疡，对激素治疗反应就差；有的甚至无效。一般于五年后转入静止状态，多数患儿由于肌无力而残废。故家长在应用激素的同时，求治于中医药。

中医古籍并无皮肌炎的病名，可归属于"血热发斑""阳毒发斑"等范畴。一般辨证分为热毒入营及气阴两虚型。本例患儿周身皮疹红痒热灼，面部红斑，尤以上下眼睑红肿、肌痛、肌无力明显，舌脉合参是内因阴精不足，外因风热邪袭郁而化火，邪入营血发为斑疹，热邪留滞不去，内舍脏腑则肌痛肢痿。病已两年，登楼困难。经曰："五脏因肺热叶焦，发为痿躄。"肺热叶焦则清肃之气不能布行于五脏，故五脏之痿始于肺。先拟泻肺降火，清营凉血；继以益气健脾，柔肝舒筋；及滋养阴血，培补肝肾等三法按序调治，间有发热咳嗽，随诊疏解退热，化痰健脾。顽疾重症经治两年，逐步递减激素，终至停服激素八个月，虽症状略有反复，加重滋阴凉血清热之品，热清营和，诸恙递减，肌力增强，已能登楼，正常上学，血液检查正常，病情全面稳定向愈。唯足筋尚软，易觉乏力，终以滋养肝肾，舒筋和血巩固疗效。

3. 边天羽　疏肝清热，益气养阴法治疗亚急性皮肌炎医案

刘某，女，16岁。1964年2月8日入院。

病史：患者发冷发热，面部红斑肿胀，四肢肌肉疼痛无力，吞咽困难已二十多天。开始为发冷发热，面部发红，咳嗽，咽痛，周身肌肉疼痛无力，诊断为扁

桃体炎，采用 APC 与青霉素治疗。一周后面部出现红斑肿胀性皮疹，以上眼睑为最明显，颈部、肩部与上肢呈轻度凹性肿胀。肌肉疼痛与无力日渐严重而不能起床活动。吞咽时呛水从鼻孔流出，语音有鼻音，小便赤红，大便干，口中有臭味，曾按"风水证"，用越婢汤、白虎汤、五苓散、赤小豆汤等治疗，效不明显。查体：体温 38 ℃，急性病容，卧于床上，神志清楚，合作。无全身淋巴结肿大。面部发红肿胀。颈与上肢、躯干均有轻度成凹性水肿，以眼睑为最。眼缝明显缩小。眼睑与鼻围有弥漫性潮红，边缘不明显。面无笑容，全身肌肉疼痛与压痛，活动则疼痛加剧，故自己不能从床上坐起。四肢屈伸乏力，两手握力很小。平卧时，两下肢不能抬举，两上肢亦不能抬举，颈部肌肉也因无力而不能把头部举起。吞咽呛水，说话有鼻音。瞳孔对光反射正常。咽稍充血，扁桃体稍肿大。颈软，心尖部有一吹风样收缩潮杂音。心率 120 次 / 分，律整。舌质红，苔黄糙，脉浮滑数。实验室检查：血红蛋白 12 g%，红细胞 $3.6×10^{12}$/L，白细胞 $10.2×10^9$/L，中性粒细胞 80%，淋巴细胞 20%，尿肌酸 24 小时排出量 100 mg，红细胞沉降率 40 mm/h，红斑狼疮细胞阴性。皮肤肌肉活检：表皮有基底细胞液化变性，真皮浅层有水肿与灶性炎性单核细胞浸润。横纹肌肉：有肌纤维肿胀变性，横纹消失，肌纤维间有单核细胞浸润。西医诊断：亚急性皮肌炎。中医诊断：肝热阴虚型痿证。

治疗初期，被认为是"温毒证"，用清热解毒药加西洋参、紫金锭、羚羊角、犀角等治疗，疗效不明显。2 月 15 日，发热 37 ~ 38 ℃，有恶心，易生气，咽干，口苦，脉弦数，舌质嫩红，苔黄腻，诊断为肝热阴虚证，采用甘麦柴胡汤治疗。

处方： 浮小麦 60 克，大枣 10 枚，炙甘草 6 克，柴胡 9 克，黄芩 9 克，天花粉 9 克，石斛 9 克，生地黄 15 克，生黄芪 15 克，升麻 3 克，水煎服，早晚各 1 剂。

从第三日开始，体温降至正常，精神良好。肌肉疼痛与压痛已明显减轻。至第十日，吞咽已不呛水，头已能抬起，面有笑容，皮肤红肿减退。脉细弱，舌质淡红，苔薄黄。继续用甘麦柴胡汤加补益药治疗。一直服用半年，8 月 30 日痊愈出院。该时红细胞沉降率 20 mm/h，尿肌酸 24 小时排出量 3.1 mg。1972 年随访，无复发。

［陈可冀 . 中医药学临床验案范例 [M]. 北京：新世界出版社，1994.］

【评析】 本案患者发病初期发冷发热、咽痛、咳嗽而被误诊为扁桃体炎，后又因指凹性肿胀而又以"风水证"论治不效。方考虑皮肌炎并以皮肤、肌肉活检得以确诊。因发热、面部发红肿胀等，用清热解毒法效不明显，而出现易生气、口苦咽干、脉弦数、舌质嫩红、苔黄腻等肝热阴虚之证，改用疏肝清热、益气养阴之甘麦柴胡汤而获效。可见，在诊治过程中，应密切观察病情变化，及时调整治疗方案，方可收到事半功倍的效果。

4. 周仲瑛　清热化湿，补脾益气法治疗多发性肌炎医案

鲁某，女，16 岁。1999 年 4 月 4 日初诊。

病史：两下肢软弱无力 2 年余，曾于脑科医院确诊为多发性肌炎。予强的松，最大量达 60 mg/d。就诊时服 50 mg/d，5 个月来多次复查，各项检查改善不显，近期检查结果为：PCK 4147 U/L，AST 119 U/L，ALT 141 U/L，LDH 1150 U/L，均较高，症状无明显缓解。刻下症见：两下肢软弱无力，举步乏力，登楼上行难以支撑，腿足末端肌肉萎缩，两手臂乏力。近 3 个月来形体渐胖，呈满月貌，肌肤有大量花纹，经潮正常，怕热多汗，二便尚调，苔淡黄腻，边尖红，脉濡，为湿热浸淫，脾虚气弱，气血不能灌注。

处方：苍白术各 15 克，葛根、生薏苡仁、鸡血藤各 20 克，黄柏、木防己、木瓜、晚蚕沙（包煎）、黑小豆、土鳖虫各 10 克，五加皮 6 克，生黄芪 25 克，川石斛、萆薢各 15 克。

服药 10 个月，下肢无力明显减轻，复诊时遵原方随症加减。标象渐平时，曾加续断、淫羊藿、桑寄生等以补肝肾强筋骨，生黄芪渐加量至 50 克以增补气血力度，并再进活血通络之品，如炮穿山甲、千年健、油松节、乌梢蛇等，强的松递减，至 7 月 7 日已撤，患者肢体活动复常，趋向临床痊愈。

［王敬卿，顾勤．周仲瑛教授治疗痿证经验 [J]．中国中医药信息杂志，2001，8（1）：77-78.］

【评析】　此患者长期大量使用强的松，湿已化热，呈现一派湿热浸淫、脾虚气弱之象。周仲瑛初诊以三妙为主方，特别重用苍白术，再合以广防己、独活、蚕沙、五加皮、木瓜等祛风化湿之品，清化湿热以治其标；以生黄芪、葛根、石斛、黑小豆补气养血，培本固元；鸡血藤、土鳖虫活血通络；渐加量黄芪，增强培补之力。药进两个月，药力渐显，下肢腿软明显改善。先后加入续断、牛膝、红花等，肌痿之症基本控制，并逐渐改善，因患者自觉患肢凉冷，又加入淫羊藿、桑寄生、炮穿山甲等温肾通络之品，病情稳步改善。

第十三章
其 他

医案

1. 高忠英　滋阴和阳，活瘀荣络法治疗陈旧脑梗死医案

姚某，男，64 岁。2004 年 11 月 11 日初诊。

主诉： 双下肢无力 2 年。患者近 2 年来出现双下肢无力、沉重，无活动受限，但自觉活动不灵活。一年前在天坛医院做头部 CT，提示脑内多发缺血灶，并给予口服中成药及肠溶阿司匹林等治疗，症状无明显好转。既往高血压病史近 50 年，最高血压达 240/130 mmHg，近期服用硝苯地平缓释片 10 mg，12 小时 1 次，血压控制不理想，血压波动在（120 ～ 180）/（90 ～ 100）mmHg。否认冠心病、糖尿病及传染病史。有吸烟史 50 年，每日 1 包，戒烟 2 年。刻下症见：下肢无力、沉重，自觉活动不灵活，无头痛、头晕，无语言及肢体活动障碍，无关节疼痛，纳食尚可，夜寐安，二便调。舌淡黯，苔白，脉弦滑有力。体格检查：体温 36.4 ℃，血压 150/90 mmHg，神志清，精神一般，查体合作，双肺呼吸音清，未闻及干湿啰音，心界稍向左扩大，心率 80 次 / 分，律齐，各瓣膜听诊区未闻病理性杂音，腹软，无压痛，肝脾肋下未及，双下肢无水肿，神经系统检查：双瞳孔无异常。心电图示窦性心律，左室肥厚。头颅 CT 示未见新病灶。辨证立法：阴阳失和，经络阻滞。治宜滋阴和阳，活瘀荣络。

　　处方： 熟地黄 25 克，山药 15 克，山茱萸 15 克，枸杞子 12 克，淫羊藿 15 克，生杜仲 10 克，当归 10 克，丹参 20 克，怀牛膝 10 克，水蛭 6 克，鸡血藤 20 克，豨莶草 30 克。水煎，每日 1 剂，分 2 次温服。慎起居，戒烟酒，忌气恼劳碌。

　　2004 年 11 月 25 日二诊： 服上药 14 剂，每日检测血压基本平稳，最高

150/90 mmHg，矢气较多，仍觉双下肢无力、沉重，舌质黯红，苔黄，脉弦滑。上方减鸡血藤，加黄柏 10 克，继服。

2004 年 12 月 2 日三诊：服前方 7 剂后，血压维持在 140/85 mmHg 左右，双下肢沉重感有所减轻，但自觉活动欠灵活，上方减水蛭、黄柏，加瓜蒌 12 克，枳实 10 克，继服。

2004 年 12 月 16 日四诊：服上药 14 剂后，下肢较前有力，沉重感明显减轻，活动亦较前灵活，血压基本稳定在 140/80 mmHg 左右。上方减瓜蒌、枳实，加黄柏 10 克，肉桂（后下）6 克，继服。

2005 年 1 月 13 日五诊：服上方 21 剂，诸症缓解，血压平稳，舌淡稍黯，苔薄黄。上方减当归，加生山楂 12 克。继调。

［邹志东，金丽杰，陆绮，等 . 高忠英验案精选 [M]. 北京：学苑出版社，2006.］

【评析】 本案患者下肢软弱无力，且伴有血压高，CT 提示为多发性脑梗死，其虽下肢无力而无肌肉萎缩，但仍可属中医的"痿证"范畴。痿证之机可与肺热叶焦、湿热浸淫、脾胃虚弱和肝肾亏虚有关。本案患者除下肢无力症状外，其他症状并不突出，但从已过六旬、年事已高、高血压病史已近 50 年、舌黯淡等分析，系下焦亏虚、阴阳失和、血瘀阻络所致。故高老师以熟地黄、山药、山茱萸、枸杞子、淫羊藿、生杜仲、怀牛膝平补肝肾阴阳，有右归饮之意；加入当归、丹参、水蛭、鸡血藤、豨莶草等养血活血、祛瘀通络之品。服用 2 月余后，不仅肝肾得充而下肢有力，且阴阳得调而血压平稳。

2. 刘渡舟　温阳除湿法治疗腓总神经损伤医案

曹某，男，37 岁。1989 年 6 月 24 日初诊。

病史：自诉因工作关系，接触冷水，左脚痿软，不能弯曲，足趾无力，行走困难，已一周有余。无疼痛与麻木，尚未发现肌肉萎缩。下肢发凉，小便清长，检查左脚呈"垂足"状。西医诊为腓总神经损伤。舌苔白厚腻，脉沉。脉沉为寒，舌腻为湿，寒湿伤于筋脉，阳气失煦，用温阳除湿之法。处以桂枝去芍加术附汤。

处方：桂枝 12 克，生姜 10 克，炙甘草 6 克，大枣 12 枚，白术 12 克，炮附子 12 克，7 剂，水煎服。另用川椒 12 克，艾叶 12 克，千年健 15 克，苏木 10 克，桂枝 10 克，川芎 10 克，追地风 15 克，煎汤熏洗患足。

7月1日二诊： 患者感觉左脚踝部有了疼痛之感，抬足略有升高，反映了阳复之象。与上方中再加强筋骨、引药下行之品。处方：桂枝12克，生姜12克，白术12克，附子12克，木瓜10克，牛膝10克。7剂，水煎服。外用药物：川椒10克，艾叶15克，麻黄10克，草乌10克，红花10克，海桐皮20克，煎汤熏洗。

7月8日三诊： 自诉服药后足胫有力，能随意屈伸，足趾也可以上翘。但与常人比，行走仍感力量不济，舌苔白腻，脉沉。处方：桂枝12克，白术10克，附子10克，生姜10克，当归10克，杜仲10克，续断10克。

服三十余剂而病痊愈。

［陈明，刘燕华，李方．刘渡舟临证验案精选 [M]．北京：学苑出版社，1996.］

【评析】 举凡痿证，总以筋脉弛缓不收为病。阴液亏损，不能濡养筋脉，固能致其弛纵、松缓、运动无力之证。然阳气不足，不能温养筋脉，同样可以致此。《素问·生气通天论》指出："阳气者，精则养神，柔则养筋。"阳气不养筋脉，使筋脉失柔，或为拘挛，或为弛纵。当然，导致阳气不能温养筋脉的因素很多，阳气本身的亏损或邪气阻滞，均可致此。本案患者涉水浸寒，而病足痿，寒湿下伤阳气可知，故见下肢发凉，小便清长，苔白厚腻，脉沉等阳气虚损，寒湿内盛之证。因此，在治疗上就应抓住两点：一是温通阳气，二是祛除寒湿。方用桂枝、附子温通心肾，启动少阴阳气，又能祛除寒湿之邪。白术健运中州，燥化湿邪，实脾气于四肢。至于随症所加之木瓜、牛膝、杜仲、川续断，皆为强肾壮筋而设。又用渍浴熏洗，内外合治，则使寒湿除，阳气复，筋脉得舒而足痿则愈。

3. 王寿亭 补气养血，通络除风法治疗帕金森病医案

李某，男，59岁。1972年5月29日初诊。

病史： 一年前突感肢体麻木，尤以右侧为甚。继而右上肢瘫软无力，手指颤动，难以捏物，膝关节疼痛难以伸曲，步履艰难，伴大便干结。经某医院检查，诊为帕金森病。治疗年余，非但不效，反而日渐加剧。余诊之：舌质黯淡有瘀点，舌苔薄白，脉沉细涩滞。血压140/90 mmHg。综其脉证，实属气血不足，筋脉失养，虚风内动所致。当补气养血之法为主，佐以通络除风为治。

处方：黄芪 30 克，当归 12 克，白芍 15 克，钩藤（后下）20 克，川牛膝 15 克，川木瓜 15 克，川续断 30 克，防风 10 克，桑枝 10 克，鸡血藤 15 克，甘草 3 克。

6 月 3 日二诊：上药煎服 5 剂，自感较前有力。手指颤动，下肢疼痛较前减轻，大便通畅，日行一次。脉仍沉细无力。服药有效，继进 3 剂。

6 月 7 日三诊：上药服尽，诸症悉愈。患者畏其复发，又取 5 剂，以善其后。随访五载，未再复发。

［河南省卫生厅．河南名老中医经验集锦 [M].郑州：河南科学技术出版社，1983.］

【评析】 气血乃人身根本，气虚不能推动，则血液行迟，阻滞经络则麻木疼痛。血不润养则筋脉弛缓、瘫软、颤动，虚风由生。《灵枢·本脏》云："是故血和则经脉流行，营复阴阳，筋骨劲强。"亦寓此意。血虚不能润养肠道，故大便秘结，非实热之征。本方用黄芪、甘草、当归、白芍，益气养血，以固其本；桑枝、钩藤、川牛膝、木瓜、鸡血藤、续断，活气血以通经络；配防风可除内外之风邪。诸药合用，气血充，痹阻自通。营血生，筋脉养，虚风随乎。

4. 胡青山　益气养血通脉法治疗弥漫性脑萎缩医案

薛某，女，45 岁。1974 年 3 月 27 日初诊。

病史：患者于 1970 年开始渐进性头昏头痛，记忆力明显减退，当日之事皆可忘记，并四肢无力。自 1973 年起不能站立，手亦无持筷之力，咀嚼时向外漏饭。经某医院气脑造影检查，诊断为弥漫性脑萎缩（幕上、幕下、顶叶、枕叶左右两侧，以右侧为著）。患者极度消瘦，全身不能活动，四肢痿软，牙齿全部脱落。舌质胖，无苔，脉沉弱。余投以黄芪桂枝五物汤加减方。

处方：黄芪 150 克，白芍 50 克，桂枝 20 克，生姜 10 克，大枣 5 枚，当归 20 克，牛膝 20 克。

服药 30 剂，于 4 月 27 日再诊，已能在地上扶持走动。兼见便秘口干，头部略痛，脉弱，舌淡易干，此乃病有转机。阴液仍亏，于原方中加入火麻仁、肉苁蓉、何首乌、天花粉、生地黄、菊花。嘱其再进。

服药至 5 月 30 日，已能扶杖走路约 200 米，肌肉萎缩好转。唯左腿有酸痛，全身仍乏力，舌质略显紫黯，脉弱。此乃气阴渐复，治宜当补寓通，以期标本兼顾。处方：黄芪 150 克，白芍 50 克，桂枝 20 克，当归 20 克，牛膝 20 克，何首乌 25 克，肉苁蓉 25 克，女贞子 25 克，菟丝子 25 克，地龙 20 克，土鳖虫 10 克。水煎服，每日服 1 剂。遵法治疗半年，痿证和记忆力基本恢复，活动自如。经西医查体，除左足拇趾感觉微有减退外，未见神经系统其他异常，基本治愈而出院。

[李文亮等. 千家妙方 [M]. 北京：战士出版社，1982.]

【评析】 黄芪桂枝五物汤出自《金匮要略·血痹虚劳》，由黄芪、桂枝、芍药、生姜、大枣五味药组成。其中黄芪补气固表，桂枝温经通阳，芍药滋阴养血，姜、枣调和营卫，五药相协，温、补、通、调并用，共成益气温经、和营通络之效。原方主治之血痹，乃邪气凝于血分所致，"血痹，阴阳俱微，寸口关上微，外证身体不仁，如风痹状"。所谓正虚之处，便是容邪之处，故本方以调养营卫为主，兼以祛风散邪，旨在振奋阳气，温运血脉，调畅营卫。而本案乃气血不足，机体无以得养，则见消瘦。筋脉失养，则见肢体乏力，痿软。肾精无所禀，髓海空虚，则见头昏头痛，记忆力减退。故治疗益气养血为先，重用黄芪扶虚益损，助气上升；当归补五脏，生肌肉，配白芍实营护卫，辅桂枝温通气血。此四味乃黄芪桂枝五物汤。又加何首乌、怀牛膝等滋补肝肾，地龙、土鳖虫通痿久之瘀。经云："上气不见，则脑为之不满，耳为之苦鸣，头为之所倾，目为之所眩。"又云："形不足者温之以气，精不足者补之以味。" 故治以益气为主，佐以补肾主脉。

5. 张泽生　养肺益胃，清利湿热法治疗多发性结节性动脉炎医案

姜某，男，26 岁。

病史：患者于 1975 年 5 月面足水肿，伴有双目失明，腹痛。尿常规：蛋白（++）。数日后，双目失明好转，但突然两下肢剧痛，发现左臂有一条索状物，并可触及黄豆大小结节 2～3 枚。经病理切片，诊断为结节性动脉炎。用激素治疗，剂量由大到小，症情逐渐好转。但停用激素后即出现反复，诸症加重，两下肢疼痛，每晨起床行走 10～15 米即感麻木酸痛，左侧足背动脉搏动消失。1975 年 8 月 15 日初诊：多发性结节性动脉炎，两腿肚肌肉已经萎缩，下床行走则胀痛，麻木不仁，迄今已 3 个月。左足清冷沉重，步履艰难，面浮腰痛。查血：红细胞 3.2×10^6/L，血红蛋白 55 g%，红细胞沉降率 68 mm/h。小便常规，蛋白（+++）～（++++），且有颗粒管型。脉濡数，舌苔黄腻。证属肺胃津伤，湿热浸淫。所谓"湿热不攘，大筋软短，小筋弛长，软短为拘，弛长为痿"。拟养肺益胃，清利湿热，流通经络。

处方： 南沙参 12 克，肥玉竹 9 克，炒白芍 9 克，炒白术 9 克，炙甘草 3 克，生薏苡仁 15 克，川黄柏 9 克，粉草薢 9 克，络石藤 12 克，桑寄生 12 克。

8 月 30 日二诊： 服药后症情稍好转，但两腿肚肌肉萎缩如故，足跗清冷不和，行走痿弱无力。舌质有紫气，苔黄腻已化，转见薄白，脉濡细。湿热渐得清泄，转从健脾益气，养血活络。处方：生黄芪 16 克，生白术 9 克，肥玉竹 12 克，生白芍 9 克，川桂枝 3 克，杜红花 9 克，鸡血藤 30 克，生薏苡仁 15 克，酒炒桑枝 15 克，津大枣 4 枚。

9 月 9 日三诊： 结节性动脉炎，病情逐步好转，已能下床行走，体重亦有增加。脉濡细，舌苔薄白。仍从原法为主，加重活血通络之品。原方去白芍、桑枝，加水蛭 6 克，炙甘草 3 克。

11 月 11 日四诊： 经上方调治两个月，症状明显好转，体重继续增加，左腿肌肉萎缩亦有改善，已能下床，行走数千米不痛。复查血：红细胞 $4.15 \times 10^6/L$，血红蛋白 85 g%，红细胞沉降率在正常范围。尿常规（－）。脉细数，舌苔薄净。气阴尚亏，脉络不和。再当益气养血，利湿通络。拟方带回，巩固其效。处方：潞党参 24 克，生黄芪 24 克，全当归 9 克，熟地黄 12 克，肥玉竹 9 克，川桂枝 6 克，炒白芍 9 克，川牛膝 9 克，炙甘草 3 克，酒炒桑枝 15 克，津大枣 4 枚。

［徐景藩，张继泽 . 张泽生医案医话集 [M]. 南京：江苏科学技术出版社，1981.］

【评析】 肝藏血、主筋，肾藏精、主骨。肝肾两亏，精血不足，肺胃津伤，脾胃运化失常，筋骨失于濡养，故下肢痿弱无力，不能步履。阳明主润宗筋，阳明虚则宗筋纵，宗筋纵则不能束利筋骨，而致成本病。痿证的施治原则，宜补益气血，滋养肝肾，兼以润养肺胃。如有湿热则清热利湿；病久血瘀，则佐以活血行瘀。所谓"治痿独取阳明"，乃指运用补益脾胃为治疗原则。初诊时，张泽生即运用养肺益胃兼以清利通络。二诊、三诊均用黄芪，白术益气健脾，鸡血藤、络石藤、桂枝、红花、水蛭活血通络，薏苡仁健脾利湿，酒炒桑枝达肢，以增强通络之效，甘草、大枣调和诸药。经两月余的调治，全身症状明显好转，痿证得以控制，逐步向愈。

6. 章次公　温补肾阳，祛瘀通络法治疗外伤性截瘫医案

朱某，男。

病史：患者，脊椎受伤，下半身瘫痪，大小便不通。大便须服汤药才能通，小便要用力努责始能点滴而下。性欲缺乏，勃起无力。常觉头晕，不能用脑。受伤处觉胀痛。骤然起立，两眼发黑，重于温补肾阳，祛瘀通络。

处方：炙紫河车1具，党参90克，仙茅90克，淫羊藿90克，枸杞子90克，肉苁蓉90克，炙蜘蛛20只，炙蜂房2具，炙土鳖虫30克，炙地龙30克，蟋蟀15克，炙蝼蛄15克。共研细末，水泛为丸，每服6克，一日3次。

［朱良春．章次公医案[M].南京：江苏科学技术出版社，1980.］

【评析】　此症现代医学称为"外伤性截瘫"，中医学认为属于督脉损伤。《黄帝内经》有督脉"贯脊属肾""其络循阴器"等记载。因此认为督脉瘀阻，必致其相连属之脏腑经络损害，而出现二便不通、性欲缺乏等症状；且"脑为髓海""肾气通于脑"，督脉阻滞，则肾气不能通于脑，脑无髓之充养，便出现头晕、健忘等症状。"温补肾阳，祛瘀通络"是内治的主要方法。方用土鳖虫、地龙、蜘蛛等虫药活血祛瘀止痛；紫河车、枸杞子、肉苁蓉、党参、仙茅、淫羊藿大益精血，温补肾阳；蜂房既可祛瘀止痛，且能温肾补阳；蟋蟀、蝼蛄通窍利水。合为虚实兼外标本同治之方。

此症如中西医结合，配合针灸、理疗、手术等，疗效可以提高。倘为完全性截瘫，则预后欠佳。

7. 施杞　补益肝肾法治疗颈椎病

曹某，男，36岁。1997年3月20日初诊。

病史：患者颈椎病史4年，半年前行颈段脊髓减压术。刻下症见：头昏目糊，枕后疼痛，胸闷心悸，躯体有裹束感，四肢乏力，行走困难，便溏溲多，夜寐失宁。检查：步态不稳，肌张力不高，上肢肌力Ⅳ＋级，霍夫曼征（＋），颈椎压痛（＋＋），咽充血（＋＋）。MRI（1997年2月）摄片示：$C_{5~6}$颈椎间盘突出，硬膜囊受压；$C_{3~4}$水平脊髓水肿；$C_{3~5}$椎体术后改变。苔薄腻，脉沉细。辨证属肝肾亏虚类颈椎病（痿证）。

处方：地黄饮子加减。生地黄、熟地黄、制附子、山茱萸、巴戟天、云苓、石见穿、广郁金各12克，川桂枝、五味子、远志各9克，京三棱、蓬莪术各15克，石菖蒲30克，炙甘草5克。

14剂后，头昏胸闷缓解，体松肢轻，步态改善，两便正常。复查：肌力正常，霍夫曼征（－），颈压痛（＋），咽充血（－）。

[上海市华东医院伤外科.从痉、痿证论治脊髓型颈椎病——施杞临床经验介绍[J].上海中医药杂志，1998（11）：14-15.]

【评析】 患者颈段脊髓长期受压（虽经手术，受压仍未解）后，因肝肾阴血亏虚而致痿证。施杞认为肝肾亏虚类颈椎病痿证常表现为头晕神疲，四肢失灵，咽痛音哑，脊强项痛，肢体麻木，举步艰难等症状，其实质是肝肾亏虚后元水不济，痰火上扰，肢节清窍失养所致。本案以地黄饮子益肝肾养阴血，化痰清窍，健脾收敛；三棱、莪术取其活血之功；石见穿通髓消炎；郁金宽胸利气；使其清上以解头晕头痛，中通以疏经髓、宽胸胁，下达以利两便，肝肾得养则筋骨渐坚，血行精旺则四肢筋脉通利。

8. 施杞　健脾化湿法治疗颈椎病

黄某，女，40岁。1998年4月9日初诊。

病史：患者颈项疼痛，头晕乏力，步履不稳，便溏纳呆，胃纳不舒，口苦咽痛，夜寐多梦。检查：颈椎压痛（＋＋），霍夫曼征：右（＋＋），苔薄腻，脉弦滑。CT摄片示：$C_{3\sim6}$椎间盘突出。辨证属脾虚湿重类颈椎病（痿证）。

处方：香砂六君丸加减。党参、云苓、丹参各12克，白术、半夏、九香虫、佛手、柴胡、黄芩各9克，砂仁（后下）、白豆蔻仁（后下）各3克，蒲公英15克，炙甘草5克。

14剂后，诸症均已缓解。复查颈椎压痛（＋），咽充血（－），霍夫曼征：右（＋）。再进14剂巩固疗效。

[上海市华东医院伤外科.从痉、痿证论治脊髓型颈椎病——施杞临床经验介绍[J].上海中医药杂志，1998（11）：14-15.]

【评析】 本案是颈椎病中"因于湿"致痿的典型病例。方中以党参、白术、云苓、九香虫、佛手、砂仁、白豆蔻仁健脾化湿，黄芩、蒲公英、半夏利咽清化痰热，柴胡、丹参疏肝活血，中焦健运，湿热攘除，弛痿得缓。

9. 董德懋　温补脾肾，健脾助运法治疗混合型颈椎病医案

冷某，男，58岁。

主诉：进行性下肢痿软无力6年，不能独立行走，握物困难半年。在当地两

次住院治疗无效。3 个月前在北京某医院确诊为混合型颈椎病，拟予手术治疗，患者未接受。于 1994 年 6 月 10 日专程赴京慕名请董德懋医治。查患者下肢痿软，由他人搀扶方可站立，下肢肌肤感觉消失，肌肉瘦削，双手微颤，握力明显减退。尤握轻小物品困难，第 3、第 4、第 5 手指麻木。患者大便溏软，五更泄泻已有数年，伴纳呆腹胀、神疲乏力，腰酸肢冷，眩晕耳鸣。脉沉迟而弱，舌质淡苔白。诊断：痿证。证属：脾肾虚寒，阳明亏虚，宗筋弛纵。治宜：温补脾肾、涩肠止泻，健脾助运，以裕化源，强筋壮骨。方用四神丸合参苓白术散加减。

处方：补骨脂 6 克，诃子 10 克，附子 6 克，五味子 10 克，党参 10 克，生黄芪 15 克，苍白术各 10 克，姜炭 10 克，杜仲 10 克，川续断 10 克，桑寄生 15 克，甘草 6 克。4 剂。同时指导患者每日做站桩功 2 次（早六点、晚九点各 1 次），每次 30 分钟。初做时四肢无力，下肢颤抖，站立不稳。第三天能自行站立，并觉舒适。

6 月 14 日二诊：患者自觉肢体较前略有力，神疲乏力、腰酸、肢冷明显减轻，食欲大增。便仍溏软，晨起即泄。舌苔白略厚。原方加藿香 10 克，佩兰 10 克，紫苏叶 10 克，陈皮 10 克，半夏 10 克，7 剂，加强健脾和胃之力。

第七天可以自行下蹲活动，复起立。手指麻木消失，下肢肌肤感觉恢复，握力恢复，大便明显好转，脉较前有力。原方加神曲 10 克，14 剂。站桩功第 4 周，患者行走自如，大便成形，可扶把手上下楼梯。

7 月 5 日四诊：下肢肌肉较前丰满，手颤消失。唯时作耳鸣、双目干涩。原方去诃子、附子，加熟地黄、山药、山茱萸、茯苓、泽泻各 10 克，滋养肾阴。加磁石（先煎）30 克，蝉蜕 6 克，通窍。7 剂。

五诊时，耳鸣目涩已除，行走自如。嘱其坚持站桩锻炼，并辅以健脾和胃补肾处方，巩固疗效。处方：生黄芪 30 克，党参 10 克，茯苓 10 克，苍白术、泽泻、桂枝各 10 克，补骨脂、干姜、制附子、小茴香各 6 克，川楝子 10 克，熟地黄、山药、山茱萸各 10 克。中药站桩配合治疗一个多月，患者完全康复，随访一年未复发。

［侯仪．董德懋治病验案二则 [J]．北京中医，1996（4）：7-8．］

【评析】　"治痿独取阳明"出自《黄帝内经》，为后世治痿大法之一。此例痿证，西医认为由"混合型颈椎病"所致，非手术不能治愈。然董德懋注重整体辨证，于肢体痿软足不能举步，手不能握物主证之外，特别强调"腹胀便溏"。认为，久泻失治，阳明亏虚，则气血化源不足，宗筋失其濡养而弛纵，带脉不行，手足痿而不用，这是病之根本所在。故必从阳明而治。又"久泻皆由命门火衰，不能令责脾胃"，故选四神丸温肾暖脾止泻为主方。其中补骨脂补命门火，加附片增强温阳补肾之力，诃子涩肠止泻，五味子酸敛固涩，干姜温胃暖脾；合黄芪、党参、苓术益气升阳健脾助运，使阳明脉充、气血生化之源盈足，筋脉得以滋养，痿证自除。

10. 傅祥昌　滋阴温阳益气法治疗进行性肌无力医案

于某，男，52岁。1981年11月6日初诊。

病史： 近两年来，因教学任务繁重，家中事务操劳，开始失眠乏力，相继出现双下肢软弱无力，腰酸软，并阳衰，夜尿增多，头晕眼花，纳食不馨。经西医诊断为神经衰弱，服西药治疗无效，病情日甚。今春去省某医院全面检查诊为进行性肌无力。迭经中西药物治疗效果不佳。刻下症见：面色㿠白，双下肢肌肉弛软枯萎，不能站立，且体倦神疲，双足不温，全身畏寒，口干不欲饮，舌质淡红、少律，脉沉细而软。综观脉症，此乃思虑操劳过度，脾肝肾亏虚，阴损及阳之痿证。法当健脾，补肝，益肾，滋阴温阳益气。以《医学正传》鹿角胶丸化裁治之。

处方： 熟地黄15克，当归12克，阿胶（烊化兑服）12克，龟甲（先煎）12克，菟丝子12克，杜仲12克，枸杞子15克，女贞子12克，巴戟天12克，牛膝10克，炙黄芪15克，人参6克，干姜6克，陈皮10克。水煎服。

11月18日二诊： 上方服10剂，自感神倦、怕冷。口干均减，体力增加。夜尿次数减少，大便已软，胃纳增加，唯双下肢仍不能负重。效不更方，原方续服10剂。

11月29日三诊： 精神体力倍增，胃纳亦佳，眠安，畏寒口干症除，夜尿明显减少。自觉腰及双下肢酸软明显减轻，已能站立，但不持久。守方再服10剂。

12月10日四诊： 患者已能缓步走入诊室，但步态不稳，抬腿迟缓。自述余症均除。诊之，见舌质红润，苔薄白，脉沉细按之有力。双腿较前健壮，肌肉张力明显恢复，守方继服。嘱加强双下肢按摩与身体锻炼，未再来诊。

1985年9月5日患者于10千米外步行来院致谢，并说已停药月余。现身体较病前健康许多。

［蔡剑前．诊籍续焰——山东中医验案选 [M]．青岛：青岛出版社，1992.］

【评析】 《景岳全书》云："悲伤太过，思想无穷……因此而败伤元气者亦有之。元气败伤则精虚不能灌注，血虚不能营养者亦有之。"本案痿证之因，乃思虑无穷，操劳过度，致元气败伤，肝脾肾三脏亏虚，精血不足，筋骨经脉肌肉失于濡养渐而成痿。鹿角胶丸乃治肝肾阴亏痿证之常用方。本患者不仅肝肾阴亏，脾亦不足，日久病阴损及阳，故以原方加味奏效更捷。药用熟地黄、当归、阿胶、枸杞子、龟甲、菟丝子补肝肾益精血；巴戟天温肾益阳；杜仲、牛膝补肾壮腰强筋骨；人参、黄芪补气健脾；干姜、陈皮温阳理气健脾。诸药合用，具补肝益肾健脾，壮腰膝强筋骨，实为治肝肾虚，阴损及阳痿证之有效方剂。

11. 赖良蒲 清热化湿养阴法治疗脊髓神经根炎医案

胡某，男，25 岁。

病史： 1961 年 11 月 21 日，突然颈项强痛，伴有低热，经本单位医院治疗无效。至 1962 年 1 月 4 日，又出现两上肢运动欠灵，由肩波及肘、腕，兼发麻木，逐渐形成瘫痪，胸部呈带状紧束感，呼吸困难不舒。延至下旬，左下肢亦不活动。因于 2 月 2 日送江西某医院神经科住院治疗，诊断为感染性脊髓神经根炎。经 9 个月治疗，病情反复。8 月 28 日，延余会诊。当时患者卧床不起，颜面苍白，全身瘫痪，痿软无力。除目能视，口能言外，肢体百节缓纵不收，口渴饮冷，心中烦热，大便燥结，二三日一次，尿黄。脉浮洪，舌质红，舌苔少。辨证：体丰多痰，湿热入络，化燥伤阴，宗筋失润。治法：经论痿躄，必原肺热，痿证治法，独取阳明。予师其意，并分为三个治疗阶段。

第一阶段： 从 1962 年 8 月 28 日~10 月 3 日，共服中药 16 剂。治法：清阳明湿热，兼养肺胃之阴。用三妙散加味主之。处方：黄柏三钱，苍术二钱，怀牛膝三钱，玉竹八钱，天冬三钱，石斛四钱，紫菀四钱，知母三钱，肉苁蓉四钱，络石藤三钱。水煎服。

服前药数剂，湿热渐清，而显阳明燥结。去三妙散，加火麻仁、瓜蒌子、酒大黄。服后手能握物，足能屈伸，日见灵活有力，能起坐，饮食能自理。出院寄居舅父家，继续治疗。

第二阶段： 同年 10 月 3 日~10 月下旬，服药共 6 剂。症状：心烦，口渴。舌绛苔少，脉弦数。治法：养肺胃之阴，兼滋肝肾。处方：玉竹一两，麦冬四钱，天花粉四钱，紫菀八钱，熟地黄八钱，杜仲四钱，锁阳三钱，牛膝三钱，醋炙龟甲（先煎）六钱，醋炙虎胫骨六钱。水煎服。

本病经过两个阶段共 60 天的治疗，临床症状已尽消失，步履正常。但中途曾一度外感，经他人误投桂枝、羌、防辛温劫阴之品，遂使病情反复，又呈瘫痪状态。因此转第三阶段治疗。

第三阶段： 从 1962 年 11 月 7 日～1963 年 9 月 20 日，共服中药 109 剂，本阶段又分为前后两期。前期病因：温燥重伤津液。症状：手足复呈瘫痪，不仁不用，大汗烦渴。舌红苔少，脉呈革象。治法：养阴润燥。处方：生地黄一两，玉竹八钱，天冬三钱，麦冬三钱，沙参四钱，石斛六钱，天花粉六钱，百合八钱，忍冬藤三钱，淫羊藿四钱。水煎服。

后期病因： 肺胃阴虚兼涉肝肾。症状：手足日见灵活有力，但仍口渴饮冷，大便燥结，小便短赤。舌质红苔少，脉细。治法：以养阴润燥，滋补肝肾为主。选用虎潜丸合三才汤加减，有时交替使用。

后期病情转变较为复杂，主要出现阴虚化热现象。但通过长期治疗，已基本痊愈。可以单独步行三四千米，上肢亦活动自如，能负物百余斤，胸部紧束现象消失，肌肉萎缩亦好转。唯尚感肉内发热，渴喜冷饮，又继续清理阳明余热，以恢复健康。

［赖良蒲. 蒲园医案 [M]. 江西：江西人民出版社，1965.］

【评析】 该案治疗 1 年半，然其治疗始终围绕肺胃及肝肾，以补阴清热为主。盖痿证属"肝肾肺胃之病""阳明为宗筋之长，阳明虚则宗筋纵，宗筋纵则不能束筋骨以流利机关，此不能步履，痿弱筋缩之症作矣""肝主筋，肝伤则四肢不为人用，而筋骨拘挛。肾藏精，精血相生，精虚则不能灌溉四末，血虚则不能营养筋骨。"治疗对症，终能见效。

12. 陈金亮 益气健脾，养血活络法治疗遗传性淀粉样变性神经病医案

患者，女，37 岁。2001 年 5 月 6 日初诊。

主诉： 四肢活动无力，伴麻木、疼痛 4 年。4 年前无明显原因出现双下肢活动无力，伴麻木、疼痛，以右下肢为重，并呈缓慢加重。2 年后双上肢又出现类似症状，在某医院诊治，经肌电图检查示：神经源性损害，双侧腓总神经及右正中神经、尺神经运动纤维传导速度轻度减慢，波幅均降低，提示为周围神经病变。腓肠神经活检报告：光镜下正常神经结构消失，神经外膜下均为结节状增生纤维

样组织，未见有髓神经和无髓神经，间质内可见均质样粉红色无结构样沉积物，刚果红染色为强阳性。电镜下神经结构消失，仅见数个残存髓鞘残体，大量纤维样细胞增生，神经束膜内为大量均质淀粉样蛋白沉积。确诊为淀粉样变性神经病。予以激素、青霉胺等治疗，症状改善不明显，故来我院求治。刻下症见：四肢活动无力，伴麻木、疼痛，双下肢尤甚，间有纳差，腹胀，舌淡略显紫色，脉沉细缓。专科检查：双上肢肌力Ⅳ级，双下肢肌力Ⅳ级，四肢腱反射明显减弱，肌张力降低，右侧伴轻度足下垂；双侧膝关节以下痛温觉减退，踝关节以下明显；病理反射阴性。中医诊断：痿证。证属脾气虚弱，血虚络滞。治以益气健脾，养血活络，方以四君子汤合黄芪桂枝五物汤加减。

处方：黄芪、鸡血藤各30克，桂枝9克，红参、当归各12克，赤芍、白芍、茯苓、白术各15克，丹参21克，炙甘草6克。每天1剂，水煎，早晚分服，连服15剂。

二诊：症状无改善，考虑此为慢性疾病，短期治疗难有效验，上方加赤灵芝15克，续服15剂。

三诊：仍未见病情改善，思考再三，本病淀粉样变性实为异常蛋白沉积，应与中医学脾胃摄入与运化水谷功能有关，当属脾运失健，升降失常，清浊相混，浊物沉积为患。故在上方加入升清降浊之柴胡、葛根、槟榔各12克，升麻6克，大黄9克，继服15剂。

四诊：症状有改善，守三诊方加减调理2个月，诸症大有好转，麻木、疼痛消失，双上肢肌力恢复正常，双下肢肌力亦明显改善。继服肌萎灵胶囊（由人参、杜仲、菟丝子、丹参、当归、肉桂等组成，本院制剂）以善后。

[王殿华，李永利．陈金亮主任医师治疗痿证验案2则[J]．新中医，2006，38（8）：16-17.]

【评析】 淀粉样变性神经病是代谢性疾病。主要是淀粉样物质沉积在血管壁及组织中而引起病变，沉积物主要是微纤维蛋白。本病属中医学痿证范畴，其病机为脾失健运，小肠泌别清浊失职。因脾居中州，斡旋气机，主运化，具有升清降浊，泌别清浊之职。水谷正常吸收、利用及排泄，其代谢过程有赖于脾胃运化功能及升清降浊机能正常与否。脾气健运，升降有序，水谷之清（精气）输布全身而发挥其滋润濡养作用；水谷之浊（废物）则排出体外。若脾运失健，升降失常，清浊相混，是以浊物沉积为患，从而导致气血虚弱，络脉瘀滞，机体失于温煦、濡养而发痿证。治以健脾助运，升清降浊，益气养血，佐以活血通路法而收效。

13. 陈金亮　温阳补肾，益精补血法治疗脊髓延髓性肌萎缩医案

周某，男，35 岁。

病史：患者于 1995 年 6 月发现双下肢无力、进行性加重，逐渐出现双手无力，行走、上楼、蹲起困难，畏寒怕冷。在北京某医院诊治，基因检测报告：基因分析有三核苷酸重复增多。确诊为脊髓延髓性肌萎缩。刻下症见：语言不利，伸舌困难，乳房肥大，睾丸萎缩，舌淡胖有齿痕，脉沉迟无力。检查：四肢近端肌力Ⅳ级，远端Ⅴ级，肌张力正常，行走呈鸭步；双膝位反射减弱，病理征阴性。肌电图检查：四肢肌及舌肌、胸锁乳突肌均示神经源性损伤。肌酸激酶 2038 U/L。西医诊断：脊髓延髓性肌萎缩。中医诊断：痿证，证属肾阳虚弱，肾精亏损。治法：温阳补肾，益精补血。

处方：红参、枸杞子、肉苁蓉、乌梅、山茱萸各 15 克，当归、巴戟天、熟地黄各 12 克，威灵仙、菟丝子各 24 克，鹿茸粉（冲服）3 克，淫羊藿、鸡血藤各 18 克，蝉蜕 9 克，肉桂（焗，后下）、木蝴蝶各 6 克。每天 1 剂，水煎，分早晚服。

服 1 个月，症状稍改善。守方加减调理 2 个月，诸症均明显好转，语言不利、伸舌困难消失；乳房缩小，睾丸见增大，四肢肌力恢复接近正常。继服八子补肾胶囊和肌痿灵胶囊以善后。

［王殿华，李永利．陈金亮主任医师治疗痿证验案 2 则 [J]. 新中医，2006，38（8）：16-17．］

【评析】　脊髓延髓性肌萎缩中医无相应病名。陈金亮认为，本病以肢体无力为主，应属中医学痿证范畴，病机当属肾阳不足，肾精亏损。肾藏先天之精和后天之精，为先天之本，主骨生髓充脑，为作强之官，伎巧出焉。若先天肾精不足或后天失养，致肾阳不足，肾精亏损，四肢、百脉失养，是以动作失其矫健而肢体萎缩无力；足少阴肾经，循环喉咙，挟舌本，病则舌强言謇，言语不清或吞咽困难等；肾阳不足则畏寒怕冷，舌淡胖有齿痕，脉沉迟无力。治宜温阳补肾。方中以熟地黄、肉苁蓉、山茱萸、菟丝子益肾填精；巴戟天、菟丝子、鹿茸、淫羊藿、肉桂温补肾阳；鸡血藤活血祛瘀。诸药合用，共奏阴阳平调，精血同补之效。药理学实验表明，补肾类药有雄激素样作用，如淫羊藿流浸膏对犬精液分泌

有促进作用，并可增加小鼠前列腺、精囊和提肛肌重量；鹿茸能促进去势大鼠前列腺、精囊和包皮腺的生长，使其重量增加，此类促雄激素中药的应用，和西医认为本病为男性激素受体基因缺陷、功能障碍观点是一致的。

14. 时振声　滋补肝肾法治疗一氧化碳中毒后遗症医案

王某，男，41 岁。

病史：因煤气中毒 14 小时，于 1974 年 1 月 25 日住入某医院。患者因感冒在家卧床休息，室内有煤炉取暖，4 小时后家中人回来时，发现患者在床沿斜卧，不省人事，口吐白沫，呻吟不止，呼之不应。当时炉火已灭，立即送附近医院抢救，10 小时后病情好转，遂转入某医院住院治疗。入院时检查：体温 36.6 ℃，脉搏 96 次 / 分，血压 120/88 mmHg，面色红润，能睁眼，反应迟钝，颈软，无抵抗，心肺未见异常，腹部肝脾不大。入院后经西药对症治疗，一度好转，但 35 天后发现患者说话语无伦次，表情发呆，动作迟缓，有时又情绪高涨，有虚构幻觉，否认煤气中毒，近事记忆丧失，远事回忆尚好，定向力差，对时间、地点概念不清楚，分析能力差，简单数字不能计算。神经科检查：右侧下肢股四头肌萎缩，右膝腱反射消失，右下肢伸侧及外侧痛觉、温度觉迟钝，局部有热水袋烫伤而不知痛，两下肢踝阵挛阳性，两上肢静止时有震颤，屈肌张力强，略有齿轮样感觉，霍夫曼征阳性、掌颌反射阳性。神经科意见：精神症状提示脑内有弥漫性损害，神经检查有锥体束及锥体外束损害。入院后 45 天邀余会诊。当时见患者语言迟钝，喂则知食，不喂不食，吃稀饭时自左口角流涎水，口苦口干喜饮水，大便干结，小便失禁，两手颤动，下肢痿软，不能起立，不能自行翻身，睡眠不安，脉象虚大，舌质红而干，苔色黄褐。证属痿证，肾阴内夺，肝风内动。以滋补肝肾佐以平肝之剂治疗，方用河间地黄饮子加减。

处方：熟地黄 30 克，麦冬 30 克，山茱萸 9 克，石斛 30 克，五味子 9 克，远志 9 克，石菖蒲 12 克，茯神 12 克，肉苁蓉 30 克，珍珠母（先煎）30 克，补骨脂 9 克，红花 9 克，黄芩 12 克。

上方服半个月后复诊，两手颤动减轻，可以扶着坐起。但气弱声微，口干喜饮。大便干结，食纳稍增，胃脘略胀，小便较前能控制，脉象仍然虚大，舌质红略干，苔色黄褐，仍以滋肾平肝为治。处方：生熟地黄各 30 克，天麦冬各 12 克，玄参 12 克，石斛 30 克，枸杞子 12 克，五味子 9 克，远志 9 克，太子参 30 克，石菖蒲9克，桃仁泥12克，红花9克，川芎9克，制香附9克，生龟甲（先煎）15克，生鳖甲（先煎）15克。

上方又服半个月，余去诊视，病情好转，说话声大，近往事均记忆清楚，分析问题、计算能力均比以往明显进步，时间概念也有恢复，能半坐位，自动翻身，能自己吃饭，食欲增加，但下肢仍感痿软，大便2天一次，不干，小便前下腹部有憋胀及尿热感，脉象仍然虚大，舌质红略干，苔黄，仍从原法出入。处方：原方去川芎、香附，加牛膝30克，木瓜15克，萆薢30克，桑枝24克。

上方又服20天，记忆力好，大小便能自理，能下床活动，自己行走，根据病历记载："在平时谈话中，尤其谈起往事，使人觉察不到他是一个思维障碍的人。"乃继续上方调治，并鼓励患者活动，以增强肌力，经中西两法治疗后，于1974年8月7日痊愈出院。

【按】 住院过程中，曾用西药如维生素B_1、维生素B_2、维生素C，静脉滴注三磷酸腺苷、辅酶A、细胞色素C、谷氨酸钠、精氨酸，口服复方磷酸酯酶及血管扩张药如烟酸等，因有帕金森病曾服用苯海索，并曾短期用过地塞米松，以后因无脑水肿而是神经变性，乃停用激素。所有上述西药，对本病的恢复，亦起到一定的作用。

从中医辨证来看，会诊时患者下肢痿软，不能起立，不能自行翻身，当属中医"痿证"范畴。本例以恶气损人，致元气败伤而精虚不能灌溉，血虚不能营养，乃肝肾阴虚致痿，较为符合实际，如患者表现为舌红而干，口干喜饮、大便干结、下肢痿软、两手颤动，则是肝肾阴虚、肝风内动之证，因此用滋阴平肝之法，得以获效。

河间地黄饮子的适应证是用于"内夺而厥，舌瘖不能言，二足废不为用，肾脉虚弱，其气厥不至，舌不仁，经云瘖痱足不履用，音声不出者。"（刘河间《伤寒三书·宣明论方》）所谓瘖指失音，"痱之为病也，身无痛者，四肢不收，智乱不甚，其言微知，可治；甚则不能言，不可治也"。瘖痱之证为肾虚所致，古人认为属中风范围，江切庵引刘河间言："中风非外中之风，良由将息失宜，心火暴甚，肾水虚衰，不能制之，故卒倒无知也，治宜和藏腑、通经络，便是治风。"乃以地黄饮子加减治疗。生熟地黄、天麦冬、玄参、枸杞子、五味子、石斛以滋养肝肾并兼顾脾胃。会诊时患者无身冷肢厥及虚阳上越的表现，乃去桂、附等辛热之品，以肉苁蓉温润及补骨脂固肾治其二便。以远志、菖蒲、化痰浊而以开窍，并酌加珍珠母平肝而宁心；另加红花以活血通络；黄芩以清肺；俾肝肾阴足，精血得生，肺津得布。复诊时仍有颤动，乃去珍珠母，加二甲入肝肾之阴，搜而息风；再增桃仁、川芎以加重活血通络之效；加香附为血中之气药，俾气顺血亦随之和畅之意。三诊时症状更显好转，继续增加木瓜、牛膝、桑枝，以通经活络。再加萆薢清利膀胱湿热，以去排尿前憋胀及尿热感，药后恢复比较满意。

[时振声. 时门医述 [M]. 北京：中国医药科技出版社，1994.]

【评析】　煤气中毒古方无特殊疗法，中医治此亦本诸辨证施治。时振声所治王某案，从中医辨证，当辨为痿证。《临证指南医案·痿》："夫痿证之旨，不外乎肝肾肺胃四经之病。盖肝主筋，肝伤则四肢不为人用而筋骨拘挛。肾藏精，精血相生，精虚则不能灌溉诸末，血虚则不能营养筋骨。"本案观其症、脉、舌，证属肝肾阴虚，肝风内动。因此，治以滋阴平肝之法，方选河间地黄饮子，随症加减，调方三次而收满意疗效。

15. 尚尔寿　平肝息风法治疗遗传性痉挛性脊髓麻痹医案

蒋某，男，35 岁。

病史：因 3 年来走路不稳，言语不清，于 1958 年 7 月 18 日来门诊求治。该患者于 1953 年开始膀胱充满时，如不立即排尿，则不能控制。于 1955 年 8 月开始走路不稳，下肢重感，如醉酒状，疲劳无力，讲话不清，舌体发硬。曾在长春某医院住院 2 个月，稍有好转，近半年来症状加重。既往史：患者在 15 岁时患过疟疾，21 岁时患过伤寒，24 岁时患过痢疾。家族史：祖母曾因寒腿病去世。其父自 30 岁开始，下肢软弱，走路须扶杖，后因咳嗽气短等症死去。患者二弟于 20 岁时走路下肢无力，渐渐发生语言障碍，手不好用，视力逐渐减退终至失明，前期卧床不起，后期因呼吸肌麻痹而死去（1958 年 8 月死去）。其三弟亦于 20 岁时发病，症状同上。患者妹妹亦患同样病。皆死于呼吸肌麻痹。患者女儿 9 岁，常常走路跌倒，曾邀来门诊检查，尚未发现明显异常。患者爱人曾患心包炎、肝硬化和陈旧性风湿病等。

体格检查：体温 36.8 ℃，脉搏 80 次 / 分，脉弦有力，尺脉弱，呼吸 20 次 / 分，血压 105/70 mmHg，舌苔薄白滑润，舌质改变不明显。神志清楚合作，发育正常，营养中等，皮肤正常，两眼有复视，粗试视野正常，两瞳孔等大等圆，两眼不突出，对光反射灵敏，辐辏反射正常，眼底有轻度视神经萎缩，甲状腺无肿大，心肺听诊正常，腹部平坦，肝脾未触及，四肢、脊柱正常。神经系统检查：意识清楚，发音障碍，呈鼻音，无眼震颤及吞咽困难等现象，脑神经检查大致正常，两下肢肌力减退，走路呈失调步态，反射均增强，直线前进困难，龙贝格征（+），双侧均可引出踝阵挛，指鼻试验不稳不准。脑电图及脑脊液检查正常，常规化验血清学无改变。治疗经过：主要服用中药。自7月开始治疗，服3剂后患者自述有好转，言语稍清晰，蹒跚状步态好转，走路较轻快，尿量可以稍有控制。

处方：生石决明（先煎）15克，龟甲（先煎）12克，杜仲炭9克，明天麻3克，全蝎3克，蜈蚣1条，牛膝6克，桃仁5克，红花5克，麦冬8克，薏苡仁9克，钩藤（后下）6克，菖蒲3克，水煎服，每日3次。

当服到8剂后（原方），症状明显好转，龙贝格征及踝阵挛已不明显，复视现象消失。此后按上方略有加减服一个月。由于感冒，上述症状又出现。在1958年12月下旬入院治疗99天，仍按原方加减，患者言语已清晰，小便已能控制，无失禁现象，步态已稳定，步行时自觉轻快，已可走直线，但稍有摇摆，复视消失，眼底检查正常，龙贝格征正常，指鼻试验较前准确。

此后每隔一个月检查一次，病情无改变。但在每次感冒后出现症状，治疗后即消失。

1960年9月和12月底检查，脑神经正常，膝反射亢进，皮肤冷热痛感正常，小脑平衡失调状态不明显。1964年3月20日检查情况同上。

［闫洪琪，马立森．当代名医尚尔寿疑难病临证精华［M］．北京：新世界出版社，1991．］

【评析】　此案肝肾不足，肝阳偏亢，血瘀气逆，上盛下虚，可见走路不稳如醉酒状。肝属厥阴风木之脏，体阴用阳，肝阴亏损，肝阳亢盛而动肝风，风为阳邪，若肝风夹痰上扰，风痰流窜经络，可见舌体发硬，讲话不清。治当滋阴潜阳，化痰息风通络，药中病机，诸症消除。

16.吕继端　滋补肝肾，化瘀通督法治疗小脑型遗传性共济失调医案

姐，39岁。1991年2月27日初诊。

病史：诉2年前5～6月，渐觉行走不稳，时而摔跤，CT检查提示小脑萎缩，共济失调。曾用中西医药治疗无效。诊时行走不稳，以右侧为主，右臀至右膝牵扯状，并有痛、麻木和肌肉掣动感觉，不能端坐，起坐缓慢，行走能向前不能后退，转变不能急速，语音有时不清，说话缓慢，不连贯，喉中若梗如塞，饮水作

呛，胸闷，气短，心悸，食欲不振，50～100克/餐，二便调，月经提前，量多，血色紫黯，经行4天干净。面色少华，舌淡苔少，脉濡细，沉取则弱。宜滋补肝肾，化瘀通督。

处方：肉苁蓉、薏苡仁各24克，菟丝子、制何首乌各20克，狗脊、白芍、续断、桑枝、山药各15克，鹿角片、龟甲（先煎）、当归、桃仁各10克，木瓜6克。每日1剂，水煎内服。

服药1个月，步履较前平稳，疼痛、麻木减轻，胸闷、心慌较前明显好转，但语言表达稍差，双腿乏力，肌肉拘挛，夜间为甚，舌淡边有齿痕，苔薄白，左脉细弱，右脉弦细。上方去鹿角片、桑枝，加鹿角霜（先煎）10克，五加皮15克，桂枝6克。连服3个月，诸症消失。仅感神疲乏力，四末不温，舌淡红，苔薄白，右脉弦细，左脉细弱。宜滋补肝肾，益气化瘀。处方：黄芪、肉苁蓉、薏苡仁各24克，菟丝子、制何首乌各20克，狗脊、白芍、续断、山药各15克，桂枝、炒穿山甲、鹿筋各5克，守方略有进退，服药2个月，逐步恢复正常。

17. 吕继端　滋补肝肾，化瘀通督，潜镇息风法治疗小脑型遗传性共济失调医案

妹，39岁。1991年3月28日初诊。

病史：自诉1982年产后发病，步履不稳，易摔跤，全身乏力，语言謇涩，病情进行性加重，时而出现肢体震颤，有家族史。综合CT检查，诊断为遗传性小脑萎缩。曾用中西医药治疗，不能控制病情发展。诊时诉全身乏力，步履不稳，呈摇摆状，语言音涩，神情呆板，反应迟钝，全身肌肉僵硬，关节活动困难，屈伸受限，腰部下坠，头晕重难举，食欲一般，口干喜饮，二便调，月经量少，舌质淡红，苔白，脉细弱。宜滋补肝肾，化瘀通督，佐潜镇息风。

处方：白芍、肉苁蓉各24克，当归、生地黄、山茱萸、桃仁各10克，狗脊40克，麦冬、骨碎补、鹿角霜（先煎）、龟甲（先煎）各15克，煅龙牡（先煎）各30克，土鳖虫6克，每日1次，水煎内服。

服药1个月，步履较前平稳，全身肌肉僵硬好转，语言较前流畅，仍感乏力腰痛，夜寐失眠，舌淡红，苔薄白，脉细。治宜滋补肝肾，益气活血，佐镇静安神。黄芪、狗脊各40克，当归、生地黄、山茱萸、桃仁各10克，白芍、酸枣仁、肉苁蓉各24克，骨碎补、龟甲（先煎）、鹿角霜（先煎）各15克，煅龙牡（先

煎）各 30 克，炒穿山甲 6 克。

服药 2 个月，整体情况明显好转，仅感右下肢稍僵硬，消瘦，舌淡红体胖大，苔薄白，脉细，续上方稍加减。

服药 3 个月，随访诸症消失，能从事正常工作。

［邱德文，沙凤桐. 中国名老中医药专家学术经验集 [M]. 贵阳：贵州科技出版社，1996.］

【评析】　姐案，CT 检查提示小脑萎缩，共济失调，症见行走不稳，语音有时不清，说话缓慢不连贯，证属中医学痿证范畴。盖肝藏血主筋，为罢极之本，肾藏精，主骨生髓，为作强之官。精血充盛，则筋骨坚强，活动正常，思维敏捷。若精血亏损，精虚则不能灌溉，血虚则不能营养，筋骨、经脉、脑髓失去濡养则成本证。兼胸闷气短，食欲不振，面色不华为脾虚之证，故酌加健脾益气之品，效果显著。

妹案，产后出血过多，气血亏损，肝肾不足，筋脉脑髓失养而成。治当补益肝肾，益气养血，酌加息风通络之品。诚如《景岳全书·痿证》所云："痿证之义……元气败伤则精虚不能灌溉，血虚不能营养者亦不少矣。"

18. 谢海洲　补肾健脑，息风止痉法治疗小脑型遗传性共济失调医案

张某，女，14 岁。1980 年 4 月 23 日初诊。

病史： 自从患儿出生到 6 个月仍站立不稳，两足交叉，视力低下，眼球斜视震颤，头摇，右半身肌肉萎缩，其后走路不稳，睡纳欠佳。经某医院脑扫描，诊断为小脑型遗传性共济失调。用营养疗法后，症状基本如故。8 岁时，因交通事故后受惊，出现癫痫样发作，无规律，每次 10 分钟，屡治不效。现智力正常，其他症状逐日加重。舌淡红，尖偏红，质胖，苔薄白腻，脉弦细而数。以补肾健脑，息风止痉法为治。

处方： 紫河车 9 克，白僵蚕 9 克，五味子 6 克，车前子（包煎）9 克，石菖蒲 12 克，鹿角（镑）9 克，覆盆子 9 克，白蒺藜 12 克，枸杞子 12 克，益智仁 9 克，川楝子 12 克，补骨脂 12 克，女贞子 12 克，胆南星 6 克。

守方加减治疗 1 个月，诸症减轻。现手心足心热，易出汗，癫痫未再发作，饮食睡眠尚可，大便 2 日一行，稍干。腰膝有力，视力有所改善。舌脉如前，遵前法继续治疗。处方：白附子 9 克，石决明（先煎）20 克，石菖蒲 9 克，紫河车 9 克，

鹿角（镑）9 克，制何首乌 15 克，制黄精 15 克，广地龙 6 克，胆南星 6 克，焦栀子 6 克，川羌活 9 克。

守方服药 3 月余，先天得益，后天得培，风痉已息，筋骨劲强，站立稳当，行动自如，舌脉如常。继遵前法，以资巩固。处方：川羌活 6 克，白附子 9 克，香附末 12 克，防风 9 克，香白芷 9 克，明天麻 6 克，石决明 20 克，菟丝子 30 克，紫河车 9 克，茺蔚子 12 克，制黄精 15 克，补骨脂 15 克，紫贝齿 18 克，女贞子 15 克，制何首乌 15 克，生熟地黄各 9 克，鹿衔草 9 克，枸杞子 15 克，全当归 15 克，沙苑子 9 克，炒枳壳 6 克。加大三倍量，共研为粉，制蜜丸，丸重 6 克，每服 2 丸，每日 2 次。

[邱德文，沙凤桐．中国名老中医药专家学术经验集 [M]．贵阳：贵州科技出版社，1996．]

【评析】 肾主骨生髓。脑为髓之海。精血相生，肾精不足，精虚则不能灌溉四末，血虚则不能营养筋骨，遂有肌肉痿软站立不稳。脑髓失养则见发育弛缓。阴不涵阳，肝风内动则有眼球斜视震颤、头摇等风动之象。故治疗以补肾填精为主，肾阴充则脑髓足。阴可涵阳则内风自止。

19．谢海洲　补益肝肾，强筋壮骨，化瘀通络法治疗隐性脊柱裂医案

徐某，女，32 岁。1976 年 2 月 15 日初诊。

病史： 近几年来双下肢冷麻，软弱无力，行走艰难，且感腰脊酸麻沉重。经北京某医院 X 线片检查："S_1 与 S_5 椎板凹陷缺损，且外皮凸起，上生粗毛。"确诊为隐性脊柱裂。诊其脉弦细，舌体胖嫩，舌边尖有多处瘀点，苔薄白。病由先天禀赋不足，肝肾亏损，精髓不充，阴亏髓虚，血络瘀阻，致足不住身，发为骨痿。以腰者肾之府，脊者肾之所贯，故肾虚则腰脊酸沉，法拟补益肝肾，强筋壮骨，化瘀通络。

处方： ①熟地黄 18 克，山茱萸 9 克，麦冬 9 克，菖蒲 9 克，五味子 9 克，远志 9 克，桂枝 9 克，肉苁蓉 18 克，附子 6 克，巴戟天 12 克，生薏苡仁 24 克，补骨脂 12 克，石斛 12 克，木瓜 12 克，川牛膝 12 克，鸡血藤 24 克，赤芍 15 克，红花 9 克。水煎服，14 剂。②加味金刚丸（菟丝子、肉苁蓉、杜仲、川草薢、猪腰子等）50 丸，每次 2 丸（12 克），每日 2 次。

守方 1 个月（二诊时小有变动），行路稍觉轻松，脊部麻感下移，腰部微痛，

下肢冷麻稍轻。舌质黯红，边尖仍有瘀点，脉弦滑。原方加炙马钱子（冲服或胶囊送服）0.25 克，以增强通络起痿之功，继服 3 个月。

第 4 个月来诊，舌边瘀点减少，诸症略减，行动亦稍有力。原方加白芍 12 克，茯苓 9 克，生地黄 15 克，川续断 9 克，再服 2 个月。

第 6 个月双下肢及腰部酸沉状已解，步履渐趋常态，舌边尖瘀点尽退，脉复神强。处方：①生熟地黄各 12 克，巴戟天 12 克，山茱萸 9 克，天麦冬各 15 克，女贞子 15 克，墨旱莲 15 克，菖蒲 9 克，肉苁蓉 24 克，川续断 12 克，赤白芍各 9 克，茯苓 12 克，薏苡仁 24 克。水煎服，14 剂。②五子衍宗丸 20 丸，每次 1 丸，每日 2 次。

服药后，行路已如常人，舌脉正常。复经原北京某医院摄片对照：椎板缺陷处模糊不清，椎裂明显减少。收效尚佳，继服上方加大五倍量，制成蜜丸，丸重 6 克，每服 2 丸，日服 2 次，以善后调理。

经半年随访，患者早已恢复工作，自云可胜任工作，腰及双下肢亦无沉重感，仅行路较常人稍缓，余皆正常。

[邱德文，沙凤桐. 中国名老中医药专家学术经验集 [M]. 贵阳：贵州科技出版社，1996.]

【评析】 本案患者主要症见双下肢冷麻，软弱无力，行走艰难，伴腰脊酸麻沉重，属中医学痿证范畴，西医确诊为隐性脊柱裂。病由先天禀赋不足，肝肾亏虚，精血不能濡养筋骨，渐而成痿。舌边尖有瘀点，脉弦细为内有瘀象，故治当补肝肾，强筋骨，化瘀通络，方用地黄饮子合金刚丸酌加化瘀通络之品而收功。

附篇一
五迟五软

五迟五软是指患儿先天不足、发育迟缓或发育失常的一类儿科难治疾患。五迟系立、行、齿、发、语发育迟缓停滞；五软系头颅、身躯、口、四肢、肌肉软弱瘫废。

《古今医统》说："有日月不足而生，或服堕胎之剂不去竟成胎者，耗伤真气。"属父精不足，母气血亏，以致禀赋不足，精气亏少，脏气虚弱，筋骨肌肉失去濡养而成。《医宗金鉴》也说："小儿五软之病，多因父母气血衰弱，先天有亏，致儿生下，筋骨软弱，步行艰难，齿不连长，坐不能稳，皆肾气不足之故。"现代医学证明，此类疾病是由于先天不足导致的脊髓萎缩，或小脑萎缩而导致。

中医学以培补后天为主，从补益先天肝肾和后天脾胃着手，立补肾健脑、健脾益气、活血通络、化痰逐瘀等法治疗该病，取得较好的效果。

医案

1. 董廷瑶　活血化痰通瘀法治疗五软医案

朱某，男，6岁。1991年2月21日初诊。

病史：生后手足痿软，手软不能握物，腿软足不任地，时或摇头、下肢抽搐，夜眠惊悸，发前能自觉预知。神萎智钝，语言正常。病已五年有余，做脑CT示：左顶叶脑血管畸形。舌红苔腻，胃纳尚可，大便偏干，二脉细涩。自诉头晕，咳嗽。证属痰瘀交结，脑窍络阻。治拟活血化瘀，祛痰定惊。

处方：当归尾9克，赤芍6克，川芎3克，桃仁9克，红花4.5克，陈皮3克，半夏6克，杏仁6克，紫菀6克，钩藤（后下）6克，天浆壳7枚。7剂。头晕加天麻、全蝎；肢冷加桂枝、牛膝。

3月21日二诊：服上方加减 1 个月，右手握力增强，两足行走虽软尚稳，四肢转温，抽搐减半，神清语常，小溲短数，大便间隔，舌红苔化，二脉沉细。痰化瘀散，再拟滋水涵木，补肾健脑。方用六味丸化裁。处方：熟地黄 10 克，山茱萸 6 克，怀山药 12 克，茯苓 9 克，牡丹皮 9 克，泽泻 9 克，杜仲 9 克，续断 9 克，天麻 6 克，杭菊花 9 克。

6月13日三诊：服上方加减 3 个月，滋养颇合，症情减轻，右手握力渐增，下肢仍有抽搐，口渴便坚，舌红苔净，阴血亏虚，再予上方去泽泻、杜仲、续断，加珠儿参 9 克，乌梅 6 克，玄参 9 克，麦冬 9 克。

8月1日四诊：服药 5 月余，肢搐大减，下肢偶搐，幅小微抖而已。常诉头晕，睡时露睛，口渴引饮，舌红无苔，脉细小弦。阴虚肾亏，虚风内动。再拟滋阴潜阳，凉肝和络，三甲复脉汤出入。处方：生地黄 15 克，鳖甲（先煎）10 克，龟甲（先煎）6 克，龙齿（先煎）15 克，石决明（先煎）30 克，天麻 6 克，滁菊花 9 克，乌梅 6 克，天冬 9 克，炙甘草 3 克。

9月5日五诊：自服上方 1 个月，病情全面进步，惊搐已和，睡时睛合，头晕亦减，右手握力仍差，面色㿠白，舌红苔薄，二脉细软，虚风渐平，阴血不易骤复，仍拟益气养血，滋阴息风。处方：当归 9 克，川芎 6 克，生熟地黄各 10 克，太子参 10 克，山茱萸 6 克，龟甲（先煎）9 克，牡蛎（先煎）30 克，乌梅 6 克，天麻 6 克，白芍 9 克，黄精 10 克，炙甘草 5 克。

[邓嘉成，王霞芳.江南名医医案精选·董廷瑶医案 [M].上海：上海科学技术出版社，2003.]

【评析】　患儿脑血管畸形，先无疾患，属"五软"范畴。先天脑病，气血运行失常，久而血瘀痰阻，络道失于宣通，本虚标实，先拟治标，予活血祛瘀，豁痰通络。方拟桃红四物汤养血活血化瘀；桂枝通阳化气；加陈、半、杏、菀、天浆壳豁痰通络；钩藤息风定惊。全方宣可决壅，通可行滞。加减服用一个月，痰浊化而瘀血清，肢搐减半，舌红苔净脉沉，邪祛正虚。病久肾虚，水不涵木，虚风内动，缓图其本。再拟六味丸加杜仲、续断补肾壮骨；天麻、杭菊花滋水涵木，肝肾同调。终用三甲复脉汤加减滋肾填精，息风潜阳，壮骨强筋。痼疾顽症能获向愈。辨证求因时，切勿以惊搐即谓惊风，妄投截风定惊之品。张景岳曰："不知急惊慢惊，一以风热，一以脾肾之虚，皆不必由惊而得。"本案先天血瘀阻滞络道，虚风夹痰上旋，脑窍闭塞，上发为摇头而晕，下则肢搐而不利为慢惊风。标本分治，先通后补，先天之疾后天调治，亦能痰化血活，络道宣通，濡养筋脉，填补脑筋，而脑功能逐渐恢复，实显中医中药治病救人之优势。

2. 董廷瑶　滋肾壮元法治疗五软医案

张某，男，18个月。1983年9月3日初诊。

病史：生后不久即发惊病肢搐，历经中西医药治疗，现惊搐已平，但头倾项软，仅可正坐，足不能立，手难紧握，口不能言，耳目尚明，夜眠欠安，汗多淋漓。西医诊断：脑发育不良症。二脉濡弱，舌淡苔少。症属五软肢痿，元气受伤。主以滋肾壮元。

处方：附子6克，熟地黄15克，党参6克，炒黄芪9克，焦白术9克，炙甘草3克，当归9克，赤芍6克，赤茯苓、茯神各9克。7剂，连服2周。

9月17日二诊：颈项能竖，形神渐振，坐已稳，便调尿长，夜寐欠宁，四肢仍软，脉濡舌淡，前法续进。便下欠畅，言语不能，睡眠不安，舌净苔少，再以益肾开窍。处方：熟地黄12克，山茱萸6克，金钗石斛6克，麦冬6克，菖蒲4.5克，远志6克，制何首乌15克，巴戟天9克，肉桂（后下）1.5克，竹节白附子4.5克，赤茯苓9克。7剂。后又连用1个月。

11月19日三诊：形神渐和，手足力软，纳食不多，便下通调，二脉尚弱，舌苔薄滑。犹须滋肾振痿。处方：熟地黄12克，山茱萸6克，麦冬9克，五味子3克，菖蒲4.5克，茯神9克，太子参10克，巴戟天9克，酸枣仁10克，陈皮3克，炒谷芽9克。10剂。

此后腰腿见振，两足能立，左手有力，右手稍软，智力渐增，语言略开，但发音欠清。随访痿软已愈，但智能语言较差。

[邓嘉成，王霞芳.江南名医医案精选·董廷瑶医案[M].上海：上海科学技术出版社，2003.]

【评析】　五软五迟，素属难愈。本例病起于初生惊病之后，其肾元受损、气阳亏虚，诚为无疑。初方投以益气温阳之剂，药下颈腰能挺。三诊时主用温肾开窍，前后三个月，痿软明显好转，唯智力尚低耳。

3. 张琪　益气活血通络法治疗小脑发育不全医案

刘某，男，14岁。1980年5月13日初诊。

病史： 患者系早产儿，自幼体弱多病，至 6 周岁尚不能行走，至七八岁始能倚墙走几步，嗣后虽能行走，但步态不稳，易跌倒，两足跟不能着地，行 500 米需 2 小时。查体：身躯较矮，头型稍大，智力语言皆无异常，两下肢肌肉松弛。西医诊断为小脑发育不全。中医辨证属于五迟、五软之证。初按肾虚投以地黄饮子加减，服药 30 剂左右，自觉两下肢较前有力，脚跟已能着地，蹲立较前灵活，能在 50 分钟内行走 500 米。但继服上方 20 剂，病情无明显变化，疗效停在原有水平。薛铠《保婴撮要》谓此症必以脾胃为主，大补脾胃之药有效。盖脾主运化，化生气血，以生精髓，故 6 月 23 日再诊时改用补阳还五汤加味，以黄芪为首选药，辅以活血通络之剂。

处方： 黄芪 50 克，丹参 20 克，红花 15 克，桃仁 15 克，当归 15 克，地龙 15 克，甘草 10 克，牛膝 15 克，川芎 15 克，赤芍 15 克，枸杞子 20 克。水煎服。另炙马钱子粉 10 克，每次服 0.5 克，每日服 2 次与汤剂同服。

服药 20 剂，两下肢明显有力，服药时下肢肌肉跳动。服药 30 剂时患者两下肢较前更明显有力，脚跟已能着地，步态平稳，离拐能行走 3000 米，从此恢复正常生活。

[张琪．张琪临床经验辑要 [M]．北京：中国医药科技出版社，1998．]

【评析】 本案痿证，采用大补元气辅以活血通络法后，效果明显。《素问·太阴阳明论》谓："脾病而四肢不用，何也？岐伯曰，四肢皆禀气于胃，而不得至经，必因于脾，乃得禀也。今脾病不能为胃行其津液，四肢不得禀水谷气，气日以衰，脉道不利，筋骨肌肉皆无以生，故不用焉。"关于治疗，《素问·痿论》中提出"治痿独取阳明"，系指一般采用补益后天为治疗原则，立大补元气之法，实亦遵循《黄帝内经》之旨。元气的亏虚与脑髓之有余、匮乏密切相关。大补元气，气旺血充则髓海充足，人之各种功能正常。方中以黄芪为首选之品，《日华子本草》谓："黄芪助气壮筋骨、长肉补血。"朱丹溪谓："黄芪，补元气。"《医学衷中参西录》谓："黄芪，能补气，兼能升气，善补胸中大气（即宗气）下陷。"可见，黄芪补气之力甚著，药量常用至 50 ~ 100 克。配伍活血通络者，本症因气虚无力推动血液运行，髓海不足，脉道不利，筋骨肌肉失于气血之充养而致肢体不用，故在益气的同时配伍活血通络药。应用大补元气法之辨证要点，除肢体痿软外，肌肉无力、松弛明显，或伴乏力短气等症。有时在应用其他治法不效时，改用此法亦往往收效。

附篇二
谢海洲从肾论治痿证经验

余用补肾法治疗痿证，是根据其病因病机而设的。从痿证的病因来看，有多方面内容，外有风寒暑湿燥火之实，内有心肝脾肺肾之虚，在此则着重讨论肾虚所致的痿证，即各种原因导致肾虚而出现的痿证。《黄帝内经》认为肾虚致痿的主要原因是肾虚气热，后世在此基础上对湿热下注及肾阴不足进行了探讨。在临床中，通过对痿证患者的观察，认识到其病机有以下数端。

其一，先天亏乏，禀赋不足。人之身由父母先天之精相搏而成，故禀赋强弱对婴儿发育有很大的影响，若父母体健，则后代健壮；若父母体弱，或妊娠期多病、劳累、饮食失调等，均可导致幼儿先天不足。症见形体消瘦，多病体弱，鸡胸，龟背，痴呆，目滞，颅大，齿牙迟生，足软迟行或足软不行。

其二，房事不节，肾精亏竭。肾精有生髓养骨的作用，若恣情纵欲，入房太甚，可致肾脏精血虚耗，荣卫失常，发为寒热，使皮毛、筋骨、肌肉痿弱，无力运动，而致痿躄。

其三，热病久羁，肾精受损。热病易伤人之津液，始于上焦，渐传下焦，久羁不去，必耗伤肝肾之阴，肝阴伤则筋痿不用，肾阴伤则骨痿不行。

其四，五脏相传，久病及肾。人身五脏各有其功能，然其相互关联，生克制化共为一体，一脏有病，可及其他，长期不愈，久必及肾。如肝病日久，耗伤肝阴，肝肾同源，二者皆亏，肾精不足，骨不得润，发为痿证。若脾病日久，水谷不得运化，气血双亏，后天失养，肾脏之精元以补充亦可导致肾虚而发痿证。

其五，失血亡阴，冲任不固。冲任二脉，隶属肝肾，冲为血海，任主胞胎，肝藏血，肾藏精，慢性久病，可致肝肾精血亏损，累及冲任，而冲任亏虚，亦必影响肝肾；若崩漏，产后或外伤大出血，可致冲任空虚，进而导致肝肾不足而发为痿证。

其六，头脊外伤，髓损肾亏。脑为元神之府，脑为髓海。肾藏精，主骨生髓通于脑。脑、髓、肾精，各异而实同，故头部外伤可致脑髓不充，肾精亏虚而发为痿证。脊为髓之通路，脊伤则髓损，亦发为痿。另外，惊恐伤肾，可致肾气虚弱，肾精失藏不固，亦发为痿。如《灵枢·本神》所说："恐惧而不解则伤精，精伤则骨痠痿厥，精时自下。"

痿证的临床表现可根据其成因不同而异，湿热致痿者多表现为下肢沉重，痿弱无力，兼见肢体微肿、手足麻木、身重、胸脘痞闷、苔腻脉濡等；脾胃虚弱者多见下肢痿弱无力，甚至肌肉萎缩，但起病多缓，平素兼见纳少便溏、腹胀、面色萎黄、体倦乏力等；肺热叶焦者除见两足痿躄不用，肌肉消瘦外，多见皮肤枯燥，心烦口渴，呛咳无痰，咽喉不利，舌红少苔，且多发于热病之后。肾虚型痿证则有以下特点，病程较长，起病缓慢，亦可突发于头脊外伤或产后大出血之后。下肢痿软无力，腰脊酸软，不能久立，或伴目眩发落、咽干耳鸣、遗精或遗尿，或妇女月经不调，甚至步履全废，腿胫大肉渐脱，舌红少苔或无苔，脉细数或沉细无力。

就痿证而言，可由多种原因导致肾虚引起，在治疗上也就有不同的方法。如同属肾虚，有偏阴亏，有偏阳衰，有阴阳俱乏，有奇脉不充，有髓海不足，还有夹痰、夹湿、夹瘀血，或兼脾胃俱虚，肝阳上亢等，治疗上既要有所侧重，又要相互兼顾。在治疗上，余抓住肾虚这一关键，以补肾为主，佐以活血、祛痰、除湿、健脾益气、平肝息风等，一法为主，兼用它法，取得了一定的效果。在药物选择上，体会到虽用草木之品可以取效，但若病久重症，必用血肉有情之品方可建功。临床中以鹿茸（鹿角片、鹿角胶、鹿角霜）、龟甲、紫河车、熟地黄、枸杞子、肉苁蓉等为常用。并根据症状兼症的不同加减用药。下面就其具体运用进行讨论。

（一）补肾益阴

用于肾阴不足而见下肢痿软无力，腰脊酸软，头晕耳鸣，目眩发落，潮热盗汗，遗精，舌红少苔，脉细数。

人体是阴阳相互协调的整体，以阴为体，阳为用。阴精足则阳有所化，肾精充足则五脏得养，能行走矫健，耳目聪明，筋骨强壮。若先天亏乏，或年高体弱，或久病耗损阴分，可致肾阴不足而出现以上诸症。根据《黄帝内经》"精不足者，补之以味"的原则，选用血肉有情之品以填补。药用龟甲、紫河车、猪脊髓、熟地黄、白芍、枸杞子、麦冬、当归等。阴虚潮热甚者加入黄柏、知母；盗汗加五味子、浮小麦；肾水不足、心火独亢而不交者，可加黄芩、黄连、阿胶。此类患者病程较长，须长期用药，故在养阴滋腻之品中适量加入陈皮、云苓以健脾，或加丹参以活血养血，同时根据阴阳互根的原则，少佐助阳药以振奋之，阳中求阴。另外，可服用大补阴丸以配合。

🌸 病案1

李某，男，12岁。1985年1月29日初诊。

病史： 患者于1984年11月12日摔伤头部，当即昏迷，清醒后头痛剧烈，伴恶心、呕吐、鼻出血，再次昏迷，急诊CT扫描示脑膜动脉出血，颅骨线状骨折。先后行两次开颅术，术后神清、失语、肢体瘫痪，至12月20日肢体功能渐恢复。右侧肢体已近正常，左侧功能较差，不能行走，言语不清。就诊时左侧手指上下屈伸不利，不能坐立，不能行走，头晕，语言謇涩，大便秘结，视物双影，舌红无苔，脉沉细。辨证为肾阴不足。治以补肾益阴。

处方： 生熟地黄各18克，桑葚30克，何首乌9克，补骨脂9克，龙眼肉15克，黑芝麻20克，胡桃肉15克，巴戟天10克，山茱萸10克，羌活6克。

14剂后左手能举能屈，伸展较缓慢，能久坐及站立，腰部亦感有力，继以上方加减，渐能走路。半年后随访，已能行走，但步履乏力，左侧肢体欠灵活，以上方加味配丸药以巩固之。

（二）补肾壮阳

用于肾阳亏虚而见肢体痿软无力，腰脊酸软冷痛，畏寒肢冷，遇寒加重，精神不振，小便频数，或阳痿早泄，舌淡，脉沉细无力。

阳气是人体运动的根本，它有温煦脏腑、振奋精神的作用，机体的功能都是阳气作用的表现，有阳气则有生命，阳气绝则生命息。故《素问·生气通天论》曰："阳气者，若天与日，失其所则折寿而不彰。"对于痿证的病机及治疗，阳气同样有重要意义，臂之能举、腿之能行均是肢体在阳气的作用下发挥出来的功能。阳气者精以养神，柔以养筋，阳气不足则肢体无力以动，出现臂痿不举、足痿不行等诸症。治疗上以补肾壮阳为主，选用鹿茸、淫羊藿、海狗肾、海马、巴戟天、狗脊、菟丝子等。用药尽量避免辛燥，以免耗灼肾阴，同时加入补阴药物，如熟地黄、枸杞子、麦冬等，使阳有倚伏，阴中求阳。若腰膝冷痛者可加入桂枝、附子以散寒止痛；小便频数或遗尿者加益智仁、桑螵蛸，并可配合服用右归丸、金刚丸。若久服成药觉口干或舌尖痛者，可用淡盐水冲服，以引药归经并除虚火。

🍅 病案 2

王某，男，8 岁。1985 年 8 月 10 日初诊。

病史：患者自 1984 年 8 月无明显诱因出现右侧肢体汗出，左侧无汗，左下肢软弱无力，不能长行，长行则跛，肌肉轻度萎缩，左右腿周径相差 1 cm。在北京某医院就诊，考虑为间脑病变，查脑电图有中度异常及癫痫波，住院治疗效果不明显。就诊时右侧肢体多汗，左侧无汗，行走 200 米即出现跛行，左下肢不能独腿站立，伴感觉迟钝，纳食可，口中和，二便调，首用桂枝汤加味以调和营卫。治疗月余，左侧已有汗出，畏寒，余症同前，舌淡红，苔薄白，脉沉细无力。证属肾阳亏虚，治以补肾益精，壮阳起痿。

处方：鹿角（镑）9 克，紫河车 9 克，巴戟天 9 克，淫羊藿 9 克，熟地黄 18 克，山茱萸 9 克，杜仲 12 克，白芥子 12 克，补骨脂 12 克，骨碎补 12 克，薏苡仁 18 克，怀牛膝 18 克，羌活 9 克。每日 1 剂，水煎服。加味金刚丸、健步虎潜丸各一丸，日 2 次。

治疗 8 个月，症状明显好转，左下肢行走有力，基本无跛行，上体育课能参加 1500 米长跑，左下肢大腿较前增粗 0.5 cm，可独腿站立 20 秒。

（三）阴阳双补

用于阴阳俱虚而现肢体痿软无力，不能久立，腰脊酸软，咽干口燥，目眩发落，头晕耳鸣，畏寒肢冷，遗精或阳痿早泄，甚者步履全废，腿胫大肉尽脱，舌淡或舌红少苔，脉细数或沉细无力。

肾为水火之脏，命火肾水共居于此，二者相互协调，阳以温煦，阴以柔润。病及肾脏时，初病可伤阴，或伤阳；日久阳病及阴、阴病及阳而二者俱虚，治疗上要补肾水、壮肾阳、扶阳益阴同施。用药上助阳选鹿茸、海狗肾、淫羊藿、狗脊、菟丝子；补阴用龟甲、阿胶、熟地黄、白芍、枸杞子等，亦可用地黄饮子加减。此型患者病程较长，全身情况较差，治疗上要心中有数，不可性急，以免欲速而不达。

🍅 病案 3

贾某，女，30 岁。1984 年 3 月 20 日初诊。

病史： 患者于 3 年前无明显诱因出现手足活动不适，手指颤抖，曾在北京某医院就诊，诊断为运动神经元病。药物治疗无明显效果，上下肢肌肉萎缩，双手鱼际尤甚，下肢痿弱无力，不能抬腿，手足冷，夜寐多梦，纳食二便可，月经正常，舌淡，苔薄白腻，脉沉滑。此属阴阳俱虚，治以补肾起痿，益阴壮阳。

处方： 熟地黄 18 克，山茱萸 9 克，巴戟天 9 克，石斛 12 克，远志 9 克，石菖蒲 9 克，五味子 9 克，麦冬 9 克，茯苓 9 克，肉苁蓉 30 克，淫羊藿 9 克，薄荷（后下）3 克，白术 12 克。每日 1 剂，水煎服。

服药 150 剂后，周身较前有力气，可在平路上行走，肌肉萎缩无发展，余均正常，后配丸药以善后。

（四）补肾荣脑

用于头部外伤后髓海不充而见肢体不遂、足痿不用，肌肉消脱，亦可用于小儿先天不足而见颅大、目滞、足软迟行或足软不行。

脑是人体的重要器官，称为"元神之府"，脑为髓之海，而髓可注于骨，可补益脑。故《灵枢·决气》说："谷入气满，淖泽注于骨，骨属屈伸，泄泽，补益脑髓。"《灵枢·五癃津液别论》说："五谷之津液，和合而为膏者，内渗于骨空，补益脑髓。"明确地指出了骨、髓、脑之间的关系。脑为元神之府，与人体运动密切相关，肢体之轻劲有力或懈怠安卧皆由髓海充足与否来决定，如《灵枢·海论》说："髓海有余，则轻劲多力，自过其度；髓海不足，则脑转耳鸣，胫痠眩冒，目无所见，懈怠安卧。"临床中常看到小儿大脑发育不良而称为"五迟"者，常至三四岁不能行走，这就是由于脑髓不充所致。对于这些患儿，曾试从补肾治疗，有一定效果。此外，临床中还看到一些颅脑损伤患者，由于头部外伤后不能行走者不乏其人，这也从病理上反映出脑和运动的关系，对此类情况，根据肾藏精、主骨生髓通于脑的理论，自拟"健肾养脑汤"（紫河车 9 克，龙眼肉 9 克，桑葚 15 克，熟地黄 12 克，太子参 9 克，赤白芍各 9 克，云苓 9 克，远志 9 克，生蒲黄 9 克）治疗，临床效果较好。方中紫河车甘咸而温，为血肉有情之品，大补气血，填精益髓，故以之为主；合归、地、芍以增强补血养血；参、芪健脾益气，取其阳生阴长之意；龙眼肉、桑葚养血健脾；丹参、远志养血宁心；用菖蒲、郁金行气解郁开脑窍；赤芍、蒲黄活血祛瘀通络脉。是以阴阳气血双补，祛瘀开窍并施，气血生长则化精而充于脑，瘀去则新血自生，脑络通则神自明。

🍅 病案 4

康某，男，25 岁。1982 年 8 月 3 日初诊。

病史： 患者于 1977 年 7 月头部外伤，在北京某医院行开颅术，术后昏迷不醒达两月余，后经中西医结合治疗，神志清楚，但失语，右侧肢体瘫痪，不能活动，诊断为内开放性颅脑损伤（重）脑疝，脑干损伤，硬膜下血肿（右侧额颞），脑挫裂伤，粉碎性凹陷性骨折（右颞），颅底骨折（中，右）。经治疗 3 年余，右侧肢体仍活动不便，右上肢不能抬举，右下肢痿弱无力，不能行走，须人扶持，记忆力减退，言语謇涩难出，时有抽搐，舌边尖红，苔薄白，脉弦细。右上肢肌力 0 级，右下肢肌力 Ⅲ 级。拟补肾荣脑法。

处方： 紫河车 10 克，鹿角（镑）10 克，桑葚 30 克，赤白芍各 9 克，熟地黄 15 克，土鳖虫 6 克，威灵仙 15 克，女贞子 15 克，墨旱莲 15 克，黄精 15 克。每日 1 剂，水煎服。

经治疗两年，行走正常。1985 年 9 月复诊时右侧肢体活动正常，肌力均 Ⅴ 级，纳眠二便自调，仅时有癫病小发作，以息风治痰剂治之。

（五）补肾通督

用于脊髓外伤后督脉受损而见肢体不遂、臂不能举、足废不行、肌肉消脱、麻木不仁或二便失禁等症。

督脉行于身之背脊，络于两肾，联系命门，总督诸阳经，维系人之元气，称为"阳脉之海"，有调整、振奋全身阳气的重要作用。肾精充足，肾阳振奋则督脉盛，盛则元气充实而全身得养。若外界暴力损伤督脉，则瘀血内阻，致经气不通，经脉失养，出现肢体痿废不用，日久则肌肉渐脱。故治疗上要用补肾通督的方法，用羊脊髓、猪脊髓、牛脊髓，以髓补髓。用鹿茸（鹿角片、鹿角胶）、雄牛肾、海马以温养。亦可用加减鹿角胶丸（鹿角胶、熟地黄、党参、当归、鸡血藤、牛膝、白术、狗脊、龟甲、续断、黄芪、金樱子、巴戟天）以补肝肾，益气血，壮腰脊，养督脉。

在用药上，除以髓补髓外，还要考虑升与通的特点，阳气沿督脉上升，在补肾药中加入羌活、升麻，葛根、威灵仙以导药上行。督脉为经气运行之通路，通则经气周流不息循环无端，故腰脊外伤瘀血内阻而肢麻不用者，加用活血通督之品，如土鳖虫、苏木、三七等，必要时先予活血祛瘀之剂，然后加入补肾之药，使瘀去血生精复督通。除督脉受损外，冲任为患亦可导致痿证，冲脉起于脑中，前行胸腹，后达脊背，上至头，下至足，为十二经脉之海，脏腑之汇，通行上下左右，前后内外，输转调节全身气血。任脉总任一身之阴经，称为"阴脉之海"，全身阴脉经气所汇之处。当肾精充满，冲任二脉才充实，肾气虚弱，肾精不足则出现冲任失调之证，临床上可见崩漏、带下、不孕不育等。同样，冲任为患亦可导致奇经病变而影响肾，特别是产后失血过多，可导致肾精亏虚引起痿证。如叶氏《临证指南医案》曰："产后百脉空虚腰脊痛漏淋。"其门人龚商年按语曰"奇经八脉为产后第一要领，盖八脉根于下，产后阴分一伤，八脉自失所司"，从而引起督脉不能总督，带脉不能约束而引起痿证。"冲脉先虚，跷维脉不为用"，而见"腿浮肿，按之自冷"或"寒从背起，热起心胸，经水后期不爽，带下经血不断，脊膂腰髀，瘘坠瘕痛，膝骨肘胫，易冷无力"，鉴于冲任不足可致痿证，故治疗上不仅要补肾，还要实冲任，调气血与填精髓共施，使精血互化而髓充。由于奇经病变相互影响，故治疗上密切相关，对冲任为患所引起的痿证，在补肾通督的基础上，加强益气养血之品即可。临床上对于崩漏不止出现下肢痿弱无力或产后出现大出血而导致下肢不用者，补肾通督，填实冲任为宜。

🍅 病案 5

赵某，女，24 岁。1986 年 1 月 4 日初诊。

病史：患者于 3 月前行剖宫产术，术中出血不多，但术后两日出现双下肢不能活动，感觉丧失，双下肢肌力 0 级，曾多方会诊，未明确诊断。双下肢痿软无力不能活动，肌肤麻木不仁，足不能动，二便失禁，舌淡嫩，苔剥脱，脉沉细。查双下肢远端肌力 I 级。此由经脉亏虚所致。治以补肾通督，填补冲任。

处方：紫河车 9 克，生熟地黄各 9 克，鹿角片 9 克，巴戟天 9 克，附片 6 克，肉桂（后下）5 克，羌活 6 克，威灵仙 15 克，菟丝子 18 克，山药 12 克，狗脊 15 克，芡实 10 克，陈皮 6 克，淫羊藿 10 克，当归 10 克，赤白芍各 15 克。每日 1 剂，水煎服。

服药三十余剂，配合针灸按摩，症状有所缓解，左下肢已能屈伸，肌肉无萎缩，左下肢肌力Ⅱ级，右下肢肌力Ⅲ级。

（六）补肾益精，活血化瘀

用于肾虚夹有瘀血而见足痿无力，腰脊酸软，肌肉消脱，舌黯，或有瘀斑瘀点，脉细涩。绝大部分患者有明显外伤史。

痿证之作，有外感六淫者，如感受湿邪，或风邪伤肺，有内伤情志，脏腑失调者，此外还有不内外因者，如跌扑损伤。在临床中有腰背颈部损伤而成痿者，有头邪外伤而成痿者，这些原因所引起的病变无不夹有瘀血内阻，有阻于脊背，有阻于脑，影响了经气的正常运行，同时因瘀血不去，新血不生而致肢体失养。故治疗上首当考虑用活血化瘀的方法。病程短者，每有较好效果，可在短期内改善症状。病程长者，同补肾的方法相结合，攻补兼施，相辅相成，亦能改善功能。治此可选用刘寄奴、苏木、赤白芍、桑葚、熟地黄、川芎、黑芝麻、胡桃肉等。此型主要用于脑外伤后遗症中后期肾虚并见瘀血征象者。

病案6

崔某，男，37岁。1985年9月初诊。

病史：患者于半年前头部外伤，昏迷半月余，曾行开颅术治疗，诊断为脑挫伤、脑血管破裂，经治疗后好转。近3个月来发现右侧上下肢肌肉萎缩，下肢为甚，右下肢大腿围较左侧萎缩2 cm，伴肢体麻木无力，不能长行，行走1000米即感劳累乏力，头晕，恶心，呕吐，失眠，舌淡黯，苔薄白，脉细涩。辨证：肾精不足，瘀血内阻，胃失和降，治以补肾益精、活血化瘀，佐以和胃降逆。

处方：熟地黄15克，川芎9克，黑芝麻20克，胡桃肉15克，桑葚30克，刘寄奴15克，苏木10克，赤白芍各15克，竹茹9克，陈皮9克，生姜6克。每日1剂，水煎服。河车大造丸1丸，每日2次。

一周后复诊呕吐止，头痛减轻，去竹茹、陈皮、生姜，加川续断15克，桑寄生15克。服药一月余，下肢力量明显增加，可登至550米高的香山顶峰而未感不适，右腿较前增粗1厘米。

（七）补肾益精，健脾益气

用于脾肾俱虚而见肢体痿弱无力，腰股酸软，肌肉消脱，面色萎黄，纳呆食少，神疲乏力，气短便溏，舌淡，脉弱。

肾为先天之本，脾为后天之本，二者互济互促，关系至为密切。因先天不足，脑髓不充而发为痿证者，可调补后天脾胃，使水谷得充，气血以养而好转痊愈。若后天饮食失调，则脾气不足，气血亏虚，筋骨肌肉无以为养，指不得血而不能握，足不得血而不能步。另外，久病及肾者，即有肾精不充不能养髓以充骨，又因肾阳不足而致脾阳不振，运化失调而发病。同样，脾主肌肉，主运化，若脾气虚弱，气血不充则四肢不用，脾病日久及肾，肾不得后天水谷补充亦发为痿证。两者有先后次递之分，亦可同时而作，肾虚为主兼脾虚者，补肾为要，用益精之品加黄芪、白术、党参、薏苡仁、山药等；若先见脾气不足而导致肾虚者，治疗上当取阳明，用补中益气汤加味；若两者并重者，双补脾肾，用何首乌、熟地黄、桑葚、鹿茸、菟丝子、黄芪、党参、陈皮、薏苡仁，可加服加味金刚丸。对于双补脾肾的方药，临床观察到不仅有益气养血之功，同时能够祛湿，对于上证兼有湿邪者，亦有较好效果。

🍅 病案 7

吴某，女，36 岁。1986 年 11 月初诊。

病史：患者 13 年前外感后出现左侧肢体无力，活动不遂，在天津某医院做 CT 检查提示为脑萎缩，在某康复医院治疗 4 个月，有所好转后出院。现左侧肢体无力，活动不遂，左手肿胀，屈伸及握物不利，左下肢痿软，行走缓慢，跛行，可步行 1000 米，体倦乏力，舌淡，苔薄白，脉弦细。证属肾精不足，脾气虚弱。治以补肾荣脑，健脾益气。

处方：制何首乌 18 克，黑芝麻 30 克，桑葚 30 克，黄精 15 克，黄芪 24 克，薏苡仁 20 克，防己 12 克，云苓 30 克，伸筋草 15 克。每日 1 剂，水煎服。首乌延寿丸 1 瓶，每服 6 克，每日 2 次。

服药三十余剂，左上肢活动较前好转，手可抬高至前额，左下肢行走较前有力，跛行不明显，平稳日快，可步行 2000 米，纳食二便调，继以上方调服。

（八）补肾益精，平肝息风

用于阴虚阳亢而见肢体痿软无力，不能久立，肌肉消脱，四肢颤抖，头晕头痛，耳鸣心烦，舌红，脉细弦。

肝肾二脏，共居下焦，肝藏血，体阴两用阳，肾藏精，精血互化而贮于肝，肝脏之阴依肾阴的补充，以抑制肝阳上亢，肾脏的功能亦靠肝脏的疏泄条达才能完成。在病理上，肾精不足可导致肝阴亏竭，肝阳上亢而为病；若肝气郁结，亦可日久化火化风，形成风阳上亢为患。在临床上，根据症状不同有虚实之分。若热病之后，真阴耗伤，精血亏损，正气不足而见腰膝痿弱无力，手足蠕动或颤抖，口干喜饮，舌红无苔，脉细虚数者，治以滋水涵木，用三甲复脉汤加减；若头重而摇，目赤面红，肢体抖动，腿软无力，行走不便者，当滋补肾阴，平肝息风，药用熟地黄、山茱萸、菟丝子、山药、白芍、石决明、钩藤、珍珠母、生牡蛎、怀牛膝等进行治疗，使阴阳平和。

🍅 病案 8

翟某，男，40 岁，1985 年 8 月 12 日初诊。

病史：患者于 1985 年 1 月头部外伤，当时无昏迷及出血，一周后出现双下肢软弱无力，左下肢抽搐，行走不稳，继而出现口角歪斜，言语謇涩，左上肢屈伸不利，左手不能伸直，头皮麻木，颈强不适，头晕。现症状如前，舌黯红，苔黄微腻，脉弦滑。左下肢肌力Ⅲ级，此由肝肾不足，风阳上扰所致。拟补肾益精，平肝息风。

处方：熟地黄 18 克，山茱萸 9 克，巴戟天 9 克，麦冬 9 克，石斛 12 克，远志 9 克，云苓 15 克，五味子 24 克，生石决明（先煎）24 克，珍珠母（先煎）24 克，肉苁蓉 15 克。每日 1 剂，水煎服。健步虎潜丸，每服一丸，每日 2 次。

服药 2 月余，症状明显减轻，言语已流利，左手可伸直，行走较前平稳唯抬腿稍有不适，肌力Ⅴ级。

（九）补肾益精，清热除湿

用于肾虚夹有湿热而见肢体痿废，肌肉消脱，下肢沉重或兼微肿，体倦乏力，苔黄腻，脉濡者。

痿证之成因有肾虚而致，亦可因湿而作。有渐于湿，以水为事，若有所留，肌肉濡渍，痹而不仁；或因湿热，"因于湿，首如裹，湿热不攘，大筋软短，小筋弛长，软短为拘，弛长为痿"（《素问·生气通天论》）。临床上两者可单独出现，或相间而作。湿热久羁，耗伤阴液，可致肾阴不足。肾虚者，阳虚则气化不利，水湿内聚，郁久蕴热；阴虚则虚火上扰，精血不荣而为痿证。对此，前人已有较深刻的认识，如朱丹溪治疗血虚证时，以四物汤加黄柏、苍术，煎服补阴丸（《丹溪心法·痿》）；再如治痿常用的虎潜丸用知母、黄柏清热祛湿坚阴即是此意。治此类患者常用熟地黄、山茱萸、补骨脂、山药、云苓、鹿角胶、知母、黄柏、苍术、薏苡仁、怀牛膝等药。临床体会到，在补肾药物中适量加入清热祛湿之品，可佐以清热并坚其阴分。除湿热下注为痿外，因寒湿而致痿者亦可见到，如《素问·气交变大论》："岁火不及，寒乃大行……暴挛痿痹，足不任身。"这种痿证在治疗上应当用温阳祛湿通络的方药。

🍅 病案9

杨某，男，25 岁。1985 年 8 月 19 日初诊。

病史： 患者 5 岁时因面部拘急不适在北京某医院就诊，诊断为面—肩—肱型进行性肌营养不良症，症状进行性发展，至 15 岁时，肩、背、大腿肌肉严重萎缩，平卧后难以坐立，腰背弯曲，不易站直，下肢痿软无力，行走缓慢，纳差，在北京某医院就诊给以 ATP 等治疗。效果不明显。现症状同前，舌红苔白，脉沉细。给以补肾通督中药 40 剂后，有所好转，但仍下肢无力，遗精，腰痛，手足心热，舌黯尖红，苔黄腻，脉弦细稍数。拟补肾益精，清热祛湿。

处方： 山茱萸 9 克，补骨脂 12 克，黑芝麻 18 克，知母 9 克，黄柏 9 克，薏苡仁 18 克，苍术 12 克，芡实 9 克，葛根 9 克，云苓 15 克，炒白扁豆 12 克。每日 1 剂，水煎服。河车大造丸，每服一丸，每日 2 次。

根据症状加减用药，4 个月后下肢增粗 4 厘米，后改用地黄饮子间断服用，并配合导引治疗。一年后随访患者双下肢大腿围较前增粗 12 厘米。

以上几种方法是从补肾角度来治疗痿证，是一法为主、兼用他法的药物疗法，在临床中，应注意综合治疗，如运动疗法、导引、针灸、按摩、饮食调养等，都有助于疾病的康复。对于因惊恐伤肾而痿者，当从情志治疗入手，并结合五脏所胜而调之。

［邓铁涛 . 碥石集（五）——二十一位著名中医学家经验传薪 [M]. 广州：广东人民出版社，2003.］